广东省自然科学基金（2015 A030313244）资助

骨与关节临床病理学

编　著　魏清柱
主　审　赵　彤

科学出版社

北　京

内 容 简 介

　　骨与关节临床病理学是病理学的难点之一，包括取材难、制片难和诊断难。本书参考WHO（2013年）软组织和骨肿瘤分类及千余篇国内外最新文献，并精选1500张图片，其中包括320张影像图片和180张病理大体图片，全面系统地介绍了骨与关节肿瘤及瘤样病变的临床、影像和病理特点。

　　本书内容全面、前沿、实用，创新性地采用病例展示的方式完整展现每个典型病例的临床、影像和病理特征。本书适用于临床病理医师、骨科临床医师、病理教学工作者及影像科医师。

图书在版编目（CIP）数据

骨与关节临床病理学 / 魏清柱编著 . —北京：科学出版社，2019.3
ISBN 978-7-03-060800-0

Ⅰ.①骨… Ⅱ.①魏… Ⅲ.①骨疾病 - 病理学 ②关节疾病 - 病理学
Ⅳ.① R680.2

中国版本图书馆 CIP 数据核字（2019）第 045128 号

责任编辑：康丽涛 / 责任校对：杨 赛
责任印制：肖　兴 / 封面设计：吴朝洪

科 学 出 版 社 出版
北京东黄城根北街 16 号
邮政编码：100717
http://www.sciencep.com

北京汇瑞嘉合文化发展有限公司　印刷
科学出版社发行　各地新华书店经销
*

2019 年 3 月第 一 版　　开本：787×1092　1/16
2019 年 3 月第一次印刷　　印张：21 1/2
字数：619 000

定价：198.00 元
（如有印装质量问题，我社负责调换）

序

　　骨与关节病理学专著非常少。2008年我为蒋智铭教授的《骨关节肿瘤和瘤样病变的病理诊断》撰写序言，现已过去10年。在过去的10年间，国内再无一本骨关节病理专著出版。然而就在这10年间，骨关节病理学领域在短时间内取得了很多新进展，发生了很多新变化。

　　2013年WHO软组织和骨肿瘤分类第4版英文版中肿瘤的分类和诊断标准出现了很大改变。骨肿瘤的病理诊断进展非常快，出现了许多新的病种，如隆起性纤维骨性病变和纤维软骨间叶瘤等。骨肿瘤的细胞遗传学和分子遗传学领域取得了新突破，如小骨巨细胞病变存在USP6重排，骨巨细胞瘤和软骨母细胞瘤分别存在H3F3A和H3F3B基因突变。骨肿瘤治疗方法出现了许多新的变革，最突出的是地诺单抗治疗骨巨细胞瘤。这些变化对于骨肿瘤的病理诊断提出了新的挑战。国内尚缺少介绍这些进展的相关专业书籍。这直接影响到骨肿瘤临床病理诊断水平的全面提升，也限制了相关领域临床诊疗工作的规范开展。

　　关节非肿瘤性病变的诊断包括骨关节炎、股骨头坏死和植入物失败相关病理评估等，一直是我国骨关节病理诊断的薄弱环节，详细介绍这方面内容的病理学专著少之又少。但是，此方面临床进展又非常迅速，每年有大量人群需要进行骨关节置换和翻修。目前的关节病理诊断已不能满足临床需要，落后于时代的发展。

　　《骨与关节临床病理学》是一本实用性非常强的病理专著。该书参考了WHO（2013年）软组织和骨肿瘤分类，参阅了大量最新文献，内容新颖，有助于广大病理医师了解最新的前沿进展。该书内容全面，不仅仅局限于病理特征，同时包括详细的临床表现、影像特征、治疗和预后等。充分体现了骨肿瘤诊断临床、影像和病理三结合的原则。它不仅是一本病理学工具书，也是一本很好的临床和影像参考书。该书最大的特点是采取病例展示方式介绍每种病变的临床、影像和病理特征，具有"实战"的特点，使读者能够真正学习和掌握骨关节肿瘤的诊断和鉴别诊断要点。

　　我相信该书的出版有助于推动我国骨与关节临床病理诊断的进一步发展，病理医师也能够从此书中获益良多。

朱雄增

2018年4月

前　言

　　骨与关节病理诊断方面的专业参考书非常少。过去10年间，无较新骨关节病理专著出版。而这10年间，骨肿瘤诊断和治疗发展非常快，出现许多新的病种、新的治疗方法，骨关节病理诊断水平明显落后于临床的发展，不规范的病理取材、制片和诊断极大地影响了临床诊断和治疗。

　　南方医科大学第三附属医院（广东省骨科医院、广东省骨科研究所）骨科为国家重点培育学科，特色鲜明，编者在长期临床实践中积累了大量的典型病例。编者参考了WHO（2013年）软组织和骨肿瘤分类，参阅了大量最新文献，收集各种典型病例，历经一年的时间撰写而成此部专著。本书全面翔实地介绍了骨关节肿瘤和非肿瘤性病变的临床、影像和病理特征。骨肿瘤诊断强调临床、影像和病理三结合。为将三者有机结合起来，编者采取病例展示的方式，先介绍患者年龄、性别及特殊的临床病史，按照影像图片、大体图片、病理显微图片和免疫组化图片的顺序依次介绍每种疾病的影像和病理特点，通过影像与大体、大体与镜下、镜下与免疫组化之间相互印证，使读者容易理解骨肿瘤诊断的要点，意识到三结合对于骨肿瘤诊断的重要性。

　　由于编者学识有限，在编著过程中不可避免会出现不足之处，希望广大读者批评指正。最后衷心感谢朱雄增教授在百忙之中为本书作序，感谢同事在本书编写过程中的支持和帮助，也感谢家人的理解和关心。

魏清柱

2018年4月

目　录

第一章 概 述

一、软骨和骨的正常解剖学和组织学

（一）骨关节解剖学

1. 骨的分类

通常成人有206块骨，按部位可分为颅骨、躯干骨和四肢骨三部分，其中颅骨和躯干骨统称中轴骨。按形态可分为长骨、短骨、扁骨和不规则骨四类。

2. 躯干骨

躯干骨包括24块椎骨、1块骶骨、1块尾骨、1块胸骨和12对肋骨。幼年时，椎骨分为颈椎7块、胸椎12块、腰椎5块、骶椎5块和尾椎3～4块。成年后，5块骶椎融合成1块骶骨，3～4块尾椎融合成1块尾骨。椎骨分为椎体和椎弓两部分。

3. 颅骨

颅骨由23块扁骨和不规则骨组成。分为脑颅骨和面颅骨两部分。脑颅骨有8块，其中成对的有颞骨和顶骨，不成对的有额骨、筛骨、蝶骨和枕骨。面颅骨15块，成对的有上颌骨、腭骨、颧骨、鼻骨、泪骨和下鼻骨，不成对的有犁骨、下颌骨和舌骨。

4. 四肢骨

四肢骨包括上肢骨、下肢骨。上、下肢骨分别由肢带骨和自由肢骨组成。上肢带骨包括锁骨和肩胛骨，上肢自由肢骨包括肱骨、桡骨、尺骨、腕骨（8块，包括手舟骨、月骨、三角骨、豌豆骨、大多角骨、小多角骨、头状骨和钩骨）、掌骨（5块）和指骨（14块）。下肢带骨为髋骨（包括髂骨、耻骨和坐骨），下肢自由肢骨包括股骨、胫骨、腓骨、髌骨、跗骨（7块，包括内侧楔骨、中间楔骨、外侧楔骨、骰骨、足舟骨、距骨和跟骨）、跖骨（5块）和趾骨（14块）。

（二）软骨和骨的正常组织学

1. 软骨

软骨（cartilage）由软骨细胞、软骨基质和软骨膜构成。软骨组织内无血管、淋巴管和神经。软骨膜内血管渗出的营养物质渗透到软骨深部，营养软骨细胞。

（1）软骨组织的细胞：骨祖细胞（osteoprogenitor cell）是软骨组织的干细胞，位于软骨组织和软骨膜的交界处。形态与软骨膜中的纤维细胞相似。可分化为成软骨细胞（chondroblast）和成骨细胞。软骨细胞（chondrocyte）能产生软骨基质，包埋在软骨基质内，所在腔隙称为软骨陷窝（cartilage lacunae）。幼稚的软骨细胞呈单个分布，体积小，扁圆形，长轴与软骨表面平行；软骨细胞越成熟，体积越大；圆形或椭圆形，成群分布，称为同源细胞群。成熟软骨细胞的细胞质弱嗜碱性，细胞核呈圆形或卵圆形，体积小，染色质浓聚，核仁不明显。

（2）软骨基质：软骨细胞产生的细胞外基质由纤维、蛋白聚糖和水组成。软骨陷窝周围硫酸软骨素较多，故此处嗜碱性较强，称为软骨囊。纤维使软骨具有韧性或弹性。

（3）软骨膜：（perichondrium）是指软骨表面被覆的薄层纤维结缔组织。软骨膜内有血管、淋巴管和神经。

（4）软骨的类型

1）透明软骨（hyaline cartilage）：分布最广，包括关节软骨、肋软骨和呼吸道软骨等。具有一定的弹性和韧性。纤维成分主要是由Ⅱ型胶原蛋白组成的胶原原纤维，纤维极细，折光率与基质相似，光镜下不能分辨。基质中含有大量水分，为透明软骨呈半透明的重要原因之一。

2）弹性软骨（elastic cartilage）：分布于耳廓、咽喉及会厌等处，具有较强弹性。新鲜时呈黄色。纤维成分为大量交织排列的弹性纤维。

3）纤维软骨（fibrous cartilage）：分布于椎

间盘、关节盘及耻骨联合等处，呈不透明的乳白色。存在大量平行或交叉排列的胶原纤维束，具有很强的韧性。软骨细胞较小而少，成行排列于纤维束之间，基质也较少，呈弱嗜碱性。

2. 骨

骨由骨细胞、骨基质和骨膜等构成。骨中含大量钙、磷等矿物质。

（1）骨基质：简称骨质，即骨组织中钙化的细胞外基质，包括有机成分和无机成分。有机成分为大量胶原纤维和少量无定形基质。胶原纤维（主要由Ⅰ型胶原蛋白构成）占有机成分的90%。基质的主要成分是蛋白聚糖及其复合物，具有黏合纤维的作用。无机成分又称骨盐，以钙、磷为主。骨盐存在的形式主要是羟基磷灰石结晶，呈细针状，沿胶原原纤维长轴排列并与之紧密结合。

无骨盐沉积的细胞外基质称为类骨质或骨样基质（osteoid）。骨样基质经钙化后转变为骨质。钙化是无机盐有序地沉积于骨样基质的过程。

骨质的结构形成经历了编织骨和板层骨的转变。编织骨（woven bone）是胚胎时期和5岁以内儿童的骨质结构形式。主要特点是胶原纤维呈无规则交织状排列。编织骨经过改建而逐渐被板层骨取代。板层骨（lamellar bone）是以骨板（bone lamella）形式存在的骨组织。骨板内有大量平行排列的胶原纤维，同一层骨板内的纤维相互平行，而相邻骨板的纤维相互垂直。长骨骨干、扁骨和短骨表层，骨板层数量多、排列规则，所有骨板紧密结合，构成骨密质（compact bone）。在长骨骨骺和骨干内表面、扁骨的板障和短骨中心等处，数层不甚规则的骨板形成大量针状或片状骨小梁（bone trabecula），它们交织成多孔立体网格样结构，网孔大小不一，肉眼可辨，称为骨松质（spongy bone）。

（2）骨组织的细胞：骨祖细胞增殖分化为成骨细胞（osteoblast），成骨细胞产生骨样基质，最后被骨样基质包埋后转变为骨细胞（osteocyte）。骨样基质钙化为骨质，骨组织形成。骨组织形成的同时，原有骨组织的某些部位又可被破骨细胞侵蚀吸收。骨细胞比较均匀地分散于骨板之间或骨板内。细胞体所在的腔隙称骨陷窝（bone lacunae），突起所在的腔隙称骨小管（bone canaliculus）。骨细胞具有一定的溶骨和成骨作用，参与调节钙、磷平衡。

（3）长骨的结构：长骨由骨骺（成人称骨端）、干骺端和骨干构成；表面覆有骨膜和关节软骨，内部为骨髓腔，骨髓充填其中。

1）骨干：主要由骨密质构成，内侧有少量骨松质形成的骨小梁。骨密质在骨干的内、外表层形成环骨板，内、外环骨板之间的中层为骨干主体结构，由大量哈弗斯系统（Haversian system）和少量间骨板构成。骨干中有与骨干长轴垂直走行的穿通管（也称福尔克曼管），内含血管、神经和骨祖细胞。穿通管在骨外表面的开口即为滋养孔。

哈弗斯系统又称骨单位，是长骨中起支持作用的主要结构，位于内外骨板之间，数量多，长筒状，其方向与骨干长轴一致。由多层同心圆排列的哈弗斯骨板围绕中央管构成。中央管与穿通管相通，为同一骨单位的骨细胞提供营养供应。内外骨板、间骨板及骨单位表面均有一层黏合质，是骨盐较多而胶原纤维很少的骨质，在长骨横断面呈折光较强的轮廓线，称黏合线（cement line）。

2）骨骺：主要由骨松质构成，表面有薄层骨密质，关节面有关节软骨。骨松质内的小腔隙与骨干中央的腔连通，共同构成骨髓腔。

3）骨膜：除关节面外，骨的内、外表面均覆有骨膜，分别称为骨内膜和骨外膜。骨外膜为致密结缔组织，胶原纤维束粗大，交织成网。骨外膜内有血管和神经，深部有骨祖细胞。主要作用是营养骨组织，并为骨的生长和修复提供干细胞。

4）骨髓：位于髓腔内，分为红骨髓和黄骨髓，红骨髓的主要结构成分是造血组织，黄骨髓主要为脂肪组织。成人的红骨髓和黄骨髓约各占50%，红骨髓主要分布在扁骨、不规则骨和长骨骺端的骨松质中。

（4）骨发生

1）膜内成骨：即在原始的结缔组织内直接成骨。额骨、顶骨、枕骨、颞骨、锁骨等扁骨和不规则骨以此种方式发生。

2）软骨内成骨：指在预先形成的软骨雏形的基础上，将软骨逐步替换为骨。人体四肢骨、躯干骨和部分颅底骨等以此方式成骨。分为四个阶段：第一阶段为软骨雏形形成。第二阶段为骨领形成，软骨雏形中段出现环状包绕的骨组织。第三阶段为初级骨化中心与骨髓腔形成。软骨中段中央软骨基质钙化，破骨细胞分解钙化软骨，成骨细胞贴附在残存软骨表面形成骨组织，产生过渡型骨小梁，此部位为初级骨化中心。第四阶段为次级骨化中心与骨骺形成。次级骨化中心出现在骨干两端的软骨组织中央，中央首先骨化然后向四周放射状进行，骨组织取代软骨组织形成骨骺。骺端表面保留薄层关节软骨。骨骺与骨干之间也保留一定厚度的软骨层，称为骺板（epiphyseal plate）或生长板（growth plate），是长骨继续生长的结构基础。

3. 关节

关节分动关节和不动关节两类。动关节主要是滑膜关节，即一般所称的关节。滑膜关节由关节软骨、关节囊、关节腔、关节周围肌肉和肌腱、韧带、滑膜皱襞、半月板等组成。

（1）关节软骨：贴附于软骨下骨，为厚度<5mm的透明软骨，软骨表面并不光滑，呈轻微波浪状，并有不规则凹陷。软骨可分为四层，包括浅层（包括表层和上层两部分）、中层、深层（上深层和下深层）和钙化软骨层。浅层内软骨细胞呈梭形或扁平状，细胞较小，单个分布，软骨细胞和胶原与关节面平行排列。中层软骨细胞成群分布，胶原纤维与关节面斜向排列。深层最厚，软骨细胞排列成行，软骨细胞和胶原纤维与表面垂直。靠近骨组织的软骨基质钙化，并与骨组织相连。

钙化软骨和未钙化软骨之间通过潮线（tidemark）分界。潮线略呈波浪状，HE染色呈嗜碱性，正常情况下单条、完整。潮线与黏合线之间（即深层和关节下骨板之间）为钙化软骨层，此区的软骨细胞和胶原纤维排列与深层相似。

（2）关节囊和韧带：关节囊分内外两层，外层为纤维层，由致密结缔组织组成，在与肌腱和韧带的相连处增厚；内层为滑膜层（synovial membrane），由薄而柔软的疏松结缔组织膜构成。滑膜表面形成许多小突起，称为滑膜绒毛。滑膜表面有1～4层扁平或立方形上皮样结缔组织细胞，即滑膜细胞（synovial cell），滑膜上皮可分泌滑液。韧带是致密结缔组织，呈扁带状、圆束状或膜状，一般与关节囊相连，形成关节囊局部增厚的部分。韧带的主要功能是限制关节运动幅度，增强关节的稳固性；其次是为肌肉或肌腱提供附着点。

（3）关节腔（articular cavity）：即关节囊封闭的腔，关节腔内所含液体为滑液。滑液由大量水和少量透明质酸、黏蛋白、淋巴细胞等构成，具有润滑关节和营养关节软骨的作用。

（三）典型病例（图1-1-1、图1-1-2）

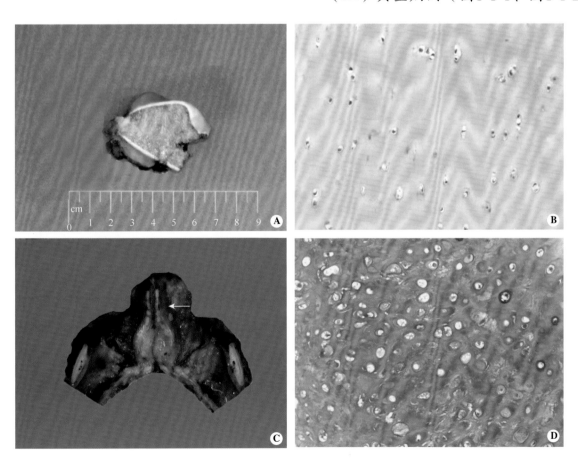

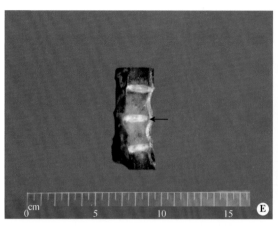
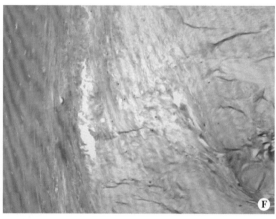

图1-1-1　软骨正常组织学

A. 大体标本示跟骨表面被覆厚薄一致、表面光滑的灰白色关节软骨（透明软骨）；B. 透明软骨HE切片；C. 大体标本示喉全切标本内会厌软骨（弹性软骨）呈黄色（箭头所示）；D. 弹性软骨HE切片；E. 椎骨间灰白色椎间盘（纤维软骨）（箭头所示）；F. 纤维软骨HE切片

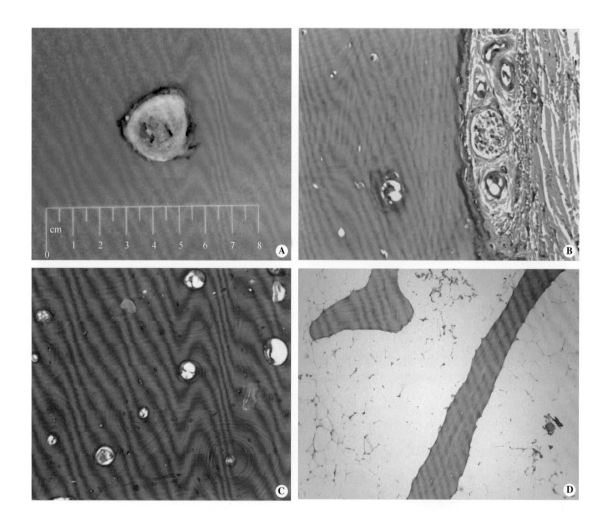

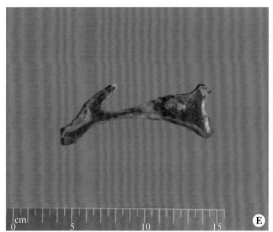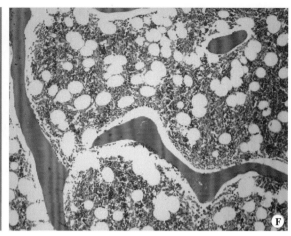

图1-1-2　骨正常组织学

A. 大体标本示胫骨骨干横切面，由外向内分别为骨膜、骨皮质和骨髓腔（黄骨髓）；B. 骨膜内血管和神经；C. 骨皮质内哈弗斯系统；D. 骨松质，骨小梁间为脂肪组织（黄骨髓）；E. 大体标本示肩胛骨横断面，切面呈灰红色（骨髓腔充满红骨髓）；F. 骨小梁间骨髓组织（红骨髓）为主，散在脂肪细胞

二、骨肿瘤诊断和治疗原则

骨原发性恶性肿瘤极其罕见，占所有恶性肿瘤<0.2%。骨肉瘤（35%）、软骨肉瘤（30%）、尤因肉瘤（16%）是最常见的三种骨原发性恶性肿瘤。骨原发性恶性肿瘤能够展现出不同的临床特点，通过适当的治疗常可治愈。多种药物联合的新辅助化疗明显改善了骨肉瘤和尤因肉瘤的预后。当前采取多学科治疗，约75%的骨肉瘤可以治愈，90%～95%的患者能够保肢治疗而不需要截肢。局限性尤因肉瘤生存率达到70%。对于诊断时发生转移的尤因肉瘤和骨肉瘤患者，仍然可以实现治愈。2018版美国国立综合癌症网络（National Comprehensive Cancer Net work，NCCN）《骨肿瘤实践指南》主要针对脊索瘤、软骨肉瘤、尤因肉瘤和骨肉瘤，此外也提供骨巨细胞瘤的治疗指南。

（一）多学科协作诊断和治疗

骨原发性肿瘤应当由相关领域经验丰富的骨肿瘤外科、影像科、病理科、肿瘤内科和放疗科医师进行多学科协作诊断和治疗。鉴于复发的风险与化疗及放疗相关的并发症，患者必须长期监管和随访。多学科诊疗小组应当制订生存处方，安排定期随访。

（二）骨肿瘤诊断检查

对于有症状并且X线平片显示界限不清的患者

应当怀疑恶性肿瘤。<40岁时，侵袭性、有症状的病变为原发性恶性肿瘤的风险相当高，在进一步检查之前应当请骨肿瘤外科医师会诊。患者年龄>40岁时，如果X线平片不能做出明确诊断，还应当进一步进行胸部、腹部和盆腔CT扫描，骨扫描，免疫电泳和其他影像检查。

所有可疑骨肉瘤的患者应当在活检前进行完整地分期。标准的分期检查应当包括胸部影像（胸部X线平片或胸部CT检查肺转移）、原发病变适当的影像学检查[X线平片、MRI进行局部分期和（或）CT扫描]和骨扫描。全身MRI检查可以敏感地检测小细胞肿瘤、尤因肉瘤和骨肉瘤是否发生骨转移。也应进行包括血常规、乳酸脱氢酶（LDH）和碱性磷酸酶（ALP）在内的实验室检查。PET/CT是另外一种应用于骨肉瘤治疗前分期的技术。最近文献报道利用PET/CT扫描能够评估骨肉瘤、尤因肉瘤和进展期脊索瘤的化疗反应。

（三）活检病理诊断

活检病理诊断是骨肿瘤诊断最重要的一环，包括切开活检和粗针穿刺活检。切开活检能够获取大块肿瘤组织，诊断准确率最高；并且还能够进行免疫组化或遗传学分析。然而切开活检需要在手术室进行全身或局部麻醉。粗针穿刺活检在局部麻醉下即可进行。目前，粗针穿刺活检已经取代切开活检，对于骨软组织病变诊断的准确率为88%～96%。随着影像技术的发展，影像指引下穿刺活检被越来越多地使用。对于活检方法的选择还存在争议，目前还没有对两种技术进行随机对照试验研究。

NCCN指南推荐在进行任何外科处理或固定之前，应当利用粗针穿刺或切开活检明确骨原发肿瘤诊断。活检应当在一个能够为可疑原发性恶性骨肿瘤提供明确治疗的医疗机构进行。活检的位置对于制订保肢手术方案非常重要。不适当的活检操作可能导致不良的预后。

如果在肿瘤切除时，活检产生的瘢痕没有被完全切除，肿瘤的溢出或针道内肿瘤种植均能够增加局部复发的风险。粗针穿刺活检产生的肿瘤种植风险低于开放活检。活检部位必须在肿瘤手术切除时一并切除。

病理医师应当尽可能依靠小活检标本进行肿瘤分类。然而即便经验丰富的病理医师，有时基于活检标本不可能总是获得准确的肿瘤诊断，特别是细针穿刺和粗针穿刺活检标本。偶尔进行基本的肿瘤分类如肉瘤、淋巴瘤或转移癌也是可行的。一些病例只有通过开放活检或切除标本才可能明确诊断。

（四）术中冷冻检查和诊断

骨肿瘤组织学分类非常复杂，期望术中冷冻检查得到准确的肿瘤分类是不现实的。在冷冻切片检查之前，病理医师应当全面了解患者的临床和影像信息，了解外科医师的治疗方案是必要的。对于原发性骨肿瘤而言，术中冷冻检查的良恶性诊断结果通常决定外科医师进行刮除、切除还是等待石蜡切片诊断。如果诊断错误可能误导外科医师进行不适当的治疗。术中冷冻诊断有助于确定是否存在病变组织、是否存在组织坏死并进行鉴别诊断，能够判断是否需要留存组织进行流式细胞术、电镜和分子检测。

三、骨肿瘤分类和分级

（一）骨肿瘤的分类

WHO（2013年）软组织和骨肿瘤分类提出的骨肿瘤分类：良性；局部侵袭性或偶有转移；恶性。

1. 良性

大多数良性骨肿瘤局部复发能力有限。即使

复发也表现为非破坏性的生长方式，几乎都能通过完整局部切除或刮除治疗而治愈。

2. 中间性（局部侵袭性）

这一分类中的骨肿瘤经常局部复发，伴有浸润性和局部破坏性生长方式。没有明显的转移潜能，但是需要连同周围正常组织进行广泛切除或应用局部辅助治疗以确保病变控制在局部。此分类最典型的病变是软骨肉瘤 I 级、软骨黏液样纤维瘤、骨母细胞瘤、骨促结缔组织增生性纤维瘤、动脉瘤样骨囊肿、朗格汉斯组织细胞增生症和Erdheim-Chester病。

3. 中间性（偶尔转移）

此分类的骨肿瘤经常局部侵袭性生长，此外偶尔可发生远处转移。转移风险<2%，组织形态学不能可靠地预测转移风险。这一分类的典型病变是骨巨细胞瘤。此外还包括软骨母细胞瘤、骨上皮样血管瘤。

4. 恶性

除了局部破坏性生长和复发之外，恶性骨肿瘤具有明显远处转移的风险。大多数病例转移风险为20%～100%不等，取决于组织学类型和分级。一些低级别肉瘤仅有2%～10%的转移风险。但是这些肿瘤局部复发后可进展为更高级别，或是更高级别远处转移风险，如软骨肉瘤和骨旁骨肉瘤。一般而言，低级别肉瘤有<25%的转移风险，高级别肉瘤具有局部复发的高风险和>25%的转移风险。

（二）恶性骨肿瘤的组织学分级

骨肿瘤具有各种不同的生物学行为，组织学分级尝试基于组织学特征预测恶性肿瘤的生物学行为。传统的组织学分级是基于Broders提出的分级系统，通过评估细胞密度和细胞核特征/间变程度进行分级。一般而言，级别越高，细胞越丰富，细胞核形态越不规则，细胞核增大、深染；核分裂象和坏死也是分级的有价值的特征。目前仍没有普遍接受的骨肉瘤分级系统，许多分级系统在世界范围内广泛使用，三级分级系统使用最广泛。三级分级系统的不足是观察者间存在差异和大多数肿瘤被分类为中级别。第8版《AJCC癌症分期手册》推荐使用二级系统（低级别和高级别）进行分级。三级分级系统可转换为二级系统：1级=低级别，2级和3级=高级别。

核分裂象计数原则：10个连续高倍视野（40倍物镜）；核分裂象最活跃的区域；远离坏死区域。1个高倍视野的面积是0.1734mm^2。然而大多数现代显微镜使用宽视野的40倍镜片，1个高倍视野的面积更大。病理医师应该确定使用显微镜的高倍视野面积，除以0.1734获得一个换算因子。显微镜观察获得10个高倍视野核分裂数与换算因子相乘获得的整数为实际核分裂象数。

WHO（2013年）软组织和骨肿瘤分类与美国病理学家协会（College of America Pathologists，CAP）推荐的分级方法相同，即骨肉瘤的组织学类型决定组织学分级。低级别中央型骨肉瘤和骨旁骨肉瘤是局部侵袭性，不常转移，因此是低级别。骨膜骨肉瘤通常分类为中级别骨肉瘤。高级别骨肉瘤包括去分化软骨肉瘤、普通型骨肉瘤、毛细血管扩张型骨肉瘤、小细胞骨肉瘤、继发性骨肉瘤和高级别表面骨肉瘤、尤因肉瘤、恶性巨细胞瘤、血管肉瘤。

普通型软骨肉瘤的分级基于细胞密度、非典型性和核分裂象。低级别（1级）软骨肉瘤具有与内生性软骨瘤相似的低细胞密度和组织学形态。中级别（2级）比1级软骨肉瘤具有更丰富的细胞、更大的细胞非典型性、细胞核更深染和体积更大或范围更广的黏液样间质。高级别（3级）软骨肉瘤的细胞密集、多形性和核分裂象易见。

间叶性软骨肉瘤、纤维肉瘤、平滑肌肉瘤、脂肪肉瘤、骨高级别多形性肉瘤和其他软组织型肉瘤在骨内非常罕见，可以使用法国癌症中心联盟（FNCLCC）软组织肿瘤分级系统进行分级。脊索瘤是局部侵袭性病变，后期易发生转移，不需要进行分级。成釉细胞瘤往往具有低级别临床过程。

骨肿瘤分级
1级（低级别）
　低级别中央型骨肉瘤
　骨旁骨肉瘤
　软骨肉瘤1级
　透明细胞软骨肉瘤
2级
　骨膜骨肉瘤
　软骨肉瘤2级
　经典型成釉细胞瘤
　脊索瘤
3级（高级别）
　尤因肉瘤
　普通型骨肉瘤
　毛细血管扩张型骨肉瘤
　间叶性软骨肉瘤
　小细胞骨肉瘤
　继发性骨肉瘤
　高级别表面骨肉瘤
　去分化软骨肉瘤
　去分化脊索瘤
　巨细胞瘤内恶性
　软骨肉瘤3级
　软组织型肉瘤（如平滑肌肉瘤）
　未分化高级别多形性肉瘤

四、骨肿瘤大体标本取材原则

通常推荐肿瘤最大径作为取材数量的依据，每一厘米取一块肿瘤，如肿物最大径为10cm则取10块肿瘤组织。如果肿瘤切面呈均一性改变，组织块数量可适量减少。活检已经证实为高级别肿瘤者，可减少组织块的取材数量。若活检诊断为低级别肿瘤则需要按此标准取材，肿物内存在高级别的成分将改变临床分期和预后。肉眼观察肿瘤切面，在具有不同颜色和质地的区域取材。坏死的区域仅需要取一块组织块，但需要评估骨肉瘤和尤因肉瘤化疗反应时除外。偶尔，肉眼观察也能误导取材，那些大体表现类似坏死的区域实际可能是黏液样变或水肿。此时应当在此区域充分取材进行组织学检查。在大体坏死评估超过组织学坏死评估时，坏死的最大百分率应当记录在病理报告内。通常大多数肿瘤除了切缘之外需要取材12块组织块。肿瘤大体切面表现越多样越需要更充分取材。

尽可能留存新鲜肿瘤组织，这些组织可以应用于各种肿瘤特异性分子易位的分子生物学检测，有助于骨肿瘤的分类。此外，治疗方案日益需要新鲜组织进行相关研究。约1cm^{3}的新鲜组织应当切取长度为0.2cm的小块组织，必须保留足够标本用于组织学检查。冷冻组织应当保存于干冰内以便进行分子分析。

五、骨肉瘤化疗反应评估原则

肿瘤坏死的组织学评估是决定术前化疗效果的金标准。其他方法PET/CT、MRI和骨扫描也可应用于评估肿瘤坏死。这些方法的研究都是以组织学评估作为标准，如果组织病理学评估结果不准确，这些研究将失去标准值，不能获得有价值的研究结果。肿瘤坏死率评估基于评估切除标本内残存活肿瘤细胞的数量。不同观察者判断肿瘤坏死率有时存在不一致，如果差异非常大可能导致临床医师选择不同的治疗方案。

（一）骨肉瘤化疗后切除标本的取材原则

骨肉瘤和尤因肉瘤必须评估新辅助化疗的治疗效果，化疗反应具有预后意义。完整切取肿瘤长轴具有代表性的薄片，通过使用网格模式图、照相或X线片标识每一个肿瘤组织块的位置，所有组织块全部包埋制片。此外，剩余的肿瘤组织也应当按照每厘米1块的标准取材。软组织肿物和肿瘤与正常组织交界处也应当取材。

（二）骨肉瘤化疗反应的组织学评估

对于骨肉瘤和尤因肉瘤，需要定量肿瘤的坏死范围作为化疗反应的指标。通常以坏死占肿瘤总面积的百分率来表示。定义肿瘤坏死是相当困难和主观的。成骨细胞型和成软骨细胞型骨肉瘤能够通过肿瘤细胞丢失（空的骨陷窝）确定坏死，称为"影子细胞"。此外，成软骨细胞型骨肉瘤化疗后的陷窝内残存微小固缩核样结构或模糊的嗜碱性区。成纤维细胞型骨肉瘤、小细胞型骨肉瘤与尤因肉瘤相同，肿瘤坏死常表现为肿瘤细胞

成分大多被纤维组织和伴有慢性炎细胞的肉芽组织替代。毛细血管扩张型骨肉瘤的化疗后改变通常是充满血液的囊腔和散在含铁血黄素沉积，残留的非典型细胞易见。

所有化疗后的标本均存在一群细胞，这些细胞体积巨大，常单个散在分布，呈现明显细胞核的非典型性，污秽的染色质和细胞质空泡化。这些细胞出现的意义不明确。为了降低肿瘤坏死判断的主观性，推荐将这些细胞不归类为坏死。

鉴别自发性肿瘤坏死与化疗后坏死是不可能的，但是肿瘤细胞缺失伴有成纤维细胞增生和含铁血黄素沉积是化疗后的结果，而不是自发性肿瘤坏死。

（三）骨肉瘤化疗反应分级系统

镜下观察所有坏死肿瘤面积的总和除以肿瘤组织的全部横断面积获得的百分比即肿瘤坏死率。依据大部分文献，骨肉瘤90%的肿瘤坏死率通常作为治疗反应的判断标准，具有>90%的治疗反应的肿瘤预后好。Huvos等制订的肿瘤对化疗反应的组织学分级标准包括四级，Ⅰ级：几乎没有肿瘤细胞坏死；Ⅱ级：化疗轻度有效，肿瘤细胞数减少，坏死率>60%，部分区域尚存肿瘤细胞；Ⅲ级：化疗有效，肿瘤细胞坏死率>90%，尚存极少肿瘤细胞；Ⅳ级：肿瘤细胞全部坏死，未见存活的肿瘤细胞。

目前有两个方案可用于评估尤因肉瘤的治疗反应。分别为与骨肉瘤相同的评估方法或Picci系统。Picci系统：Ⅰ级（大体可见肿瘤），Ⅱ级（镜下可见肿瘤），Ⅲ级（未发现肿瘤）。

（四）典型病例（图1-5-1）

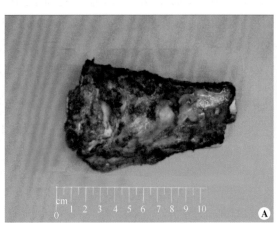

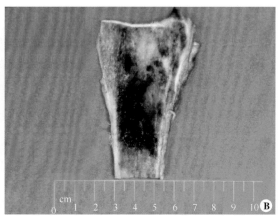

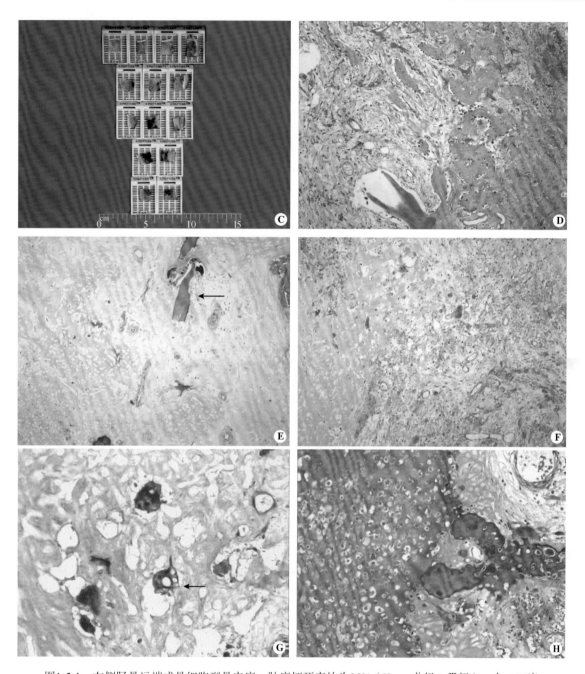

图1-5-1 左侧胫骨远端成骨细胞型骨肉瘤，肿瘤坏死率约为95%（Huvos分级：Ⅲ级）；女，16岁

A. 大体标本示左侧胫骨和腓骨远端及部分跟骨切除标本，总体积为15.0cm×7.0cm×5.0cm，其中胫骨长9cm，最大直径4.5cm，腓骨长9.5cm，最大直径3.0cm，部分跟骨体积为4.5cm×4.0cm×3.0cm；B. 切取胫骨内肿瘤最有代表性的薄层切面，大体标本切面呈灰白灰红色，病变的体积为6.2cm×4.5cm×4.5cm，质硬，局部出血；C. 切取的薄层组织全部取材，详细记录每个组织块的具体位置和编号；D. 肿瘤组织完全坏死后纤维组织增生，新生编织骨形成，周围成骨细胞围绕；E. 肿瘤大片状坏死，肿瘤细胞呈"影子细胞"，可见残存宿主骨碎片（箭头所示）；F. 与大体标本出血区相对应的镜下改变为纤维组织增生，片状出血；G. 散在的退变细胞（箭头所示），不归为肿瘤细胞坏死；H. 肿瘤片状坏死（左侧），周围残存未坏死的骨肉瘤（右侧）

六、骨肿瘤手术切除标本外科切缘报告原则

骨肿瘤患者局部复发是严重的不良事件，死亡的风险明显增加。所以阴性手术切缘对于降低局部复发的可能性非常重要。骨肿瘤病理有多个不同的切缘评估方案，最佳方案仍不明确。阴性手术切缘的确切诊断标准仍未确定。骨肿瘤的切缘取材应当尽可能取垂直切缘。

（一）美国骨骼肌肉肿瘤协会（Musculoskeletal Tumor Society，MSTS）的MSTS报告系统

MSTS系统由Enneking等首先提出，此系统将

切缘分为四类：

（1）病变内切缘（大体或镜下观察切缘可见肿瘤组织）。

（2）边缘性切缘（切除的边界沿着肿瘤周围的假包膜或反应带）。

（3）广泛性切缘（肿瘤/假包膜和切缘之间存在正常组织）。

（4）根治性切缘（肿瘤及其所在的间室完全切除）。

间室是骨肿瘤学中分界肿瘤生长范围的自然屏障，包括骨组织、筋膜、滑膜组织和骨膜。具体如下：在长骨为骨皮质、关节软骨；在关节为关节囊和关节软骨；在软组织为大筋膜间隔和肌腱的起止点。据此可以把肿瘤分为间室内肿瘤和间室外肿瘤，它是外科行手术治疗骨肿瘤确定手术切除范围的重要标志。间室外生长可作为肿瘤具有侵袭性的标志。

（二）美国癌症联合会（American Joint Committee on Cancer，AJCC）的 AJCC R 系统

R0：没有肿瘤残留。

R1：镜下观察可见肿瘤残留。

R2：大体观察可见肿瘤残留。

（三）美国病理学家协会（College of America Pathologists，CAP）的CAP报告系统

CAP推荐报告肿瘤和切缘之间的最短距离，详细描述所有＜2cm切缘的解剖位置，但没有明确满足局部控制的安全距离。

（四）二分类系统

通常使用的手术切缘为二分类系统：手术切缘阳性（切缘可见肿瘤）和切缘阴性（切缘不存在肿瘤）。

最新研究认为，MSTS报告系统和切缘距离报告方案应当取代AJCC R系统应用于骨肉瘤手术切缘报告。MSTS的广泛性切缘或根治术切缘和肿瘤与切缘之间距离≥2mm能够最大程度地降低局部复发率。

七、骨肿瘤临床分期

临床和病理分期对于骨肉瘤的预后评估、治疗方案的制订和临床试验患者风险分层具有非常重要的作用。骨肉瘤两个应用最广泛的分期系统包括AJCC系统（TNM分期）和MSTS系统（Enneking分期）。研究表明两个分期系统对于5年无病生存率预测和无病生存期或疾病相关生存期都具有相似的预测能力，能够独立预测骨肉瘤生存期。然而非解剖学预后参数如新辅助化疗反应、外科切缘状态和解剖定位（四肢骨远端和近端），未纳入上述两个分期标准之内，最新研究提出Birmingham分期系统。

（一）AJCC分期系统

WHO（2013年）软组织和骨肿瘤分类采用AJCC分期系统。美国病理学家协会（CAP）同样推荐使用此标准进行骨肿瘤分期。2017年美国癌症联合委员会（AJCC）和国际抗癌联盟（Union for International Cancer Control，UICC）发表了第8版骨肿瘤TNM分期系统。AJCC和UICC提出的骨肉瘤分级系统基于组织学分级、肿瘤大小（最大径）和区域或远处转移（表1-6-1）。值得注意的是，第8版AJCC癌症分期系统不包括骨盆和脊柱骨肉瘤的分期。然而这两个部位的骨肉瘤仍保留在T分类内，除了保留是否存在骨外侵犯之外，增加了局部的解剖信息，即不同骨盆和脊柱节段的受累情况，修订的骨盆和脊柱骨肉瘤T分类能否改善预后判断的准确性仍未可知。

表1-6-1　第8版AJCC骨骼肉瘤分期系统

Ⅰ A	T1（≤8cm），N0，M0，低级别
Ⅰ B	T2（＞8cm）或T3（跳跃转移），N0，M0，低级别
Ⅱ A	T1（≤8cm），N0，M0，高级别
Ⅱ B	T2（＞8cm），N0，M0，高级别
Ⅲ	T3（跳跃转移），N0，M0，高级别
ⅣA	任何T，N0，M1a（肺转移），任何组织学级别
ⅣB	任何T，N1（区域淋巴结转移）或M1b（其他部位转移），任何组织学级别

注：该分期系统适用于四肢骨、躯干、颅面骨，而骨盆和脊柱骨骼肉瘤不适用此分期。该分期不应用于浆细胞瘤和淋巴瘤的临床分期。

脊柱T分期

——pTX：原发肿瘤不能被评估

——pT0：没有原发肿瘤的证据

——pT1：肿瘤局限于1个椎骨节段或2个相邻的椎骨节段

——pT2：肿瘤局限于2个邻近椎骨节段

——pT3：肿瘤局限于4个或更多邻近椎骨节段或任何不相邻的椎骨节段

——pT4：肿瘤侵犯椎管或大动脉

——pT4a：肿瘤侵犯椎管

——pT4B：大血管侵犯或大血管内瘤栓形成

椎骨共分5个节段，其中椎体分为左、右2个节段，附件分为左、中、右3个节段。

骨盆T分期

——pTX：原发肿瘤不能被评估

——pT0：没有原发肿瘤的证据

——pT1：肿瘤局限于1个骨盆节段，没有骨外侵犯

——pT1a：肿瘤最大径≤8cm

——pT1b：肿瘤最大径>8cm

——pT2：肿瘤局限于1个骨盆节段伴有骨外侵犯或两个节段不伴骨外侵犯

——pT2a：肿瘤最大径≤8cm

——pT2b：肿瘤最大径>8cm

——pT3：肿瘤跨越2个骨盆节段伴有骨外侵犯

——pT3a：肿瘤最大径≤8cm

——pT3b：肿瘤最大径>8cm

——pT4：肿瘤跨越3个骨盆节段或累及骶髂关节

——pT4a：肿瘤累及骶髂关节并延伸到骶椎间孔内侧

——pT4B：肿瘤包绕髂外血管或盆腔大血管内存在大体可见的瘤栓

骨盆分为4个节段，即骶骨节段，髂骨翼节段，耻骨支、耻骨和坐骨节段，髋臼/髋臼周围节段。

（二）Enneking 分期系统

Enneking 分期系统是由 Enneking 在 1980 年提出并逐步完善的一套对良、恶性骨骼肿瘤和软组织肿瘤分期的系统，即 GTM 骨与软组织外科分期系统，根据组织学分级（G）、肿瘤解剖定位局部侵袭（T）和是否存在区域或远处转移（M）进行外科分期。美国骨骼肌肉肿瘤协会采纳了此分期系统。国内经典型骨肉瘤临床诊疗专家共识推荐采用MSTS外科分期系统（表1-6-2）。该分级系统有利于骨肿瘤科医师制订手术方案。主要不足是

大多数骨肿瘤患者被分为ⅡB级，对于大多数患者预后判断存在局限性。

表1-6-2　MSTS外科分期系统

ⅠA	T1（间室内），M0，低级别
ⅠB	T2（间室外），M0，低级别
ⅡA	T1（间室内），M0，高级别
ⅡB	T2（间室外），M0，高级别
Ⅲ	T1或T2，M1（区域或远处转移）

（三）Birmingham分期系统

新辅助化疗后肿瘤化疗反应和外科切缘能够独立预测骨肉瘤的局部复发。但对于"阴性切缘"的标准不是十分明确。并且如此重要的两个指标目前没有应用于当前临床分期中。最近依据这两个重要的指标提出了Birmingham分期系统（表1-6-3），研究表明，此分类系统能够比MSTS系统更准确地预测新辅助化疗后高级别骨肉瘤的局部复发风险和预后。这一新的原发性高级别骨肉瘤外科分期系统被国际保肢协会推荐使用。此分类系统还需要大宗病例的多中心研究进一步验证临床应用价值。

表1-6-3　原发性高级别骨肉瘤Birmingham分期系统

ⅠA	化疗引起肿瘤坏死率≥90%和切缘>2mm
ⅠB	化疗引起肿瘤坏死率≥90%和切缘≤2mm
ⅡA	化疗引起肿瘤坏死率<90%和切缘>2mm
ⅡB	化疗引起肿瘤坏死率<90%和切缘<2mm

参 考 文 献

丁文龙，王海杰，2016. 系统解剖学. 北京：人民卫生出版社，9-36.

邹仲之，李继承，2017. 组织学与胚胎学. 北京：人民卫生出版社，42-51.

Abdul-Karim FW, Bauer TW, Kilpatrick SE, et al, 2004. Recommendations for the reporting of bone tumors. Hum Pathol, 35: 1173-1178.

Casali PG, Blay JY, Bertuzzi A, et al, 2014. Bone sarcomas: ESMO Clinical Practice Guidelines for diagnosis, treatment and follow-up. Ann Oncol, 25: 113-123.

Cates JMM, 2017. Reporting Surgical Resection Margin Status for Osteosarcoma Comparison of the AJCC, MSTS, and Margin Distance Methods. Am J Surg Pathol, 41: 633-642.

Fletcher CDM, Bridge JA, Hogendoom P, et al, 2013. World Health Organization classification of tumors of soft tissue and bone. Lyon: IARC Press, 246, 247.

Jeys LM, Thorne CJ, Parry M, et al, 2017. A novel system for the surgical staging of primary high-grade osteosarcoma: The Birmingham Classification. Clin Orthop Relat R, 475: 842-850.

Kang JW, Shin SH, Choi JH, et al, 2017. Inter-and intra-observer reliability in histologic evaluation of necrosis rate induced by neo-adjuvant chemotherapy for osteosarcoma. Int J Clin Exp Pathol, 10: 359-367.

Laurini JA, Antonescu CR, Cooper K, et al, 2017. Protocol for the examination of specimens from patients with tumors of bone. Available at: http: //www.cap.org/ /cancerprotocols.

National Comprehensive Cancer Network, 2018. NCCN clinical practice guidelines in oncology: bone cancer v.1. Available at: https: //www.nccn. org/professionals/physician_gls/pdf/bone.pdf.

第二章　成软骨性肿瘤

一、骨软骨瘤

（一）定义

骨软骨瘤（osteochondroma）是一种位于骨表面、具有软骨帽的骨性突起，肿瘤具有髓腔并与基底部宿主骨的髓腔相延续，又称为骨软骨性外生骨疣。

（二）发病部位

骨软骨瘤一般发生于软骨化骨的部位，最常见于四肢长骨的干骺端，下肢长骨尤为多见，发病率依次为股骨远端、胫骨及腓骨近端、肱骨近端。较少累及扁骨。统计笔者所在医院112例骨软骨瘤，发病部位前三位分别为股骨（37%）、胫骨（16%）和肱骨（12%）。

（三）临床特征

骨软骨瘤占外科切除良性骨肿瘤的35%，占全部外科切除骨肿瘤的8%。由于通常无症状，实际发病率可能被低估。好发于30岁之前，男性较多，男女比约2：1。统计笔者所在医院112例骨软骨瘤，平均年龄16.8岁（范围2～54岁），88.4%（99/112）<30岁；男女比为1.6：1。

临床症状和体征与病变的大小和部位有关。最常见的临床表现是疼痛，其次为逐渐增大的质硬肿块；肿胀、关节运动受限和压迫神经也可存在；其他症状与继发性并发症有关，如骨折、黏液囊肿形成、关节炎、压迫邻近肌腱、血管或脊髓等。成年患者疼痛日渐加重和（或）肿块逐渐增大可能预示骨软骨瘤恶变为继发性外周软骨肉瘤。

约15%的骨软骨瘤为多发病变，是常染色体显性遗传病多发骨软骨瘤综合征的特征性表现。笔者所在医院34.8%（39/112）为多发性骨软骨瘤，高于文献报道。

（四）影像特征

孤立性骨软骨瘤位于干骺端。宿主骨的骨皮质和髓腔与病变骨茎的骨皮质和髓腔相连续。中央为正常的骨松质。CT测量软骨帽的厚度不准确。MRI是显示软骨帽厚度的最好测量方法，T_2加权像呈高信号。体积大的肿瘤伴有增厚的软骨帽（成年人>2cm，儿童>3cm）、宿主骨皮质破坏和散在或不规则钙化的较大软组织肿块应怀疑恶性转化。

（五）大体检查

骨软骨瘤可以是广基型或窄蒂型，少数病例呈分叶状，表面光滑，灰白色，质硬。表面被覆厚薄较一致的透明软骨帽，髓腔呈灰黄色，常因出血而呈红色。软骨帽通常较薄（厚度随年龄增长而减小）。

（六）组织病理学

由外向内分三层结构：软骨膜、软骨帽和骨松质。最外层是非肿瘤性的纤维性软骨膜，与基底部的骨膜相延续。有时因取材或手术原因该层可能缺失。其下为透明软骨帽，与结构紊乱的骺板相似，软骨帽内小灶性黏液性变易见；近软骨膜一侧的软骨帽内软骨细胞成群分布，而近髓腔一侧的软骨帽内软骨细胞常呈柱状排列，垂直于软骨膜分布，具有极性。软骨细胞无非典型性，双核软骨细胞少见。软骨帽底部进行软骨内骨化，形成骨松质。骨松质之间以脂肪组织为主，骨髓组织小灶性分布。髓腔内出血常见。茎部骨折可引起局部的成纤维细胞反应。

组织学鉴别骨软骨瘤和低级别继发性外周软骨肉瘤较困难，需要进行多学科会诊。软骨帽之外出现纤维带分隔的结节、结节内软骨细胞密度增加并伴有非典型性提示恶变。非常罕见的情况下，骨软骨瘤可以发展为骨肉瘤、梭形细胞肉瘤或去分化软骨肉瘤。

（七）预后因素

骨软骨瘤经手术切除通常可治愈，不完全切除可复发。局部复发率约8%，常发生在手术后37个月。多发性骨软骨瘤复发率明显高于单发。多次复发提示存在恶性可能。孤立性骨软骨瘤恶变为继发性软骨肉瘤的概率＜1%，遗传性多发性骨软骨瘤病为3%～5%。

（八）典型病例（图2-1-1～图2-1-3）

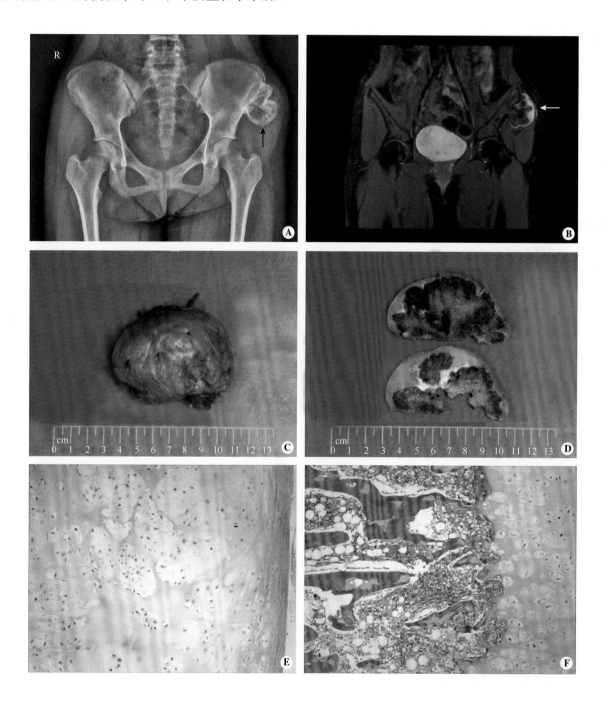

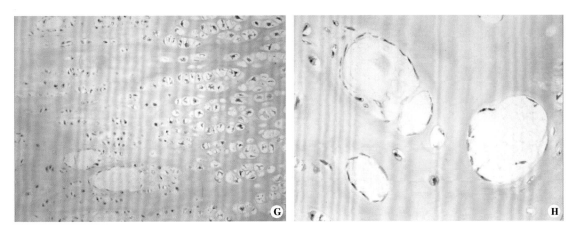

图2-1-1　左侧髂骨广基型骨软骨瘤；女，14岁

A. DR示左侧髂骨髂前上棘下方宽基底骨性突起，病变基底部骨皮质和髓腔与宿主骨相连续；B. MRI冠状面T$_2$加权像清晰显示软骨帽（箭头所示）；
C. 大体标本示灰白色半球形肿物，体积为8.0cm×6.0cm×4.5cm，基底部大小为6.0cm×4.5cm；D. 大体标本切面示肿物表面可见厚薄不一的半透明
软骨帽，厚度为0.2～1.5cm，其下为灰红灰黄色骨松质，软骨帽呈半透明，可见蓝色背景；E. 表面软骨膜和软骨帽，近软骨膜处的软骨细胞成群分布；
F. 软骨化骨和髓腔；G. 软骨帽底部的软骨细胞具有极性，软骨细胞呈柱状排列，垂直于软骨膜；H. 多囊性改变，软骨细胞围绕囊周分布

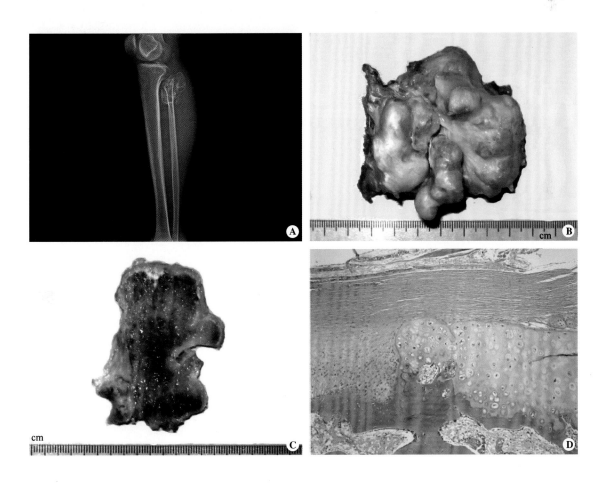

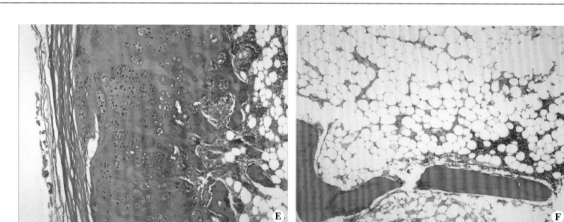

图2-1-2　右侧腓骨近端广基型分叶状骨软骨瘤；男，23岁

A.DR示右侧腓骨近端内侧宽基底骨性突起；B.大体标本示灰白色分叶状肿物，体积为7.0cm×6.5cm×4.0cm，基底部大小为5.5cm×1.2cm；C.肿物切面可见表面被覆灰白色半透明软骨帽，最厚处0.4cm，主体为骨松质，灰黄间灰红色；D.表面软骨膜与骨膜相延续；E.三层结构；F.髓腔内主要为脂肪组织，小灶骨髓组织

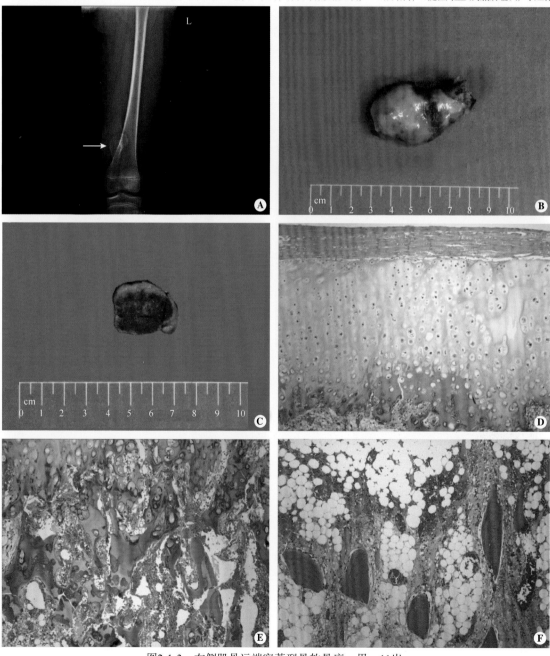

图2-1-3　左侧股骨远端窄蒂型骨软骨瘤；男，11岁

A.DR示左侧股骨远端边缘清晰的隆起型肿物（箭头所示）；B.大体标本示灰白色肿物，体积为5.0cm×3.0cm×2.0cm，带蒂，表面光滑；C.大体标本切面示暗红色，出血明显；D.三层结构；E.软骨化骨；F.髓腔内血管扩张充血伴出血

二、多发性骨软骨瘤

（一）定义

多发性骨软骨瘤（multiple osteochondromas）是常染色体显性遗传病。它是由于EXT1或EXT2基因突变所致。它可以独自存在或作为邻近基因综合征毛-鼻-指（趾）综合征（tricho-rhino-phalangeal syndrome，TRPS）Ⅱ型（Langer-Giedion综合征）或Potocki-Shaffer综合征临床表现的一部分，又称为遗传性多发性外生骨疣。

（二）流行病学

多发性骨软骨瘤在普通人群中的发病率约为1/50 000。孤立性骨软骨瘤约是多发性骨软骨瘤发病率的6倍。男性发病率较高，男女比1.5∶1；可能与女性临床症状较轻，容易漏诊有关。约80%的患者有家族史。

毛-鼻-指（趾）综合征：1966年Giedion首先报道。根据基因和临床表现可分为三型，其中TRPSⅡ型又称为Langer-Giedion综合征。主要临床表现为细而稀疏的毛发、梨形宽鼻、掌骨缩短和锥状骨骺、发育迟缓和多发性骨软骨瘤。

Potocki-Shaffer综合征：1996年Potocki和Shaffe首先报道，临床表现为多发性骨软骨瘤、男性生殖系统异常、中枢神经系统异常、智力障碍和颅面骨畸形。

（三）诊断标准

多发性骨软骨瘤诊断标准：影像学检查长骨邻近骺端区域至少存在2个以上的骨软骨瘤或存在家族史或证实EXT基因之一胚系突变。

（四）临床特征

骨软骨瘤在20岁之前可以不断生长，体积增大。在青春期后期骺板闭合时骨软骨瘤停止生长。它可以有蒂或无蒂（广基），体积可以非常大。大多数无明显症状。主要发生在软骨化骨的部位，特别是肢体长骨，主要是膝关节周围。骨软骨瘤的数量在同一家族内或不同家族间可以明显不同。此外存在多种骨骼发育畸形，如39%～60%出现前臂畸形（尺骨变短继发桡骨弯曲），10%～50%肢体不等长，8%～33%膝关节外翻，2%～54%踝畸形，37%～44%身材矮小。最重要的并发症是骨软骨瘤恶性转化为继发性软骨肉瘤，不同研究之间恶变率差别较大，据估计约为5%。成年患者疼痛日渐加重、肿块继续生长和软骨帽厚度>1.5～2cm可能预示骨软骨瘤恶变为继发性软骨肉瘤。目前为止没有广泛接受的管理多发性骨软骨瘤患者的指南。患者应该有规律地随访（每年或每2年）以早期发现潜在的恶性转化并获得早期的适当治疗。

最近Mordenti提出，依据是否存在骨骼畸形和（或）功能受限对多发性骨软骨瘤进行分级。Ⅰ级：不存在骨骼畸形和功能受限（ⅠA≤5个部位存在多发性骨软骨瘤，ⅠB>5个部位存在多发性骨软骨瘤）；Ⅱ级：存在骨骼畸形但无功能受限（ⅡA≤5个部位存在骨骼畸形，ⅡB>5个部位存在骨骼畸形）；Ⅲ级：存在骨骼畸形和功能受限（ⅢA 1个部位功能受限，ⅢB>1个部位功能受限）。

（五）典型病例（图2-2-1～图2-2-2）

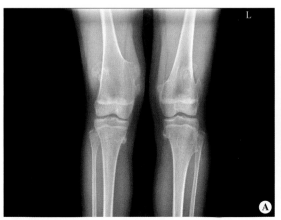

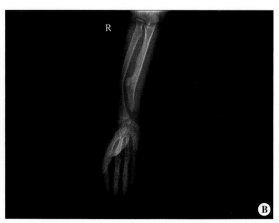

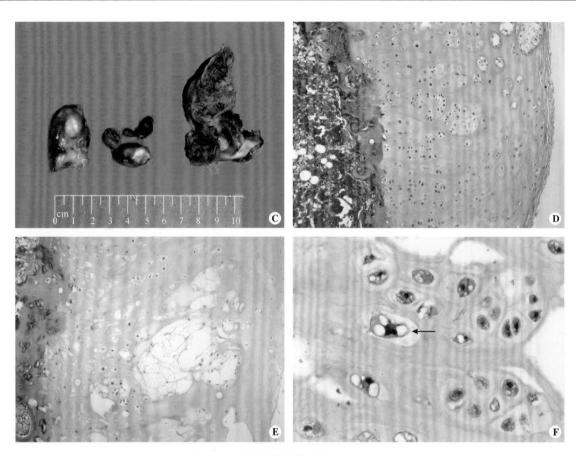

图2-2-1　多发性骨软骨瘤病；女，10岁

A. DR示双侧股骨远端、胫骨近端多发性宽基底骨性突起；B. DR示右侧桡骨和尺骨多发性宽基底骨性突起合并畸形；C. 大体标本示手术切除多个广基型骨软骨瘤；D. 由右向左依次为软骨膜、软骨帽和髓腔；E. 灶性黏液样变性；F. 偶见双核软骨细胞（箭头所示），细胞核轻度增大

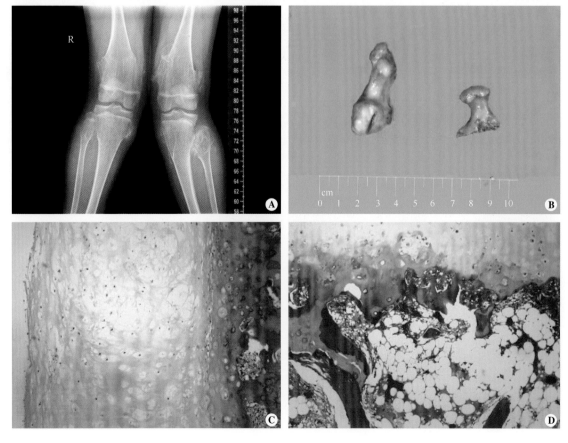

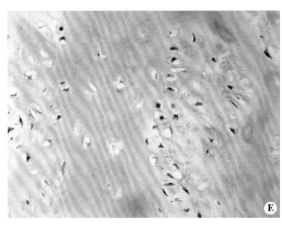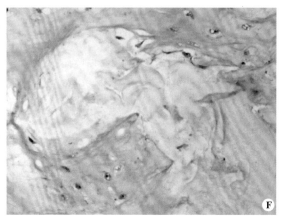

图2-2-2 双侧膝关节多发性骨软骨瘤；男，17岁

A. DR示双侧股骨远端、双侧胫腓骨近端多发性骨性突起；B. 大体标本示左侧和右侧股骨远端窄蒂型肿物，长径分别为5.0cm和2.5cm；C. 三层结构；
D. 髓腔内脂肪组织丰富；E. 软骨细胞位于陷窝内，细胞核体积小，深染；F. 黏液变性

三、内生软骨瘤

（一）定义

内生软骨瘤（enchondroma）是一种发生于骨髓腔内的良性透明软骨肿瘤，大多数为孤立性，偶尔可以累及一块以上骨或同一骨的多个部位，又称为中央型软骨瘤。

（二）发病部位

手短管状骨是最常见的发病部位（约占40%）。在长管状骨，发病率依次为肱骨近端、胫骨远端和股骨近端及远端。内生软骨瘤很少发生在扁骨，如骨盆、肋骨、肩胛骨、胸骨和脊柱，颅面骨更加罕见。笔者所在医院数据显示，手短管状骨和肱骨为好发病位，均占28%（7/25）。

（三）临床特征

内生软骨瘤相对常见，占所有良性骨肿瘤的10%～25%。由于许多肿瘤通过影像检查偶然发现且从未进行活检，发病率可能更高。年龄分布较广，5～80岁均可发病，大部分患者的发病年龄为10～40岁。无明显性别差异。笔者所在医院统计25例内生软骨瘤，年龄为3～61岁，平均年龄24.8岁；男女比1.08∶1，无明显性别差异。长管状骨经常是无症状的，除非通过机械性压力使症状加重。手足部的短管状骨可表现为可触及的膨胀，伴或不伴疼痛，病理性骨折。

（四）影像特征

X线平片显示内生软骨瘤边界清楚，矿化程度可有所差异，从透亮至重度矿化。矿化具有特征性，表现为斑点状、絮状、环形和弧状。长骨内生软骨瘤通常位于干骺端的中央，无硬化边缘，无皮质菲薄、膨胀的表现。肿瘤范围广，斑片状或簇状骨化更显著，可出现轻度内骨膜贝壳样侵蚀。手足短管状骨病变位于中央或偏心性，体积大的肿瘤可完全占据骨髓腔，常为膨胀性生长，矿化不明显。内生软骨瘤在骨扫描时通常显示为"热区"。MRI有助于鉴别内生软骨瘤和软骨肉瘤，如出现骨皮质侵犯、软组织肿块和肿物周围髓腔内异常信号应考虑软骨肉瘤。

（五）大体检查

大多数内生软骨瘤＜5.0cm。由于采取刮除治疗，送检标本常为灰白色或乳白色碎块组织，砂砾样黄色和红色区域分别为钙化或骨化区。在完整切除标本中，内生软骨瘤界限清楚，肿瘤被骨髓分隔成多结节结构。长骨的多结节特征比短管状骨明显，短管状骨通常表现为融合性片状生长特征。

（六）组织病理学

长骨内生软骨瘤呈结节状结构，结节周围有纤维间隔或薄层骨板包绕（骨包软骨）。结节间存在正常骨髓组织，多个结节可相互融合成片。结节内肿瘤细胞数量少、无血管，具有丰富透明的软骨基质。透明软骨基质由于含有大量基质蛋白多糖，在HE染色时呈典型的淡蓝色。软骨细胞分布均匀或呈小簇状，偶尔可见双核细胞，软骨细胞位于边界清楚的软骨陷窝内，常呈空泡状，有细颗粒状嗜酸性胞质；细胞核通常小而圆，染色质致密，细胞核轻度增大、染色质稀疏和小核

仁常见，无核分裂象。双极和星形软骨细胞不存在软骨陷窝。局灶可出现黏液样变性。虽然一些病例可见到内骨膜侵蚀，但不会侵犯哈弗斯系统、包裹宿主骨和侵犯周围软组织。可见不同程度的嗜碱性点状和实性片状钙化及软骨内成骨。缺血性坏死常见，特别在明显钙化肿瘤，这时软骨细胞退变为嗜酸性小体。手足小骨内生软骨瘤比长骨病变内的细胞更丰富和非典型性更明显，黏液样变性易见，双核细胞较多；软骨岛状结构不明显，常弥漫片状分布。如果没有影像学资料，可能误

诊为软骨肉瘤。

（七）预后因素

内生软骨瘤通过刮除可以彻底治疗，局部复发不常见。无症状患者可随访，肿瘤最大径＞5.0cm，每年行临床和影像检查；＜5.0cm则每年临床检查，考虑2年或3年影像检查。内生软骨瘤继发为软骨肉瘤的风险率为4.2%。

（八）典型病例（图2-3-1、图2-3-2）

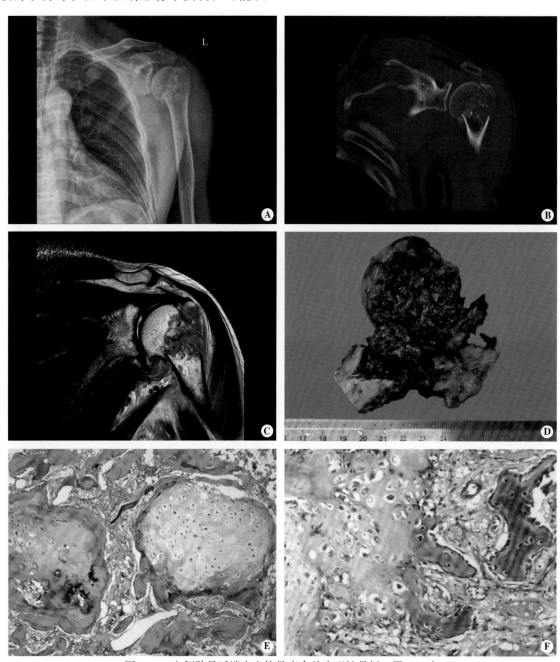

图2-3-1　左侧肱骨近端内生软骨瘤合并病理性骨折；男，61岁

A. DR示左侧肱骨近端骨皮质连续性中断，可见弧形、环形或点状钙化；B. 冠状面CT示多发点状高密度影；C. MRI冠状面T$_2$加权像示肱骨颈内高信号；D. 大体标本示左侧肱骨近端切除标本，总体积为8.0cm×6.0cm×5.0cm，髓腔内见较多大小不等的灰白色软骨结节；E. 肿瘤组织呈结节状，软骨结节周围绕骨小梁（骨包软骨）；F. 结节周围软骨化骨，骨小梁周围成骨细胞衬覆

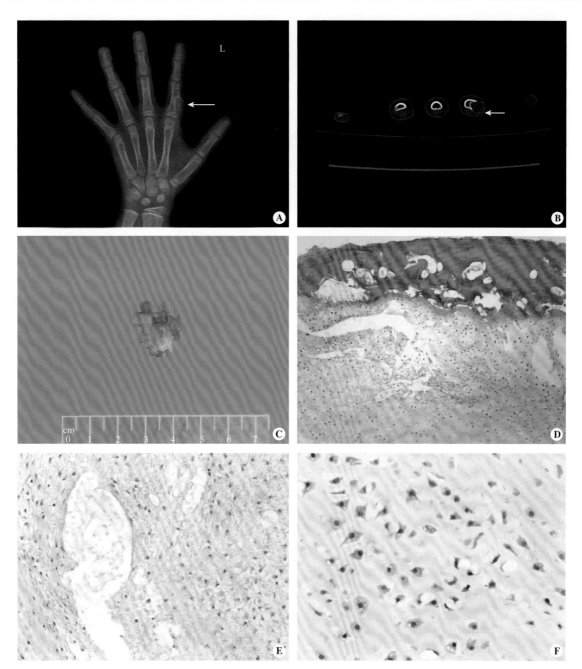

图2-3-2　左侧示指近节指骨内生性软骨瘤；女，7岁

A. DR示左侧示指近节指骨外侧膨胀，内侧缘可见硬化缘（箭头所示）；B.横断面CT示肿物膨胀性生长，皮质变薄，钙化不明显（箭头所示）；
C. 大体标本示灰白色软骨样碎组织，总体积为2.5cm×1.5cm×1.0cm；D. 肿瘤细胞呈弥漫性分布，与周围骨皮质界限清楚；E. 黏液样变性易见；
F. 软骨细胞密度高，细胞核体积大，小核仁

四、内生软骨瘤病

（一）定义

内生软骨瘤病（enchondromatosis）是一组罕见的骨骼疾病，患者存在多发性内生软骨瘤；Ollier病和Malfucci综合征是最常见的亚型，其他亚型不常见。Ollier病是非遗传性发育障碍，以多发性软骨肿瘤为特征，主要发生于肢体短管状骨和长管状骨。如果同时存在皮肤、软组织或内脏血管瘤，则称为Malfucci综合征。

（二）内生软骨瘤病亚型

（1）Ollier病（Ollier disease）；

（2）Malfucci综合征（Malfucci syndrome）；

（3）混合性软骨瘤病（metachondromatosis）；

（4）遗传性软骨瘤病（genochondromatosis）；

（5）脊柱内生软骨发育不良（spondyloen-chondrodysplasia）；

（6）脊柱发育不良内生软骨瘤病（dysspon-dyloenchondromatosis）；

（7）手脊椎内生软骨瘤病（cheirospondyloen-chondromatosis）；

（8）软骨瘤病伴2-羟基戊二酸尿症（chondrom-atosis with 2-hydroxyglutaric aciduria）。

（三）内生软骨瘤病分类

内生软骨瘤病的分类没有统一的标准。主要包括三大分类系统：Spranger分类系统、Pansuriya分类系统和Superti-Furga分类系统。

Spranger分类系统：1978年首次提出，2005年修订，包括非遗传性型（包括Ollier病、Malfucci综合征、脊柱发育不良内生软骨瘤病、手脊椎内生软骨瘤病）和遗传性型（混合性软骨瘤病、遗传性软骨瘤病、脊柱内生软骨发育不良）两大类型。

Pansuriya分类系统：2010年Pansuriya提出，该分类系统被WHO（2013年）软组织和骨肿瘤分类采用。包括无脊椎受累型（Ollier病、Malfucci综合征、混合性软骨瘤病、遗传性软骨瘤病）和脊椎受累型（脊柱内生软骨发育不良、脊柱发育不良内生软骨瘤病、手脊椎内生软骨瘤病）两大类型。

Superti-Furga分类系统：2012年Superti-Furga等基于病变的分子基础提出内生软骨瘤分类系统。包括分子缺陷明确型（Ollier病、Malfucci综合征、软骨瘤病伴2-羟基戊二酸尿症、混合性软骨瘤病、脊柱内生软骨发育不良、脊柱发育不良内生软骨瘤病）、分子缺陷不明确型（遗传性软骨瘤病）和分子缺陷有待证实型（干骺端内生软骨瘤病、瓦德拉格-佩纳干骺端发育不良、椎骨和干骺端内生软骨瘤病）三大类型。

（四）临床特征

内生软骨瘤病罕见，确切发病率未知。没有明显的性别差异。不同的内生软骨瘤病亚型能够通过发病部位、伴发症状和遗传方式加以鉴别。Ollier病和Malfucci综合征是最常见的亚型。二者相同点包括都不是遗传性疾病和均不累及脊柱。不同点在于是否同时发生血管瘤。

Ollier病于1889年被首先描述。儿童早期发病，75%的患者在20岁之前诊断。常发生于肢体一侧，非对称性分布。主要发生于肢体短管状骨和长管状骨，扁状骨如骨盆和肋骨也可受累。不发生于颅面骨或脊柱。长骨干骺端内生软骨瘤可引起畸形或肢体不对称，偶可见病理性骨折。骨科并发症的程度取决于内生软骨瘤的数量和发病部位。病变的大小、数量、部位、发病年龄和手术需求有广泛的临床差异。20%～45.8%的Ollier病患者有继发普通型软骨肉瘤的风险。内生软骨瘤局限于手足时的继发软骨肉瘤的风险（15%）低于同时伴长骨受累（46%）。约有25%患者发展为多发软骨肉瘤。成年人肿瘤持续生长或再次生长应当可疑恶性转化。此外，Ollier病患者发生胶质瘤和幼年型粒层细胞瘤的概率增加。

Malfucci综合征于1881年被首先描述。出生时或儿童早期出现皮肤、皮下组织或内脏海绵状血管瘤。此外梭形细胞血管瘤在Malfucci综合征具有较高的发生率。Malfucci综合征的骨骼特征与Ollier病相同，呈非对称性分布。Malfucci综合征继发软骨肉瘤的风险更高，达到52%～57.1%。文献报道，Malfucci综合征患者可同时发生血管肉瘤、星形细胞瘤、垂体腺瘤、幼年型粒层细胞瘤、胰腺癌等。

混合性软骨瘤病为常染色体显性遗传病，多发性内生软骨瘤和多发性骨软骨瘤样病变同时存在。病变非对称性分布。骨软骨瘤主要发生在髂骨翼和下肢长骨干骺端，而内生软骨瘤主要位于手足。不引起骨畸形，可以自发消退。无恶性转化的报道。

遗传性软骨瘤病是极其罕见的常染色体显性遗传病，1991年被Merrer等描述并命名。患者发育正常。内生软骨瘤呈对称性分布，主要发生于股骨远端和肱骨近端的干骺端，也有脊柱受累的报道。不发生恶性转化。

脊椎内生软骨发育不良为常染色体隐性遗传病，以脊椎发育不良同时并发骨盆或长管状骨内生软骨瘤样病变为特征。

脊椎发育不良内生软骨瘤病是非遗传性疾病，以脊椎多发性内生软骨瘤合并脊柱畸形为特征。

手脊椎内生软骨瘤病常为对称性分布的多发性内生软骨瘤，好发于掌骨和指（趾）骨，引起手短和轻度扁平足。

（五）影像特征

Ollier病和Malfucci综合征的影像学特点相似。内生软骨瘤发生于干骺端和（或）骨干，多发性，边界清、卵圆形、线状和（或）锥形溶骨性病变。MRI 检查可显示分叶状病变，T_1加权像呈低信号而T_2加权像呈高信号。当存在皮质破坏、软组织扩展、边界不清和缺乏矿化时，应当可疑恶性转化为软骨肉瘤。

（六）组织病理特征

内生软骨瘤呈边界清晰的结节。软骨是透明软骨，细胞核增大、不规则。Ollier病和Malfucci综合征中细胞密度增加，细胞核具非典型性。这些特征都不足以诊断低级别软骨肉瘤。二者的鉴别应进行多学科讨论，结合影像特征如皮质破坏和软组织扩展进行诊断。

（七）典型病例（图2-4-1）

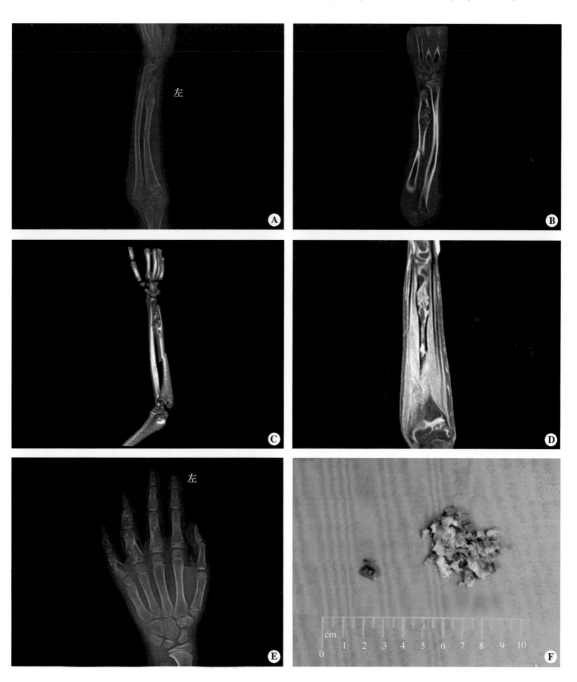

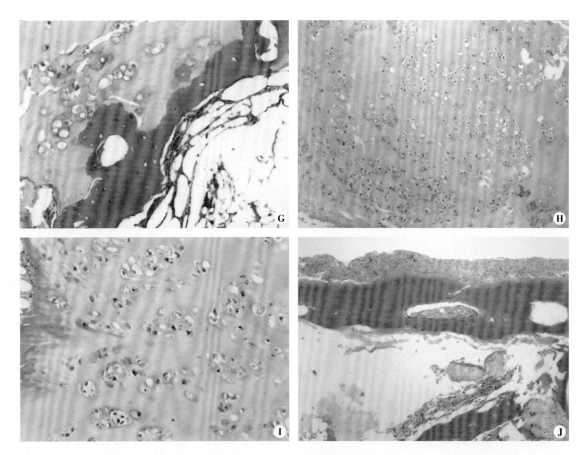

图2-4-1 左侧上肢Ollier病合并病理性骨折；男，11岁

A. DR示左上肢发育异常，左尺骨中段骨折；B. CT示左侧尺骨远端膨胀性改变，其中可见点状、斑片状高密度影，骨皮质变薄；C. CT三维重建；D. MRI冠状面T₁加权像呈高信号；E. DR示左手多发性骨质破坏；F. 大体标本示灰白色软骨样碎组织，总体积为4.0cm×3.0cm×1.5cm；G. 软骨结节周围骨小梁围绕；H. 软骨细胞丰富、密集；I. 双核细胞可见，细胞核体积轻度增大；J. 骨皮质变薄，未见肿瘤组织侵犯

五、骨膜软骨瘤

（一）定义

骨膜软骨瘤（periosteal chondroma）是源自骨膜下方骨表面的良性透明软骨肿瘤，又称为皮质旁软骨瘤、骨旁软骨瘤。

（二）发病部位

大多发生于长骨干骺端，特别是肱骨近端和股骨远端。短管状骨也常见。

（三）临床特征

骨膜软骨瘤非常少见，占所有软骨瘤的比例不足2%。可发生于儿童和成年人，大多数<30岁，10～20岁最常见。男性多见，男女比为1.8：1。首发临床症状是局部肿胀，之后出现疼痛，疼痛时间较长。局部可触及肿块。

（四）影像特征

X线平片具有特征性，表现为局部透明或矿化的骨表面肿瘤，骨皮质侵蚀形成边界清晰的"碟形压迹"；软组织肿块体积较小，通常<3cm。肿瘤与髓腔之间有硬化性边缘分隔，不侵犯髓腔。骨膜抬高可形成悬垂皮质边缘。CT有助于显示基质矿化。MRI表现为含水丰富的软骨组织。

（五）大体检查

骨膜软骨瘤是边界清楚的骨表面肿瘤。下方骨皮质呈锯齿状并增厚。肿瘤周围被骨膜反应性硬化骨支撑。

（六）组织病理学

骨膜软骨瘤具有清晰的边界，下方皮质增厚。虽然有时呈扇形侵蚀皮质，但不会侵犯骨髓腔。细胞数量和特征与其他软骨瘤相似。偶尔细胞更丰富、细胞核具多形性和更多的双核细胞。

（七）预后因素

骨膜软骨瘤可采取病灶内、边缘和完整切除

治疗，复发率约3.6%。无论采用何种治疗方式，复发率均非常低。

（八）典型病例（图2-5-1）

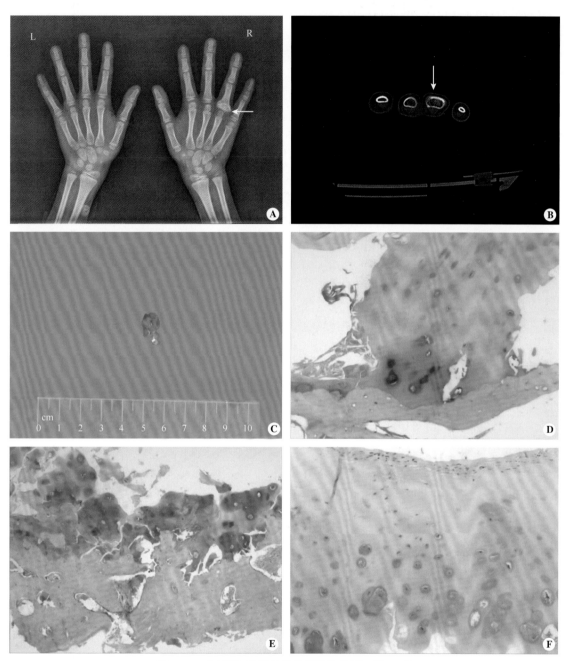

图2-5-1　右手第4指近节指骨骨膜软骨瘤；男，8岁

A. DR示右手第4指近节指骨基底部骨质膨大，骨骺形态不规则（箭头所示）；B. CT示右手第4指近节指骨基底部骨质增生肥大，骨皮质模糊，部分结构不清（箭头所示）；C. 大体标本示灰白色碎组织，总体积为1.0cm×0.6cm×0.2cm；D，E. 骨皮质表面分化成熟的软骨组织；F. 软骨表面覆薄层软骨膜

六、软骨黏液样纤维瘤

（一）定义

1948年Jaffe首先描述；软骨黏液样纤维瘤

（chondromyxoid fibroma）是一种具有分叶状结构的良性软骨性肿瘤，小叶周围为具有成纤维细胞和肌成纤维细胞特征的梭形肿瘤细胞，小叶中心逐渐转变为星形或软骨样细胞。小叶的细胞外间

质在外周为纤维性间质，中心为黏液样或软骨样间质。

（二）发病部位

几乎可以发生在任何骨，最常见长骨，特别是胫骨近端和股骨远端。约25%发生于扁骨，主要发生在髂骨。手足骨也可以发生，特别是跖骨。其他发生部位包括肋骨、椎骨和颅面骨。

（三）临床特征

软骨黏液样纤维瘤是一种非常少见的肿瘤，占所有原发骨肿瘤<1%。发病年龄较广，诊断时平均年龄约为30岁。男性略多，男女比约为1.3∶1。疼痛是最常见的症状，一般疼痛程度较轻，有时可持续数年。手足骨常见肿胀。合并病理性骨折者罕见。

（四）影像特征

病变的长轴与其累及的骨平行，大多数病变的最大径<5cm。典型部位为长骨干骺端，偏心性、边界清、圆形或卵圆形溶骨性病变。皮质膨胀变薄，边缘具菲薄的硬化缘。少数病例可发生于骨表面。肋骨或短管状骨内病变常位于中心，呈纺锤形膨胀。骨皮质变薄或破坏伴随病变分叶状改变形成"骨皮质皂泡征"。约10%可显示局灶基质矿化。X线平片难以准确诊断。需要常规进行CT扫描和MRI检查。CT更容易检测到基质矿化。MRI 检查在T_1加权像低信号，T_2加权像高信号。

（五）大体检查

刮除标本为灰白色或黄白相间的破碎组织，半透明状，局部边界清楚，质地较脆。无明显坏死、囊性变和液化。

（六）组织病理学

软骨黏液样纤维瘤与周围骨组织分界清。罕见情况下可以包绕周围骨小梁。肿瘤具有特征性的黏液样背景的分叶状结构，小叶内含软骨样组织、黏液样组织和纤维组织三种成分。小叶中心的肿瘤细胞稀疏、幼稚，呈星形或短梭形，部分区域细胞外基质和肿瘤细胞具有透明软骨相似的形态学特征，有向软骨分化的趋势；小叶周边细胞丰富，含有成纤维细胞和肌成纤维细胞特征的梭形肿瘤细胞、软骨样细胞和破骨样多核巨细胞。囊性和

液化改变是不常见的。19%的病例存在透明软骨。粗糙钙化通常发生于老年患者和扁骨。小叶内肿瘤细胞的细胞核呈卵圆形或梭形，淡染不清或浓稠的嗜酸性胞质，双极或多极细胞的胞质突起常见，核分裂象少见。含铁血黄素沉积和淋巴细胞为主的炎细胞浸润可同时存在。20%～30%的病例可出现细胞核增大、深染的非典型性肿瘤细胞，易误诊为恶性。需要与中央型软骨肉瘤相鉴别。然而两者的影像学特点和组织学是明显不同的。软骨肉瘤常见于老年患者，发生于长骨骨干，明显的异型性和核分裂象常见。10%的长骨和扁骨病变可并发动脉瘤样骨囊肿。

（七）免疫表型

S100阳性表达反映肿瘤的软骨分化本质。小叶中心的细胞外基质对Ⅱ型胶原和SOX9阳性表达。小叶周边SMA和MSA阳性表达。

（八）预后因素

大多数患者可采用单纯刮除和植骨治疗。复发率较高，约为9%，年轻患者更易复发。恶性转化的风险较低（<2%）。即使肿瘤复发，再次手术也可治愈。

七、骨软骨黏液瘤

（一）定义

骨软骨黏液瘤（osteochondromyxoma）是一种罕见的良性肿瘤，有时局部具有侵袭性，能够产生软骨样和骨样基质，伴有广泛的黏液样改变。患有此肿瘤的患者常可疑为Carney综合征（一种常染色体显性肿瘤易感综合征）。

（二）发病部位

可发生在任何骨，最常发生于长骨骨干（特别是胫骨和桡骨）和鼻腔鼻窦骨。此外也有发生于肋骨、胸壁和脊椎的报道。

（三）临床特征

本病罕见，在Carney综合征患者中发病率约为1%。能够发生在任何年龄，典型者出现在2岁之前，也有先天性的报道。患者表现为无痛性肿块，通常是Carney综合征患者进行骨骼筛查时被发现。由于病变增大可产生肿物效应和水肿。骨软骨黏

液瘤发生在Carney综合征的患者时，可伴随心血管异常、内分泌异常和皮肤色素沉着。虽然该肿瘤为良性病变，但也可局部破坏性生长，类似于骨肉瘤。

（四）影像特征

X线平片表现边界清楚，也可侵袭性生长，伴有矿化。肿块可导致受累骨膨胀，混杂透亮和硬化区。MRI是最准确的影像学方法，表现为T_2信号增高。

（五）大体检查

病变界清，无包膜，分叶状生长特征，灰白色和淡黄色胶冻样、软骨样。通常侵蚀皮质但局限于骨膜内。

（六）组织病理学

组织学改变与奇异性骨旁骨软骨瘤样增生类似，病变内存在多种形态的细胞，分化成熟和不成熟的软骨、骨样基质、骨和胶原束，但不出现"蓝骨"。镜下肿瘤组织边界清，但无包膜。片状分布伴有大小不一的分叶状特征。分叶状结构的形成是透明或嗜碱性的黏液样基质累积的结果。通常细胞成分少，细胞被丰富的细胞间基质分隔。肿瘤细胞形态多样，呈多角形、星状、圆形或双极，少数呈梭形。此外还可见成软骨细胞样或成骨细胞样细胞。细胞核中等大小，淡染或空泡状，小核仁。细胞大小较一致，形态温和。核分裂象偶见。淀粉酶消化后PAS染色肿瘤细胞的胞质阳性，细胞间基质少的区域阳性最强。细胞质和细胞间基质胶质铁染色阳性。

（七）预后因素

预后好，完整切除可治愈。如果外科手术难以完整切除，局部复发常见。无法手术切除的肿瘤导致死亡的病例也有报道。无转移相关报道。

八、甲下外生骨疣

（一）定义

1817年Dupuytren首先描述；甲下外生骨疣（subungual exostosis）是一种累及趾（指）骨远端的良性骨软骨瘤样增生，又称为Dupuyren外生骨疣。

（二）发病部位

踇趾末节指骨背侧面是最常见的位置，其他趾（指）少见。

（三）临床特征

甲下外生骨疣较少见，占所有骨肿瘤的0.3%～4.6%。确切病因不明，可能与创伤和感染有关，普遍认为是由微小创伤引起的活跃性化生。足趾最多见（86%），手指相对较少（14%）。近期文献对13篇研究报道的287例趾骨病例总结分析，55%的发病年龄<18岁，诊断时的平均年龄是25.7岁。没有性别差异。踇趾是最好发的部位，占80%，第2、3、4和5趾分别占6%、7%、5%和2%。

常见的临床症状是持续数月的疼痛和肿胀，甲床变形，有时产生溃疡。检查可发现甲板远端坚硬、固定的结节，表面较光滑，角化过度。误诊和延迟诊断常见。依据临床表现可分为4型：Ⅰ型（轻微畸形）；Ⅱ型（甲板远端外生骨疣）；Ⅲ型（甲板下外生骨疣）；Ⅳ型（内侧或外侧髁）。

（四）影像特征

X线平片示趾（指）远端背部中线区不透射线的致密肿块。肿块底部和宿主骨相连，但两者髓腔不相通。病变直径较小，多<1cm。

（五）大体检查

灰白色破碎骨组织，质硬，有时部分骨组织表面覆皮肤。

（六）组织病理学

早期，病变由直接与甲床相连续的增生纤维组织组成，伴有软骨化生。透明软骨形成后，经过钙化和局部软骨化骨，先后形成编织骨和板层骨。伴随病变发展和成熟，表面的软骨帽与甲床相互混杂存在，底部逐渐与指骨相融合。病变的中心为分化成熟的骨小梁，周围围绕透明软骨和局部纤维软骨或纤维组织构成的薄层帽。透明软骨和纤维软骨内细胞数量不等，偶尔局部轻度不典型性可见。增生的成纤维细胞具有一个或两个明显核仁，数量不等的嗜酸性胞质，直接与甲床相连续。甲床上皮下近表面区域内成纤维细胞存在于厚的胶原基质内。深部区域内的成纤维细胞存在于疏松、黏液样间质内，直接与软骨化生的区域相连续。病变周围没有明确的软骨膜存在。骨小梁间为疏松的纤维组织。有时软骨层也可缺失。

（七）分子遗传学

存在t（X；6）平衡易位。

（八）预后因素

单纯切除可治愈，复发罕见（约4%）。

（九）典型病例（图2-8-1、图2-8-2）

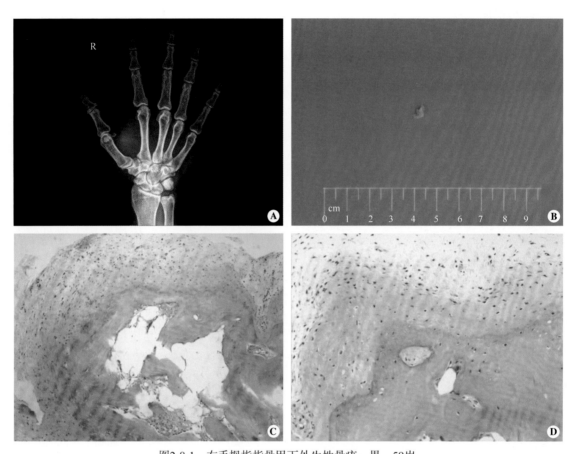

图2-8-1　右手拇指指骨甲下外生性骨疣；男，59岁

A. DR示右手拇指骨质未见明显异常；B. 大体标本示灰白色碎组织，总体积为0.6cm×0.3cm×0.2cm；C. 肿物呈疣状突起；D. 由上至下分为三层结构，疏松水肿的纤维层、纤维软骨层和软骨化骨层

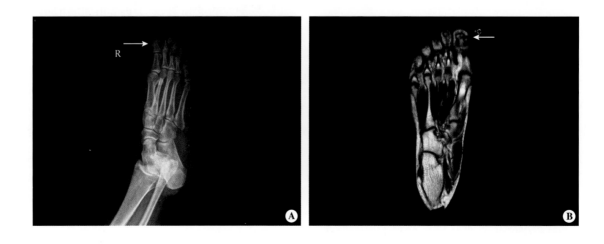

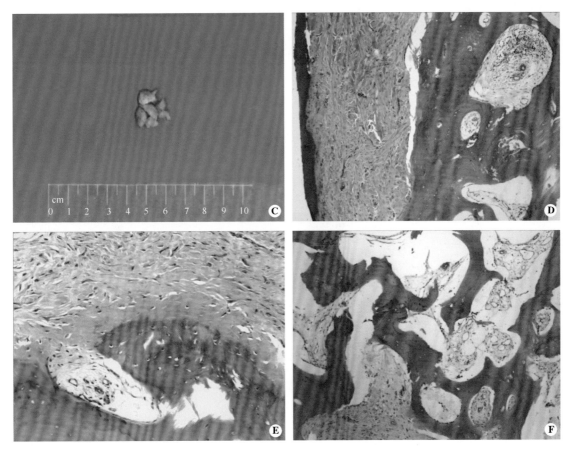

图2-8-2 右足第1趾远节趾骨甲下外生性骨疣；女，25岁

A. DR示右足第1趾远节趾骨内侧可见宽基底骨性突起，基底部与宿主骨相连续（箭头所示）；B. MRI示边界清楚的骨性突起（箭头所示）；C. 大体标本示灰白色碎组织，总体积为1.5cm×1.5cm×0.3cm；D. 肿物表面覆皮肤组织，此区分层结构不明显，缺乏软骨层，主要为分化成熟的板层骨；E. 表面为致密的纤维组织和板层骨；F. 骨小梁间疏松的纤维血管间质

九、奇异性骨旁骨软骨瘤样增生

（一）定义

1983年Nora首先命名，又称为Nora病；奇异性骨旁骨软骨瘤样增生（bizarre parosteal osteochondromatous proliferation）是一种发生于骨表面的骨软骨瘤样增生，通常发生于手和足的近端小骨。

（二）发病部位

手足小骨最常见，特别是中节和近节指（趾）骨。约20%的病变发生在长骨。此外也有报道发生于上颌骨、颅骨和骨外软组织。

（三）临床特征

发病年龄广，发病高峰为30～40岁。无明显性别差异。临床表现常为持续性肿胀，不伴疼痛。病变邻近关节时导致活动受限。病变为反应性还是肿瘤性尚存争议。

（四）影像特征

X线平片显示边界清楚、骨化性、宽基底的肿块贴附于骨表面。手足小骨一般不发生皮质侵蚀；长骨病变可出现皮质侵蚀，易误诊为恶性肿瘤。X线平片和CT检查显示病变的皮质和髓腔与受累骨的皮质和髓腔不连续。MRI检查病变在T_1加权像低信号，T_2加权像高信号。MRI检查也可证实病变的皮质和髓腔与受累骨的皮质和髓腔不相通，这一特征有助于与骨软骨瘤鉴别。通常无骨膜反应。

（五）大体检查

大体表现类似于骨软骨瘤，通常由分叶状软骨帽和骨茎构成。

（六）组织病理学

病变由不同比例的轻度非典型性的透明软骨、编织骨和温和的梭形细胞三种成分构成。透明软骨通常位于病变表面，形成软骨帽。少见情况下，软骨组织呈分叶状，纤维组织穿插在软骨结节和骨组织之间，三者相互交错分布。软骨细胞丰富，体积增大，双核细胞易见，细胞核形态不规则，轻度异型性。骨小梁呈良性改变，无极性，杂乱分布。骨小梁呈现出独特的蓝染特征（称为"蓝骨"），特别是与软骨交界处更加明显，主要由于软骨细胞直接钙化而成。

（七）分子遗传学

t（1；17）（q32；q21）或t（1；17）（q42；q23）染色体易位。

（八）预后因素

完整手术切除加密切随访。不建议广泛切除，可能影响功能。复发率较高，术后2年复发率高达55%。目前认为不发生恶性转化，虽然有个案文献报道。

（九）典型病例（图2-9-1）

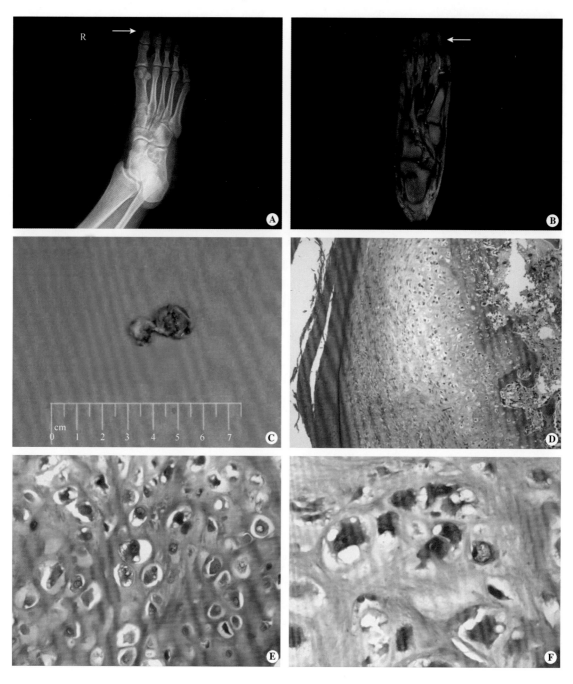

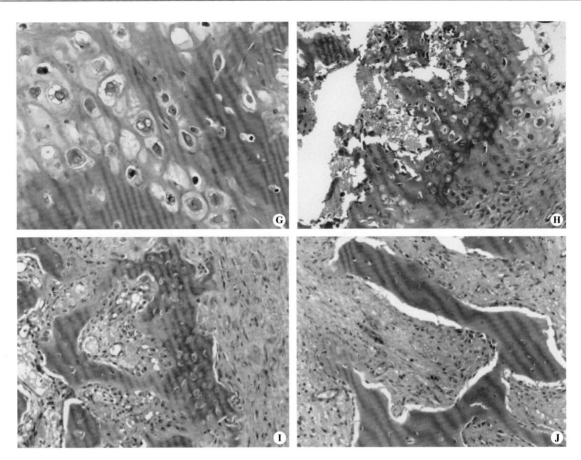

图2-9-1 右足第1趾远节趾骨外侧缘奇异性骨旁骨软骨瘤样增生；女，16岁

A. DR示右足第1趾远节趾骨外侧缘骨性突起，基底部与宿主骨相连（箭头所示）；B. MRI T$_2$加权像呈稍高信号（箭头所示）；C. 大体标本示灰白色骨样组织2块，总体积为2.3cm×1.3cm×0.5cm；D. 表皮角化亢进，病变位于真皮内，表面被覆透明软骨帽（中），与真皮内纤维组织（左侧）相互混杂，无明显分界，可见软骨化骨（右侧）；E. 软骨细胞丰富密集；F. 细胞体积大，空泡状，清晰核仁；G. 双核软骨细胞易见；H、I. 软骨钙化后形成"蓝骨"；J. 衬覆成骨细胞的板层状编织骨和周围温和梭形纤维组织

十、原发性滑膜软骨瘤病

（一）定义

1813年Leannac首先描述：原发性滑膜软骨瘤病（primary synovial chondromatosis）是一种罕见的良性肿瘤，以滑膜组织内多发性透明软骨结节和关节内多发性游离体为特征，又称为滑膜骨软骨瘤病。

（二）发病部位

任何滑膜衬覆的关节均可发病。少数病例完全发生于关节外滑膜衬覆的组织，称为腱鞘滑膜软骨瘤病。最新155例大宗病例报道，最常见于膝关节（43.2%），其次为髋关节（17.4%）、手（16.1%）、足（4.5%）、肩关节（4.5%）、肘关节（4.5%）、腕关节（3.9%）和踝关节（3.2%）。少见于颞下颌关节。

（三）临床特征

滑膜软骨瘤病发病年龄广，儿童至成年人均可发病（范围14～79岁），最常见于30～50岁。

男性多见，男女比为2∶1。常见临床表现包括疼痛、肿胀、可触及结节、关节绞锁或活动受限和继发退行性骨性关节炎。病因不清，与损伤无关，一般认为可能是滑膜结缔组织化生而来。

（四）影像特征

X线平片典型表现为关节内多个大小不一、圆形的结节，界限清楚，伴有环形、点状或类圆形钙化或骨化；较大者中心低密度，周边高密度。CT能够更清晰显示结节，并见关节肿胀和积液。MRI检查可表现为多个小结节影，T$_1$加权像呈低信号，T$_2$加权像信号不均匀，钙化部分呈低信号，而未钙化部分呈高信号。当软骨结节与滑膜相连时，称为悬垂体；分离时，称为游离体。

（五）大体检查

灰白色、鹅卵石样、大小较一致的多发软骨样结节，结节直径0.2～1.0cm，质硬，局部钙化或骨化区呈浅黄色。全部或部分附着于滑膜组织，也可表现为多发游离体。

（六）组织病理学

结节由透明软骨构成，周围滑膜组织包绕。结节内软骨细胞比关节软骨内的细胞更丰富。结节内软骨细胞呈簇状分布，而不是均匀地分布，细胞核增大、双核、多形性和黏液样变常见，核分裂象偶见。大多数病例的细胞密度和细胞核的非典型性与原发性中央性软骨肉瘤Ⅰ和Ⅱ级相似。软骨内骨化从结节外周开始，然后向中心发展。出现片状的非典型性软骨细胞、坏死、核分裂象、密集拥挤，周围软组织和骨组织浸润时，提示向软骨肉瘤转化。

滑膜软骨瘤病可分为三期。Ⅰ期或早期：活动性滑膜内病变，滑膜内软骨结节形成但未发生钙化，关节腔内无游离体；Ⅱ期或中期：滑膜炎伴滑膜内骨软骨结节和关节腔内游离体；Ⅲ期或后期，滑膜炎消退，关节腔内多发游离体。Ⅰ期、Ⅱ期和Ⅲ期分别占65%、25%和10%。

原发性滑膜软骨瘤病需与继发性滑膜软骨瘤病和游离体相鉴别，继发性病变与骨性关节炎、骨折和剥脱性骨炎等有关。继发性游离体可单个或多个，体积比原发性大，直径＞1.5cm，无分叶状结构，软骨基质嗜酸性，软骨细胞分布均匀，无非典型性。游离体中央常存在最初的关节软骨或骨碎片，这些碎片周围可见明显的破骨细胞吸收。表面可有薄层滑膜，经常在处理组织时去除，无法观察到。研究表明，骨性关节炎相关的游离体可分为软骨性游离体（57.1%）、骨软骨性游离体（31%）和骨性游离体（11.9%）。根据游离体内是否存在真正的血管或软骨内骨化可分为真性游离体和重新附着于滑膜的游离体。原发性和继发性滑膜软骨瘤病鉴别的主要组织学特征是继发性滑膜软骨瘤中存在关节软骨成分和骨髓坏死。

（七）预后因素

15%～23%病例复发，腱鞘滑膜软骨瘤病具有更高的复发率。恶性转化罕见（2.6%～6%），髋关节滑膜软骨瘤病恶性转化率较高（11.11%）。老年女性、发生于髋关节者、术后早期复发者均须可疑恶性转化。

（八）典型病例

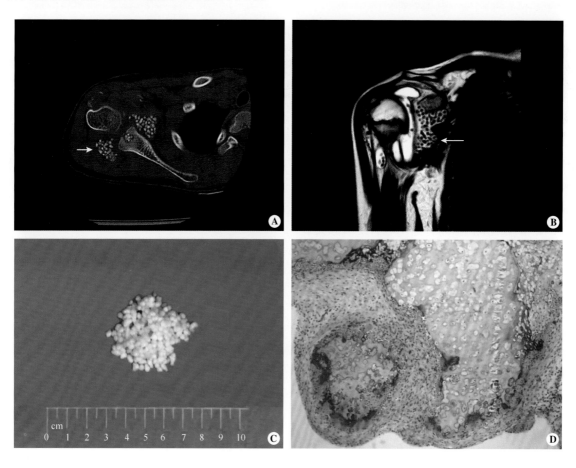

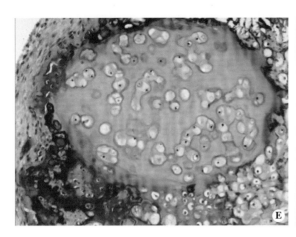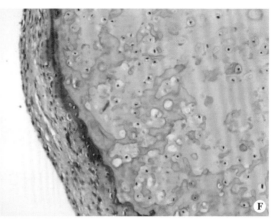

图2-10-1 右侧肩关节滑膜软骨瘤病；女，9岁

A. 横断面CT示右侧肱骨远端前方和内侧可见多个小结节构成的团块状软组织密度影，多发钙化（箭头所示）；B. MRI冠状面T₂加权像示右侧肩关节滑膜增厚，其中较多小圆形低信号影（箭头所示）；C. 大体标本示百余枚灰白色、大小较一致的圆形或卵圆形质硬结节，总体积为4.5cm×4.5cm×1.0cm，表面较光滑；D. 滑膜内大小不等的软骨结节；E. 结节外为滑膜组织，周围薄层骨组织包绕，中央为分布成熟的软骨组织，软骨细胞呈簇状；F. 骨包软骨现象，软骨细胞的细胞核轻度增大，双核细胞可见

十一、软骨母细胞瘤

（一）定义

1928年Ewing最初命名为"钙化性巨细胞瘤"；软骨母细胞瘤（chondroblastoma）是一种良性、由成软骨细胞构成的、产生软骨样基质的肿瘤。

（二）发病部位

软骨母细胞瘤几乎都是孤立性病变，通常发生于未成熟骨骼的骨骺或骨突。大于75%的病例累及长骨，大多发生在股骨。手足骨也是较常见的发病部位，包括距骨、跟骨、指（趾）骨和跖骨。扁平骨也可发生，包括骨盆、肋骨、髌骨和胸骨。颅面骨较少见，以颞骨最常受累。年轻人好发于长管状骨的骨骺，老年患者发病部位多变。大多数软骨母细胞瘤位于髓腔内。发生于长骨时，肿瘤通常仅累及骨骺或骨骺伴干骺端扩展。肿瘤发生于扁平骨和手足骨时受累骨可膨胀或向关节面延伸。

（三）临床特征

软骨母细胞瘤少见，占所有骨肿瘤的比例<1%。发病年龄范围广（2～83岁），大多数诊断年龄为20～30岁，平均年龄约20岁。男性为主，男女比为2：1。颞骨受累的患者发病年龄较大（40～50岁）。

绝大多数患者的临床表现为局部疼痛，轻度疼痛为主，有时可持续多年。其他症状与发病部位有关，膝关节周围病变可引起软组织肿胀、关节僵硬和受限、跛行。少数患者可发展为关节积液，颅骨病变可出现听力下降、耳鸣和眩晕。

（四）影像特征

X线平片典型表现为界限清楚、偏心性、溶骨性病变，周围有薄层硬化骨形成的边缘。病变较小（3～6cm），病变范围常小于骨骺的50%。矿化程度不等，中心"绒毛状"钙化常见。骨皮质常被侵蚀或变薄，但病变局限于骨内，骨皮质破坏并侵犯软组织罕见。骨膜反应常见。MRI显示病变周围广泛水肿，T₂加权像强度不等。

（五）大体检查

大部分软骨母细胞瘤采取刮除治疗，送检标本常为碎组织，表现为较多粉红色或棕褐色组织碎片，质地不同，质软、质脆和质硬组织混杂。局部钙化时表现为砂砾样和白垩样。出血和囊性变亦可见。

（六）组织病理学

组织学特征性改变是形态较一致的、圆形或多边形成软骨细胞片状增生。肿瘤组织呈大小不等的结节状结构，由成软骨细胞和不定形、嗜伊红染色的软骨样基质构成。成软骨细胞边界清楚，胞质透明或弱嗜碱性，细胞核圆形或卵圆形，常可见纵向核沟（咖啡豆样核），一个或多个小核仁，核分裂象少见（1～3个/10HPF），无病理性核分裂象。破骨样多核巨细胞几乎总是存在并且分布不均。成熟的透明软骨相对少见。约1/3病例可见淡蓝色或紫色颗粒状钙盐沉积。特征性改变是纤细网格状的细胞周围基质钙化，出现"鸡笼样"或"窗格样"钙化。个别成软骨细胞可显现非典型性，出现增大、深染的细胞核，发生于颅面骨的肿瘤更易见。这些改变并不影响预后。继发动脉瘤样骨囊肿常见，50%病例可出现手足部位受累，囊肿通常较小。其他特征包括坏死、血管侵犯、皮质穿透和软组织侵犯。肿瘤坏死通常表现为温和的鬼影细胞，没有炎症反应。间质内可见厚壁血管。

（七）免疫表型

成软骨细胞通常表达S100和SOX9，部分病例也可呈阴性。CD99和p63阳性表达常见。IMP3和SATB2阴性。最近研究显示，H3F3 K36M突变抗体是诊断软骨母细胞瘤既敏感又特异的标志物。

（八）分子遗传学

软骨母细胞瘤不存在IDH1/2突变。K36M突变存在于H3F3A或H3F3B基因。70% ～ 95%的母软骨细胞瘤存在K36M突变，大多数为H3F3B基因突变，少数为H3F3A。K36M突变对于软骨母细胞瘤具有高度的敏感性和特异性，有助于与其他骨肿瘤相鉴别。

（九）预后因素

80% ～ 90%的软骨母细胞瘤通过单纯刮除植骨治愈。局部复发率为14% ～ 18%。颞骨复发率可达50%以上，可能与解剖位置和难以完整外科切除相关。罕见情况（＜2%）下，组织学表现为良性的软骨母细胞瘤发生肺、骨和软组织转移。然而，转移灶表现为惰性生物学行为，可外科切除和（或）单纯观察。没有可靠的组织学参数能够预测更具侵袭性的生物学行为。

（十）典型病例（图2-11-1 ～ 图2-11-3）

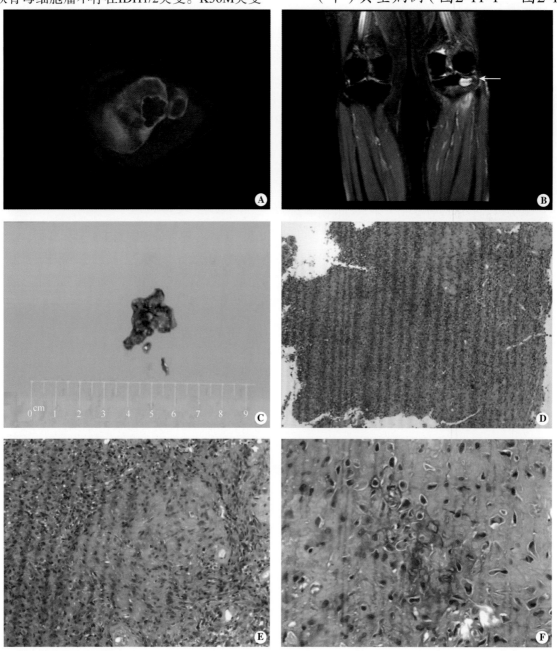

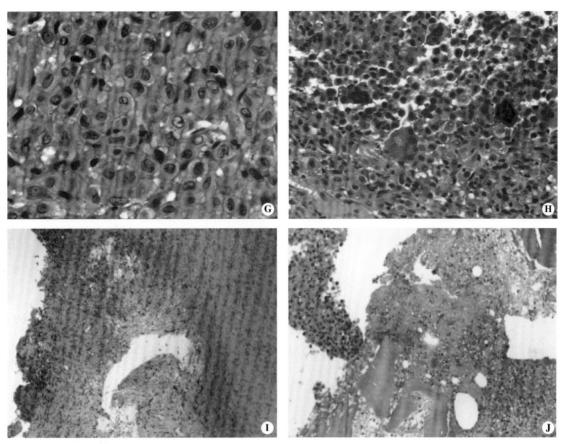

图2-11-1　左侧胫骨骺端软骨母细胞瘤合并动脉瘤样骨囊肿；女，33岁

A. 横断面CT平扫示左侧胫骨平台下方见偏心性低密度区，边缘清晰，可见硬化缘；B. MRI冠状面PD加权像呈高信号，边缘清晰（箭头所示）；
C. 大体标本示灰褐色碎组织，总体积为1.5cm×1.2cm×0.3cm；D. 肿瘤细胞弥漫片状分布；E. 局部结节状，红染软骨基质丰富，肿瘤细胞稀疏；F. "鸡笼样"钙化；G. 肿瘤细胞界限清，可见核沟；H. 破骨样多核巨细胞少；I. 局部出血；J. 灶性坏死

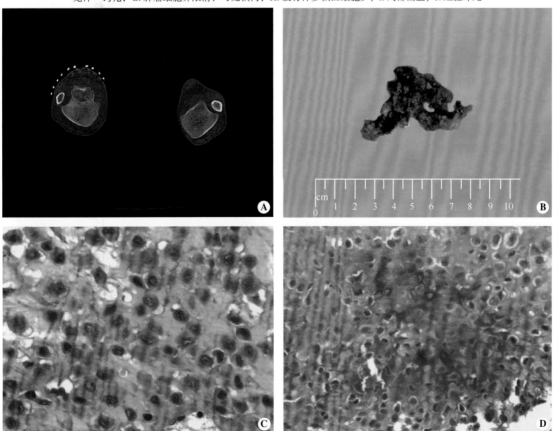

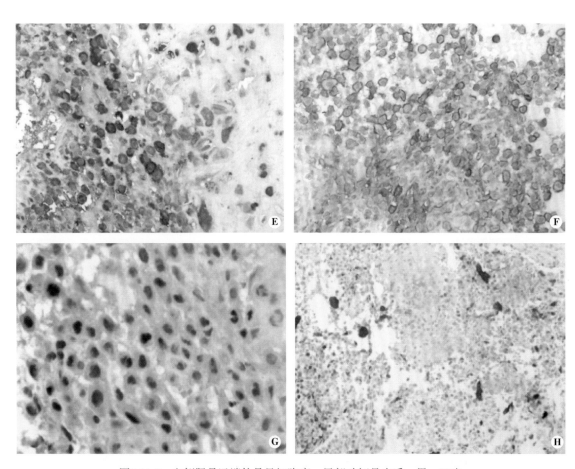

图2-11-2　左侧胫骨远端软骨母细胞瘤，局部破坏骨皮质；男，18岁
A. 横断面CT示左侧胫骨远端边界清晰的溶骨性破坏灶；B. 大体标本示灰褐色碎组织，总体积为5.5cm×4.0cm×1.1cm，质硬；C. 特征性的成软骨细胞，界清，胞质嗜酸性，可见核沟；D. "鸡笼样"钙化；E. S100示细胞核弱阳性；F. CD99示细胞膜阳性；G. p63示细胞核阳性；H. CD68示散在破骨样多核巨细胞阳性

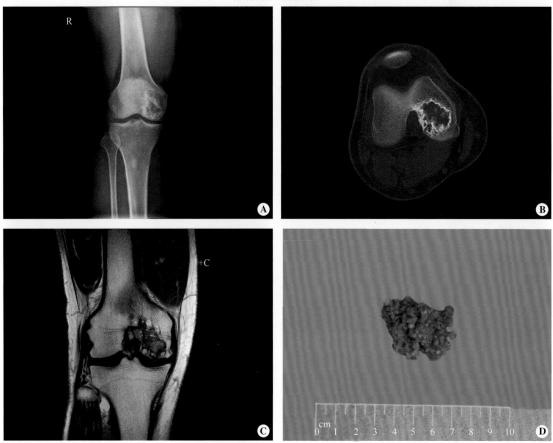

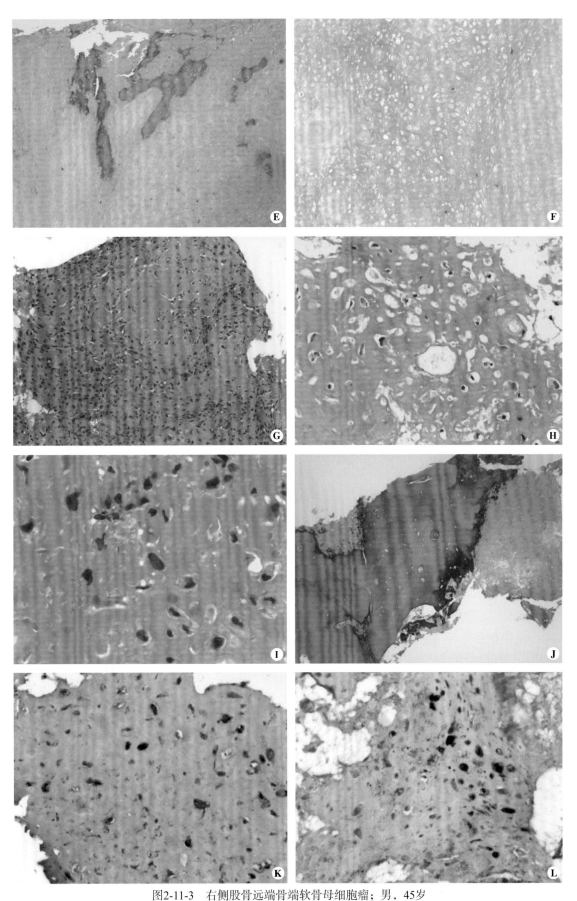

图2-11-3　右侧股骨远端骨端软骨母细胞瘤；男，45岁

A.DR示右侧股骨远端内侧髁可见一骨质破坏区，密度不均匀，多发斑片状密度增高影，边缘硬化，皮质完整，无骨膜反应；B.横断面CT示病变边界清，
可见硬化缘，密度不均匀，斑点状或块状高密度影；C.MRI冠状面T₁加权像示低信号，增加扫描斑片状轻至中度强化；D.大体标本示灰红色碎组织，
总体积为3.5cm×3.0cm×1.5cm；E.肿瘤组织大片坏死，其中可见残存坏死的宿主骨；F.坏死后肿瘤细胞呈鬼影细胞；G.局部少量肿瘤组织呈结节状；
H.嗜酸性软骨样基质类似于硬化性骨肉瘤样改变；I.肿瘤细胞轻度异型性，可见核沟；J.肿瘤组织侵蚀骨皮质；K.S100阳性；L.SOX9阳性

十二、原发性中央性软骨肉瘤

（一）定义

原发性中央性软骨肉瘤（primary central chondrosarcoma）是发生于骨中央的原发性软骨肉瘤，没有良性前驱病变与之相对应。

（二）发病部位

普通型软骨肉瘤包括原发性中央性软骨肉瘤和继发性软骨肉瘤，两者占所有软骨肉瘤的85%。原发性中央性软骨肉瘤约占所有软骨肉瘤的75%，继发性占10%。原发性中央性软骨肉瘤约占恶性骨肿瘤的20%，是继骨髓瘤和骨肉瘤之后第三常见的骨原发性恶性肿瘤。

原发性中央性软骨肉瘤能够发生于任何由软骨内成骨形成的骨。四肢长骨是最常见的发病部位（45%），其中股骨最常见（20%～35%）、胫骨占5%；上肢骨占10%～20%，以肱骨最多。长骨48.8%位于干骺端，35.6%位于骨干，骺端约占15.6%。中轴骨也相对常见，其中髋骨占25%，肋骨占8%，肩胛骨占5%，胸骨占2%。手足短骨很少发生（占所有软骨肉瘤的1%）。椎骨和颅面骨罕见。

（三）临床特征

本病好发于中老年人，大多数患者年龄＞50岁，发病高峰为40～70岁，男性稍多。局部肿胀和（或）疼痛是最常见临床表现。临床症状通常轻微，与肿瘤的大小和部位有关。骨盆和中轴骨早期症状不明显，后期肿瘤体积明显增大才出现症状。症状通常存在很长时间（数月至数年）。颅底肿物能够引起神经系统症状。

（四）影像特征

典型病例长骨X线平片显示溶骨和硬化混合存在。硬化区表现为软骨基质典型的"环形或弧形"钙化，60%～78%的病例可见这一特征。钙化的程度不等，高级别倾向于钙化程度低。低级别肿瘤表现为地图样、分叶状边缘，而虫蚀样或浸透性破坏提示高级别或去分化病变。伴随病变生长，可导致骨内膜扇贝样改变、皮质穿透（60%）和软组织肿块（50%）。深在性骨内膜扇贝样改变（＞皮质厚度的2/3）有助于鉴别中央性软骨肉瘤和内生软骨瘤。皮质重建、皮质增厚和骨膜反应也提示为中央性软骨肉瘤。中央性软骨肉瘤最大径几

乎平均＞4.0cm，50%可以达到10cm，30%～50%可以占据骨的总长度。

CT扫描没有特征性改变，有助于显示不明显的基质钙化和确定骨内膜扇贝样侵犯的深度。MRI有助于准确显示骨内肿瘤的范围（边缘表现为分叶状生长特点），明确是否存在软组织侵犯。也有助于低级别和高级别软骨肉瘤的鉴别。

（五）大体检查

软骨肉瘤切面呈分叶状，半透明，有光泽，蓝灰色或白色。钙化和骨化常见，黄白色、白垩样改变多位于肿物的中心区域。肿物常在髓腔内浸润，也可同时突破骨皮质并形成周围软组织肿块。黏液样变性常见，并形成大小不等的囊腔。

（六）组织病理学

软骨肉瘤呈分叶状结构，软骨小叶大小不等、形状不规则，以纤维条带和骨小梁分隔。部分软骨小叶相互融合成片状。软骨细胞周围具有丰富的蓝灰色软骨基质，黏液样变易见，大片坏死常见。

软骨肉瘤诊断和分级标准较多，不同标准之间评价参数有所差异。分级参数包括细胞学参数和组织学参数。细胞学参数：最大细胞核数（大于或小于等于2个）、细胞核多形性（轻度或明显）、固缩的细胞核、开放的染色质、核仁、核分裂象；组织学参数：细胞分布（均匀或不均匀）、细胞密度（中等或高）、继发性成骨、钙化、骨包软骨、宿主骨包绕、皮质侵犯、黏液样基质和坏死。Evans分级系统强调细胞密度和核分裂象。Welkerling分级系统强调细胞核大小、多形性、点彩状染色质和核仁。Sanerkin分级系统强调应用细胞学和组织学两种方法分级。

WHO（2013年）软组织和骨肿瘤分类推荐Evans分级系统，依据细胞核大小、细胞核染色（染色质浓集程度）、细胞密度和核分裂象将软骨肉瘤分为三级。非典型性软骨肿瘤/软骨肉瘤Ⅰ级：细胞密度中等，细胞核深染，体积增大但大小较一致，双核细胞偶见，无核分裂象；Ⅱ级：细胞更加丰富，细胞非典型性更明显、细胞核染色质开放、细胞核大小较不一致，核分裂象可见；Ⅲ级：与Ⅱ级相比具有更高的细胞密度、多形性和非典型性，核分裂象易见，小叶周边的细胞分化差，变成梭形。不同级别软骨肉瘤所占比例分别为Ⅰ级27%～61%，Ⅱ级30%～62%，Ⅲ级3%～17%，通常Ⅰ级所占比例最高。三级组织学分级主观性

强,重复性差。NCCN(2018版)指南采用二级分类,即低级别(Ⅰ级)和高级别(Ⅱ级和Ⅲ级)软骨肉瘤。此外软骨肉瘤切除标本的分级比活检标本要高。

指(趾)骨软骨肉瘤诊断的组织学标准有所不同。发生在此部位的内生软骨瘤均存在细胞密度高、双核细胞易见、细胞核深染和黏液样改变。手足骨软骨肉瘤的诊断标准为皮质破坏或软组织侵犯或存在核分裂象。

(七)免疫表型

S100和SOX9常阳性表达。文献报道IMP3在软骨肉瘤Ⅰ级、Ⅱ级和Ⅲ级的阳性率分别为18.7%、31.5%和85.7%;IMP3在内生软骨瘤不表达。IMP3在软骨肉瘤Ⅰ级和内生软骨瘤之间的鉴别作用有限,笔者不推荐临床实践中使用IMP3进行低级别软骨肉瘤的诊断和鉴别诊断。目前特异性IDH1 R132H和R132S抗体仅能够检测约25%的IDH1突变,临床应用价值有限。

(八)分子遗传学

约60%的软骨肉瘤存在异柠檬酸脱氢酶1(isocitrate dehydrogenase1,IDH1)和IDH2基因突变,其中大多数为IDH1基因突变。成软骨细胞型骨肉瘤不存在IDH1/2基因突变。IDH1/2突变分析有助于两者的鉴别。

(九)预后因素

过去30年软骨肉瘤的生存期没有明显改变。原发性中央性软骨肉瘤不同级别5年和10年生存率:5年生存率Ⅰ级89%~96%,Ⅱ级63%~90%,Ⅲ级39%~80%;10年生存率Ⅰ级77%~95%,Ⅱ级58%~85%,Ⅲ级29%~50%。患者死亡多由于外科手术治疗后局部复发(盆腔和颅骨)。NCCN(2018版)指南推荐长骨低级别软骨肉瘤(Ⅰ级)可病变内切除或广泛手术切除,而骨盆应采取广泛切除。高级别软骨肉瘤(Ⅱ级和Ⅲ级)预后较差,5年生存率为53%,手术应当广泛切除并达到组织学阴性的外科切缘。

组织学分级是单个最重要的局部复发和转移预后指标。软骨肉瘤Ⅰ级具有局部侵袭性的生物学行为,仅个别病变转移。最新225例Ⅰ级软骨肉瘤研究结果显示5年和10年生存率分别为96%和94%,局部复发率为18%,转移率为6%(肺部最常见)。胸壁肿物和局部复发的患者具有更高的转移率。偶尔同一病变内存在多种不同的组织学级别,以最高级别判断患者的预后。

(十)典型病例(图2-12-1~图2-12-4)

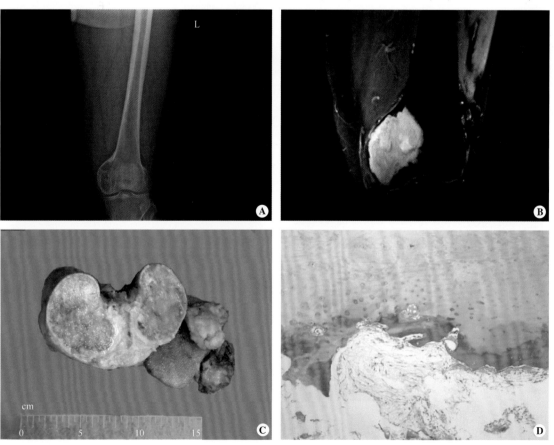

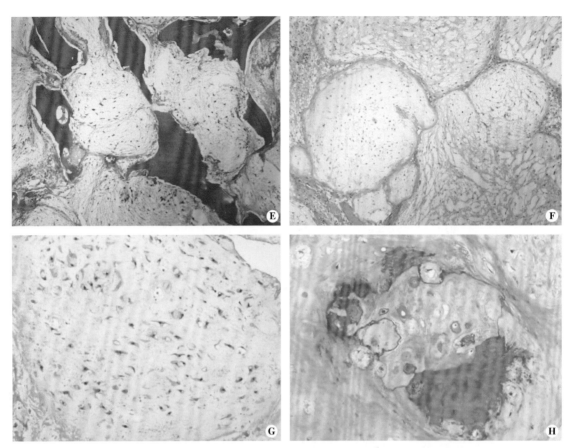

图2-12-1　左侧股骨远端原发性中央型软骨肉瘤，Ⅰ级；男，69岁

A. DR示左侧股骨远端内侧髁多个类圆形骨质破坏区，多房性改变，密度不均匀，边缘尚清楚，邻近皮质变薄，无骨膜反应；B. MRI冠状面PD加权像呈高信号，信号较均匀，无骨膜反应和软组织肿块；C. 大体标本示股骨远端切除标本，肿物位于骨端髓腔内，最大径7.0cm，侵犯骨皮质和髓腔；D. 肿瘤组织侵犯关节软骨下方；E. 肿瘤组织侵犯并破坏骨皮质；F. 肿瘤组织呈结节状；G. 肿瘤细胞稀疏，细胞核体积小，间质黏液样变；H. 软骨骨化

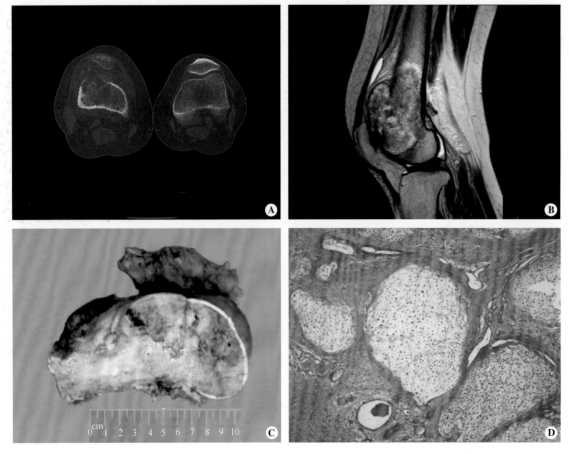

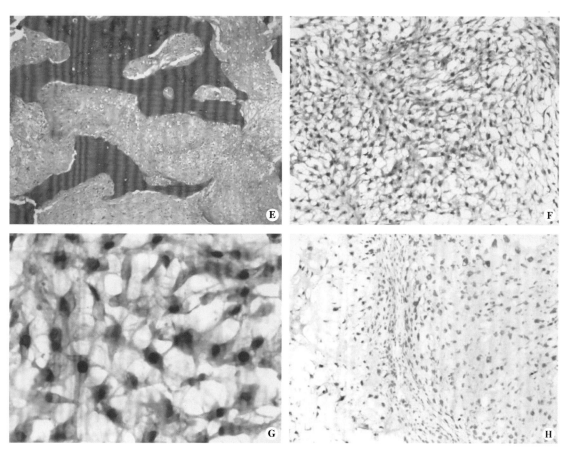

图2-12-2　右侧股骨远端软骨肉瘤，Ⅱ级；女，58岁

A. 横断面CT示骨质破坏，肿物内可见软骨基质钙化；B. MRI矢状面T₁加权像呈低信号，可见骨皮质破坏伴软组织肿块；C. 大体标本示股骨远端切除标本，长13.0cm。肿物主要位于干骺端，侵犯关节软骨下方，灰白间灰红色，半透明状，长径为8.5cm，局部侵犯骨皮质和周围软组织；D. 肿瘤组织呈结节状侵犯周围软组织；E.侵犯骨皮质；F. 肿瘤细胞较丰富，密度增加；G.细胞核体积增大，大小较一致，核仁不明显；H. S100阳性

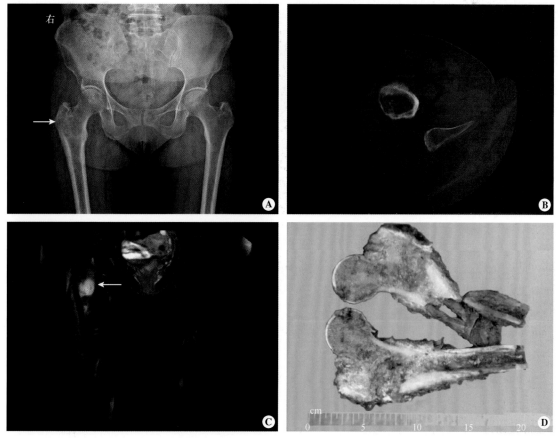

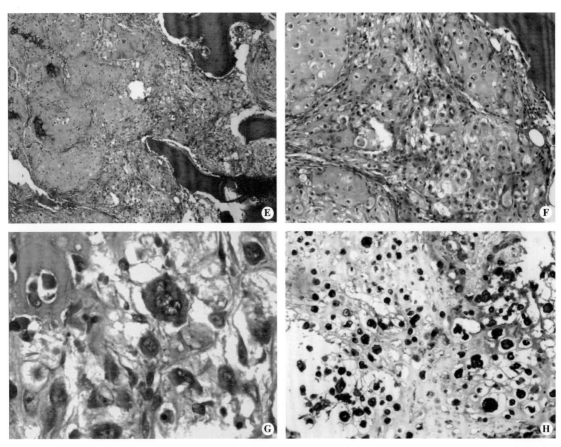

图2-12-3　右侧股骨近端原发性中央型软骨肉瘤，Ⅲ级；女，59岁

A. DR示右侧股骨近端干骺端皮质不完整，可见放射状骨膜反应，骨质密度不均匀减低（箭头所示）；B. 横断面CT示片状低密度灶，边缘不清；C. MRI冠状面PD加权像呈高信号（箭头所示）；D. 大体标本示右侧股骨近端切除标本，干骺端髓腔内可见灰白色软骨样肿物，局部黏液样，体积为4.0cm×4.0cm×3.0cm，质脆，侵犯骨皮质；E. 肿瘤组织侵犯骨皮质；F. 肿瘤细胞丰富密集，间质黏液样变；G. 肿瘤细胞异型性明显，核仁清晰；H. S100阳性

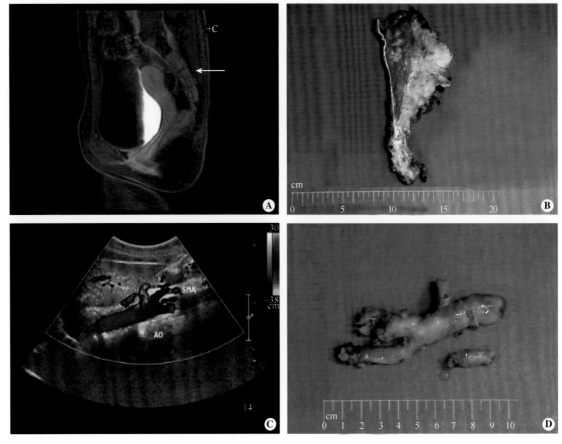

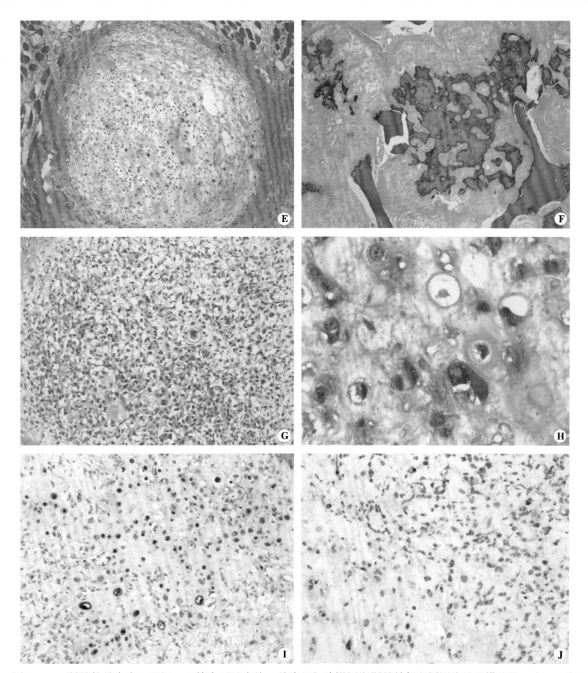

图2-12-4　骶骨软骨肉瘤，Ⅲ级，血管内可见瘤栓，肿瘤组织弥漫浸润骶骨并侵犯周围脂肪及横纹肌；女，23岁

A. MRI矢状面T$_1$加权像示骶1~骶4呈低信号（箭头所示）；B. 大体标本切面可见肿物弥漫侵犯骶骨4个椎体（右侧灰白色区域），长13.0cm，宽4.0cm，向后方侵犯脂肪及横纹肌（左侧灰黄色和灰红色区域），其中可见大小不等的灰白色结节；C. 超声显示髂血管内瘤栓；D. 大体标本示右侧髂血管内瘤栓，灰白色分支状圆柱形肿物，长为9.0cm，最大直径1.5cm；E. 肿瘤组织呈结节状侵犯横纹肌；F. 肿瘤组织包绕宿主骨小梁，软骨内片状骨化；G. 肿瘤细胞丰富、密集，黏液样间质；H. 肿瘤细胞分化差，细胞核具多形性；I. S100阳性；J. IMP3阳性

十三、继发性中央性软骨肉瘤

（一）定义

继发性中央性软骨肉瘤（secondary central chondrosarcoma）是一种继发于内生软骨瘤或内生软骨瘤病的中央性软骨肉瘤。

（二）发病部位

下肢长骨特别是股骨是好发部位，骨盆、肱骨、肋骨、肩胛骨和胫骨也较常见。Ollier病和Malfucci综合征可发生多灶性恶性转化。

（三）临床特征

最新一篇回顾性分析1980~2011年继发性

中央性软骨肉瘤文献报道，继发于内生软骨瘤的发病年龄为31～80岁；继发于内生软骨瘤病为10～69岁。由内生软骨瘤病发生的继发性中央性软骨肉瘤平均发病年龄比原发性中央性软骨肉瘤低10～15岁。

内生软骨瘤继发为软骨肉瘤的风险率为4.2%。20%～45.8%的Ollier病患者有继发普通型软骨瘤的风险。Malfucci综合征继发软骨肉瘤的风险更高，达到52%～57.1%。

临床症状主要为疼痛。继发低级别软骨肉瘤时，43%～60%有夜间痛和休息痛，21%有隐痛，19%偶然痛。继发高级别软骨肉瘤时，80%的患者出现疼痛。从首次出现临床症状到诊断，间隔2～4年。少数病例可触及肿块。病理性骨折罕见。临床存在疼痛、位于中轴骨和病变＞5cm支持软骨肉瘤的诊断。成年人既往存在的内生软骨瘤不断生长应可疑恶性转化。

（四）影像特征

继发性中央性软骨肉瘤具有与原发性中央性软骨肉瘤相似的影像学特征。提示恶性转化的影像学特征：皮质破坏；虫蚀样或渗透性溶骨性改变；自发性病理性骨折；骨膜反应；肿物周围水肿。MRI表现为T_1加权像以中等信号为主，存在软组织肿块，皮质增厚和髓腔扩大，骨内膜扇贝样改变（大于皮质厚度的2/3），病变＞5cm。

（五）大体检查

与原发性中央性软骨肉瘤相似。

（六）组织病理学

组织学特征与原发性中央性软骨肉瘤相似。内生软骨瘤与非典型性软骨肿瘤/软骨肉瘤Ⅰ级之间的鉴别存在困难，不同病理医师对于两者的诊断标准不一致。如果同时存在包绕宿主骨[渗透性浸润骨皮质和（或）骨松质]、高细胞密度、开放染色质、黏液样基质退变（≥20%）和年龄＞45岁诊断软骨肉瘤具有高度准确性。其中以包绕宿主骨和黏液样基质退变诊断价值最高。双核细胞（两者都可见）、核分裂象（两者均罕见）和坏死等鉴别价值有限。

在存在Ollier病和Maffucci综合征背景下，鉴别继发性中央性软骨肉瘤与内生软骨瘤的标准是不同的。Ollier病和Maffucci综合征的内生软骨瘤可表现出细胞密度增加和细胞核不典型性。此时与非典型性软骨肿瘤/继发性中央性软骨肉瘤Ⅰ级之间的鉴别存在困难，必须结合影像和临床特征存在浸润生长特点。

（七）免疫表型

与原发性中央性软骨肉瘤相似。

（八）预后因素

继发性软骨肉瘤预后与普通软骨肉瘤相似，取决于发病部位和肿瘤分级。预后较好，转移不常见，5年总生存率约为90%。转移主要发生在高级别软骨肉瘤。

（九）典型病例（图2-13-1、图2-13-2）

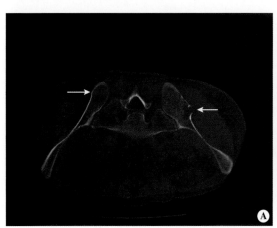 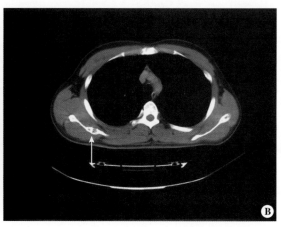

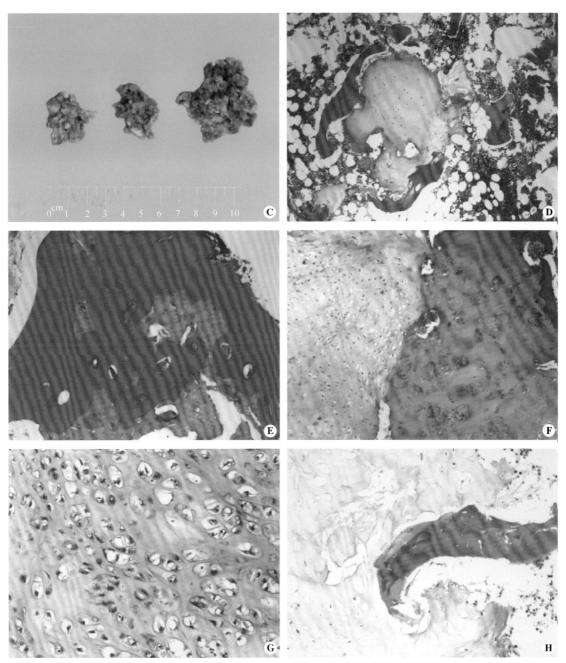

图2-13-1　右侧髂骨、右侧肩胛骨和腰4椎弓根Ollier病，其中右侧髂骨继发性中央性软骨肉瘤，Ⅰ级；男，21岁

A. 横断面CT示双侧髂骨多发囊状透亮区，部分突破骨皮质，病灶内可见点状钙化（箭头所示）；B. 横断面CT示右侧肩胛骨下部膨胀性骨质破坏，内见点状高密度灶，骨皮质菲薄，部分中断，无软组织肿块（箭头所示）；C. 大体标本示送检三份刮除标本分别来自右侧肩胛骨、腰4椎弓根和右侧髂骨，均为灰白色骨软骨样碎组织；D. 右侧髂骨存在典型内生软骨瘤形态学改变；E. 右侧髂骨病变可见皮质侵犯；F. 两种不同的组织学改变，左侧为软骨肉瘤，右侧为残存的内生软骨瘤；G. 肿瘤细胞丰富密集；H. 肿瘤组织局部包绕骨小梁

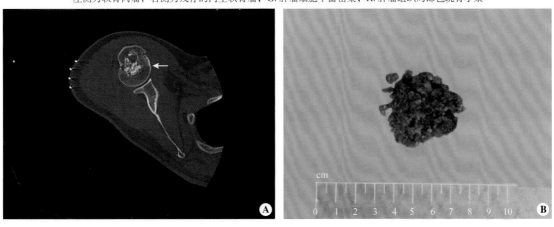

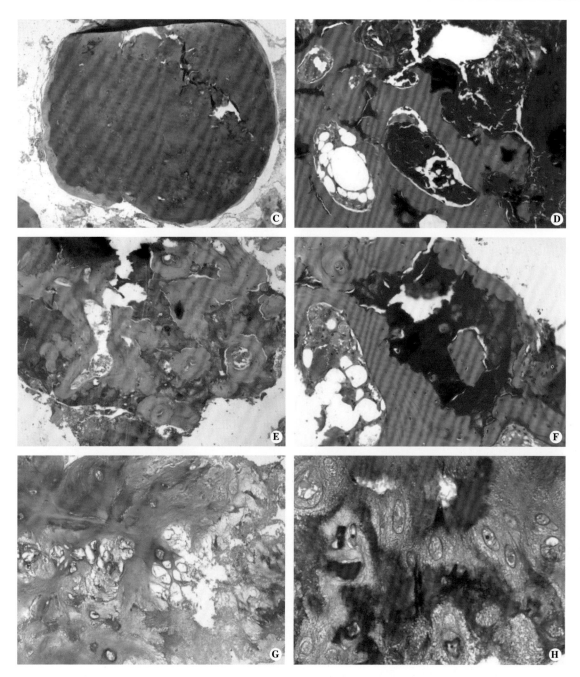

图2-13-2　右侧肱骨近端继发性中央性软骨肉瘤，Ⅰ级；女，54岁

A. 横断面CT示右肱骨近端髓腔内结节状高密度影，密度不均匀，未见骨膜反应（箭头所示）；B. 大体标本示灰白灰褐色骨和软骨样碎组织，总体积为3.5cm×3.5cm×1.5cm；C.典型内生软骨瘤组织学改变，软骨结节外骨组织包绕；D，E，F.肿瘤组织侵犯骨皮质；G. 黏液样变；H. 细胞核体积小，轻度异型性

十四、继发性外周性软骨肉瘤

（一）定义

继发性外周性软骨肉瘤（secondary peripheral chondrosarcoma）是由骨软骨瘤的软骨帽继发而来的软骨肉瘤。

（二）发病部位

任何骨均可受累，骨盆、髋关节周围和肩带

骨最常发生。

（三）临床特征

1%孤立性骨软骨瘤和＞5%的多发性骨软骨瘤具有恶性转化为继发性外周性软骨肉瘤的可能。约占所有普通型软骨肉瘤的15%。患者存在前驱病变时临床症状发生改变提示可能转化为软骨肉瘤，包括青春期后肿物快速生长、疼痛或肿胀加重等。

（四）影像特征

X线平片提示恶性转化的特征：骨发育成熟患者肿物继续生长；肿物表面不规则；病变骨性成分内局灶出现溶骨性改变；侵犯或破坏邻近骨；软组织肿块内出现不规则的矿化。诊断恶性需要准确评估软骨帽的厚度，CT和MRI准确性较高，特别是MRI T_2加权像能够准确评估软骨帽厚度。软骨帽厚度＞2cm应怀疑恶性转化。

（五）大体检查

继发于骨软骨瘤的软骨肉瘤具有厚的（＞2cm）、分叶状软骨帽。肿物呈灰白色，有光泽，质脆，常见囊腔。

（六）组织病理学

骨软骨瘤与继发性软骨肉瘤之间的鉴别缺乏统一的、可重复的标准。软骨帽的厚度＞2.0cm强烈提示骨软骨瘤进展为软骨肉瘤。因此通过影像和大体标本检查评估软骨帽厚度非常重要。骨软

骨瘤软骨帽的平均厚度为0.82cm（范围0.1～2cm）。低级别继发性外周性软骨肉瘤软骨帽平均厚度为3.8cm（范围2.5～5cm），高级别平均厚度为5.5cm（范围2～9cm）。多学科讨论包括临床、影像和病理专家对于确定最终诊断发挥关键性作用。

单纯组织学特征无法明确鉴别骨软骨瘤和低级别继发性外周性软骨肉瘤，包括结节形成（主病变之外存在纤维分隔的结节）、双核细胞、不规则钙化、黏液囊性变和局灶坏死。继发性中央性软骨肉瘤的诊断标准包括宿主骨包绕、细胞密度等参数不适用于继发性外周性软骨肉瘤。核分裂象和细胞核多形性有助于区分低级别与高级别继发性外周性软骨肉瘤。

（七）预后因素

继发性外周性软骨肉瘤显示多变的临床过程，从缓慢潜在生长至快速肿瘤进展，取决于部位（盆腔、肩部和臀部预后差）和组织学分级。

（八）典型病例（图2-14-1、图2-14-2）

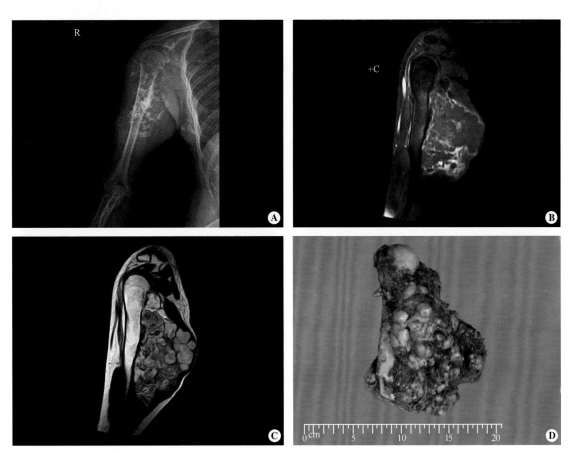

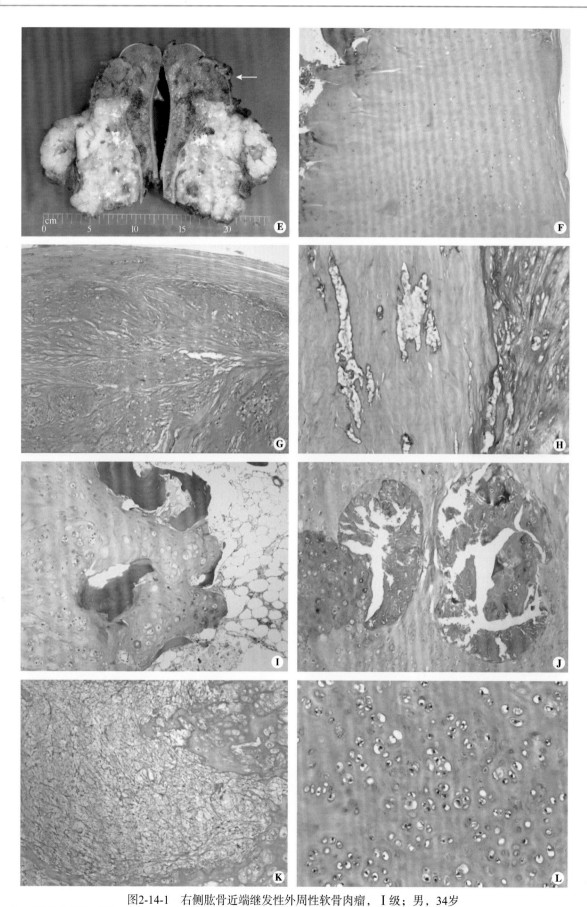

图2-14-1　右侧肱骨近端继发性外周性软骨肉瘤，Ⅰ级；男，34岁

A. DR示右侧肱骨近端巨大肿块，边界较清，密度不均匀，可见环形、不规则形钙化和结节状骨化影；B. MRI矢状面T_1加权像呈低信号；C. MRI矢状面T_2加权像高信号，分叶状；D. 大体标本示肿物表面结节状；E. 大体标本示肿物切面呈灰白色软骨样，质脆，局灶囊性变，肱骨头与肿物之间可见残存的骨软骨瘤成分（箭头所示）；F. 残存的骨软骨瘤三层结构；G. 肿瘤组织呈大小不等结节状侵犯周围软组织；H.肿瘤组织呈小黏液湖样浸润，肿瘤细胞稀少；I. 肿瘤组织破坏骨皮质并侵犯髓腔；J. 灶性坏死；K. 片状黏液样变性；L. 肿瘤细胞较丰富，细胞核轻度增大

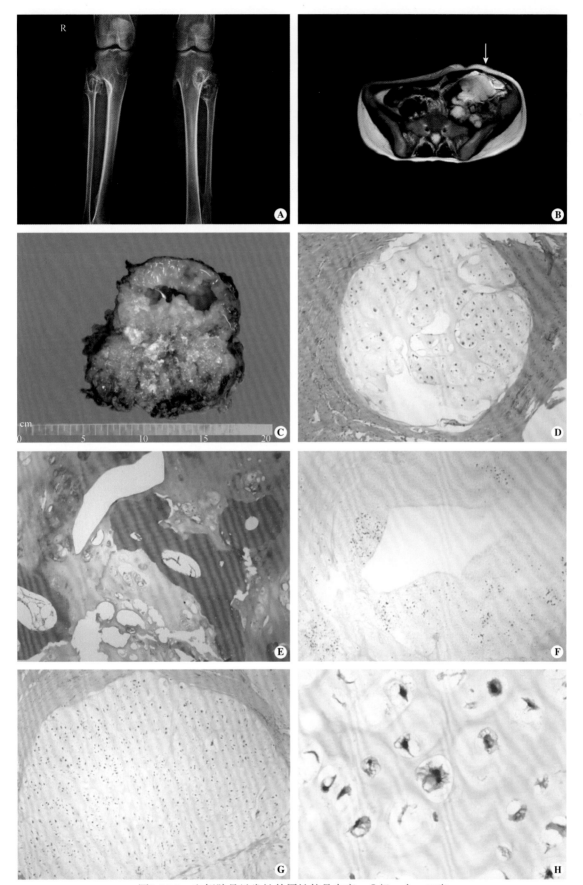

图2-14-2　左侧髂骨继发性外周性软骨肉瘤，Ⅰ级；女，19岁

A. DR示胫骨和腓骨多发性骨软骨瘤；B. MRI横断面T$_2$加权像显示左侧髂骨肿瘤呈高信号，骨皮质不连续，向前上方形成巨大肿块；C. 大体标本示灰白色结节状肿物一个，体积为16.0cm×12.0cm×12.0cm，切面灰白色，囊性变，质脆，散在灰黄色钙化灶。肿物表面局部基底附着于髂骨之上，髂骨大小为12.5cm×9.5cm×3.5cm，切面可见肿物破坏骨组织；D. 肿瘤组织呈结节状侵犯周围软组织；E. 侵犯骨皮质；F. 肿瘤组织坏死囊性变；G. 肿瘤细胞较丰富；H. 双核细胞，细胞核体积轻度增大

十五、骨膜软骨肉瘤

（一）定义

1955年Lichtenstein首先描述，骨膜软骨肉瘤（periosteal chondrosarcoma）是一种发生于骨表面、来源于骨膜的恶性透明软骨肿瘤，又称为皮质旁软骨肉瘤。

（二）发病部位

长骨干骺端和骨干是最常见的部位（约占87%），特别是股骨远端（33%）和肱骨近端（33%）。

（三）临床特征

罕见，占所有软骨肉瘤<1%。1955～2013年仅报道109例。在SEER资料中，667例软骨肉瘤中仅3例骨膜软骨肉瘤。发病年龄范围广（9～79岁），发病高峰为30岁。男性较多，男女比为1.9∶1。患者表现为疼痛，伴或不伴肿胀。

（四）影像特征

影像学显示肿瘤为巨大分叶状肿块，位于骨皮质表面，基底部骨皮质变薄，髓腔累及非常少见。骨膜反应可见。肿物表面全部或部分被外周骨壳覆盖。软骨钙化可见。

（五）大体检查

肿物平均直径是4cm（范围1～12.5cm）。分叶状软骨肿块贴附于骨表面。肿物切面是砂砾样，有光泽。软骨内骨化和钙化的区域呈现砂砾样白色或灰黄色。肿瘤侵蚀下方皮质，髓腔通常不累及。

（六）组织病理学

骨膜软骨肉瘤低倍镜下呈分叶状，细胞不均匀分布在黏液样基质中。病变内细胞密度中等或高。90%的细胞核呈低至中度非典型性。细胞核浓染，双核细胞易见。近一半的病例可见核仁和核分裂象。53%的病例组织学分级为Ⅰ级，45%的病例为Ⅱ级，2%的病例为Ⅲ级。71%的病例出现软骨内骨化，50%的病例可见钙化。69%的病例存在皮质侵犯，40%可见肿瘤组织包绕宿主骨。42%的病例肿物表面出现肿瘤性皮质（肿瘤周围形成薄层致密成熟骨），这是其他类型软骨肉瘤不常见的特征。髓腔侵犯罕见。与软组织的分界并不是非常锐利，偶尔可见分离主体的肿瘤结节侵入软组织生长。

WHO（2013年）骨和软骨肿瘤分类中提出骨膜软骨瘤和骨膜软骨肉瘤之间的鉴别要点包括后者肿物>5cm和皮质侵犯或软组织侵犯。最新研究认为，即使肿物<5cm，存在皮质侵犯和软组织扩展也应诊断为骨膜软骨肉瘤。

（七）免疫表型

MDM2和CDK4在骨膜软骨肉瘤中不表达。50%病例p16蛋白阳性表达。笔者见1例IMP3和SATB2阴性。

（八）分子遗传学

约15%的骨膜软骨肉瘤存在IDH突变。

（九）预后因素

骨膜软骨肉瘤Ⅰ级和Ⅱ级的5年生存率分别为94%和50%，总生存率为83%。文献报道局部复发率为13%～28%。转移率为12.3%。组织学参数包括组织学分级不能预测患者的预后。

（十）典型病例（图2-15-1）

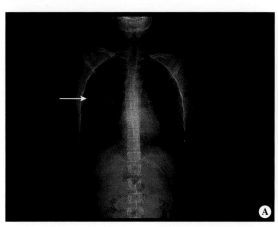

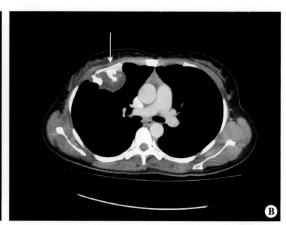

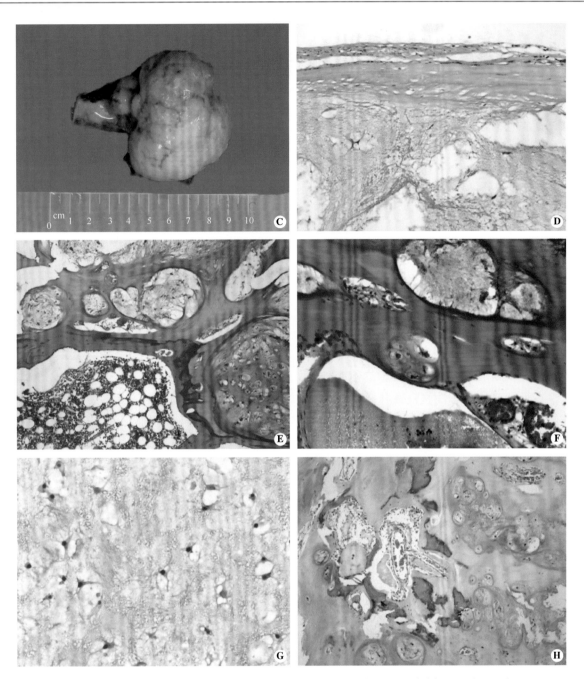

图2-15-1　右侧第3肋骨前骨膜软骨肉瘤，Ⅰ级，未见周围软组织及髓腔侵犯；女，27岁

A. DR示右侧胸腔前侧肿块影；B. CT横断面示肿物表面可见薄层骨壳覆盖，与周围肺组织分界清，肿物内可见多发斑片状高密度影；C. 大体标本示灰白色结节状肿物一个，体积为6.7cm×5.0cm×4.5cm，切面呈半透明，有光泽，质脆，结节与肋骨相连接，侵犯骨皮质；D. 肿物表面有成熟致密骨组织形成的薄层肿瘤性骨壳，其下肿瘤组织内细胞稀疏，多灶性黏液样变；E. 肿瘤组织位于皮质表面，呈结节状，髓腔未见侵犯（右下角）；F. 皮质内肿瘤组织侵犯；G. 肿瘤细胞较稀疏，细胞核轻度增大，深染；H. 软骨内骨化

十六、去分化软骨肉瘤

（一）定义

　　1958年Jaffe首先描述；去分化软骨肉瘤（dedifferentiated chondrosarcoma）是一种高度恶性的软骨肉瘤亚型，以双相组织学表现为特征，分化较好的软骨肉瘤（包括软骨肉瘤Ⅰ级和Ⅱ级）和毗邻的高级别非软骨肉瘤成分之间泾渭分明。

（二）发病部位

　　最新SEER数据库159例去分化软骨肉瘤回顾性分析显示，下肢最常见（51%），上肢占23%，中轴骨占19%，胸壁占7%。国外23例去分化软骨肉瘤报道中，股骨占36.4%，肱骨占26.1%，骨盆占21.7%，肋骨也较常见。国内12例报道数据与此相似。

（三）临床特征

去分化软骨肉瘤较罕见，来源于先前存在良性内生软骨瘤或分化较好的软骨肉瘤。绝大多数发生于骨内（中央性），与内生软骨瘤和分化较好的中央性软骨肉瘤相关，10%～15%的中央性软骨肉瘤发展为去分化。少见发生于骨表面（外周性），与分化较好的外周性软骨肉瘤和骨软骨瘤相关，占所有去分化软骨肉瘤的8.9%～13.7%。大多数病变为原发性（95.7%，22/23），少数病例为低级别软骨肉瘤复发后演进发生去分化。

平均发病年龄65.2岁，无明显性别差异。最常见的临床表现是疼痛、可触及肿块和病理性骨折。

（四）影像特征

去分化软骨肉瘤的影像学表现复杂多样。双相性的特征是较为特异性的改变，双相性特征约存在于50%CT、30%MRI和X线平片。双相性特征指同时存在良性或低度恶性软骨性肿瘤和广泛性溶骨性破坏伴骨外软组织侵犯的高度恶性肿瘤。X线平片显示溶骨性病灶内或邻近区域出现钙化肿瘤。CT和MRI显示巨大的非矿化软组织肿块与骨内含软骨样成分的肿瘤并存。影像学根据之前存在的软骨肿瘤分为三型：Ⅰ型有内生软骨瘤的影像学表现，局部恶变征象，但无软组织肿块；Ⅱ型具有软骨肉瘤特征性表现，伴软组织肿块；Ⅲ型为恶性骨肿瘤，缺乏软骨肉瘤的影像学改变。

（五）大体检查

肿物平均直径为11.6cm（范围4.2～26cm）。典型大体表现是肿物内存在明显不同的软骨和非软骨肿瘤成分，二者所占比例不等。软骨成分呈透明软骨样，灰白色分叶状，质脆，常位于病变的中心。而非软骨成分呈鱼肉样，灰白、灰黄或棕褐色，质软，主要存在于骨外。

（六）组织病理学

去分化软骨肉瘤具有双相性的组织学特征，即分化较好的软骨肉瘤和高级别肉瘤成分之间突然过渡。分化较好的软骨肉瘤可以为Ⅰ级或Ⅱ级软骨肉瘤。高级别去分化成分可以为骨肉瘤、未分化多形性肉瘤、血管肉瘤、平滑肌肉瘤、横纹肌肉瘤等。此外在去分化成分中也可出现上皮样分化，包括鳞状上皮、腺上皮和成釉细胞瘤样的基底细胞特征。

（七）免疫表型

IDH1 R132H单克隆抗体能够可靠地检测IDH1突变，但在去分化软骨肉瘤中IDH1 R132H突变率低（占IDH1突变的9%），使用价值有限。非软骨成分免疫表型与相应的组织学分化一致。CK和desmin可阳性表达。

（八）分子遗传学

50%～87%的去分化软骨肉瘤存在IDH1/2基因突变，而骨原发未分化多形性肉瘤不存在IDH1/2基因突变。IDH1/2突变分析有助于两者的鉴别。

（九）预后因素

NCCN（2018版）指南推荐去分化软骨肉瘤采用与骨肉瘤相同的治疗方案。近50%的患者发生转移，其中肺部转移最常见。预后极差，5年生存率为10.5%～24%，最新159例研究，5年生存率仅为18%。过去20年生存率没有明显改善。肿瘤直径>8cm和诊断时发生转移预后差。四肢肿瘤预后差，而胸壁肿瘤预后较好。彻底的手术切除、化疗和放疗对预后无明显改善。病理性骨折、诊断时存在转移、发病部位位于盆腔和高龄预后不良。

（十）典型病例（图2-16-1、图2-16-2）

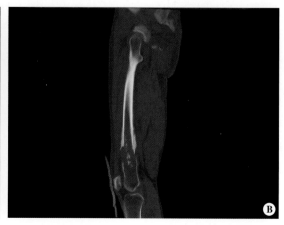

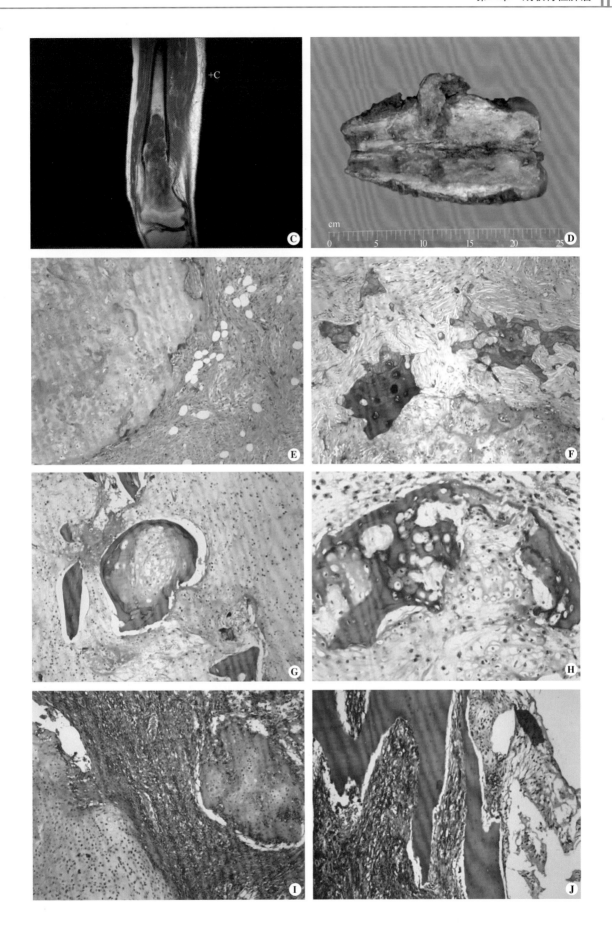

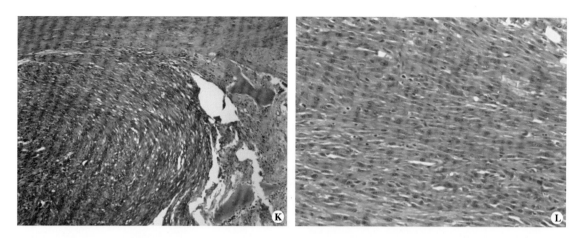

图2-16-1 左侧股骨远端内生性软骨瘤恶变为去分化软骨肉瘤，合并病理性骨折；男，65岁

A.DR示左侧股骨远端骨质破坏；B.冠状面CT示骨皮质破坏、不连续，髓腔中央可见散在钙化；C.MRI冠状面T$_1$加权像呈低信号，骨皮质破坏并软组织肿块，髓腔内团片状异常软组织信号影；D.大体标本示左侧股骨远端切除标本，长21.0cm，骨干切缘直径3.0cm，切面见灰白、灰黄色肿物，半透明，边界不清，体积约为16.0cm×4.0cm×4.0cm，破坏皮质并侵犯周围软组织，质中偏硬。E.内生软骨瘤成分中软骨结节，周围纤维组织增生；F.内生软骨瘤的间质玻璃样变性，软骨细胞退变，结节形状不规则；G.低级别软骨肉瘤浸润性生长，包绕骨小梁，中央为内生软骨瘤的软骨结节，结节边缘骨包绕；H.软骨肉瘤破坏内生软骨瘤的软骨结节；I.低级别软骨肉瘤（两侧）与分化差的梭形细胞肉瘤（中央）界限分明；J.两种截然不同的低级别软骨肉瘤（右侧）和高级别梭形细胞肉瘤（左侧）同时浸润骨皮质；K.高级别梭形细胞肉瘤破坏骨皮质并侵犯周围软组织；L.梭形细胞肉瘤丰富密集，核分裂象易见

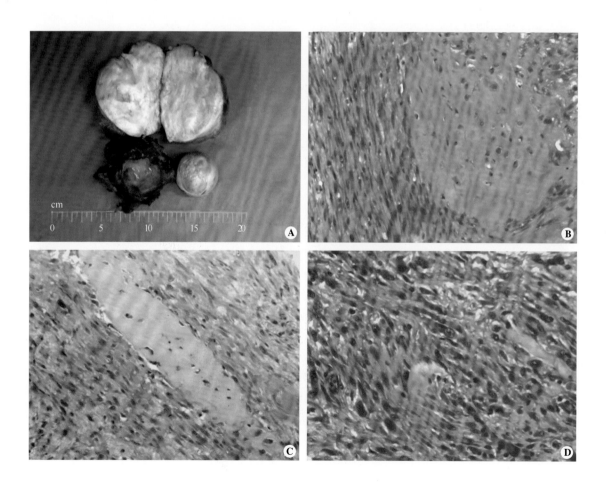

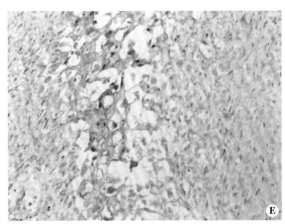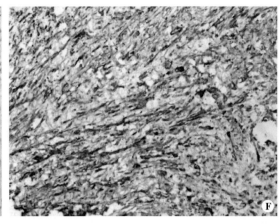

图2-16-2　右侧骨盆低级别软骨肉瘤多次手术后继发去分化软骨肉瘤；女，48岁，患者低级别软骨肉瘤术后5次复发
A. 大体标本示灰白色结节状肿物，体积为9.5cm×8.5cm×7.5cm，切面灰白色，编织状纹理，质韧，局部质硬如骨；B，C. 低级别软骨肉瘤呈结节状，与周围未分化梭形细胞肉瘤分界清；D. 高级别肉瘤成分呈梭形，胞质嗜酸性，核仁明显，核分裂象易见；E. 软骨肉瘤S100阳性；F. 高级别肉瘤SMA阳性

十七、间叶性软骨肉瘤

（一）定义

1959年Lichtenstein和Bernstein首先描述，间叶性软骨肉瘤（mesenchymal chondrosarcoma）是一种罕见的、以具有双向分化为特征的恶性肿瘤，由分化差的小圆细胞和高分化的透明软骨构成。

（二）发病部位

间叶性软骨肉瘤可发生在骨内和骨外，不同研究之间骨内和骨外所占比例有所不同。最新205例间叶软骨肉瘤报道中，骨内占40%，骨外60%。分布范围广，躯干部最常见（47%）、四肢占40%，颅面骨占13%。大宗病例报道均未详细描述骨的确切发病部位。笔者综合两篇文献32例骨间叶性软骨肉瘤，颅面骨最常见（28%），肋骨、脊柱和下肢骨次之（均为19%），肱骨和骨盆也可见。

（三）临床特征

间叶性软骨肉瘤占所有软骨肉瘤的4%～9%。发病范围广（范围11～80岁），平均发病年龄30岁左右，约50%病例发生在20～30岁。男性发病率略高，男女比1.25∶1。疼痛和肿胀是主要症状，持续时间几天到数年不等。

（四）影像特征

X线平片显示钙化性、偏心性、溶骨性病变。骨皮质破坏伴软组织扩展。骨硬化、皮质增厚和累及骨表面也可见。CT常显示边界清楚的、钙化性肿块，局部骨皮质破坏伴周围软组织侵犯。MRI检查T$_2$加权像信号强度不等，可以表现为低至高信号。

（五）大体检查

肿瘤呈灰白、灰红色，质地软或韧不等，一般为界清的局限性肿块，最大径3～30cm，分叶状少见。大多数病变包含散在点状至明显片状的质硬钙化区。部分病变可显示清楚的软骨样外观。坏死和出血灶明显。

（六）组织病理学

典型的双相性组织学特征，片状分布的分化差、胞质稀少的小圆形、卵圆形或短梭形的间质细胞与透明软骨岛相混杂。软骨的数量变化较大，所占比例平均为40%（5%～90%），软骨可以与未分化成分界限清，也可逐渐过渡。软骨细胞分化好，可伴有骨样基质产生、钙化或骨化。50%病例可出现血管外皮瘤样血管结构。破骨样多核巨细胞偶尔可见。低分化区域类似于尤因肉瘤。

（七）免疫表型

小细胞成分SOX9阳性、FLI-1阴性有助于与尤因肉瘤鉴别。此外CD99和desmin也有不同程度的阳性。

（八）预后因素

NCCN（2018版）指南推荐间叶性软骨肉瘤采用与尤因肉瘤相同的治疗方案。间叶性软骨肉瘤5

年和10年总生存率为51%和43%，其中骨内49%和41%，骨外为52%和44%。骨内和骨外病变的生存率没有明显差异。中轴骨比四肢骨和颅骨预后差。

转移和体积大是不良预后因素。年轻患者的颅骨病变预后明显好于老年人。

（九）典型病例（图2-17-1）

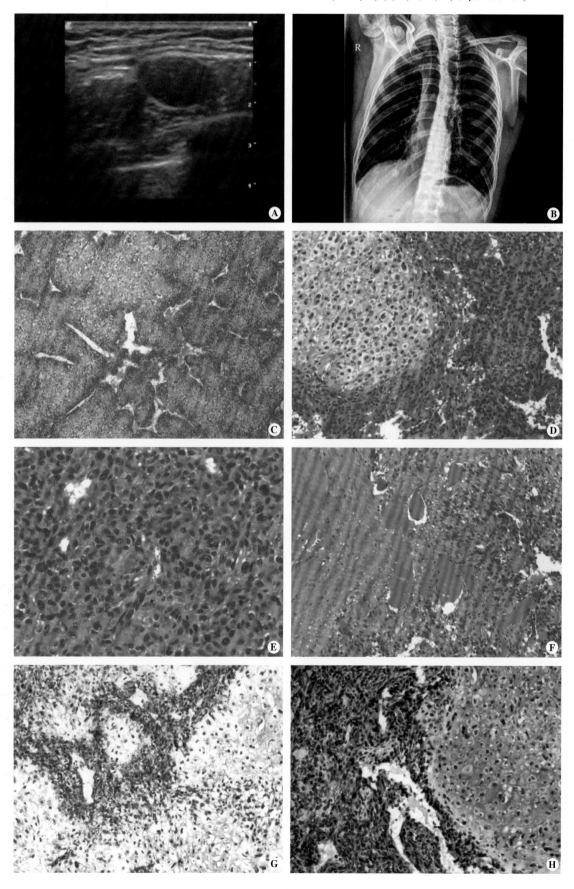

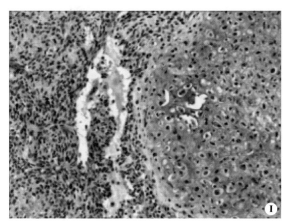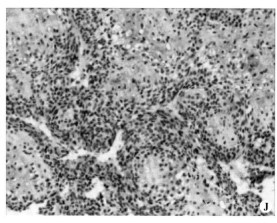

图2-17-1 左侧胸壁间叶性软骨肉瘤；男，22岁

A. 超声示左侧胸壁皮下肌层内可见低回声团块，边界较清，内回声欠均匀，后方回声增强；B. DR示左下肺野左心影内缘斑片状高密度影，左侧肋膈角区斑片状高密度影，右侧膈面下结节状高密度影；C. 血管外皮瘤样结构；D. 软骨岛与周围分化差的小圆形肿瘤细胞分界清；E. 分化差的小圆形肿瘤细胞；F. 肿瘤侵犯横纹肌；G. CD99阳性；H. SOX9阳性；I. S100（软骨成分）阳性；J. FLI1部分弱阳性

十八、透明细胞软骨肉瘤

（一）定义

1976年Unni等首先描述透明细胞软骨肉瘤（clear cell chondrosarcoma），称为软骨肉瘤透明细胞亚型；透明细胞软骨肉瘤是罕见的软骨肉瘤亚型，常发生于长骨末端，肿瘤细胞具有透明胞质是其组织学特征。

（二）发病部位

75%的病例发生在长骨近端，其中60%为股骨，15%为肱骨。另15%的病例发生在膝关节周围（股骨远端和胫骨近端）。约10%病例发生在颅骨、脊柱、肋骨、骨盆和手足骨。病变几乎总是发生在长骨的骺端，可以扩展到干骺端。骨干受累少见。

（三）临床特征

占所有软骨肉瘤<2%。发病年龄为13～85岁，大多数患者为30～50岁。男性为主，男女比为（2～3）：1。长期局灶性疼痛是最常见的临床表现；55%的患者持续时间>1年，18%的患者持续时间>5年。肿胀、关节活动受限和病理性骨折也较常见。也有一些患者为X线平片检查时偶然发现。

（四）影像特征

X线平片主要表现为长骨骺端边界清楚的溶骨性病变，20%的病例存在薄层硬化缘，30%可见基质矿化，30%骨轻度膨胀，骨外扩展罕见（<10%）。肱骨近端病变可表现出更加侵袭性的生长特征。CT可更好地显示硬化缘、皮质突破和基质矿化。MRI显示病变周围骨髓水肿不常见，并且多为轻度水肿，有助于与软骨母细胞瘤相鉴别。

（五）大体检查

病变最大径为2～13cm，质地软硬混杂，有砂砾感。继发性囊性变可见。无典型普通型软骨肉瘤的大体特征。

（六）组织病理学

低倍镜下主要表现为模糊不清的小叶和骨母细胞瘤样特征，纤维血管间质分隔。最显著的特征是病变内存在透明细胞，透明细胞片状分布，圆形或卵圆形，胞膜界限清楚，胞质丰富，苍白、透亮或轻度嗜酸性，圆形的细胞核位于细胞中央，染色质分布均匀，核分裂象少见。近50%病例同时存在数量不等的低级别普通型软骨肉瘤，透明软骨基质和轻度非典型性核，软骨基质可局灶钙化或骨化。另一个突出的特征是小叶内或片状分布的肿瘤细胞间容易发现骨样基质和编织骨，骨样基质可呈丝带样或不规则外观，易误诊低级别骨肉瘤，结合存在透明细胞和临床表现可以正确诊断。破骨样巨细胞经常存在，但细胞核数量少。类似动脉瘤样骨囊肿的囊性退变区常见（血湖被纤维骨样组织围绕）。一篇文献报道3例去分化透明细胞软骨肉瘤，其中1例原发，2例继发（局部复发和转移各1例）。2例去分化成分为未分化梭形细胞肉瘤，1例为未分化多形性肉瘤，所有患者死于转移。由于大多数病例肿瘤生长缓慢，表现为良性的影像学和组织学表现，导致早期诊断困难，并且容易误诊为软骨母细胞瘤或骨母细胞瘤。

（七）免疫表型

透明细胞软骨肉瘤表达广谱CK、CK7、CK8、CK18和CK20，特别是透明细胞成分，而EMA阴性。SOX9在透明细胞中比软骨成分表达更广泛、强度更强。S100蛋白、Ⅱ型和Ⅹ型胶原强阳性。Runx2大部分阳性表达。由于透明细胞软骨肉瘤可表达CK，需要与转移性肾透明细胞癌和脊索瘤相鉴别。

（八）预后因素

NCCN（2018版）指南推荐透明细胞软骨肉瘤与高级别软骨肉瘤采用相同的治疗方案。需采取广泛切除并切缘阴性。不完整切除或刮除复发率可达86%。可转移至肺和其他骨骼部位。总死亡率约15%。

十九、滑膜软骨肉瘤

（一）定义

滑膜软骨肉瘤（synovial chondrosarcoma）是一种罕见的发生于关节腔内的恶性软骨肿瘤，包括原发性和继发性两大类。

（二）发病部位

最新文献回顾性分析67例已报道的滑膜软骨肉瘤，最常见的发病部位是膝关节（47.7%），其次为髋关节（34.3%）、踝关节（5.9%）、肩关节（2.9%）、肘关节（2.9%）、颞下颌关节（2.9%）、腕关节（1.4%）、拇指关节（1.4%）。与滑膜软骨瘤病的发病部位类似。

（三）临床特征

滑膜软骨肉瘤大多数为继发性（77.6%，45/58），原发性仅占22.4%（13/58）。诊断时平均年龄56.9岁。男性发病率略高，男女比为1.6∶1。从滑膜软骨瘤病发展为滑膜软骨肉瘤的平均时间是11.2年。滑膜软骨肉瘤临床表现与滑膜软骨瘤病相似。如果症状快速加重或切除术后快速复发可能发生恶性转化。

（四）影像特征

滑膜软骨肉瘤与滑膜软骨瘤病具有相似影像特征，两者鉴别困难。文献报道两者鉴别要点包括病变的体积和范围增大、关节周围肌肉浸润和骨皮质破坏伴髓腔侵犯。MRI检查比X线平片更准确。

（五）大体检查

送检肿物呈团块状或分叶状，其中可见灰白色软骨结节，有光泽，质脆。

（六）组织病理学

滑膜软骨肉瘤与滑膜软骨瘤病鉴别较困难，滑膜软骨肉瘤肿瘤细胞通常呈片状分布，而滑膜软骨瘤病呈结节状分布。滑膜软骨肉瘤内的肿瘤细胞丰富，结节周围出现圆形或梭形肿瘤细胞，黏液样变更加明显，坏死可见。肿瘤细胞非典型性对于两者的鉴别意义不大，除非出现间变的特征。最有价值的诊断特征是侵犯周围软组织或骨组织。滑膜软骨肉瘤Ⅱ级最多见（61.2%），Ⅰ级和Ⅲ级均为19.4%。滑膜软骨肉瘤多次复发后可由低级别演进为高级别。

（七）预后因素

滑膜软骨肉瘤较普通型软骨肉瘤预后差，病死率为26.9%，复发率为28.3%，转移率为28.3%，均为肺部转移。预后差的原因可能与肿瘤发生于疑难部位、诊断延迟和先前未正确治疗有关。

（八）典型病例（图2-19-1）

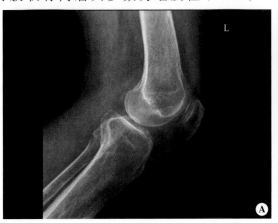
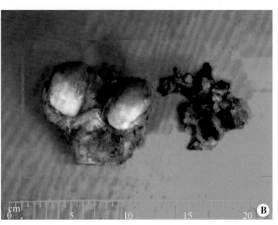

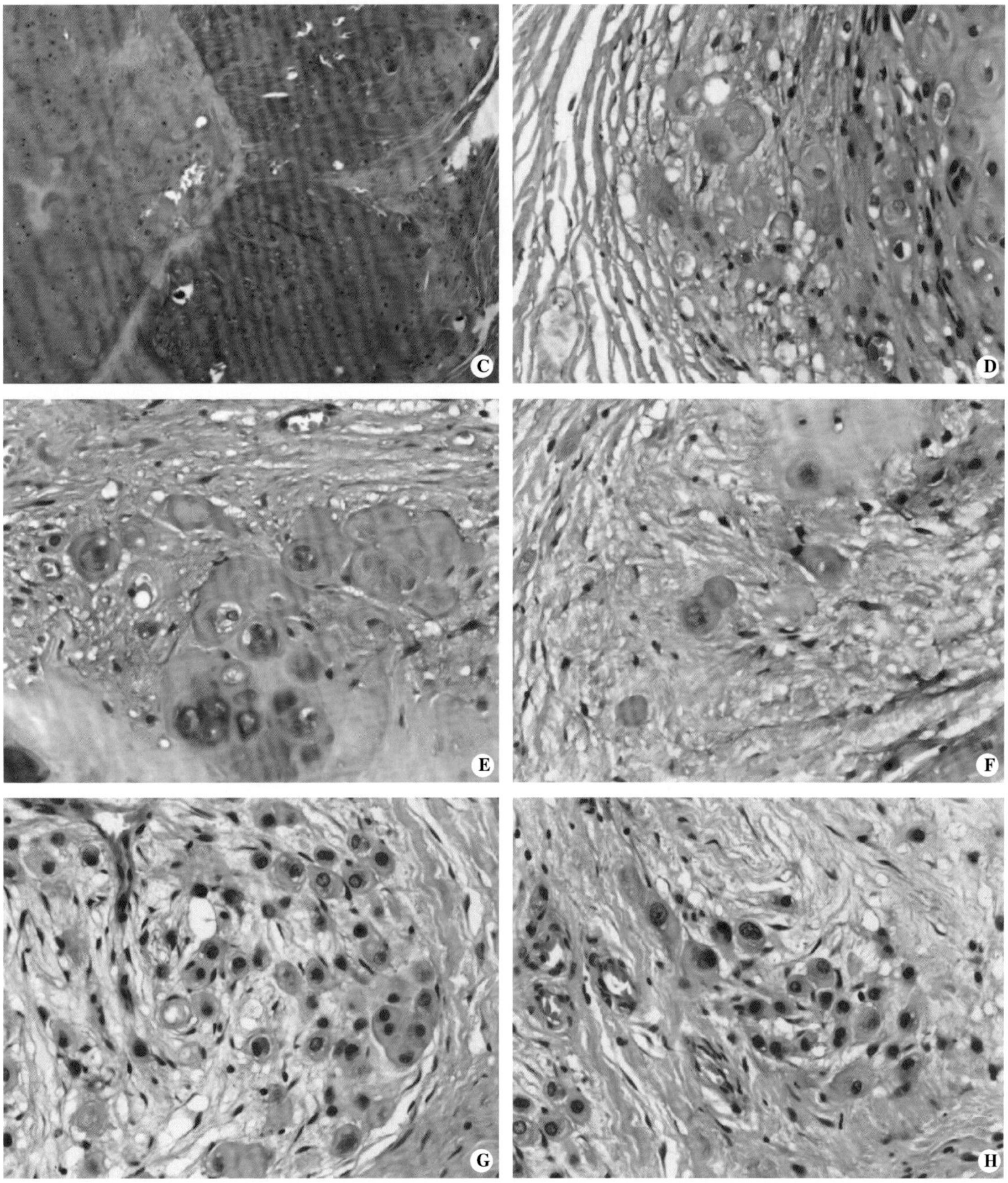

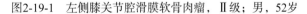

图2-19-1 左侧膝关节腔滑膜软骨肉瘤，Ⅱ级；男，52岁

A. DR示左侧膝关节间隙变窄，余未见明显异常；B. 大体标本示股骨远端切除标本，关节面光滑，左膝关节腔内灰褐色碎组织，总体积
8.0cm×6.0cm×2.0cm，其中可见较多灰白色软骨结节；C. 软骨肉瘤呈大小不等结节状，部分结节融合呈片状；D～F. 结节周围可见单个肿瘤细胞
浸润周围软组织，间质黏液样变；G，H.示软组织内浸润肿瘤细胞异型性明显，细胞核体积大，深染，可见核仁

参考文献

陈桐兵, 赵伟, 钱伟明, 等, 2014. 软骨黏液样纤维瘤3例临床病理观察. 诊断病理学杂志, 21(8): 480-483.

施琳, 蒋智铭, 张惠箴, 等, 2008. 甲下外生骨疣临床病理特征. 临床与实验病理学杂志, 24(3): 323-326.

夏燕, 吴玲玲, 封杨, 等, 2016. 奇异性骨旁骨软骨瘤样增生5例临床病理分析. 临床与实验病理学杂志, 32(9): 1033-1036.

张磊超, 王雪梅, 关怀, 等, 2013. 软骨黏液样纤维瘤1例. 临床与实验病理学杂志, 29(2): 231-233.

Abramovici L, Steiner GC, 2002. Bizarre parosteal osteochondromatous proliferation(Nora's lesion): a retrospective study of 12 cases, 2 arising in long bones. Hum Pathol, 33: 1205-1210.

Andrade R, 2016. Glenohumeral Synovial Chondromatosis. J Orthop Sport Phys, 46: 809.

Andreou D, Gilg MM, Gosheger G, et al, 2016. Metastatic Potential of Grade I Chondrosarcoma of Bone: Results of a Multi-institutional Study. Ann Surg Oncol, 23: 120-125.

Ayoub KS, Grimer RJ, Carter SR, et al, 1999. Clear cell chondrosarcoma of bone. Sarcoma, 3: 115-119.

Berber O, Dawson-Bowling S, Jalgaonkar A, et al, 2011. Bizarre parosteal osteochondromatous proliferation of bone: clinical management of a series of 22 cases. The Journal of bone and joint surgery British volume, 93: 1118-1121.

Bhamra JS, Al-Khateeb H, Dhinsa BS, et al, 2014. Chondromyxoid fibroma management: a single institution experience of 22 cases. World J Surg Oncol, 12(1): 283.

Bhargava R, Leonard NJ, Chan AKJ, et al, 2005. Autosomal dominant inheritance of spondyloenchondrodysplasia. Am J Med Genet A, 135: 282-288.

Biazzo A, Confalonieri N, 2016. Synovial chondrosarcoma. Ann Transl Med, 4: 280.

Bjornsson J, Unni KK, Dahlin DC, et al, 1984. Clear cell chondrosarcoma of bone. Observations in 47 cases. Am J Surg Pathol, 8: 223-230.

Broehm CJ, M'Lady G, Bocklage T, et al, 2013. Bizarre parosteal osteochondromatous proliferation: A new cytogenetic subgroup characterized by inversion of chromosome 7. Cancer Genet-Ny, 206: 402-405.

Campanelli A, Borradori L, 2008. Images in clinical medicine. Subungual exostosis. N Engl J Med, 359: e31.

Cappelle S, Pans S, Sciot R, 2016. Imaging features of chondromyxoid fibroma: report of 15 cases and literature review. Brit J Radiol, 89.

Chaabane S, Bouaziz MC, Drissi C, et al, 2009. Periosteal Chondrosarcoma. Am J Roentgenol, 192: W1-W6.

Chen SX, Fritchie K, Wei S, et al, 2017. Diagnostic utility of IDH1/2 mutations to distinguish dedifferentiated chondrosarcoma from undifferentiated pleomorphic sarcoma of bone. Hum Pathol, 65: 239-246.

Chen WQ, DiFrancesco LM, 2017. Chondroblastoma An Update. Arch Pathol Lab Med, 141: 867-871.

Cleven AHG, Hocker S, Briaire-de Bruijn I, et al, 2015. Mutation Analysis of H3F3A and H3F3B as a Diagnostic Tool for Giant Cell Tumor of Bone and Chondroblastoma. Am J Surg Pathol, 39: 1576-1583.

Cleven AHG, Zwartkruis E, Hogendoorn PCW, et al, 2015. Periosteal chondrosarcoma: a histopathological and molecular analysis of a rare chondrosarcoma subtype. Histopathology, 67: 483-490.

Crim J, Schmidt R, Layfield L, et al, 2015. Can imaging criteria distinguish enchondroma from grade 1 chondrosarcoma? Eur J Radiol, 84: 2222-2230.

DaCambra MP, Gupta SK, Ferri-de-Barros F, 2014. Subungual exostosis of the toes: a systematic review. Clin Orthop Relat R, 472: 1251-1259.

Dashti HM, Reith JD, Schlott BJ, et al, 2012. Bizarre parosteal osteochondromatous proliferation(Nora's Lesion)of the mandible. A rare bony lesion. Head Neck Pathol, 6: 264-269.

Davis DA, Cohen PR, 1996. Subungual exostosis: case report and review of the literature. Pediatr Dermatol, 13: 212-218.

de Andrea CE, Kroon HM, Wolterbeek R, et al, 2012. Interobserver reliability in the histopathological diagnosis of cartilaginous tumors in patients with multiple osteochondromas. Modern Pathol, 25: 1275-1283.

Deckers C, Schreuder BHW, Hannink G, et al, 2016. Radiologic follow-up of untreated enchondroma and atypical cartilaginous tumors in the long bones. J Surg Oncol, 114: 987-991.

Diaz CM, Fernandez RS, Garcia ER, et al, 2015. Surface primary bone tumors: Systematic approach and differential diagnosis. Skeletal Radiol, 44: 1235-1252.

Doganavsargil B, Argin M, Sezak M, et al, 2014. A bizarre parosteal osteochondromatous proliferation(Nora's lesion)of metatarsus, a histopathological and etiological puzzlement. Joint Bone Spine, 81: 537-540.

Douis H, Saifuddin A, 2012. The imaging of cartilaginous bone tumours. I.

Benign lesions. Skeletal Radiol, 41: 1195-1212.

Douis H, Saifuddin A, 2013. The imaging of cartilaginous bone tumours. II. Chondrosarcoma. Skeletal Radiol, 42: 611-626.

Eefting D, Schrage YM, Geirnaerdt MJA, et al, 2009. Assessment of interobserver variability and histologic parameters to improve reliability in classification and grading of central cartilaginous tumors. Am J Surg Pathol, 33: 50-57.

Evans HL, Ayala AG, Romsdahl MM, 1977. Prognostic factors in chondrosarcoma of bone: a clinicopathologic analysis with emphasis on histologic grading. Cancer, 40: 818-831.

Evans S, Boffano M, Chaudhry S, et al, 2014. Synovial chondrosarcoma arising in synovial chondromatosis. Sarcoma, 2014: 647939.

Fanburg-Smith JC, Auerbach A, Marwaha JS, et al, 2010. Reappraisal of mesenchymal chondrosarcoma: novel morphologic observations of the hyaline cartilage and endochondral ossification and beta-catenin, Sox9, and osteocalcin immunostaining of 22 cases. Hum Pathol, 41: 653-662.

Flanagan AM, Lindsay D, 2017. A diagnostic approach to bone tumours. Pathology, 49: 675-687.

Fletcher CDM, Bridge JA, Hogendoom P, et al, 2013. World Health Organization classification of tumors of soft tissue and bone. Lyon: IARC Press, 250-385.

Franchi A, Baroni G, Sardi I, et al, 2012. Dedifferentiated peripheral chondrosarcoma: a clinicopathologic, immunohistochemical, and molecular analysis of four cases. Virchows Archiv: an international journal of pathology, 460: 335-342.

Frezza AM, Cesari M, Baumhoer D, et al, 2015. Mesenchymal chondrosarcoma: Prognostic factors and outcome in 113 patients. A European Musculoskeletal Oncology Society study. Eur J Cancer, 51: 374-381.

Gambarotti M, Righi A, Frisoni T, et al, 2017. Dedifferentiated chondrosarcoma with "adamantinoma-like" features: A case report and review of literature. Pathol Res Pract, 213: 698-701.

Gambarotti M, Righi A, Picci P, et al, 2016. Paediatric chondrosarcomas: a retrospective review of 17 cases. Histopathology, 68: 1073-1078.

Garcia Carmona FJ, Pascual Huerta J, Fernandez Morato D, 2009. A proposed subungual exostosis clinical classification and treatment plan. J Am Podiatr Med Assoc, 99: 519-524.

Gengler C, Letovanec I, Taminelli L, et al, 2006. Desmin and myogenin reactivity in mesenchymal chondrosarcoma: a potential diagnostic pitfall. Histopathology, 48: 201-203.

Gursel E, Jarrahnejad P, Arneja JS, et al, 2008. Nora's lesion: Case report and literature review of a bizarre parosteal osteochondromatous proliferation of a small finger. Can J Plast Surg, 16: 232-235.

Henderson ER, Pala E, Angelini A, et al, 2013. Dedifferentiated peripheral chondrosarcoma: a review of radiologic characteristics. Sarcoma, 2013: 505321.

Herget GW, Kontny U, Saueressig U, et al, 2013. Osteochondroma and multiple osteochondromas. Recommendations on the diagnostics and follow-up with special consideration to the occurrence of secondary chondrosarcoma. Radiologe, 53: 1125-1135.

Herget GW, Strohm P, Rottenburger C, et al, 2014. Insights into Enchondroma, Enchondromatosis and the risk of secondary Chondrosarcoma. Review of the literature with an emphasis on the clinical behaviour, radiology, malignant transformation and the follow up. Neoplasma, 61: 365-378.

Itala A, Leerapun T, Inwards C, et al, 2005. An institutional review of clear cell chondrosarcoma. Clin Orthop Relat R, 440: 209-212.

Jour G, Liu YJ, Ricciotti R, et al, 2015. Glandular differentiation in

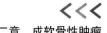

dedifferentiated chondrosarcoma: molecular evidence of a rare phenomenon. Hum Pathol, 46: 1398-1404.

Kalil RK, Inwards CY, Unni KK, et al, 2000. Dedifferentiated clear cell chondrosarcoma. Am J Surg Pathol, 24: 1079-1086.

Kerr DA, Lopez HU, Deshpande V, et al, 2013. Molecular distinction of chondrosarcoma from chondroblastic osteosarcoma through IDH1/2 mutations. Am J Surg Pathol, 37: 787-795.

Konishi E, Nakashima Y, Iwasa Y, et al, 2010. Immunohistochemical analysis for Sox9 reveals the cartilaginous character of chondroblastoma and chondromyxoid fibroma of the bone. Hum Pathol, 41: 208-213.

Konishi E, Nakashima Y, Mano M, et al, 2015. Primary central chondrosarcoma of long bone, limb girdle and trunk: Analysis of 174 cases by numerical scoring on histology. Pathol Int, 65: 468-475.

Konishi E, Nakashima Y, Yanagisawa A, 2008. Chondromyxoid fibroma of bone: clinicopathologic appearance in ten cases. Histopathology, 53: 16.

Kurdi M, McGregor S, Hammond R, et al, 2017. Primary clear cell chondrosarcoma of thoracic spine. Int J Surg Pathol, 25: 181-184.

Le Merrer M, Fressinger P, Maroteaux P, 1991. Genochondromatosis. J Med Genet, 28: 485-489.

Matsukuma S, Takeo H, Okada K, et al, 2012. Fatty lesions in intra-articular loose bodies: a histopathological study of non-primary synovial chondromatosis cases. Virchows Arch, 460: 103-108.

Matsuura S, Ishii T, Endo M, et al, 2013. Epithelial and cartilaginous differentiation in clear cell chondrosarcoma. Hum Pathol, 44: 237-243.

McCarthy C, Anderson WJ, Vlychou M, et al, 2016. Primary synovial chondromatosis: a reassessment of malignant potential in 155 cases. Skeletal Radiol, 45: 755-762.

Meneses MF, Unni KK, Swee RG, 1993. Bizarre parosteal osteochondromatous proliferation of bone(Nora's lesion). Am J Surg Pathol, 17: 691-697.

Miller-Breslow A, Dorfman HD, 1988. Dupuytren's(subungual)exostosis. Am J Surg Pathol, 12: 368-378.

Mordenti M, Ferrari E, Pedrini E, et al, 2013. Validation of a new multiple osteochondromas classification through Switching Neural Networks. Am J Med Genet A, 161A: 556-560.

O' Connell JX, 2000. Pathology of the synovium. Am J Clin Pathol, 114: 773, 784.

Pansuriya TC, Kroon HM, Bovee JVMG, 2010. Enchondromatosis: insights on the different subtypes. Int J Clin Exp Pathol, 3: 557-569.

Raval P, Vijayan A, Jariwala A, 2016. Arthroscopic retrieval of over 100 loose bodies in shoulder synovial chondromatosis: A case report and review of literature. Orthop Surg, 8: 511-515.

Russell JD, Nance K, Nunley JR, et al, 2016. Subungual exostosis. Cutis, 98: 128-129.

Saibaba B, Sudesh P, Govindan G, et al, 2015. Pediatric subtalar joint synovial chondromatosis report of a case and an up-to-date review. J Am Podiat Med Assn, 105: 435-439.

Sanchez-Castellanos ME, Sandoval-Tress C, Ramirez-Barcena P, 2007. Subungual exostosis. Arch Dermatol, 143: 1234.

Sanerkin NG, 1980. The diagnosis and grading of chondrosarcoma of bone: a combined cytologic and histologic approach. Cancer, 45: 582-594.

Saotome K, Tamai K, Osada D, et al, 2006. Histologic classification of loose bodies in osteoarthrosis. Journal of Orthopaedic Science, 11: 607-613.

Schneiderman BA, Kliethermes SA, Nystrom LM, 2017. Survival in Mesenchymal Chondrosarcoma Varies Based on Age and Tumor Location: A Survival Analysis of the SEER Database. Clin Orthop Relat R, 475: 799-805.

Shakked RJ, Geller DS, Gorlick R, et al, 2012. Mesenchymal chondrosarcoma: clinicopathologic study of 20 cases. Arch Pathol Lab Med, 136: 61-75.

Shooshtarizadeh T, Nazeri A, Zare-Mirzaie A, et al, 2016. Expression of insulin-like growth factor II mRNA binding protein 3(IMP3)in enchondroma and chondrosarcoma. Pathol Res Pract, 212: 335-339.

Simon MJK, Pogoda P, Hoevelborn F, et al, 2014. Incidence, histopathologic analysis and distribution of tumours of the hand. Bmc Musculoskel Dis, 15.

Stemm M, Beck C, Mannem R, et al, 2017. Dedifferentiated chondrosarcoma of bone with prominent rhabdoid component. Ann Diagn Pathol, 28: 7-11.

Strotman PK, Reif TJ, Kliethermes SA, et al, 2017. Dedifferentiated chondrosarcoma: A survival analysis of 159 cases from the SEER database(2001-2011). J Surg Oncol, 116: 252-257.

Sun L, Yuan LL, Gao L, et al, 2016. Two cases report about the synovial chondromatosis. Int J Clin Exp Med, 9: 12170-12174.

Superti-Furga A, Spranger J, Nishimura G, 2012. Enchondromatosis revisited: New classification with molecular basis. Am J Med Genet C, 160C: 154-164.

Tong K, Liu HZ, Wang X, et al, 2017. Osteochondroma: Review of 431 patients from one medical institution in South China. J Bone Oncol, 8: 23-29.

Welkerling H, Kratz S, Ewerbeck V, et al, 2003. A reproducible and simple grading system for classical chondrosarcomas. Analysis of 35 chondrosarcomas and 16 enchondromas with emphasis on recurrence rate and radiological and clinical data. Virchows Archiv, 443: 725-733.

Zambrano E, Nose V, Perez-Atayde AR, et al, 2004. Distinct chromosomal rearrangements in subungual(Dupuytren)exostosis and bizarre parosteal osteochondromatous proliferation(Nora lesion). Am J Surg Pathol, 28: 1033-1039.

Zhang Y, Paz Mejia A, Temple HT, et al, 2014. Squamous cell carcinoma arising in dedifferentiated chondrosarcoma proved by isocitrate dehydrogenase mutation analysis. Hum Pathol, 45: 1541-1545.

Zheng K, Yu XC, Xu SF, et al, 2015. Periosteal chondroma of the femur: A case report and review of the literature. Oncol Lett, 9: 1637-1640.

第三章　成骨性肿瘤

一、骨　瘤

（一）定义

骨瘤（osteoma）是一种良性、生长缓慢的成骨性肿瘤，发生于骨表面的骨瘤又称为象牙质样外生骨疣（ivory exostosis），发生于髓腔时称为内生骨疣（enostosis）或骨岛（bone island）。

（二）发病部位

骨瘤主要发生在膜内成骨的部位，包括额窦、面骨和颌骨，其他部位罕见。外生骨疣主要发生于鼻窦和眼眶区周围的颅面骨，额窦最多见（60%），其次为筛窦（25%）、上颌窦（约10%），蝶窦少见。病变直径平均为3.0cm，范围0.6～8.0cm。

内生骨疣（或骨岛）常发生于股骨近端、骨盆和肋骨。病变体积较小，直径为0.1～2.0cm，>2.0cm的病变称为巨大骨岛。

（三）临床特征

本病通常偶然发现，实际发病率无法统计。据报道，3%的鼻窦CT扫描能够发现无症状的骨瘤。外生骨疣以男性为主，男女比约为1.8∶1。临床表现主要以头痛为主，肿胀、眼球突出、视力下降也可出现。额窦肿瘤引起鼻额管阻塞可出现黏液囊肿和感染。肿瘤侵蚀眶上板和硬脑膜导致脑脊液瘘、颅内积气、脑膜炎或大脑积脓。多发性骨瘤可发生于常染色体显性遗传病Gardner综合征，伴有骨内埋伏多生芽和皮肤软组织肿瘤。散在病例病因不明。

据估计，约1%的人群存在内生骨疣。内生骨疣通常无症状，体积较大时可出现疼痛。该病变被认为是骨内错构瘤样病变。多发性内生骨疣在Buschke-Ollendorff综合征中可见（脆弱性骨硬化或骨斑点症）。

（四）影像特征

CT是鼻窦骨瘤最常用的诊断方法，表现为均质、致密、局限性病变，边界清晰，无髓腔。

内生骨疣常为体积小、致密、界限清晰的病变，具有针状放射状边缘。体积巨大时，可与硬化性转移癌相混淆。

（五）大体检查

常为体积较小、质地坚硬、表面光滑的灰白色结节状肿块。

（六）组织病理学

骨瘤可分为致密型、海绵状型和混合型；也可将其分为象牙质型、成熟型和混合型。致密型骨瘤由成熟致密的板层骨组成，少量间质。海绵状型由成熟板层骨构成的宽大骨小梁组成，周围可伴有或无成骨细胞围绕，骨小梁被细胞成分较少的纤维间质分隔。混合型指同时存在致密型和海绵状型两种结构。部分肿瘤的基底部可存在骨母细胞瘤样区域。Paget样骨可见。

（七）预后因素

无症状患者不需要治疗，惰性临床进程者仅需随访。

（八）典型病例（图3-1-1～图3-1-3）

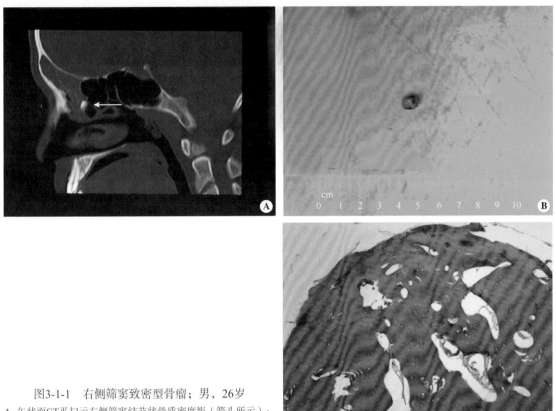

图3-1-1　右侧筛窦致密型骨瘤；男，26岁

A. 矢状面CT平扫示右侧筛窦结节状骨质密度影（箭头所示）；
B. 大体标本示灰白色质硬骨组织一粒，最大径为0.7cm；C. 致密型

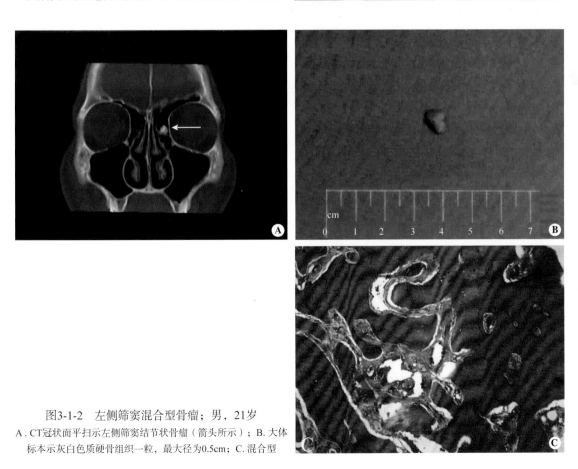

图3-1-2　左侧筛窦混合型骨瘤；男，21岁

A. CT冠状面平扫示左侧筛窦结节状骨瘤（箭头所示）；B. 大体
标本示灰白色质硬骨组织一粒，最大径为0.5cm；C. 混合型

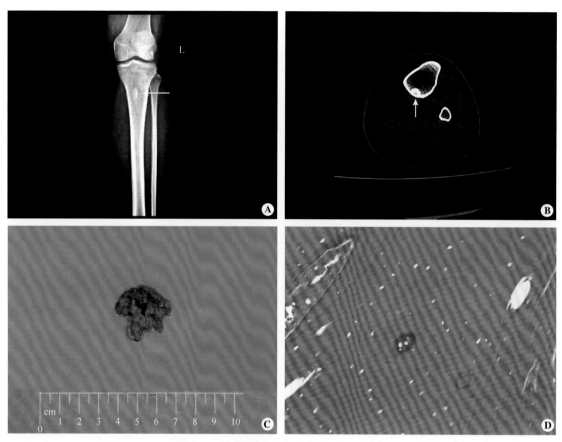

图3-1-3　左胫骨近端内生骨疣；男，23岁

A. DR示左侧胫骨近端皮质旁椭圆形高密度影，边界清晰（箭头所示）；B. 横断面CT示结节状不均匀高密度影，中央低密度影，边界清，无皮质破坏（箭头所示）；C. 大体标本示灰白色碎骨组织，总体积为3.0cm×2.7cm×1.0cm；D. 病变为分化成熟的骨皮质，可见哈弗斯系统

二、骨样骨瘤

（一）定义

1935年Jaffe首次描述并命名骨样骨瘤（osteoid osteoma）。该肿瘤为良性成骨性肿瘤，特点是体积小、具有自限性和出现非甾体抗炎药可缓解的夜间疼痛。

（二）发病部位

骨样骨瘤占所有良性骨肿瘤的10%～12%，所有原发骨肿瘤的3%。任何骨均可发生，约50%的病例发生于股骨和胫骨近端，10%发生于脊柱（特别是椎弓），其他部位包括上肢骨、骨盆、骶骨、肋骨和手足骨。最常见于长骨干骺端（54.8%）和骨干（38.1%），骨骺少见（7.1%）。按照瘤巢的位置常将其分为骨皮质型（88.5%）、髓内型（8.4%）、骨膜型（3.1%）。

（三）临床特征

本病好发于儿童和年轻人，偶见老年人。发病年龄多为5～25岁，约88%＜25岁。男性多见，男女比为（2～3）：1。最突出的临床表现是局部疼痛，最初表现为间断性、轻微的夜间疼痛。最终可发展为持续性疼痛并影响睡眠。非甾体抗炎药即使小剂量也可完全缓解疼痛数小时。其他症状和体征包括局部红肿和敏感触痛区、骨骼畸形、步态不稳、肌肉萎缩。如病变发生在关节附近，可出现关节肿胀和积液、滑膜炎、退行性改变、运动受限和关节挛缩。当发生于脊柱椎体时，特别是儿童患者，由于脊柱肌肉痉挛可引起快速进展的疼痛性脊柱侧凸。

（四）影像特征

X线平片是检查的首选。当骨样骨瘤存在于长骨骨皮质内时，瘤巢表现为圆形或卵圆形透明溶骨灶，周围致密的反应性硬化骨围绕。当皮质硬化非常明显时，骨密质可掩盖瘤巢。X线平片显示致密骨皮质硬化，特别是呈偏心性纺锤样时，应当考虑骨样骨瘤。髓腔内或骨膜内骨样骨瘤的X线表现不典型，易出现错误诊断，如骨膜下骨样骨瘤可误诊为骨膜炎。关节内表面骨样骨瘤X线片不能显示。

CT是检测骨样骨瘤解剖学位置和鉴别诊断最好的检查方法,薄层扫描(每隔1mm)进行评估可显示低密度的瘤巢伴中央不同程度的矿化。部分病例可呈现靶样征(或牛眼征),即病变中心矿化,周围为环形透亮带,外侧为硬化的骨皮质。MRI检测瘤巢不如CT,但是能够很好地显示肿瘤周围的水肿。

骨扫描是高度敏感的检查和定位骨样骨瘤的诊断方法。如果X线平片不能显现肿瘤,锝-99骨扫描可能显示出真正的肿瘤区域。但骨扫描特异性较差。

(五)大体检查

骨样骨瘤大多为孤立性病变,罕见情况下同一骨内包含多个瘤巢。骨样骨瘤常位于皮质内,体积小,病灶呈圆形,红色、砂砾样或肉芽样,周围被象牙白样硬化骨包绕,两者界限分明。病变最大径通常<1.5cm。临床送检标本多为破碎的骨皮质和瘤巢碎片,需要全面取材,以免遗漏肿瘤组织。

(六)组织病理学

骨样骨瘤的本质是病变中心的瘤巢,瘤巢周围被增厚的皮质骨围绕,两者分界清楚。皮质内病变周围皮质骨硬化明显,而髓内病变为轻度硬化。瘤巢内富于血管的结缔组织中存在分化成熟、增生活跃的成骨细胞。成骨细胞产生骨样基质或编织骨骨小梁。骨小梁的大小、厚度不等,散在分布于富于血管的疏松间质内。骨小梁可相互吻合成网,伴有不同程度的钙化。骨小梁周围衬覆单层成骨细胞,同时伴随较多破骨细胞样巨细胞。成骨细胞缺乏多形性。瘤巢内不存在软骨组织。骨样骨瘤是受神经支配的病变,银染技术和免疫组织化学显示骨样骨瘤内存在无髓神经纤维。部分病例的瘤巢可同时存在成骨和缺乏成骨的梭形细胞区域。

瘤巢可分为3个不同时期,即早期、中期和成熟期。早期,密集排列的成骨细胞存在于高度富于血管的间质内,成骨细胞产生相互交连、纤细的花边样骨样基质。中期骨样基质更丰富,伴有不同程度的钙化。成熟期,瘤巢由充分钙化、骨小梁致密的编织骨构成。

骨样骨瘤与周围反应性硬化骨之间境界分明,反映了肿瘤的惰性生物学行为。由于临床送检组织破碎,交界面经常不是十分明显,结合临床和影像学检查也可以做出诊断。

骨样骨瘤和骨母细胞瘤组织学相似,两者鉴别主要通过临床症状、发病部位、影像学特征,最重要的鉴别点是病变的大小。当病变小时诊断骨样骨瘤。但在肿瘤直径为1.5~2.0cm时,与骨母细胞瘤鉴别有时较困难,必须结合临床和影像学检查。骨母细胞瘤可呈分叶状或多灶性、没有外周纤维血管带、骨样组织和编织骨更加不规则、病变中心没有成熟骨、更加富有细胞性和多形性、间质更富于血管。

(七)免疫表型

成骨细胞的细胞核SATB2强阳性表达。间质内梭形细胞EMA和NSE常阳性表达;S100和NF神经纤维阳性表达;SMA常阴性;IMP3阴性表达。

(八)预后因素

预后极好,复发少见。一些病变未经治疗可自行消退,也有演进为骨母细胞瘤的个别报道。临床症状较轻、首次发现者可采取药物保守治疗。脊柱、指(趾)骨、腕骨病灶和病变邻近周围神经时,需手术切除瘤巢和硬化区。除外需要手术切除的病变,可选择射频消融、CT引导粗针钻孔切除等微创技术治疗。

(九)典型病例(图3-2-1~图3-2-3)

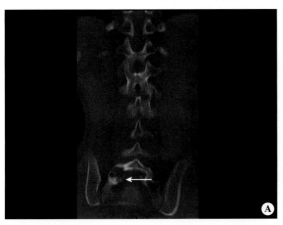
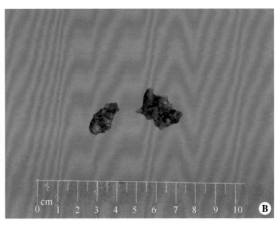

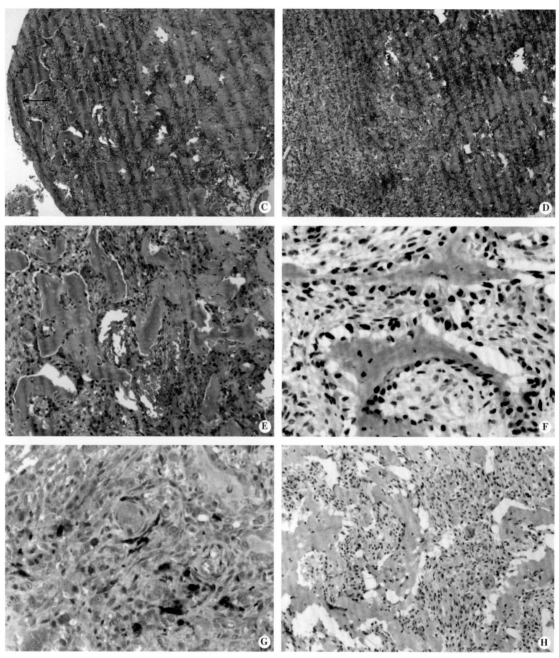

图3-2-1　腰5/骶1右侧关节突骨样骨瘤；男，9岁

A. 冠状面CT示腰5/骶1右侧关节突骨质膨胀性破坏（箭头所示）；B. 大体标本示灰白、灰红色碎组织，总体积为2.0cm×2.0cm×0.5cm；C. 骨皮质变薄（箭头所示），肿物局限于皮质内，近皮质侧为编织骨，中央为骨样组织（右侧）；D. 肿瘤组织内部分区域纤维组织丰富（左侧），无骨样基质或编织骨形成，类似于纤维组织细胞瘤；E. 示纤维血管间质，散在破骨样巨细胞；F. SATB2示编织骨小梁周围成骨细胞衬覆；G. S100显示病变内神经纤维阳性；H. IMP3阴性，有助于与骨肉瘤鉴别

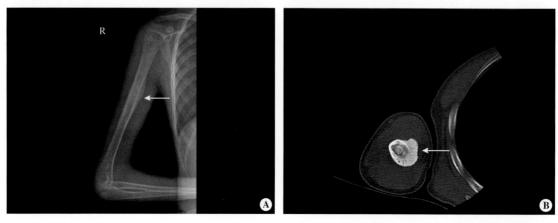

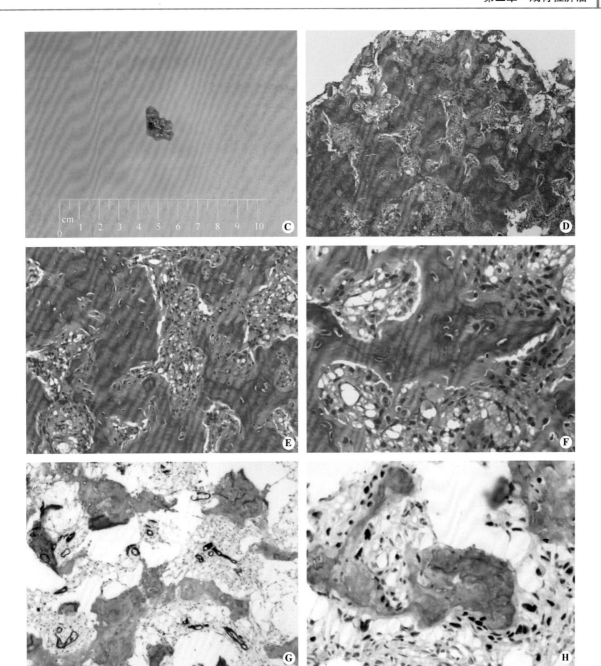

图3-2-2　右侧肱骨髓腔内骨样骨瘤；男，26岁

A. DR示右侧肱骨中上段骨皮质梭形增厚，髓腔内密度不均匀增高，边界不清（箭头所示）；B. 横断面CT示髓腔内密度不均匀增高，中央可见一溶骨性瘤巢（箭头所示）；C. 大体标本示灰白、灰红色碎骨组织，总体积为1.5cm×1.0cm×0.4cm；D. 瘤巢界限清，结节状；E. 丰富的纤维血管间质和编织骨；F. 骨小梁周围成骨细胞围绕，少量破骨样巨细胞；G. CD34示间质血管丰富，于间质的中心分布；H. SATB2示骨小梁周围成骨细胞的细胞核强阳性

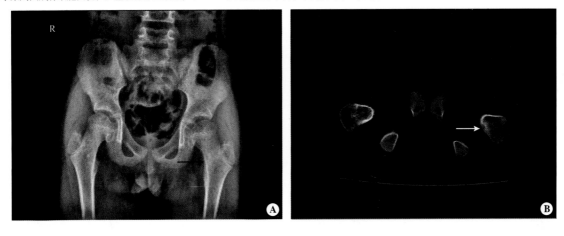

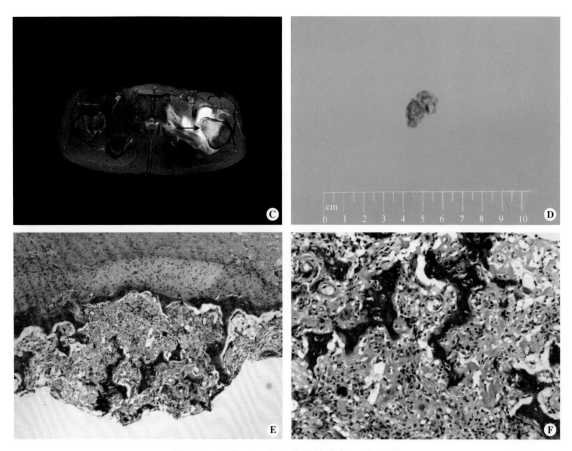

图3-2-3　左侧股骨颈骨膜骨样骨瘤；男，9岁

A. DR示左侧股骨颈片状致密影（箭头所示）；B. CT示左侧股骨颈可见点状高密度影（箭头所示）；C. MRI横断面T₂加权像示病变呈小片状较高密度影，
边缘清晰（箭头所示）；D. 大体标本示灰白、灰黄色碎组织，总体积为1.2cm×1.0cm×0.3cm；E. 肿瘤组织位于骨膜下，界限清，骨膜反应不明显；
F. 肿瘤组织内丰富的纤维血管间质和骨样基质伴钙化

三、骨母细胞瘤

（一）定义

1956年Jaffe首先描述并命名，骨母细胞瘤（osteoblastoma）是一种罕见的良性成骨性肿瘤，直径＞2cm，产生编织状骨小梁，周边衬覆明显的成骨细胞。

（二）发病部位

本病罕见，约占所有良性骨肿瘤的3%，所有原发骨肿瘤的1%。约1/3病例发生于脊椎后部附件和骶骨，其中颈椎多见，占39%，胸椎占21%，腰椎占23%，骶椎占17%；其次好发于下肢长骨，特别是股骨和胫骨的髓腔内；颅面骨（15%）和手足骨（14%）也可见。绝大多数病例发生在骨内（髓内），极少数发生在骨表面骨膜（外周的）位置。

（三）临床特征

本病发病年龄较广（范围6～75岁），年轻人最好发（10～30岁），80%的病例发病年龄＜30岁，平均发病年龄20岁。男性多见，男女比为2.5∶1。缺乏特异性的临床表现，疼痛发生率为80%～100%，多为持续性、逐渐加重的钝痛，夜间痛不明显，多数患者非甾体抗炎药疗效欠佳。脊柱骨母细胞瘤常见症状包括背痛、脊柱侧凸（斜颈）和神经根受压。四肢骨母细胞瘤也产生疼痛和（或）肿胀，但是这些症状轻微，就医前常持续疼痛数月。

（四）影像特征

X线平片多表现为圆形或卵圆形、局限性、膨胀性溶骨性破坏，界限清楚，骨皮质变薄。30%病例的溶骨性透亮区内可出现斑片状钙化影。病灶被周围反应性骨质硬化包绕。"侵袭性骨母细胞瘤"具有骨膜反应。CT是最佳的影像学检查，能够精确定位脊柱内病变，显示病变内钙化。MRI表现无特异性，可显示病变内是否继发动脉瘤样骨囊肿，显示病变与骨髓和神经之间的解剖关系。

（五）大体检查

骨母细胞瘤体积较大，平均直径为3.0～4.0cm，体积巨大者直径可达15cm。大多数肿瘤采取刮除治疗，送检标本通常是灰红色碎组织。完整切除标本，灰红色肿瘤与周围骨组织界限清，质地砂砾感。皮质变薄。继发囊性变时，囊腔内充满血液，类似于动脉瘤样骨囊肿。

（六）组织病理学

骨母细胞瘤与骨样骨瘤具有相似的组织学特点。由于骨母细胞瘤为髓内病变，周围常缺乏明显的硬化骨，病变与硬化骨之间无纤维血管分隔带。骨母细胞瘤由相互交连的编织骨骨小梁和疏松的纤维血管间质构成。肿瘤与周围骨组织之间界限清楚，编织骨骨小梁经常与周围宿主骨相连。同一肿瘤内可呈现骨不同成熟程度的变化谱系，即簇状或条索状排列的增生活跃的成骨细胞伴有少量骨样基质、纤细花边状骨样基质、粗大的相互交连骨小梁和片状致密硬化的编织骨同时混合存在。骨小梁周围衬覆单层成骨细胞。破骨样多核巨细胞较丰富，参与骨的重建。具有较多黏合线的Paget样改变易见。成骨细胞的形态学特征有所差异，大的不成熟成骨细胞具有丰富、嗜碱性、细颗粒状胞质；核周富于高尔基区；细胞核体积大，突出核仁。成熟成骨细胞体积较小，胞质少，细胞核小；核分裂象低，无非典型核分裂象。其他镜下改变包括重度钙化的不成熟骨（蓝骨）、明显的纤维血管间质、广泛病变内出血和继发动脉瘤样骨囊肿。透明软骨罕见。

上皮样骨母细胞瘤是骨母细胞瘤罕见亚型，主要的组织学特征是肥硕的上皮样成骨细胞在骨小梁之间呈片状分布或衬覆在骨小梁周围，上皮样细胞边界清，胞质丰富，细胞核偏位，圆形或卵圆形，核仁清晰。侵袭性骨母细胞瘤这一概念仍存争议，临床上，侵袭性骨母细胞瘤主要是指肿瘤边界不清、侵犯周围软组织、复发率高等特点。研究发现，侵袭性骨母细胞瘤大部分表现为上皮样骨母细胞瘤的组织学特点。WHO（2013年）软组织和骨肿瘤分类将其归入上皮样骨母细胞瘤。目前两者的使用仍存在混乱，主要原因在于部分上皮样骨母细胞瘤并不能准确预测临床的侵袭性生物学行为。骨母细胞瘤伴有广泛的退行性变的非典型性改变时被称为假恶性骨母细胞瘤。退行性变的细胞学非典型性改变可表现为大的退变核、污秽的染色质，易与恶性肿瘤混淆。这一改变与神经鞘瘤的返祖现象相似。3%的骨母细胞瘤呈多灶性，即影像检查和大体标本表现为单个病变，而镜下呈多结节状生长的特点，可称之为多灶性（多结节性）骨母细胞瘤。

（七）预后因素

骨母细胞瘤具有局部侵袭性，脊柱骨母细胞瘤复发率为20%，死亡率为8%。首选手术治疗，采取刮除或整块切除取决于病变部位和肿瘤的侵袭性。最新研究认为，对于脊柱骨母细胞瘤，采用Enneking分期（S1静止期，S2活跃期，S3侵袭期）不能有效指导临床治疗，降低复发率。

（八）典型病例（图3-3-1）

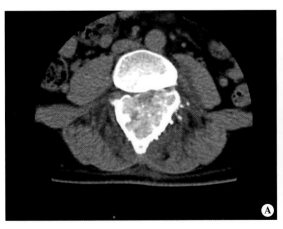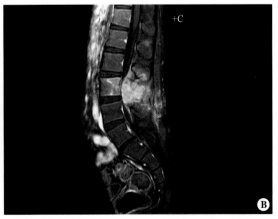

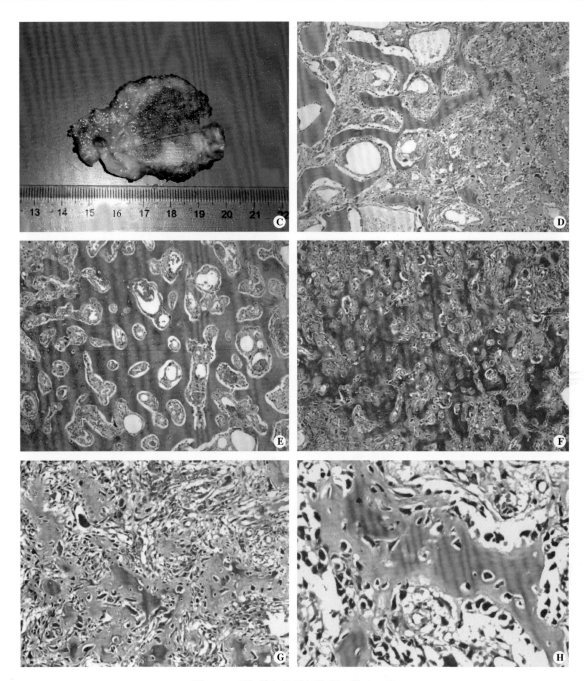

图3-3-1 腰3棘突骨母细胞瘤；男，19岁

A. 横断面CT示腰3棘突溶骨性破坏，病变内点状高密度影，周围反应性硬化骨；B. MRI矢状面T₁加权像增强扫描可见肿瘤明显强化；C. 大体标本示灰红、灰褐色肿物，体积为4.0cm×3.2cm×2.5cm，与周围组织分界清；D. 肿瘤组织与周围宿主骨分界清；E.肿瘤组织内相互交连的板层骨；F. 局部以编织骨为主，纤维血管间质，红细胞外渗；G. 骨样基质为主；H. 编织骨周围有成骨细胞衬覆

四、低级别中央型骨肉瘤

（一）定义

低级别中央型骨肉瘤（low-grade central osteosarcoma）是一种发生于髓腔的低级别恶性成骨性肿瘤，又称为低级别髓内骨肉瘤。

（二）发病部位

低级别中央型骨肉瘤大多数位于下肢长骨，特别是股骨远端（50%），其次为胫骨近端和肱骨近端。扁平骨和手足骨少见。

（三）临床特征

低级别中央型骨肉瘤占所有骨肉瘤的1%～2%。发病高峰是20～30岁；女性略多。受累部位疼痛和（或）肿胀是最常见的症状。疼痛程度较轻或中等，持续时间长，诊断前常持续数月至数年不等（平均2年）。

（四）影像特征

X线平片表现差异较大，肿瘤通常位于长骨干骺端或干骺端骨干侧，表现为体积大、溶骨性、粗糙小梁状和局部侵袭性的特征。X线表现主要有四种类型：①溶骨性骨质破坏，内含不同数量粗大骨小梁（32%）；②溶骨性骨质破坏为主，内含少量纤细、不完整的骨小梁（30%）；③致密的骨质硬化（24%）；④溶骨和硬化混合（14%）。大多数低级别中央型骨肉瘤表现出一定程度的皮质破坏和（或）骨膜反应及软组织侵犯，这些都是明确的恶性特征。然而1/3的病例具有清晰或比较清晰的边界，容易误诊为良性病变。CT和MRI能够更清晰地显示肿瘤的大小、侵犯范围、肿瘤内部结构及其与周围组织之间的关系。

（五）大体检查

肿物主要位于干骺端髓腔内，边界较清，灰白色，实性，砂砾感。常破坏骨皮质并侵犯周围软组织。

（六）组织病理学

低级别中央型骨肉瘤由低或中等密度的成纤维细胞样梭形肿瘤细胞和数量不等的骨样基质或成熟程度不等的瘤骨组成。梭形肿瘤细胞呈束状或编织状排列，轻度非典型性，核分裂象少见，肿瘤细胞间胶原较丰富。少数病例可仅产生少量骨样基质，以梭形细胞增生为主，此时容易误诊为促结缔组织增生性纤维瘤或低级别纤维肉瘤。最为常见的特征是肿瘤内含有相互吻合呈网状、分枝状和弯曲的编织骨，骨小梁周围常缺乏成骨细胞衬覆，类似于纤维结构不良中的编织骨。少数病例含有中等到大量的较成熟板层状瘤骨，板层状瘤骨相互平行排列，类似于骨旁骨肉瘤。有些病例内除存在少量典型低级别中央型骨肉瘤的成分之外，主要以Paget样瘤骨为主，即极其致密、

硬化的骨小梁，伴有镶嵌样图案的黏合线，易与骨Paget病相混淆。小灶状散在分布的非典型软骨偶尔可见。良性多核巨细胞易见。

低级别中央型骨肉瘤特别容易误诊为良性病变，误诊率可达40%～50%。即使有经验的病理学家，一次活检诊断率仅为55%，部分病例明确诊断甚至需要3次以上的活检。误诊误治导致肿瘤复发甚至演进为高级别肉瘤。取材需要全面和广泛，特别是与周围正常组织交界处，在肿瘤的边缘，肿瘤组织常包绕宿主骨皮质和（或）骨松质，这是确定肿瘤侵袭性生物学行为的重要特征之一。低级别中央型骨肉瘤与纤维结构不良鉴别特别强调结合影像学检查，特别是穿刺活检时，大多数低级别中央型骨肉瘤影像学检查显示一定程度的皮质破坏和（或）骨膜反应及软组织侵犯，这些都是明确的恶性特征，有助于与纤维结构不良相鉴别。

（七）免疫表型

MDM2和CDK4有重要的辅助诊断价值。综合近几年文献研究结果，MDM2阳性率为58.9%（33/56）、CDK4为46.4%（26/56）。最初研究发现，两者联合检测在低级别中央型骨肉瘤诊断中敏感性为100%，特异性为97.5%。最新两个研究结果显示，两者联合检测敏感性分别为78%和85%。脱钙影响较大，当阴性表达时也不能排除低级别中央型骨肉瘤的可能。肿瘤细胞SATB2阳性表达。IMP3常阴性表达。

（八）预后因素

治疗以手术广泛切除为主，不需要化疗和放疗。预后好，5年生存率达80%～90%。15%～44%复发病例可演进为高级别肉瘤，进而发生转移。

（九）典型病例（图3-4-1）

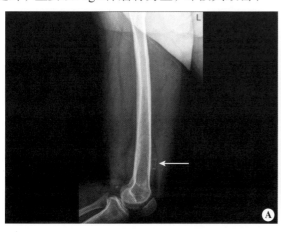
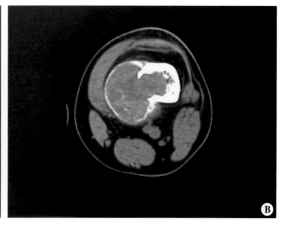

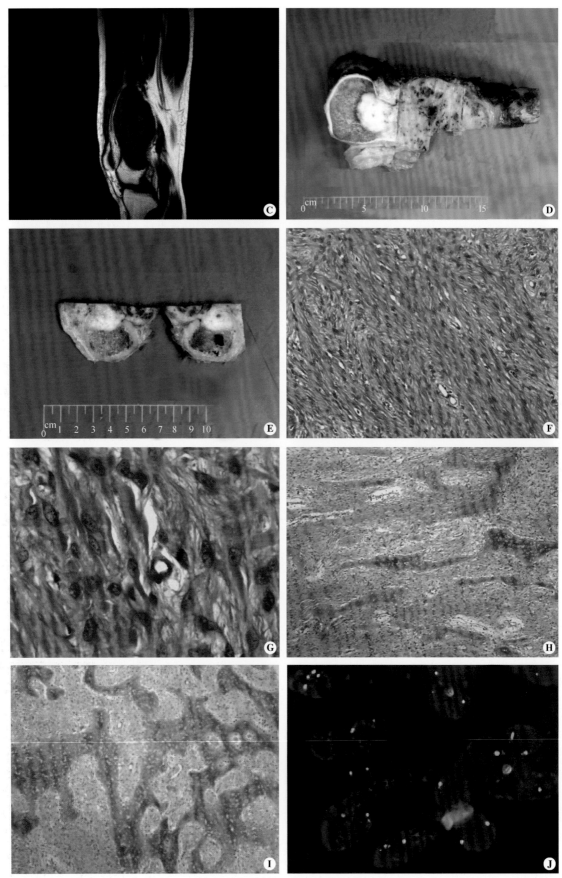

图3-4-1 左侧股骨远端低级别中央型骨肉瘤；男，35岁

A. DR示左侧股骨远端干骺端不规则骨质破坏（箭头所示）；B. 横断面CT示不规则溶骨性破坏，内侧骨皮质破坏并软组织肿块，肿物内密度不均匀，可见絮状高密度影；C. MRI矢状面T₁加权像呈等信号，边界清楚；D. 大体标本示左侧股骨远端干骺端髓腔内灰白色肿物，长径11.0cm，微囊形成，质较韧，砾粒感，局部破坏骨皮质形成软组织肿块；E. 大体标本横切面示骨皮质被灰白色肿瘤穿透；F. 形态较温和的梭形肿瘤细胞束状排列，胶原较丰富；G. 核分裂象少见（3个/10HPF）；H. 肿瘤性编织骨平行排列；I. 肿瘤性编织骨相互吻合；J. FISH检测示MDM2基因扩增（免疫组化检测MDM2阴性）

五、普通型骨肉瘤

（一）定义

普通型骨肉瘤（conventional osteosarcoma）是一种发生于骨内、肿瘤细胞成骨的高级别恶性肿瘤；来源于正常骨组织时为原发性，如果骨之前存在病变如辐射、Paget病、梗死等为继发性。

（二）发病部位

原发性普通型骨肉瘤可以发生在任何骨，但是大多数来源于四肢长骨，特别是下肢长骨，股骨远端最多见（30%），其次为胫骨近端（15%）和肱骨近端（15%）。在长骨，肿瘤通常发生于干骺端（90%），少见于骨干（9%），骨骺罕见。中轴骨和颅面骨多见于成年人。手足骨罕见。

任何部位的Paget骨都可发生肉瘤转化，最常见的部位是骨盆、肱骨、颅骨和股骨。四肢长骨典型发生部位为干骺端-骨干侧。与Paget病受累骨的分布相比较，Paget骨肉瘤发病部位与Paget病好发于肱骨而少见于脊柱明显不成比例。15%～20%的病例为多灶性病变，不清楚是否为转移病灶或各自原发。放疗后骨肉瘤能够发生在任何受到辐射的骨，最常见的部位是骨盆和肩部。

（三）临床特征

普通型骨肉瘤是骨最常见的原发性高级别肉瘤，约占所有高级别恶性骨肿瘤的75%。诊断时平均年龄15岁（范围2～70岁）。具有两个明显的发病高峰，第一个大的发病高峰年龄为10～14岁，第二个小的高峰为年纪大的成年人（>40岁）。男性略多，男女比为1.5：1。

绝大多数骨肉瘤为原发性（97.9%），少数为继发性（2.1%）。最常见的危险因素是放射线照射史和Paget病。约1%的Paget病发生骨肉瘤转化，最常见于多骨性病变的患者（约占70%），发病高峰约为70岁，男性为主。骨肉瘤是最常见的放射线诱发的肉瘤，占所有骨肉瘤的2.7%～5.5%。放射线相关骨肉瘤典型病例发生在老年患者。骨肉瘤继发于其他病变非常罕见，包括骨梗死、良性肿瘤（纤维结构不良、单纯性囊肿、脂肪硬化性黏液纤维性肿瘤）、金属假体关节和五金材料等。

普通型骨肉瘤具有疼痛、肿胀和运动障碍三大主要症状。疼痛具有深在性、进展性和诊断前持续数周至数月的特点。疼痛常由初期的间歇性隐痛进展为持续性剧痛，夜间显著。表面皮肤呈现皮温升高、红斑、水肿和明显曲张的静脉形成卡通样图案。肿块表现为不断增大和可触痛。因瘤骨的数量不同，质地有所差异，可表现为质软、韧和硬。肿物巨大时导致关节运动受限、肌肉骨骼功能下降和关节积液。早期可伴有轻度发热、乏力、体重下降等表现，进展期出现恶病质。约11%的患者诊断时已发生转移，出现咳嗽、咯血和胸部疼痛常提示肺转移。约8%的病例合并病理性骨折，特别是股骨病变。

出现疼痛、肿胀和可触及肿块提示Paget骨发展为骨肉瘤。放疗诱发骨肉瘤通常至少2年的潜伏期，平均11～15年。实验室检查碱性磷酸酶（AKP）和乳酸脱氢酶（LDH）通常升高。

（四）影像特征

约50%的骨肉瘤能够通过X线平片诊断。X线平片表现具有多样性的特点，与骨样基质的比例和侵袭性大小相关。X线常表现为侵袭性生长（骨皮质破坏并软组织肿块）、骨膜反应（紊乱、日光放射状及Codman三角）和不规则新生骨（象牙质样、棉絮状和针状）。Codman三角形成主要原因是肿瘤组织侵犯骨外，使骨膜与骨分离，骨膜内层的骨祖细胞反应性增生形成新生骨，有时可形成肉眼可见的骨壳，新生骨在病变周围较完整，中段由于肿瘤组织的破坏则不连续或消失，由此形成Codman三角。CT扫描可进一步显示骨破坏状况、肿瘤内部矿化程度、血供情况、与神经和血管的关系及软组织边界等。MRI检查能够清楚地显示肿瘤软组织内和髓腔内的侵犯范围，与肌肉、神经、血管等周围正常结构的关系，有助于术前制订手术计划。

（五）大体检查

普通型骨肉瘤通常体积大，平均直径为9.5cm（范围1.5～31cm）。部分受累骨可明显膨大，骨周围可出现偏心性或环形软组织肿块，软组织肿块质地常较骨内肿块软，容易切开。肿物大体切面常呈现多种不同的质地和色泽，与肿瘤内瘤骨成分、软骨肉瘤成分和纤维肉瘤成分之间的比例有关。肿物内瘤骨成分常呈灰白色、砂砾样，重度矿化时质硬，无法直接取材；软骨肉瘤成分呈灰白色，闪亮反光，质脆，容易切取；纤维肉瘤样成分则呈鱼肉样、质软。三种成分常相互混杂存在，特别是前两种成分。出血和囊性变常见。肿瘤常侵犯关节软骨下和骨干骨髓腔。目前骨肉瘤采用术前新辅助化疗的治疗模式，大体标本常出现瘤体缩小、出血、广泛坏死、黏液样变和纤维化等继发性改变。

（六）组织病理学

普通型骨肉瘤具有多样性的形态学特征。典型的肿瘤细胞表现为重度非典型性和多形性，大小不等，形态不一。肿瘤细胞可呈上皮样、浆细胞样、小圆形、短梭形或梭形；细胞质嗜酸性或透亮，细胞核多形性，深染，核分裂象易见，病理性核分裂象常见。肿瘤细胞产生细胞外基质可以是骨样、软骨样或纤维样，常以不同比例混合存在。当肿瘤细胞被骨样基质围绕时经常体积变小，呈现"正常化"。肿瘤组织呈渗透性生长特征，替代骨髓腔，包绕和侵蚀骨小梁，充满和扩张骨皮质内的哈弗斯系统。

骨肉瘤诊断要点是识别骨样基质和肿瘤性成骨。没有最小数量要求，任何数量都足以诊断骨肉瘤。特征性改变是骨样基质与肿瘤细胞紧密排列，基质沉积形成原始、结构紊乱的骨小梁时可产生丝状和粗糙的花边样特征，或相互交联的骨小梁形成宽片状。瘤骨的数量不等，结构上是编织骨。在没有矿化时骨样基质呈嗜酸性（红色），如果矿化后则呈嗜碱性（蓝色）。杂乱沉积的黏合线可形成Paget样外观。鉴别未矿化基质（骨样基质）与其他嗜酸性细胞外基质特别是胶原纤维，有时可能存在困难并且主观性强。胶原倾向更加纤丝状，细胞之间被挤压，常见片状沉积。

普通型骨肉瘤分型：基于主要的细胞外基质的类型，能够分成三种亚型，即成骨细胞型（76%～80%）、成软骨细胞型（10%～13%）和成纤维细胞型（10%）。这些亚型与治疗和预后之间没有联系。成骨细胞型骨肉瘤中骨样基质或瘤骨是最主要的基质；镜下表现形式多样，如幼稚的纤细、花边样骨样基质，较成熟的相互吻合的肿瘤性编织骨，甚至形成致密坚实的密质型瘤骨，不同病例甚至同一病例的不同区域之间骨样基质或瘤骨的比例和成熟程度均会有所差异。当骨基质成分广泛，肿瘤细胞稀少，呈现"正常化"改变时，称为硬化型骨肉瘤，此亚型在活检时难

以诊断。在成软骨细胞型骨肉瘤中，肿瘤性软骨是高级别透明软骨肉瘤，常出现黏液样变。肿瘤细胞展现软骨细胞表型，具有重度非典型性，位于透明软骨基质中的软骨陷窝内。软骨肉瘤可以形成巨大的占优势的成分或与骨肉瘤成分相互交错分布。穿刺活检中仅为高级别恶性软骨肉瘤时也应当强烈怀疑成软骨细胞型骨肉瘤的可能。在成纤维细胞型骨肉瘤中，肿瘤细胞通常是梭形，少见上皮样，经常表现出重度非典型性。梭形肿瘤细胞排列呈束状或车辐状（曾称为恶性纤维组织细胞瘤样亚型）。肿瘤细胞具有细丝状嗜酸性胞质是肌成纤维细胞分化的特点。

继发性Paget骨肉瘤是高级别骨肉瘤，可以表现为成骨细胞型、成纤维细胞型或成软骨细胞型的形态学特征，所占比例依次降低。毛细血管扩张型和小细胞亚型也有报道。放疗诱导骨肉瘤中可见同时存在放射性骨炎的组织学改变。

少见亚型如下所述。

1. 富于巨细胞亚型

富于巨细胞骨肉瘤相对常见。破骨样多核巨细胞数量众多，广泛分布于肿瘤组织内是富于巨细胞亚型的标志性特征，肿瘤性骨样基质少。由于骨肉瘤内常常混杂有破骨样多核巨细胞，破骨样多核巨细胞达到何种程度才能诊断为富于巨细胞亚型骨肉瘤目前尚无明确诊断标准。好发于膝关节区域（58.5%），干骺端占62.9%，骨干占25.7%，骨骺占11.4%；影像学易误诊为骨巨细胞瘤；骨特异性碱性磷酸酶正常。需要与骨巨细胞瘤和原发性恶性骨巨细胞瘤相鉴别。

2. 上皮样骨肉瘤

本型罕见，文献报道30余例，临床和影像学特征类似于普通型骨肉瘤。上皮样亚型的组织学特征是圆形或多角形，体积大（正常成骨细胞的2倍），胞质丰富，嗜酸性，泡状核，核仁明显，排列呈片状、巢团状、腺样、乳头样或玫瑰花结样。预后较差，年龄大的患者需要与转移癌相鉴别。

3. 骨母细胞瘤样亚型

本型罕见，肿瘤细胞围绕肿瘤性骨小梁排列，类似于骨母细胞瘤的特点。二者鉴别的特征是渗透性生长特征、细胞非典型性和小梁间富于细胞。

4. 软骨母细胞瘤样亚型

本型罕见，类似于良性软骨母细胞瘤，但是表现出浸润性生长特征，具有更高级别的细胞非典型性。

5. 伴有黏液样纤维瘤样特征的骨肉瘤

WHO（2002年）软组织和骨肿瘤分类中曾单独命名软骨黏液样纤维瘤样骨肉瘤（chondromyxoid fibroma-like osteosarcoma），而2013年分类中未再单独命名。鉴于其独特的组织学改变，有文献现将其称为伴有黏液样纤维瘤样特征的骨肉瘤。发病年龄较大（>25岁）。组织学特点是大部分区域富含黏液样间质，梭形细胞和星芒状细胞疏密不均，低-中度非典型性，核分裂象较少，易误诊为软骨黏液纤维瘤。

普通型骨肉瘤通常进行术前化疗，准确评估化疗反应非常重要，化疗反应是总生存率和无病生存率最重要的预后指标之一。>90%坏死率被认为化疗效果好。

（七）免疫表型

骨肉瘤缺乏特异性的诊断标志物。成骨标志物主要包括骨粘连蛋白（osteonectin）、骨钙素（osteocalcin）、SP7（成骨细胞相关转录因子）、牙本质基质蛋白1（dentine matrix protein，DMP-1）和富含AT序列特异性结合蛋白2（special AT-rich sequence-binding protein，SATB2）。目前在骨肿瘤诊断中SATB2应用较广泛，SATB2是骨肉瘤高度敏感（>94%），但不特异（55%）的标志物，不能区分骨肿瘤的良恶性。笔者在临床实践中发现，IMP3在成骨性肿瘤的良、恶性鉴别中具有很高的应用价值；IMP3在高级别骨肉瘤中常呈弥漫强阳性表达，而良性成骨性肿瘤阴性。联合

SATB2和IMP3有助于骨肉瘤的诊断和鉴别诊断，特别是在穿刺活检诊断时。骨肉瘤其他经常表达的抗原包括S100、actin、SMA、NSE、CD99和p16。骨肉瘤也可表达角蛋白（少见）和EMA，特别是EMA，其在骨肉瘤阳性率较高，不要误诊为转移癌。

（八）预后因素

局部侵袭性生长和快速血液系统播散是普通型骨肉瘤临床病程的特征。肺转移最常见，其次为骨转移。治疗的目标是根除原发灶和消除转移。局部治疗通常进行保肢广泛肿瘤切除，无法手术切除的肿瘤进行放疗。目前多采用肿瘤穿刺活检病理诊断、术前化疗、疗效评估、外科手术和术后辅助化疗的模式。多种药物联合化疗对于高级别骨肉瘤的预后有巨大影响。未进行化疗仅单独手术切除患者80%死于此病，当前联合治疗，70%的患者能长期生存。存在转移或复发的患者生存率明显下降，5年生存率<20%。对骨肉瘤预后有影响的因素包括患者年龄、性别、肿瘤大小/体积、部位、外科切缘和分期。未转移的远端病变、>90%化疗后肿瘤坏死率和完全切除预后好，预后危险因素包括肿瘤位于肢体近端和中轴骨、体积大、诊断时转移和化疗反应差。研究认为免疫组化检测p16阴性预示患者化疗反应差和预后不良。

Paget骨肉瘤预后差，平均生存期是8～21个月，5年生存率约10%。最近资料表明肿瘤部位、分期和治疗方式对预后没有明显影响。放疗后骨肉瘤的预后与普通型原发骨肉瘤相当，5年无病生存率是42%～58%。骨盆、脊柱和肩胛带预后差。化疗反应与预后无关。

（九）典型病例（图3-5-1～图3-5-7）

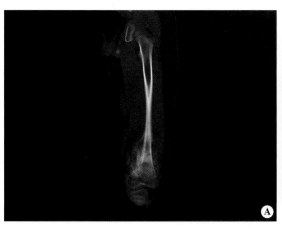
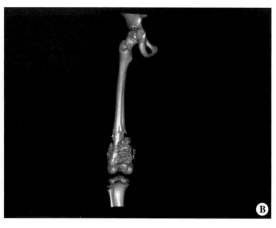

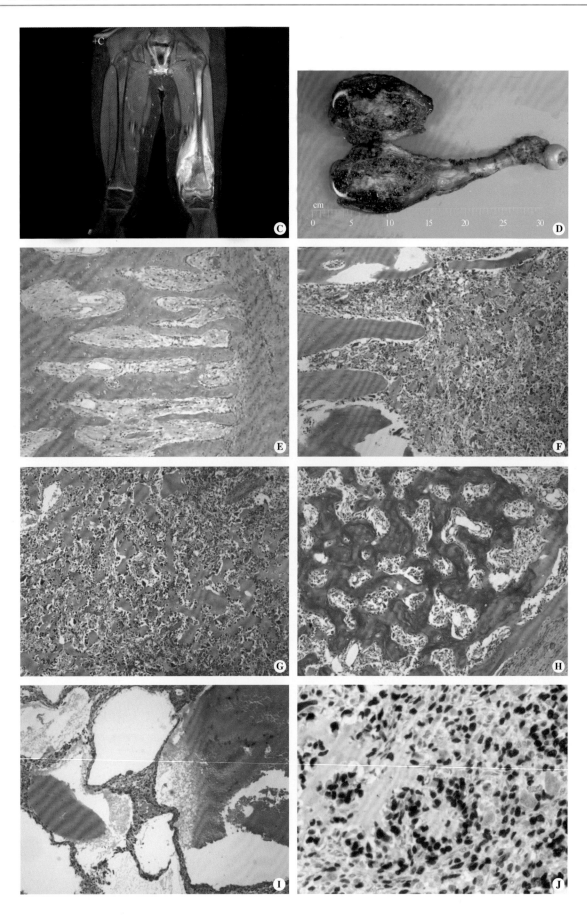

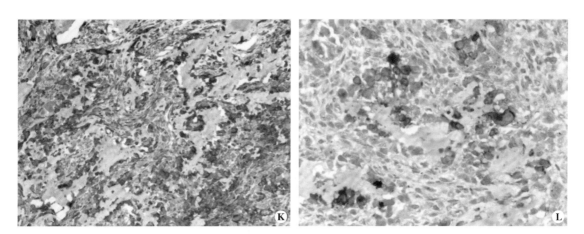

图3-5-1　左侧股骨远端成骨细胞型骨肉瘤；男，5岁

A. 冠状面CT示左侧股骨远端浸润性骨质破坏，内部见片状骨化，周围软组织肿块；B. CT三维重建；C. MRI冠状面T₂加权像呈高信号为主的混杂信号，巨大软组织肿块；D. 大体标本示左侧股骨切除标本，远端明显膨大，周围软组织肿块包绕，切面髓内肿物长径12.0cm，灰红间灰白色，片状出血，可见大小不等的血性囊腔；E. 骨膜反应骨；F. 肿瘤组织浸润骨皮质；G. 肿瘤细胞产生梁状骨样基质，局部相互吻合；H. 编织状瘤骨内较多杂乱的黏合线，呈Paget样改变；I. 大小不等的出血囊腔，不要误诊为毛细血管扩张型骨肉瘤；J. 肿瘤细胞的细胞核SATB2强阳性；K. IMP3强阳性；L. 肿瘤细胞局灶表达EMA

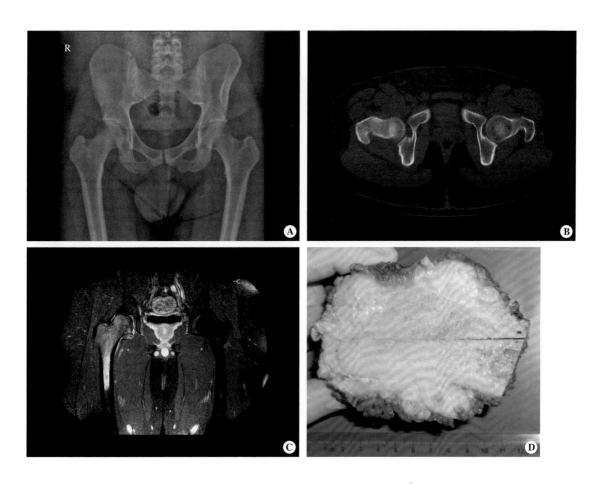

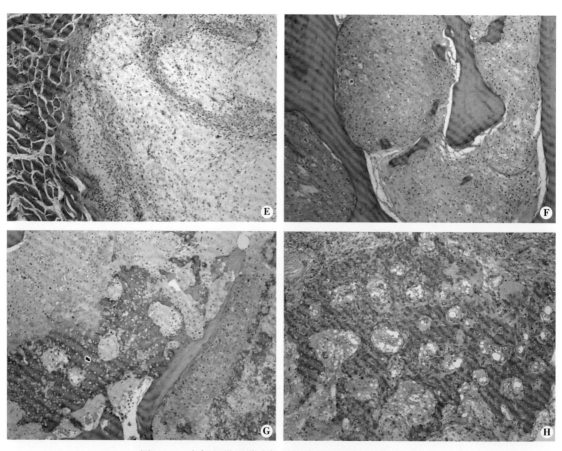

图3-5-2　右侧股骨近端成软骨细胞型骨肉瘤；男，28岁

A. DR示右侧股骨近端斑片状低密度影，无明显软组织肿块影；B. 横断面CT示髓腔内磨砂样高密度影，股骨形态保存；C. MRI冠状面T₁加权像呈低信号；D. 大体标本示右侧股骨近端切除标本，股骨头形态基本保存，肿物长径14.0cm，切面灰白色，软骨样，骨皮质模糊，髓腔内、皮质和周围软组织内肿瘤组织弥漫渗透性浸润；E. 软骨肉瘤成分侵犯横纹肌；F. 髓腔内软骨肉瘤成分浸润；G. 软骨肉瘤和骨肉瘤间隔存在；H. 骨肉瘤成分

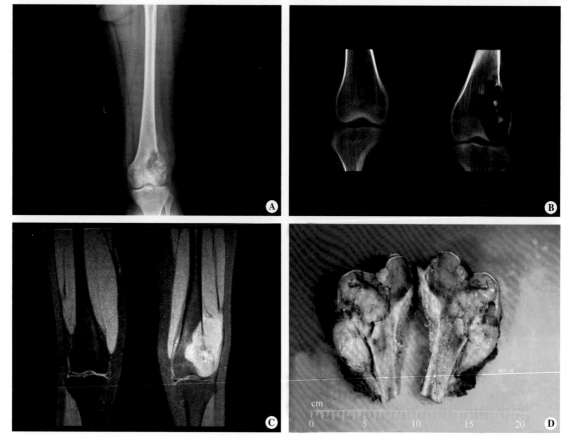

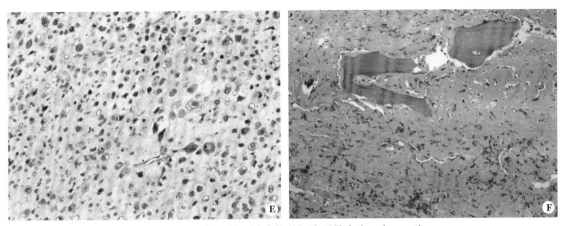

图3-5-3　左侧股骨远端成软骨细胞型骨肉瘤；女，15岁

A. DR示左侧股骨远端干骺端外侧溶骨性破坏，肿物内斑片状高密度影，可见骨膜反应；B. 冠状面CT示不规则溶骨性破坏，肿物内点状或斑状高密度影，无硬化边，骨皮质破坏伴软组织肿块；C. MRI 冠状面T_1加权像呈中等信号；D. 大体标本示左股骨远端切除标本，切面可见软骨样结节状肿物，边界较清，长径9.0cm，切面灰白色，质较硬，侵犯髓腔及周围软组织；E. 高级软骨肉瘤成分；F. 示骨肉瘤成分，硬化性改变，可见残存的宿主骨

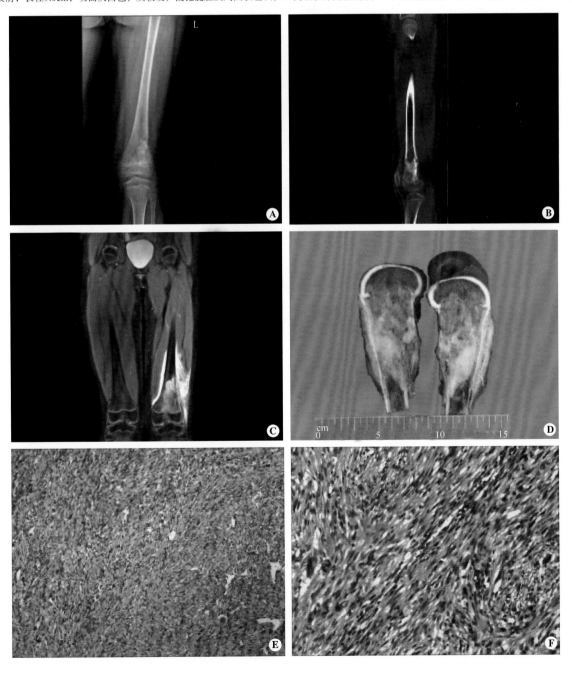

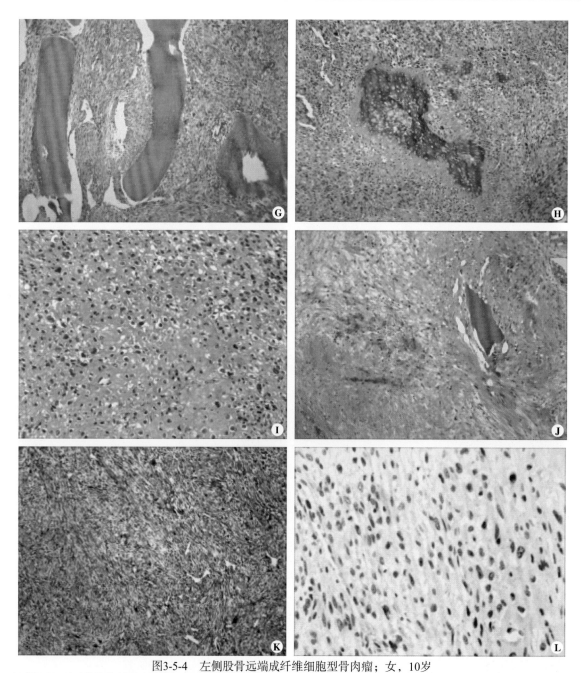

图3-5-4　左侧股骨远端成纤维细胞型骨肉瘤；女，10岁

A. DR示左侧股骨远端片状骨质破坏，边缘不清，可见团片状高密度影，外后缘骨皮质不连续；B. 矢状面CT示左侧股骨远端骨质破坏及软组织肿块影，可见团片状高密度影；C. 冠状面MRI示肿物T_2加权像主要呈高信号，中央斑片状低信号；D. 大体标本示股骨远端切除标本，长11.3cm，骨干直径1.8cm，距骨干切缘1.5cm处髓腔内可见灰白色肿物，长径8.0cm，横径3.5cm，突破骨皮质形成软组织肿块，向下破坏骺板；E，F. 肿物主要由梭形肿瘤细胞构成，束状排列；G. 梭形肿瘤细胞破坏骨皮质；H. 灶性肿瘤性骨；I. 灶性幼稚的骨样基质；J. 化疗后肿瘤坏死，纤维组织增生；K. SMA弥漫强阳性；L. SATB2梭形肿瘤细胞阴性（左侧），骨肉瘤成分阳性（右侧）

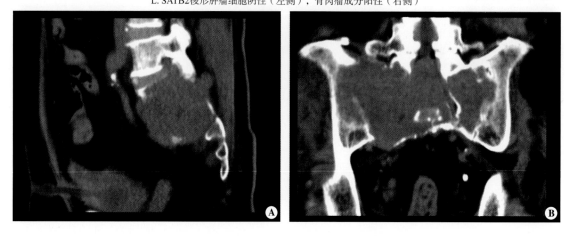

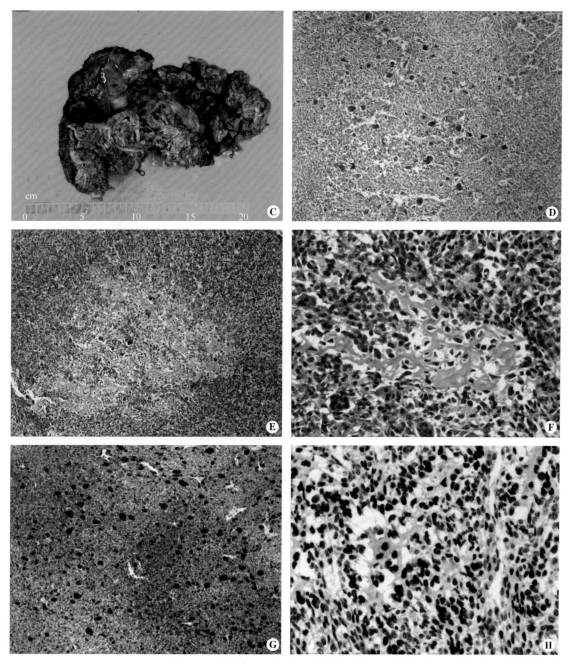

图3-5-5　骶骨富于巨细胞型骨肉瘤；男，66岁

矢状面（A）和冠状面（B）CT示骶1～骶2椎体膨胀性、溶骨性破坏，软组织肿块形成，斑点状钙化；C. 大体标本示不规则破碎骨和软组织肿块，总体积为18.0cm×13.0cm×4.0cm，灰白、灰黄色，质地较硬；D. 肿瘤组织内破骨样多核巨细胞弥漫散在分布；E. 骨样基质小灶性存在；F. 骨样基质纤细花边样；G. CD68示破骨样多核巨细胞丰富，均匀分布；H. 骨样基质区域SATB2强阳性

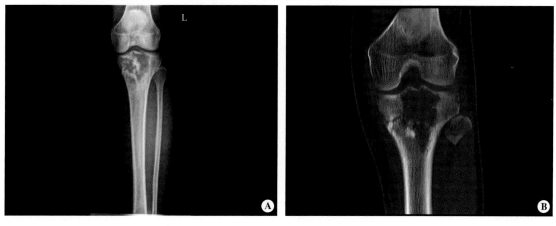

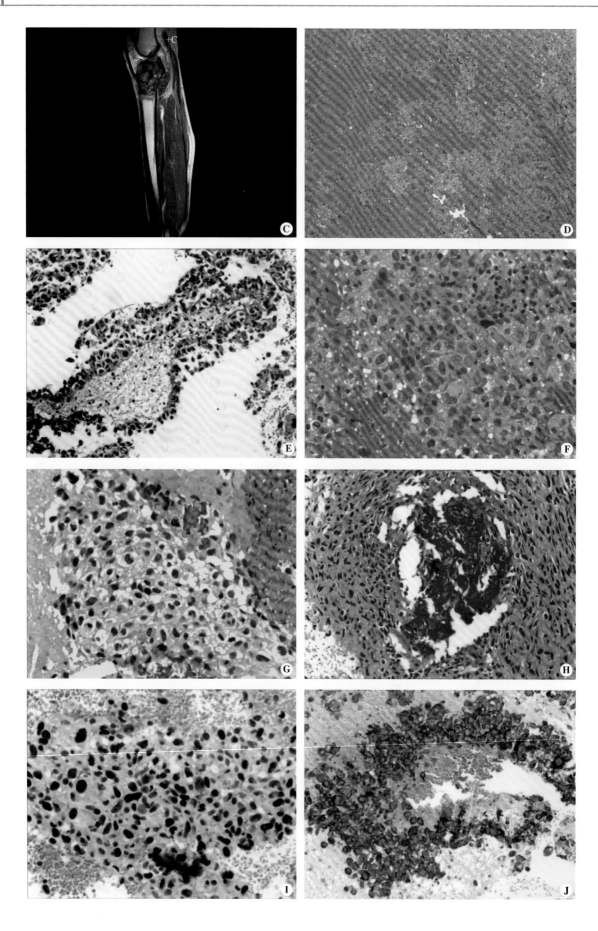

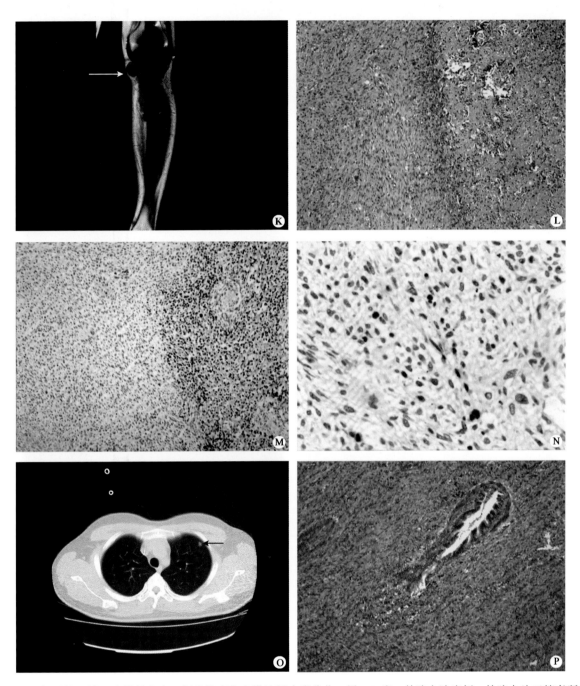

图3-5-6　左侧胫骨近端上皮样骨肉瘤，复发肿瘤伴有横纹肌肉瘤分化；男，24岁；外院会诊病例，外院白片于笔者所在医院行HE染色、免疫组化检测，影像资料来自笔者所在医院；术后半年发现患肢手术区附近包块和肺部转移灶，于笔者所在医院手术切除复发灶和转移灶

A. DR示左侧胫骨近端不规则低密度骨质破坏区，密集不均匀，可见斑片状高密度影，无明显骨膜反应；B. 冠状面CT示病灶主要位于骺端，上达关节软骨，向下累及干骺端；C. MRI矢状面示大片骨质破坏伴软组织肿块，T_1加权像呈低信号，增强扫描不均匀强化；D. 肿瘤组织呈团片状混杂于血凝块中；E. 乳头状结构；F. 上皮样肿瘤细胞体积大，胞质丰富，核仁明显；G. 少量肿瘤细胞的胞质透亮；H. 局灶可见瘤骨；I. SATB2强阳性；J. IMP3强阳性；K. MRI冠状面T_1加权像示复发灶（箭头所示）；L. 复发灶内可见明显的骨肉瘤成分（右侧）和未分化肉瘤样区域（左侧）；M. SATB2示骨肉瘤区域强阳性（右侧），未分化肉瘤样区域阴性（左侧）；N. myogenin散在阳性；O. 横断面CT示肺内转移结节（箭头所示）；P. 肺内转移灶为梭形肿瘤细胞呈束状排列，杂有多核瘤巨细胞呈未分化肉瘤样改变，未见明显骨肉瘤和横纹肌肉瘤成分

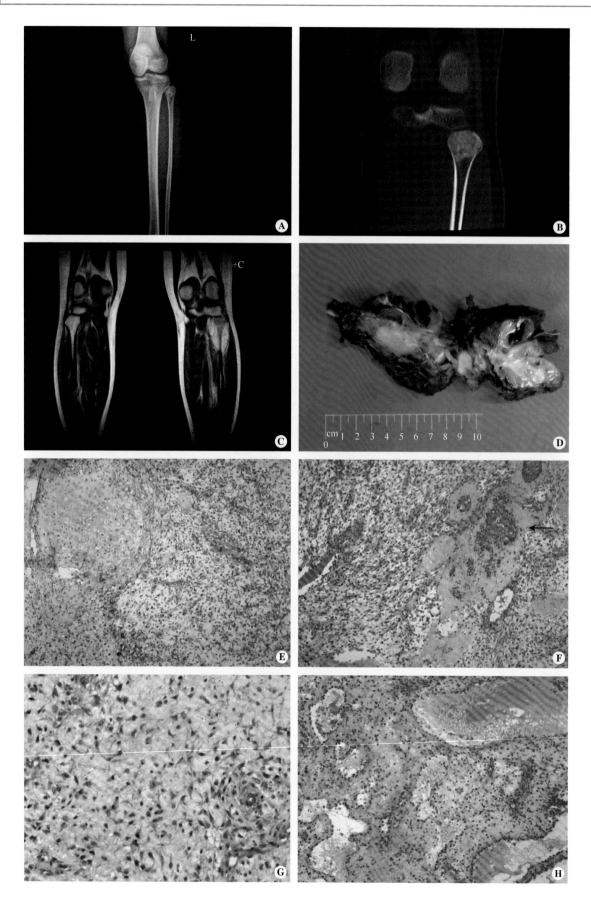

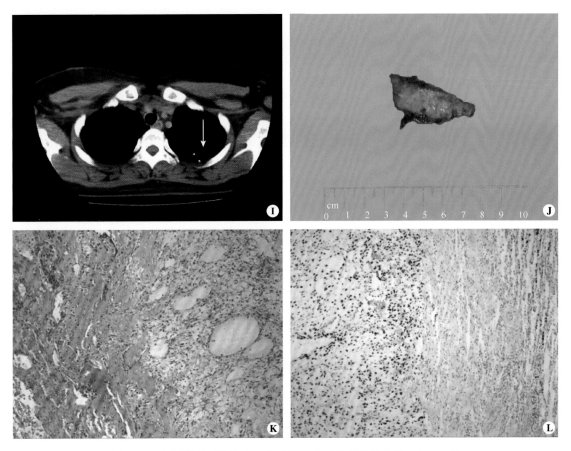

图3-5-7　左侧腓骨近端伴有黏液样纤维瘤样特征的骨肉瘤；女，22岁

A. DR示左侧腓骨近端骨质密度不均匀，囊状低密度骨质破坏，可见硬化边，轻度骨膜反应；B. 冠状面CT示腓骨近端肿物内可见斑片状高密度影；C. MRI冠状面示T₁加权像呈低信号，增强扫描明显强化，周围软组织肿块形成；D. 左侧腓骨近端切除标本，肿瘤切面灰白色，半透明状，长径为6.0cm；E. 肿瘤组织黏液丰富，梭形瘤细胞稀疏，局部可见软骨肉瘤成分（左上角）；F. 肿瘤组织内局灶可见瘤骨（箭头所示）；G. 梭形肿瘤细胞和星芒状细胞轻度非典型性；H. 黏液湖形成；I. CT示肺内两个转移灶（箭头所示）；J. 胸腔镜切除肺内转移灶，切面呈黏液样，最大径约2.0cm；K. 转移瘤外侧可见瘤骨形成的骨壳样结构（左侧），中央呈黏液样改变；L. SATB2强阳性表达

六、毛细血管扩张型骨肉瘤

（一）定义

Paget首先描述毛细血管扩张型骨肉瘤（telangiectatic osteosarcoma），Ewing首次将其归为骨肉瘤的亚型，是由厚壁间隔分隔的多个充满血液的囊腔构成的高级别恶性成骨性肿瘤。

（二）发病部位

大多数肿瘤发生于四肢长管状骨的干骺端，其中股骨远端是最常见部位（36.8%），其次为肱骨近端（21.8%）和胫骨上端（20.7%）。股骨骨干也可发生（5.7%），腓骨、骨盆和桡骨少见。

（三）临床特征

本病罕见，不同报道间的发病率差异较大，占骨肉瘤的2%～10%，这可能与对诊断标准理解差异较大有关。平均发病年龄16.6岁（范围4.7～59.8岁）。男性发病率略高于女性。

临床表现与普通型骨肉瘤相似，最常见的症状和体征是局部疼痛和软组织肿块。31%的病例存在病理性骨折，巨大的骨破坏是病理性骨折好发的原因。诊断时11.5%的患者发生肺转移。

（四）影像特征

X线平片对于诊断帮助最大，呈现纯溶骨性病变，伴广泛骨破坏，常见软组织肿块。大多数病变位于干骺端，常累及骨骺，骨干也发生。毛细血管扩张型骨肉瘤是快速进展性病变，骨皮质呈虫蚀样或渗透样破坏，边界不清。主要以出血或坏死为主，很少或没有矿化和硬化。如果肿块内存在明显的硬化不支持毛细血管扩张型骨肉瘤的诊断。骨膜反应包括Codman三角和洋葱皮样改变常见。MRI和CT有助于评估病变的范围。CT检查能够更好地显示病变内的骨样基质。MRI T$_1$加权像显示异质性的低信号，T$_2$加权像显示高信号，显示多发性充血囊腔、液-液平面和骨外扩展，类似于动脉瘤样骨囊肿改变，但是毛细血管扩张型骨肉瘤伴有不规则厚壁间隔及结节样和实性成分。动脉瘤样骨囊肿病程进展缓慢，骨壳多完整，碱性磷酸酶不高，无软组织肿块、骨膜三角等恶性征象。核素骨显像显示中心为放射缺损区（液体）和中间及周围实性区环状摄取，被Murphy等描述为"面包圈征"。

（五）大体检查

肿物最大径为5～13cm。主要表现为充满血液的多囊性病变，这种改变被经典地描述为"血袋"。当囊内血液流失后，可见许多薄壁的纤维间隔，呈现"蜂巢样"外观。囊内一般无鱼肉样和硬化区。可见广泛皮质侵蚀或破坏，同时伴随周围软组织累及。

（六）组织病理学

低倍镜观察，毛细血管扩张型骨肉瘤类似于动脉瘤样骨囊肿的组织学特点。主要由充血或空的囊腔组成，囊壁无内皮细胞衬覆。囊壁间隔厚度不等，间隔内存在明显深染的多形性肿瘤细胞和病理性核分裂象。间隔断裂时，一些非典型性的肿瘤细胞漂浮在血液内。骨样基质通常呈局灶性、相互吻合，活检标本内可能不存在。间隔内常见良性的破骨样多核巨细胞。在肿物边缘，肿瘤能够渗透性侵犯邻近的骨小梁。

（七）免疫表型

SATB2在毛细血管扩张型骨肉瘤内常呈局灶阳性或阴性表达。

（八）预后因素

5年总生存率是64%，与其他高级别骨肉瘤预后相似。毛细血管扩张型骨肉瘤对化疗相对敏感。肿瘤化疗反应好的患者预后较好。年龄、性别、肿瘤体积、转移和病理性骨折没有预后意义。

（九）典型病例（图3-6-1）

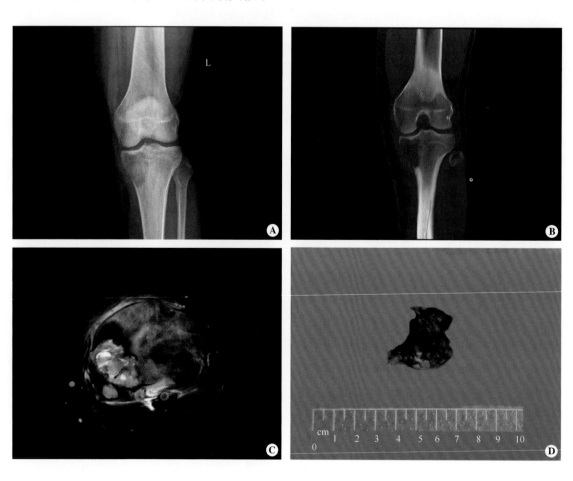

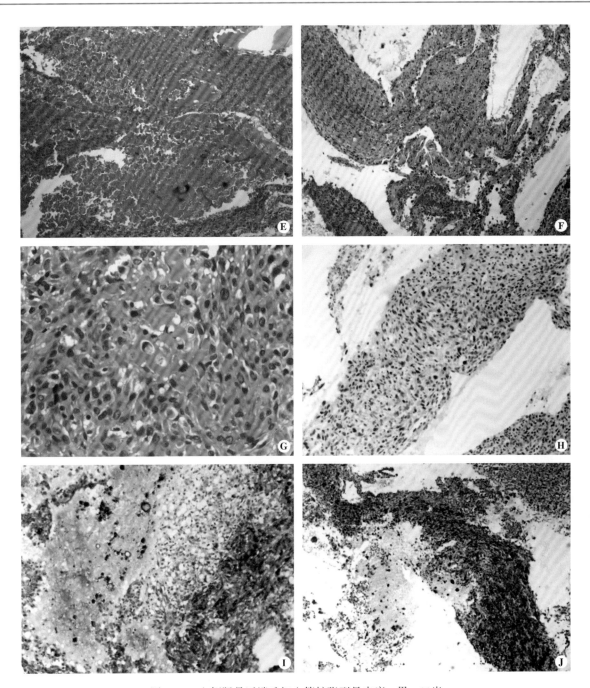

图3-6-1　左侧胫骨近端毛细血管扩张型骨肉瘤；男，22岁

A. DR示左侧胫骨近端偏心性溶骨性破坏，片状低密度影，边界不清，无硬化边；B. 冠状面CT示溶骨性破坏，膨胀性生长，病变外侧骨皮质破坏消失；C. MRI横断面T₂加权像显示肿物呈多囊性，可见液-液平面；D. 大体标本示灰红色囊壁样组织，总体积为3.0cm×3.0cm×0.8cm；E. 多个充满血液的囊腔类似于动脉瘤样骨囊肿改变；F. 囊壁内可见明显深染的高度异型性肿瘤细胞；G. 局灶少量纤细的骨样基质；H. SATB2灶性阳性；I. EMA灶性阳性；J. SMA阳性

七、小细胞型骨肉瘤

（一）定义

小细胞型骨肉瘤（small cell osteosarcoma）是由小圆形或短梭形肿瘤细胞和数量不等的骨样基质组成的高级别恶性肿瘤。

（二）发病部位

本病好发于长骨（81%），其次为中轴骨（17%）。发病率由高到低依次为股骨（36%）、胫骨（31%）、骨盆（11%）和肱骨（8%）。50%发生在长骨干骺端，常同时累及骨干。

（三）临床特征

小细胞型骨肉瘤占所有骨肉瘤的1%～2%。发病年龄为7～72岁，大多数<25岁。女性略多。主要症状为局部疼痛和肿胀，自症状出现至就诊时间较短，一般为数周至数月。

（四）影像特征

X线平片呈溶骨性破坏，无特征性改变，53%的病例存在硬化性成分。肿瘤均呈侵袭性改变，表现出皮质破坏和软组织肿块。75%出现骨膜反应。

（五）大体检查

肿物呈灰白色，鱼肉样，质地较软。

（六）组织病理学

按照肿瘤细胞的形态可分为三种不同类型：尤因样、淋巴瘤样和小梭形细胞样，其中尤因样小细胞骨肉瘤最常见（80%）。肿瘤细胞常呈弥漫性分布，以圆形、卵圆形为主，短梭形细胞少见；肿瘤细胞体积小至中等大小，高核质比，胞质稀少，细胞核呈圆形或卵圆形，深染，染色质细颗粒状，核分裂象3～5个/HPF。大多数肿瘤细胞的细胞核最大径为7.5～9.5μm，最大可达到12μm。局部存在血管外皮瘤样特征。约50%病例仅能见到少量骨样基质，呈纤细花边样；少量病例（10%）骨样基质可广泛分布。骨样基质必须特别注意与尤因肉瘤内的胶原纤维沉积相鉴别。

（七）免疫表型

小细胞骨肉瘤SATB2弥漫细胞核强阳性，CD99（常细胞质阳性）细胞膜阴性表达，而尤因肉瘤表达模式相反。联合检测SATB2和CD99有助于鉴别小细胞骨肉瘤和尤因肉瘤。此外，Galectin-1阳性表达和FLI1阴性也有助于与其他小圆细胞肿瘤特别是尤因肉瘤相鉴别。

（八）预后因素

比普通型骨肉瘤预后稍差。没有特定的组织学、影像学和遗传学改变与预后相关。

八、骨旁骨肉瘤

（一）定义

Geschickter和Copeland首先描述该肿瘤的特点并称之为"骨旁骨瘤"。骨旁骨肉瘤（parosteal osteosarcoma）是一种来自骨表面的低级别恶性成骨性肿瘤，又称为皮质旁骨肉瘤。

（二）发病部位

骨旁骨肉瘤约70%发生在股骨远端后侧骨表面，胫骨和肱骨近端也相对常见；主要位于长骨干骺端，骨干罕见。扁平骨很少受累，也有发生于颅骨、肋骨、腭骨、锁骨和跗骨的报道。

（三）临床特征

骨旁骨肉瘤虽然罕见，但它是最常见的骨表面骨肉瘤。约占所有骨肉瘤的4%。大多数患者是年轻成年人，约1/3病例发生在30岁左右，比普通型骨肉瘤好发年龄晚约10岁。女性略多于男性。患者通常存在无痛性肿块数年，膝关节运动受限可能是最初症状。隐痛和局限性压痛也可见。临床病史长有助于与骨化性肌炎和高级别表面骨肉瘤的快速进展相鉴别。

（四）影像特征

X线平片显示分叶状、高度矿化、广基的"蘑菇样"肿块贴附于骨皮质表面。偶尔肿瘤可完全包绕骨周围。肿瘤内矿化程度有所差异，肿瘤中心比周边密度高。CT和MRI有助于明确肿块与骨皮质和髓腔之间的关系。CT能够更好地评估皮质连续性，MRI评估髓腔侵犯范围更有优势，并有助于显示可能存在的去分化区域进行活检。肿瘤最外部通常矿化程度较低。一些病例的肿瘤底部与骨皮质以窄蒂相连，而窄蒂周围的肿瘤与骨皮质之间可出现狭窄的透亮区相隔（称为"线征"）。

（五）大体检查

骨旁骨肉瘤表现为坚硬、分叶状肿块，附着于骨皮质表面。软骨结节可以存在。偶尔肿物表面被覆不完整的软骨帽，容易误以为是骨软骨瘤。肿物边缘部位质地较软，侵犯周围软组织。局部皮质和髓腔侵犯可见。如果存在质软、鱼肉样区域提示演进（去分化）为高级别骨肉瘤。

（六）组织病理学

肿瘤具有双相性特点，由轻度非典型性的成纤维细胞样梭形肿瘤细胞和成熟分化的肿瘤性骨小梁组成。骨小梁常呈平行排列，形成所谓的"条带状特征"，骨小梁周围可有局灶性成骨细胞衬覆。肿瘤性骨小梁为编织骨，有时可以出现不规则的黏合线。梭形肿瘤细胞呈中等细胞密度，伴有不同程度的胶原化；细胞核呈卵圆形，两端变尖，1或2个不明显的核仁，染色质稀疏，核分裂象少见。约20%的病例细胞较丰富并具有中等非典型性。约50%肿瘤显示软骨分化。这些软骨在肿瘤实质内或表面软骨帽内以富于细胞的软骨结节存在。软骨细胞具有轻度-中度非典型性，可见双核，缺乏骨软骨瘤的"柱状"排列方式。如果存在任何高级别成分则诊断为去分化骨旁骨肉瘤（16%～43%）。多数去分化病例发生于复发病例。演进（去分化）区域可以是普通型骨肉瘤或高级别梭形细胞肉瘤（类似于未分化多形性肉瘤）。其他少见的组织学特征包括纤维结构不良样和促纤维增生性纤维瘤样特征。前者以类似于"中国字"的不规则排列的肿瘤性编织骨为特征。后者主要以梭形细胞和丰富的胶原为主要成分。

（七）免疫表型

MDM2和CDK4细胞核表达有助于与纤维骨性病变相鉴别。最初研究14例骨旁骨肉瘤MDM2和CDK4诊断价值，阳性率分别为57%和100%。最新国内研究结果显示，MDM2和CDK4阳性率分别为77.8%和63%，81.5%的病例至少表达其中一种标志物。

（八）预后因素

NCCN（2018版）推荐广泛手术切除，不需要化疗。预后好，5年生存率为91%。肿瘤骨髓侵犯和肿瘤细胞中度非典型性并不能预示较差的预后。不完整切除，肿瘤可以复发和进展为高级别肉瘤。这些区域存在时与普通型骨肉瘤预后相似，但是比去分化软骨肉瘤预后好。

（九）典型病例（图3-8-1）

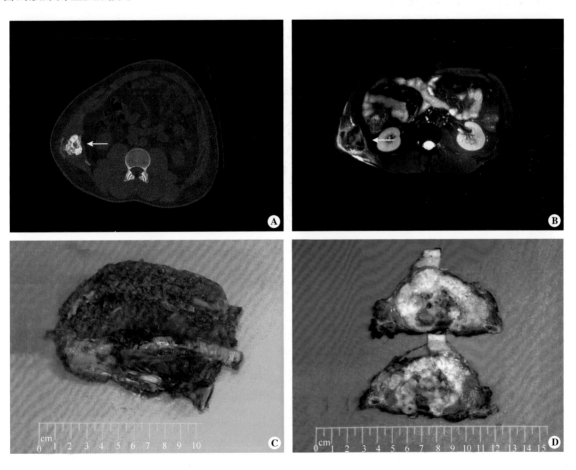

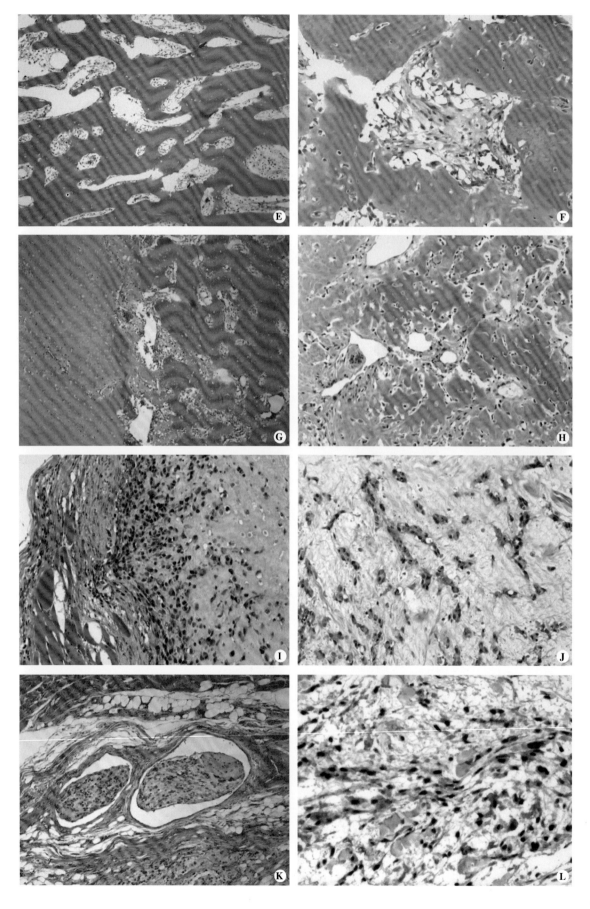

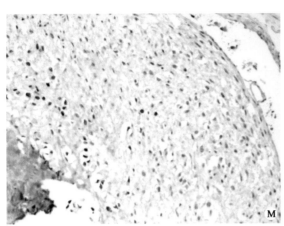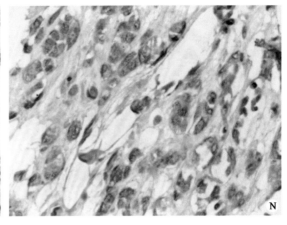

图3-8-1　右侧第11肋骨去分化骨旁骨肉瘤，去分化成分为成骨细胞型骨肉瘤；男，27岁

A. 横断面CT示第11肋骨表面类圆形高度矿化的肿物（箭头所示）；B. MRI横断面T₂加权像示病灶呈混杂信号，分叶状向外生长，与周围软组织分界不清（箭头所示）；C. 大体标本底部可见三根部分切除的肋骨，肿物包绕中间肋骨；D. 垂直于肋骨的大体标本切面，切面可见肿物由具有明显分界的两部分构成，中央围绕肋骨的肿瘤质硬，灰白间灰红色，小灶出血，肿物外周相对较软，灰白色，有光泽，可以用取材刀切开，与周围软组织分界不清；E. 肿物中央由分化较成熟的板层骨构成；F. 纤维血管间质，梭形纤维细胞异型不明显；G. 中央分化成熟的瘤骨（右侧）和外周片状分布的骨样基质（左侧）界限清；H. 外周肿瘤组织主要由片状分布骨样基质构成，呈硬化性骨肉瘤改变；I. 肿物最表面可见分化幼稚的间叶细胞，黏液样间质；J. 部分幼稚间叶细胞呈条索状排列；K. 脉管内可见瘤栓；L. MDM2弥漫强阳性；M. SATB2显示成骨区阳性（左侧），幼稚间叶细胞阴性（右侧）；N. IMP3阳性

九、骨膜骨肉瘤

（一）定义

1939年Ewing首先描述，骨膜骨肉瘤（periosteal osteosarcoma）是一种发生于骨表面、以软骨肉瘤为主的中级别恶性成骨性肿瘤，又称皮质旁成软骨细胞型骨肉瘤。

（二）发病部位

与骨旁骨肉瘤好发于干骺端不同，骨膜骨肉瘤发病部位以骨干为主（80%），其次为干骺端。通常表现为无蒂、位于骨前部的中间性病变，几乎包绕骨的全周。约80%位于股骨远端和胫骨近端，其次为肱骨、腓骨、尺骨和骨盆。少见的病变部位包括锁骨、肋骨、头盖骨和颌骨。

（三）临床特征

骨膜骨肉瘤占所有骨肉瘤<2%，占所有表面骨肉瘤的25%。发病高峰是20～30岁，大宗报道约10%>50岁。没有明显的性别差异。肢体肿胀、肿块和（或）疼痛是最常见的症状，病程较短，通常持续时间<1年，一半病例<6个月。

（四）影像特征

X线平片检查显示长骨骨干皮质表面宽基底的软组织肿块。82%和92%病例可见肿瘤基底部的皮质增厚和自外向内的外部皮质扇贝样改变。95%的病例表现出垂直于骨长轴的骨膜反应并延伸到软组织，呈日光放射征或"竖发征"（hair-on-end）。经典的Codman三角少见。软组织肿块内钙化灶可见，与皮质相连的肿瘤基底部骨化明显。CT检查显示非钙化的软骨基质成分呈低信号，比周围肌肉的密度低。MRI检查时表现为T₁加权像呈低信号，T₂加权像呈高信号。髓腔侵犯罕见。CT和MRI检查有助于确定软组织肿块、肿物边缘、髓腔侵犯和肿物与大血管和周围神经的关系。

（五）大体检查

肿物平均直径约10cm，位于骨皮质表面，基底宽，也可以完全包绕骨干。大多数病例皮质增厚明显，增厚的皮质或原有皮质可见继发性扇贝样改变。肿物以灰白色、有光泽的软骨基质为主，肿瘤基底部高度骨化。钙化的骨针从皮质垂直扩展到肿物表层，向外逐渐变细呈锥形进入软骨样基质。边界清楚，推挤性边缘，由增厚的骨膜和纤维反应构成的假包膜与正常组织分隔。有报道肿物可扩展到髓腔，但是罕见，也有学者认为若侵犯髓腔即不应诊断骨膜骨肉瘤。

（六）组织病理学

肿物以不同程度非典型性的软骨肉瘤为主要

成分，分叶状或柱状结构，小叶中心多为较成熟的软骨成分，周围可见梭形细胞和短梭形肿瘤细胞围绕。偶尔伴有黏液样间质。中级别骨肉瘤与软骨成分混杂存在。偶尔成纤维细胞区域类似中级别成纤维细胞性骨肉瘤。不存在大片的普通型骨肉瘤。需要与骨膜软骨肉瘤或中心性成软骨细胞型骨肉瘤伴软组织侵犯相鉴别。

（七）免疫表型

骨膜骨肉瘤不表达MDM2和CDK4。

（八）预后因素

本病预后相对较好，5年和10年生存率分别是89%和83%，约15%的患者发生转移。外科切除是基本治疗方法，大多数病例可以进行保肢手术。NCCN（2018版）推荐可考虑术前化疗。切除标本化疗后坏死率没有预后价值。年龄、肿物大小和充足的切缘无法预测长期生存，局部复发增加转移风险。

（九）典型病例（图3-9-1）

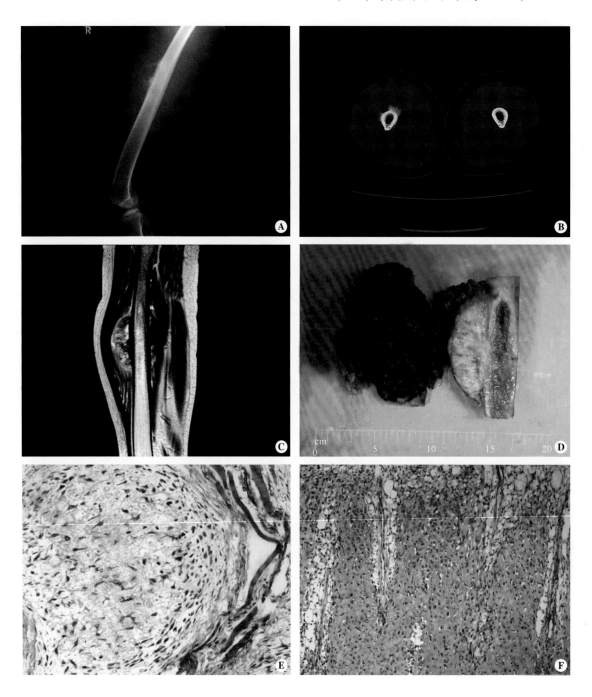

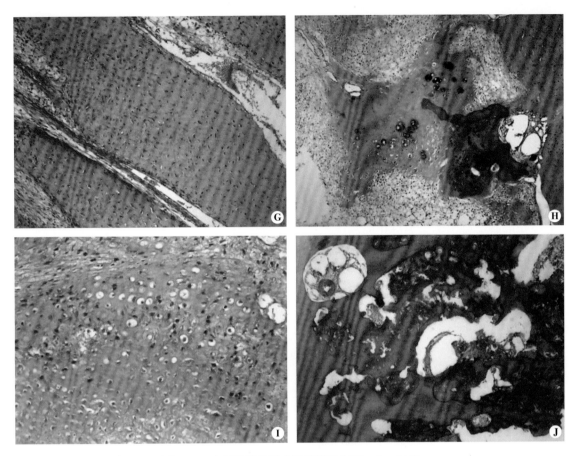

图3-9-1 右侧股骨骨干中段骨膜骨肉瘤；女，21岁

A. DR示右侧股骨中段骨质密度不均匀，皮质不连续，周围可见放射性骨针形成；B. 横断面CT示肿物基底部高密度瘤骨；C. MRI矢状面T$_2$加权像显示肿物呈高信号，内部可见放射状条状低信号，边界较清晰，环绕股骨中段生长；D. 大体标本示骨干表面贴附宽基底肿物，体积为8.8cm×7.5cm×5.3cm，切面灰白色，软骨样，质较硬，局部侵犯骨皮质，未见明显髓腔浸润；E. 黏液样变的幼稚间叶肿瘤细胞浸润横纹肌；F. 软骨肉瘤成分呈柱状结构，垂直于骨膜表面；G. 示垂直骨膜表面的柱状结构之间纤维间质分隔；H. 部分区域肿瘤组织呈片状，黏液样变明显，局灶成骨；I. 高级别软骨肉瘤成分伴灶性坏死；J. 肿瘤基底部瘤骨侵蚀骨皮质

十、高级别表面骨肉瘤

（一）定义

1964年Francis首先描述，高级别表面骨肉瘤（high-grade surface osteosarcoma）是一种发生于骨表面的高级别恶性成骨性肿瘤。

（二）发病部位

股骨是最常见的发病部位（约占56%），其次为胫骨（约占36%），腓骨约占8%，其他部位少见。主要位于长骨骨干的前内侧区域，胫骨常发生于近端，股骨常发生于骨干中段到远端部分。

（三）临床特征

本病罕见，占所有骨肉瘤<1%。平均发病年龄约21岁（范围10～66岁），72%年龄为20～30岁。诊断时的年龄分布与普通型骨肉瘤相似。男性为主，男女比为（2～3）∶1。最常见的症状是肿胀（92%）和疼痛（67%），症状持续时间平均为11个月。8%的患者诊断时可发生肺转移。

（四）影像特征

X线平片表现为骨表面矿化的肿块并扩展到临近软组织。病变基底部存在中-重度矿化，表现为"绒毛状"或"云雾状"。肿物广基贴附于骨皮质，骨皮质部分破坏，48%的病例存在髓腔侵犯。骨膜反应常见。环绕骨生长比其他表面骨肉瘤更多见。重度矿化的骨旁骨肉瘤和基底部皮质之间的透亮带不存在于高级别表面骨肉瘤。

（五）大体检查

肿物平均直径为11.0cm（4.5～22cm）。瘤体主要在骨外，位于受累骨的表面，常侵蚀皮质，髓腔可以存在少量肿瘤组织浸润。肿物的质地有所不同，取决于成骨细胞、成纤维细胞或成软骨细胞中以何种成分为主。肿物扩展进入邻近软组织，通常形成界清、分叶状肿块。

（六）组织病理学

高级别表面骨肉瘤与普通型骨肉瘤具有相同的组织学特征，大多数（80%）为成骨细胞型，其次为成软骨细胞型（20%），成纤维细胞型罕见。肿瘤完全由高级别骨肉瘤成分构成，不能同时存在低级别骨肉瘤成分。一些高级别表面骨肉瘤可能来自去分化的骨旁骨肉瘤，去分化的高级别成分完全替代了低级别骨肉瘤成分。肿瘤组织侵犯

骨皮质，56%的病例镜下检查存在髓腔浸润。存在髓腔侵犯较明显时，确定骨肉瘤来源于髓腔还是骨表面可能较困难。如果病变的中心在软组织内，应该考虑为高级别表面骨肉瘤。

（七）预后因素

治疗方案与普通型骨肉瘤相同，NCCN（2018版）推荐术前化疗加手术切除。5年总生存率82%。最近研究表明术前化疗反应不能预测预后。

（八）典型病例（图3-10-1）

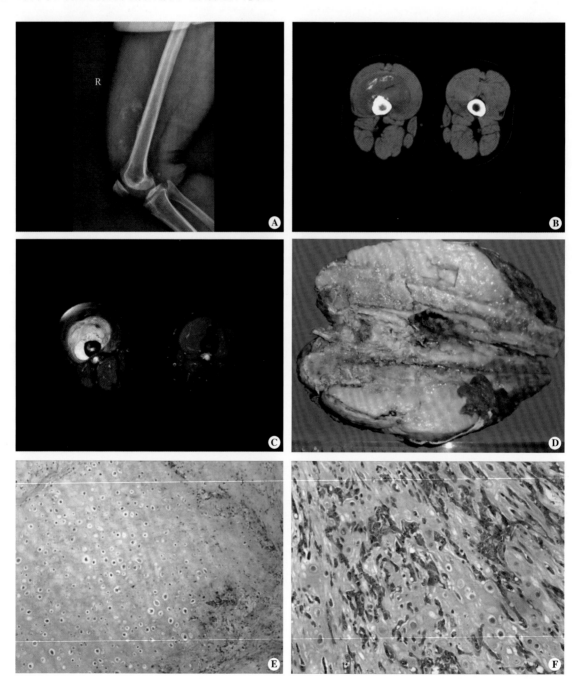

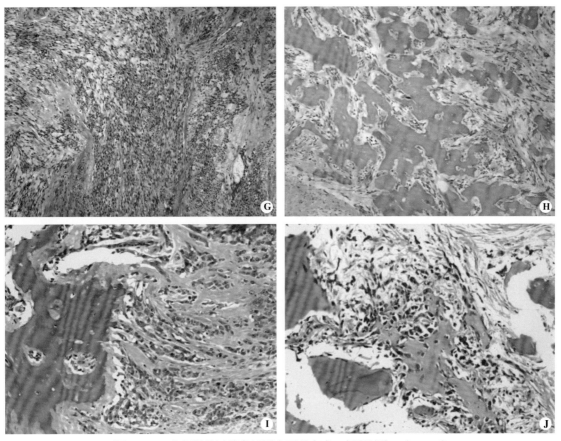

图3-10-1　右侧股骨远端高级别表面骨肉瘤，侵犯髓腔；女，42岁

A. DR示右侧股骨远端表面可见巨大软组织肿物，斑片状高密度影；B. 横断面CT示肿物主要位于骨表面，包绕并贴附于骨皮质，皮质增厚，肿物内斑片状骨化影；C. MRI横断面PD加权像呈混杂高信号，边界较清晰，包绕骨干，髓腔内可见高信号影；D. 股骨远端切除标本，骨表面可见巨大灰白色肿物，体积为17.0cm×10.0cm×4.5cm，肿物包绕骨，切面呈灰白色，质硬；E. 肿物以软骨肉瘤成分为主，结节状；F. 部分软骨肉瘤分化差；G. 部分区域为纤维肉瘤样；H. 纤维肉瘤样区域内存在粗大的骨样基质；I，J. 高级别骨肉瘤成分破坏骨皮质

十一、骨肉瘤伴异源性分化

（一）定义

骨肉瘤伴异源性分化（osteosarcoma with heterologous differentiation）是一种发生于骨内的肉瘤中存在两种或多种不同分化的肿瘤类型，每种类型能够通过组织形态、免疫组化或电镜明确识别；不包括纤维肉瘤、高级别多形性未分化肉瘤和未分化肉瘤成分；当骨肉瘤和软骨肉瘤同时存在时被看作同一种组织起源类型，又称为恶性间叶瘤（malignant mesenchymoma）或复合性肉瘤（composite sarcoma）。

（二）发病部位

骨肉瘤伴异源性分化好发于长骨（73.9%），其中股骨占30.4%，胫骨占21.7%。88.2%位于干骺端，骨干罕见。

（三）临床特征

骨肉瘤伴异源性分化罕见，国内未见报道，英文报道23例。约占所有原发骨肿瘤的0.43%。发病高峰为11～20岁（范围10～87岁）；无明显性别差异，男女比1.09：1。临床特征与普通型骨肉瘤相同，主要表现为疼痛，可伴有肿胀。

（四）影像特征

影像学特征与普通型骨肉瘤相同。表现为侵袭性溶骨性病变，骨膜反应常见，骨皮质破坏伴软组织肿块形成。

（五）大体检查

肿瘤内存在不同质地的区域，骨肉瘤质地硬，脂肪肉瘤呈黄色。横纹肌肉瘤和平滑肌肉瘤区域呈鱼肉样。骨皮质破坏伴周围软组织肿块形成。

（六）组织病理学

所有肿瘤均存在不同数量的普通型高级别骨肉瘤成分，可有或无高级别软骨肉瘤成分。其他肉瘤成分均为高级别，56.5%为脂肪肉瘤（13/23），

39.1%为横纹肌肉瘤（9/23），8.7%为平滑肌肉瘤（2/23），其中1例患者同时伴有脂肪肉瘤和横纹肌肉瘤两种成分。

（七）免疫表型

骨肉瘤成分表达SATB2和IMP3。脂肪肉瘤、横纹肌肉瘤和平滑肌肉瘤免疫表型与软组织相同。

（八）预后因素

手术治疗加多种药物联合化疗。预后差，57.9%（11/19）的患者3年内死亡。

（九）典型病例（图3-11-1）

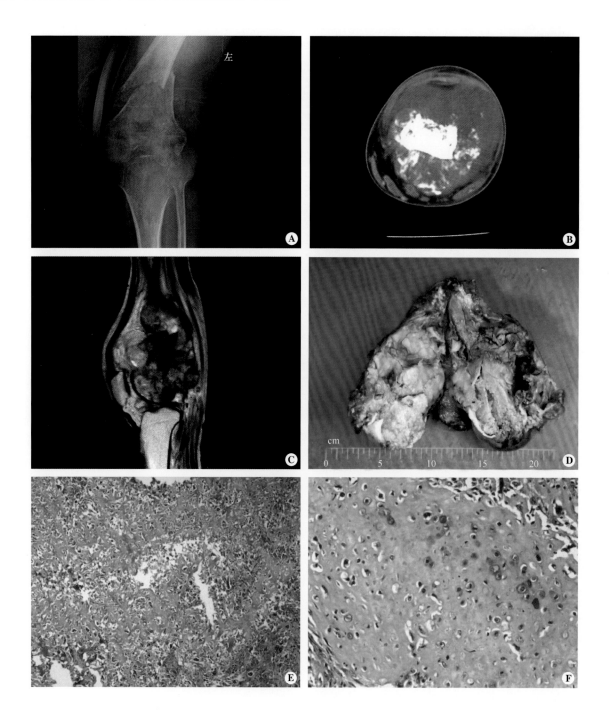

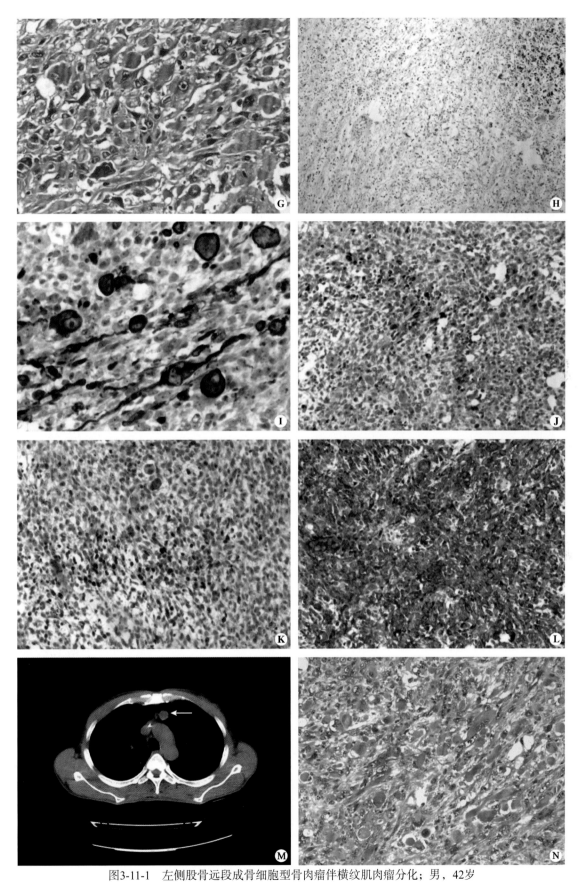

图3-11-1　左侧股骨远段成骨细胞型骨肉瘤伴横纹肌肉瘤分化；男，42岁

A. DR示左侧股骨远端骨质破坏并病理性骨折；B. 横断面增强CT示骨质破坏，病变内散在点状或斑片状高密度影；C. MRI矢状面T$_2$加权像呈高低混杂信号，周围巨大软组织肿块；D. 已剖开股骨下段切除标本，体积17.0cm×12.0cm×11.0cm，切面见肿物体积约10.5cm×8.0cm×8.0cm，广泛破坏骨组织并侵犯周围软组织，切面灰白色，肿物周围质地较软，中央质硬如骨；E. 片状分布普通型骨肉瘤成分；F. 灶性软骨肉瘤成分；G. 横纹肌肉瘤成分呈典型的横纹肌样细胞；横纹肌肉瘤SATB2阴性（右上角骨肉瘤成分阳性）（H）、desmin阳性（I）、myogenin阳性（J）、MyoD1阳性（K）和IMP3阳性（L）；M. CT复查左肺上叶前段可见结节样高密度影，边缘清晰，结节直径8.0mm（箭头所示）；N. 转移灶为横纹肌肉瘤

参考文献

陈春燕, 张惠箴, 蒋智铭, 等, 2016. MDM2、CDK4和SATB2对低级别骨肉瘤的价值. 中华病理学杂志, 45(6): 387-392.

陈春燕, 张惠箴, 周隽, 等, 2015. 低级别骨肉瘤的临床病理诊断. 临床与实验病理学杂志, 31(11): 1271-1274.

董佳迪, 陆美萍, 周涵, 等, 2015. 原发性鼻窦骨瘤临床分析. 中华耳鼻咽喉头颈外科杂志, 50(1): 8-13.

韩铭, 杨守京, 2016. 中华病理学杂志. 儿童伴有玫瑰花结的上皮样骨肉瘤一例, 45(6): 132, 133.

黄文涛, 张惠箴, 蒋智铭, 2012. 小细胞性骨肉瘤14例的临床病理分析. 临床与实验病理学杂志, 28(6): 643-646.

刘洪洪, 黄啸原, 2002. 毛细血管扩张型骨肉瘤14例临床病理分析. 中华病理学杂志, 31(3): 213-216.

马英腾, 沈丹华, 2016. 伴有软骨黏液样纤维瘤形态特征的骨肉瘤. 诊断病理学杂志, 23(3): 183-185.

王超, 姜亮, 刘忠军, 2013. 脊柱骨母细胞瘤的基础与临床研究进展. 中国脊柱脊髓杂志, 23(12): 1122-1125.

张静, 赵大春, 杨堤, 2007. 骨膜骨肉瘤3例临床病理观察. 诊断病理学杂志, 14(6): 415-418.

中国临床肿瘤学会(CSCO)骨肉瘤专家委员会, 中国抗癌协会肉瘤专业委员会, 2012. 经典型骨肉瘤临床诊疗专家共识. 临床肿瘤学杂志, 17(10): 931-933.

周秋媛, 张惠箴, 蒋智铭, 2013. 肋骨骨旁骨肉瘤1例. 临床与实验病理学杂志, 29(9): 1045, 1046.

ALQahtani D, AlSheddi M, Al-Sadhan R, 2015. Epithelioid osteosarcoma of the maxilla: A case report and review of the literature. Int J Surg Pathol, 23: 495-499.

Andreou D, Bielack SS, Carrle D, et al, 2011. The influence of tumor- and treatment-related factors on the development of local recurrence in osteosarcoma after adequate surgery. An analysis of 1355 patients treated on neoadjuvant Cooperative Osteosarcoma Study Group protocols. Ann Oncol, 22: 1228-1235.

Angelini A, Mavrogenis AF, Trovarelli G, et al, 2016. Telangiectatic osteosarcoma: a review of 87 cases. J Cancer Res Clin, 142: 2197-2207.

Atesok KI, Alman BA, Schemitsch EH, et al, 2011. Osteoid osteoma and osteoblastoma. J Am Acad Orthop Sur, 19: 678-689.

Barlow E, Davies AM, Cool WP, et al, 2013. Osteoid osteoma and osteoblastoma: Novel histological and immunohistochemical observations as evidence for a single entity. J Clin Pathol, 66: 768-774.

Bishop JA, Shum CH, Sheth S, et al, 2010. Small cell osteosarcoma cytopathologic characteristics and differential diagnosis. Am J Clin Pathol, 133: 756-761.

Casali PG, Blay JY, Bertuzzi A, et al, 2014. Bone sarcomas: ESMO Clinical Practice Guidelines for diagnosis, treatment and follow-up. Ann Oncol, 25: 113-123.

Cates JMM, 2017. Comparison of the AJCC, MSTS, and Modified Spanier Systems for clinical and pathologic staging of osteosarcoma. Am J Surg Pathol, 41: 405-413.

Cates JMM, 2017. Reporting surgical resection margin status for osteosarcoma comparison of the AJCC, MSTS, and margin distance methods. Am J Surg Pathol, 41: 633-642.

Cesari M, Alberghini M, Vanel D, et al, 2011. Periosteal osteosarcoma a single-institution experience. Cancer, 117: 1731-1735.

Chow LTC, 2016. Critical reappraisal of primary osseous composite sarcoma (malignant mesenchymoma)- analysis of four cases and literature review. APMIS, 124: 487-499.

Chow LTC, 2016. Giant cell rich osteosarcoma revisited-diagnostic criteria and histopathologic patterns, Ki67, CDK4, and MDM2 expression, changes in response to bisphosphonate and denosumab treatment. Virchows Arch, 468: 741-755.

Chui MH, Kandel RA, Wong M, et al, 2016. Histopathologic features of prognostic Significance in high-grade osteosarcoma. Arch Pathol Lab Med, 140: 1231, 1242.

Creytens D, Ferdinande L, 2015. SATB2 is a novel marker of osteoblastic differentiation in bone and soft tissue tumours: Comment on Conner. Histopathology, 67: 272, 273.

Diaz CM, Fernandez RS, Garcia ER, et al, 2015. Surface primary bone tumors: Systematic approach and differential diagnosis. Skeletal Radiol, 44: 1235-1252.

Filippi RZ, Swee RG, Unni KK, 2007. Epithelioid multinodular osteoblastoma: A clinicopathologic analysis of 26 cases. Am J Surg Pathol, 31: 1265-1268.

Fletcher CDM, Bridge JA, Hogendoom P, et al, 2013. World Health Organization classification of tumors of soft tissue and bone. Lyon: IARC Press, 277-295.

Franchi A, Bacchini P, Della Rocca C, et al, 2004. Central low-grade osteosarcoma with pagetoid bone formation: a potential diagnostic pitfall. Modern Pathol, 17: 288-291.

Hang JF, Chen PCH, 2014. Parosteal osteosarcoma. Arch Pathol Lab Med, 138: 694-699.

Hayashi K, Tsuchiya H, Yamamoto N, et al, 2014. Diagnosis and treatment of low-grade osteosarcoma: Experience with nine cases. Int J Clin Oncol, 19: 731-738.

Ikeuchi M, Komatsu M, Tani T, 2010. Giant bone island of femur with femoral head necrosis: a case report. Arch Orthop Traum Su, 130: 447-450.

Jeon DG, Koh JS, Cho WH, et al, 2015. Clinical outcome of low-grade central osteosarcoma and role of CDK4 and MDM2 immunohistochemistry as a diagnostic adjunct. J Orthop Sci, 20: 529-537.

Kashima TG, Dongre A, Oppermann U, et al, 2013. Dentine matrix protein 1(DMP-1)is a marker of bone-forming tumours. Virchows Arch, 462: 583-591.

Klein MJ, Siegal GP, 2006. Osteosarcoma - Anatomic and histologic variants. Am J Clin Pathol, 125: 555-581.

Liu XW, Zi Y, Xiang LB, et al, 2015. Periosteal osteosarcoma: A review of clinical evidence. Int J Clin Exp Med, 8: 37-44.

Lu FC, Gao ZR, Xie XY, et al, 2017. Epithelioid osteoblastoma in the periapical region of maxillary molars: a rare case report. Int J Clin Exp Med, 10: 9664-9668.

Lucas DR, 2010. Osteoblastoma. Arch Pathol Lab Med, 134: 1460-1466.

Machado I, Alberghini M, Giner F, et al, 2010. Histopathological characterization of small cell osteosarcoma with immunohistochemistry and molecular genetic support. A study of 10 cases. Histopathology, 57: 162-167.

Machado I, Guerrero JAL, Navarro S, et al, 2013. Galectin-1(GAL-1) expression is a useful tool to differentiate between small cell osteosarcoma and Ewing sarcoma. Virchows Arch, 462: 665-671.

Malhas AM, Sumathi VP, James SL, et al, 2012. Low-grade central osteosarcoma: A difficult condition to diagnose. Sarcoma, 2012: 764796.

McHugh JB, Mukherji SK, Lucas DR, 2009. Sino-orbital osteoma a clinicopathologic study of 45 surgically treated cases with emphasis on tumors with osteoblastoma-like features. Arch Pathol Lab Med, 133:

1587-1593.

Mrad K, Sassi S, Smida M, et al, 2004. Osteosarcoma with rhabdomyosarcomatous component or so-called malignant mesenchymoma of bone. Pathologica, 96: 475-478.

Okada K, Hasegawa T, Yokoyama R, 2001. Rosette-forming epithelioid osteosarcoma: A histologic subtype with highly aggressive clinic behavior. Hum Pathol, 32(7): 726-733.

Quraishi NA, Boriani S, Sabou S, et al, 2017. A multicenter cohort study of spinal osteoid osteomas: Results of surgical treatment and analysis of local recurrence. Spine J, 17: 401-408.

Reith JD, Donahue FI, Hornicek FJ, 1999. Dedifferentiated parosteal osteosarcoma with rhabdomyosarcomatous differentiation. Skeletal Radiol, 28: 527-531.

Rickel K, Fang F, Tao JN, 2017. Molecular genetics of osteosarcoma. Bone, 102: 69-79.

Righi A, Gambarotti M, Benini S, et al, 2015. MDM2 and CDK4 expression in periosteat osteosarcoma. Hum Pathol, 46: 549-553.

Righi A, Gambarotti M, Longo S, et al, 2015. Small cell osteosarcoma clinicopathologic, immunohistochemical, and molecular analysis of 36 cases. Am J Surg Pathol, 39: 691-699.

Sangle NA, Layfield LJ, 2012. Telangiectatic osteosarcoma. Arch Pathol Lab Med, 136: 572-576.

Staals EL, Palmerini E, Ferrari S, et al, 2007. High grade surface osteosarcoma. The Rizzoli institute experience. Ann Oncol, 18: 68-68.

Ulano A, Bredella MA, Burke P, et al, 2016. Distinguishing untreated osteoblastic metastases from enostoses using CT attenuation measurements. Am J Roentgenol, 207: 362-368.

Versteeg AL, Dea N, Boriani S, et al, 2017. Surgical management of spinal osteoblastomas. J Neurosurg-Spine, 27: 321-327.

Yalcinkaya U, Doganavsargil B, Sezak M, et al, 2014. Clinical and morphological characteristics of osteoid osteoma and osteoblastoma: a retrospective single-center analysis of 204 patients. Ann Diagn Pathol., 18: 319-325.

Yoshida A, Ushiku T, Motoi T, et al, 2010. Immunohistochemical analysis of MDM2 and CDK4 distinguishes low-grade osteosarcoma from benign mimics. Modern Pathol, 23: 1279-1288.

第四章　成纤维性肿瘤

一、骨促结缔组织增生性纤维瘤

（一）定义

1958年Jaffe首先描述，骨促结缔组织增生性纤维瘤（desmoplastic fibroma of bone）是一种罕见的良性、具有局部侵袭性的骨肿瘤，由温和的梭形肿瘤细胞和丰富的胶原构成，又称为骨韧带样瘤。

（二）发生部位

骨促结缔组织增生性纤维瘤可发生于任何骨。最常见于四肢长管状骨，其中股骨、胫骨、肱骨和桡骨均好发，多位于长骨的干骺端和干骺端骨干侧，完全位于骨干者较少。骨盆、手足骨、下颌骨、脊椎、肋骨和颅骨也可累及。

（三）临床特征

骨促结缔组织增生性纤维瘤占所有原发性骨肿瘤<0.1%。93例大宗报道，平均发病年龄26.3岁（范围1～86岁），常见于青少年和年轻的成年人。男性稍多，男女比为1.5：1。临床症状表现为局部肿胀或疼痛。

（四）影像特征

X线平片主要以溶骨性病变伴粗糙的脊样小梁为主（占63%），24%为纯溶骨性病变，13%溶骨性病变和轻微硬化混杂。一半病例存在皮质穿透。61%的病变边界部分清晰。46%的病变周围可见硬化缘。12%的病例出现病理性骨折。MRI T_2加权像呈低信号具有诊断意义。

（五）大体检查

肿物最大径平均为8.1cm（范围3～16cm）。灰白色，实性，质地韧，伴有漩涡样特征，局限性伴有扇贝样边界。

（六）组织病理学

组织形态与韧带样型纤维瘤病非常相似。肿瘤由细长的梭形或星形细胞和穿插其中的丰富的胶原基质构成。肿瘤细胞排列呈长束状或漩涡状，轻度非典型性，核分裂象罕见。可见数量不等的肥大细胞。血管较丰富，毛细血管或小至中等大小分化良好的动脉有规律地分散在整个病变中。软骨化生罕见。偶见恶性转化（去分化促结缔组织增生性纤维瘤）。

（七）免疫表型

SMA阳性表达，actin和desmin也可阳性。β-catenin细胞核可阳性表达，但阳性细胞数<10%。MDM2和CDK4阴性。最新研究认为，FOSL细胞核弥漫强阳性表达是促结缔组织增生性纤维瘤的有价值的诊断标志物。

（八）分子遗传学

一例骨促结缔组织增生性纤维瘤发现11号和19号染色体重排。11q13断裂点具有基因特征性。

（九）预后因素

肿瘤具有侵袭性，病变内切除或边缘切除具有较高的复发率，复发率可达37%～72%。最近一篇13例病例分析显示，复发率为15.4%，复发与骨外软组织肿块形成相关。广泛手术切除能够降低复发率。脊柱病变难以完整切除，辅助放疗有助于降低复发率。

（十）典型病例（图4-1-1）

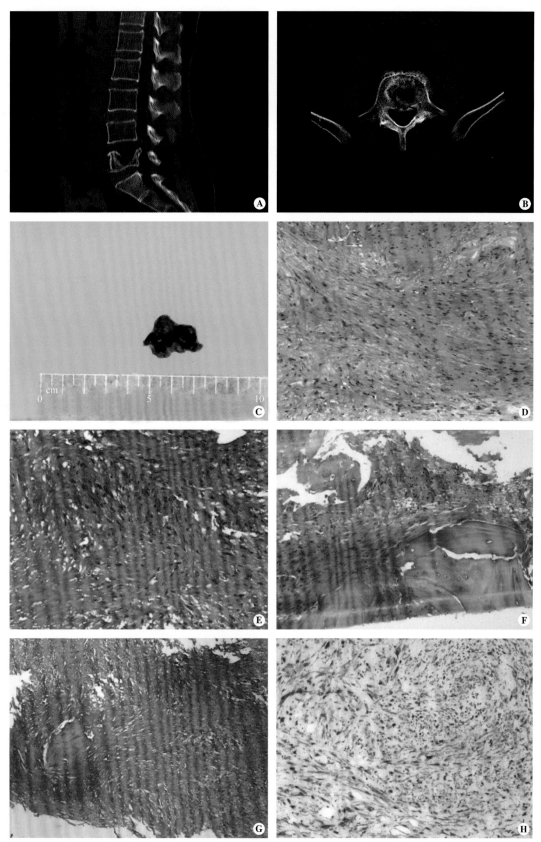

图4-1-1　腰5椎体促结缔组织增生性纤维瘤；女，59岁

A. 矢状面CT示腰5椎体略压缩变扁，溶骨性破坏，局部可见硬化缘，上缘终板骨质不连续且塌陷；B. 横断面CT示椎体破坏；C. 大体标本示灰白色碎组织，总体积为2.5cm×2.0cm×0.6cm；D、E. 肿瘤细胞较稀疏，形态较温和，胶原丰富；F. 肿瘤组织侵犯周围骨组织；G. 肿瘤组织包绕并破坏宿主骨；H. 肿瘤细胞SMA阳性

二、骨孤立性纤维性肿瘤

（一）定义

骨孤立性纤维性肿瘤（solitary fibrous tumor of bone）是一种发生于骨内的成纤维细胞型间叶肿瘤，具有突出的血管外皮瘤样分枝状血管特征。以往常诊断为骨血管外皮瘤。

（二）发生部位

骨孤立性纤维性肿瘤非常罕见，国外最大宗报道为6例，全部发生于脊椎，其中骶骨4例，腰4和胸12椎骨各1例；国内1例报道来源于肩胛骨。

（三）临床特征

骨孤立性纤维性肿瘤好发于成年人（20～70岁），罕见于儿童。肿物常为无痛性生长的肿块，由于压迫周围组织和神经产生相应症状。骶骨肿物可产生下肢疼痛麻痹、排尿困难、便秘等。

（四）影像特征

骨原发性孤立性纤维性肿瘤无特征性的影像学改变。主要表现为溶骨性破坏，部分病例可有硬化性边缘。无骨膜反应。骨皮质破坏伴周围软组织肿块提示恶性病变。

（五）大体检查

肿物边界清，无包膜或假纤维包膜，切面灰白色，质韧，局灶出血。恶性肿瘤常侵犯周围组织，灶性坏死。肿物大小差异较大，直径范围为1～20cm，大多数为5～10cm。

（六）组织病理学

孤立性纤维性肿瘤具有较为特征性的组织形态。温和的卵圆形或短梭形细胞无明显特征性地分布，胶原数量不等，常出现致密的玻璃样变性。肿瘤组织内穿插大的分枝状或鹿角样血管，呈现所谓的"血管外皮瘤样结构"。肿瘤细胞的密度随周围胶原的丰富程度不同而变化。肿瘤细胞大小形态较一致，染色质较细，核仁不明显，核分裂象少见（1～3个/10HPF）。恶性孤立性纤维性肿瘤常体积大，局部具有侵袭性，细胞丰富密集，灶性多形性，核分裂象易见（≥4个/10HPF）。

（七）免疫表型

骨内孤立性纤维性肿瘤的免疫表型与骨外相同。CD34、CD99、Bcl-2和STAT6阳性表达。STAT6细胞核强阳性表达是孤立性纤维性肿瘤高度敏感和特异的标志物。与滑膜肉瘤相鉴别时，STAT6具有重要的鉴别诊断价值。目前文献共报道9例CK阳性的孤立性纤维性肿瘤，其中胸腔3例，骨2例，腹腔和盆腔各1例。笔者所在医院1例CK阳性的恶性孤立性纤维性肿瘤IMP3阳性表达。

（八）预后因素

本病治疗以手术完整切除为主，化疗不敏感。

（九）典型病例（图4-2-1）

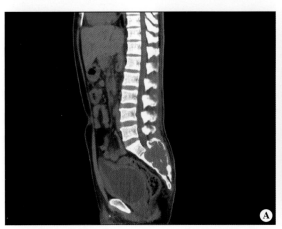
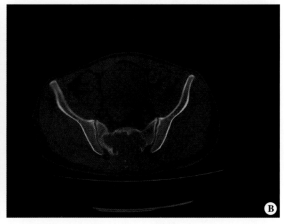

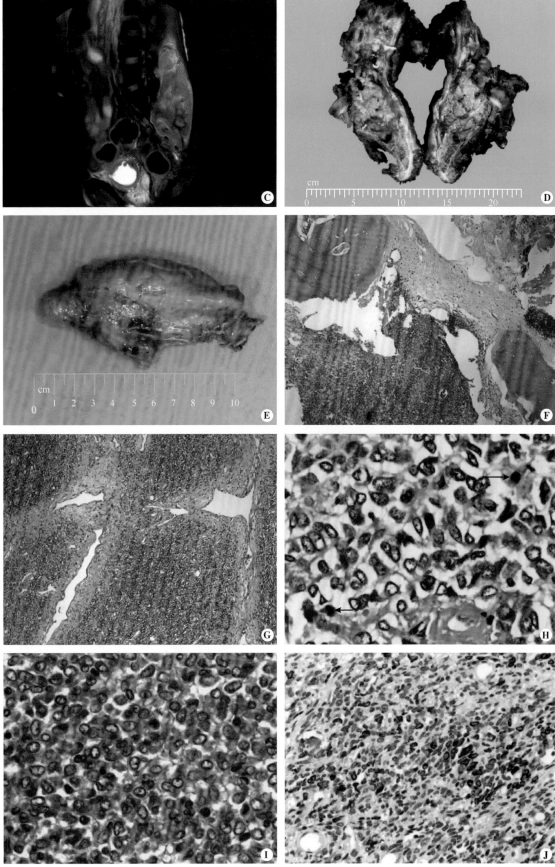

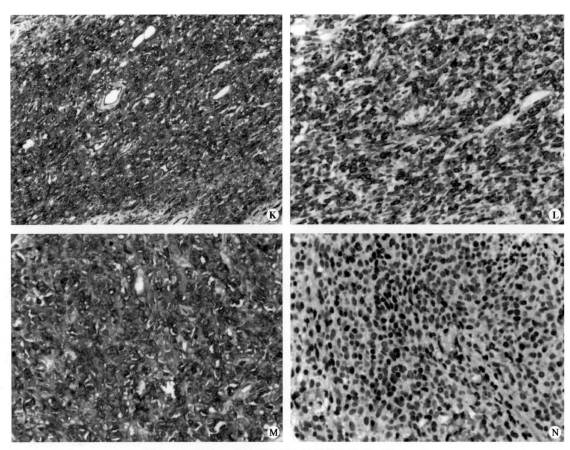

图4-2-1　骶骨CK阳性恶性孤立性纤维性肿瘤；男，36岁

A. 矢状面CT示骶2～骶4椎体呈溶骨性骨质破坏，膨大变形，内见软组织肿块影填充，肿块呈膨胀性生长；B. 横断面CT示肿物破坏骶骨向后方生长；C. 矢状面MRI示骶2～骶4椎体骨质破坏，肿块明显向后上方生长，侵犯腰4、腰5棘突；D. 大体标本示腰3、腰4、腰5，骶骨和尾骨部分切除标本，总体积为19.0cm×11.0cm×7.0cm，标本正中切开后可见肿物主要位于腰椎和骶骨后方，体积为10.0cm×5.0cm×4.5cm，切面灰黄灰红色，质较软，肿物前方破坏骶骨骨质，局部侵犯骶前软组织，此处肿物与周围组织无法完整分离；E. 大体标本示肿物与周围组织易分离，具假纤维包膜；F. 肿瘤组织破坏骶骨的骨皮质；G. 血管外皮瘤样结构；H. 肿瘤细胞体积小，可见两个核分裂象（箭头所示）；I. 局部肿瘤细胞丰富密集，圆形或卵圆形，胶原少；J. CK阳性；K. CD34弥漫强阳性；L. Bcl-2阳性；M. CD99细胞膜阳性；N. STAT6细胞核阳性

三、低级别肌成纤维细胞肉瘤

（一）定义

低级别肌成纤维细胞肉瘤（low grade myofib-roblastic sarcoma）是一种具有明显非典型性的肌成纤维细胞肿瘤，梭形肿瘤细胞至少表达一种肌源性标志物（MSA、SMA或desmin），但不表达平滑肌标志物h-caldesmon，又称为肌纤维肉瘤。1991年Eyden首先报道和命名肌纤维肉瘤。1998年Mentzel命名低级别肌成纤维细胞肉瘤。2002年和2013年WHO软组织和骨肿瘤分类将低级别肌成纤维细胞肉瘤作为一个独立的肿瘤实体，然而中级和高级别肌成纤维细胞肉瘤仍未包括在WHO分类中。

（二）发病部位

头颈部软组织最常见（38%，46/122），骨、四肢、胸壁、腋窝、腹股沟等也可发生。肿物最常位于深部软组织，一些病例也可发生在皮下和黏膜下层。骨内病变目前共报道15例，包括笔者所在医院1例，总计16例，发病部位最常见于下肢长骨干骺端（占56%），包括股骨4例、胫骨4例和腓骨1例；其他部位为下颌骨3例，髂骨2例，肩胛骨和指骨各1例。

（三）临床特征

软组织内肿瘤平均发病年龄40岁（范围6～75岁）；男性稍多。临床症状主要为无痛性肿块或肿胀。骨内肿瘤平均发病年龄为45岁（范围16～71岁），好发于中老年人；女性较多，男女比为1∶1.7。常出现疼痛。

（四）影像特征

骨内病变X线平片显示边界清晰的溶骨性破坏

性病变，大部分病例穿破皮质扩展到周围软组织，没有骨膜反应。

（五）大体检查

软组织内肿瘤大小不等，最大径平均为3.1cm（范围1.5～17cm），无包膜；骨内肿瘤最大径平均为5.1cm（范围1.8～9.5cm）。切面灰白色，质韧。少数肿瘤组织边界清楚，呈推挤式边缘。

（六）组织病理学

肌成纤维细胞是修饰的成纤维细胞，存在于一些正常组织、炎性和修复性肉芽组织、反应性及肿瘤性软组织病变。肌成纤维细胞呈短梭形、双极或三极梭形或星形细胞，波浪状或卵圆形淡染的细胞核，单个小核仁；细胞质不明显或中等，边界不清。肌成纤维细胞能够合成胶原，与胶原混杂。

低级别肌成纤维细胞肉瘤相当于富于细胞性纤维肉瘤样肿瘤，肿瘤细胞呈束状或片状分布，没有或局灶鲱鱼骨样或车辐状结构。梭形肿瘤细胞通常较一致，边界不清，淡嗜酸性胞质，细胞核呈长梭形和波浪状，两端较尖呈锥形，染色质均匀分布，细胞核变圆，空泡状伴有核膜凹陷和小核仁；核分裂象多少不等（<1～10个/10HPF）。胶原数量不等，局部黏液样改变。丰富的薄壁毛细血管。间质少量炎细胞浸润。肿瘤呈浸润性生长，侵袭骨组织和横纹肌。

高级别肿瘤内肿瘤细胞表现出中等程度非典型性或明显的多形性，细胞核体积大，深染，形态不规则，常伴病理性核分裂象和坏死。目前没有统一的分级标准。软组织肿瘤分级多采用法国癌症中心联盟（Federation Nationales des Centres de Lutte Contre le Cancer，FNCLCC）分级系统，通过对3个组织参数（坏死、核分裂象和分化程度）进行评分分为三级。最新一篇15例肌纤维肉瘤研究报道，9例为低级别、5例中级别和1例高级别。16例骨肌纤维肉瘤中大部分表现为低级别，其中3例高级别。有研究认为头颈部软组织肌纤维肉瘤出现坏死或核分裂象>6个/10HPF时，疾病相关的死亡风险明显增加，应当考虑为高级别。

（七）免疫表型

vimentin和fibronectin100%阳性；SMA约90%阳性，MSA 75%～94%阳性，calponin在67%病例阳性。SMA染色有时表现为沿细胞两侧线性平行分布，与平滑肌肉瘤胞质染色不同。h-caldesmon不表达有助于与平滑肌肉瘤相鉴别。不同报道之间desmin阳性率有所差异（7%～43%）。S100、ALK、CK、laminin、β-catenin、MUC4阴性。

（八）预后因素

头颈部肿瘤较其他部位预后差，复发率高，与难以完整切除有关；坏死或核分裂象>6个/10HPF提示预后差。骨内病变报道较少，无法确定其预后，部分病例可复发，也有肺转移的报道。

（九）典型病例（图4-3-1）

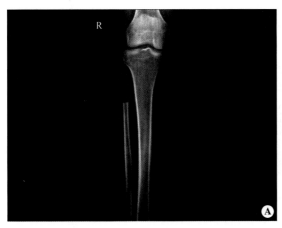
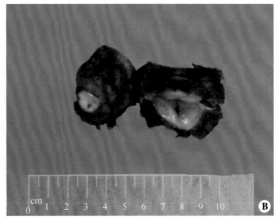

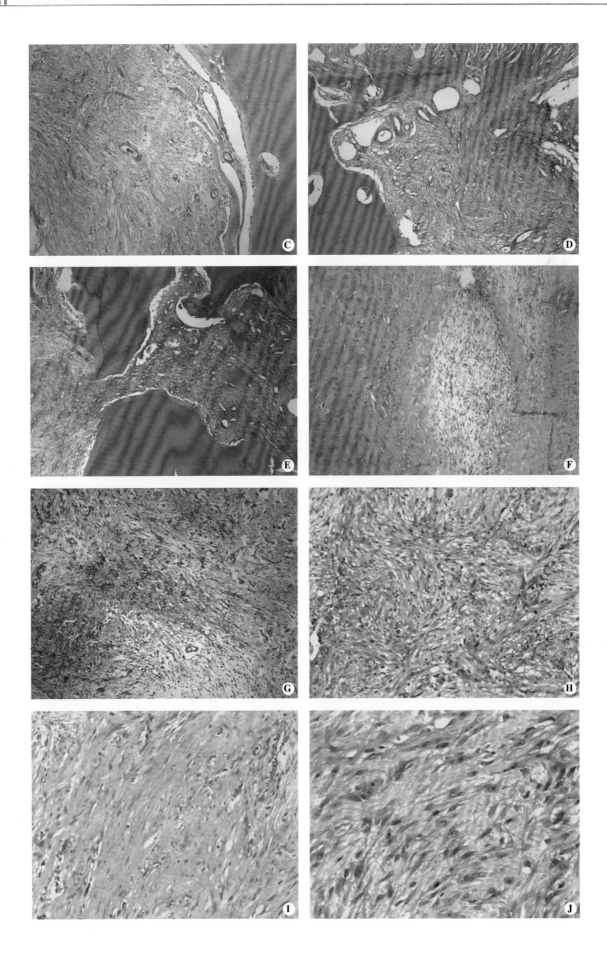

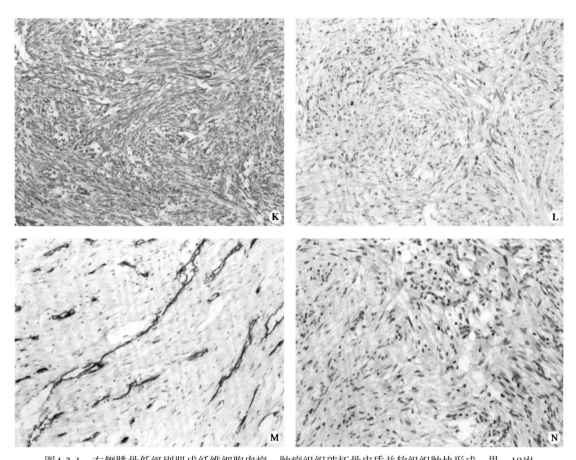

图4-3-1　左侧腓骨低级别肌成纤维细胞肉瘤，肿瘤组织破坏骨皮质并软组织肿块形成；男，19岁

A. DR示左侧腓骨近端肿物切除后；B. 大体标本示骨两段长分别为2.7cm和4.5cm，其中第二段（右侧）骨的表面可见已剖开灰白色结节状肿物，体积为2.7cm×1.8cm×1.5cm，与周围软组织分界清，质较韧，肿物破坏骨皮质，充满髓腔；C. 髓腔内骨髓组织被肿瘤组织完全取代，肿瘤细胞较稀疏；D. 局部骨皮质被肿瘤组织完全破坏、穿透；E. 肿瘤组织破坏骨皮质；F. 肿瘤组织局部呈结节状侵犯韧带，但尚未侵入横纹肌（右侧）；G. 骨外软组织肿物内肿瘤细胞疏密不均；H. 肿瘤细胞丰富区；I. 部分区域胶原丰富；J. 梭形细胞形态较温和，清晰核仁，核分裂象易见（可见3个核分裂象）；K. SMA弥漫阳性；L. desmin局灶阳性；M. CD34显示丰富细长的薄壁毛细血管；N. MUC4阴性

四、骨纤维肉瘤

（一）定义

骨纤维肉瘤（fibrosarcoma of bone）是一种发生于骨内的中等至高级别梭形细胞恶性肿瘤，缺乏明显多形性和除成纤维细胞之外无任何特定分化方向。

（二）发病部位

股骨远端最常见（21%～47%），股骨近端16%，肱骨远端14%，胫骨近端11%。

（三）临床特征

历史上"骨纤维肉瘤"被应用于诊断梭形肿瘤细胞排列呈束状或"鲱鱼骨样"特征的骨原发性梭形细胞肿瘤。各种具有特定诊断分类的骨原发性肿瘤也可以显示类似的组织学特征。因此骨纤维肉瘤没有独特的、特定的形态学特征。目前该诊断不常作为一个特定的诊断分类，特别是新的辅助诊断技术不断出现和分类方案的不断进展的当前时期。骨纤维肉瘤实际发生率可能远小于报道，约为骨原发性恶性肿瘤的5%。没有性别差异，多发生于20～60岁，偶发于婴儿。大多数骨纤维肉瘤可能与其他肿瘤相混淆，特别是骨肉瘤和平滑肌肉瘤，罕见情况下误诊为梭形细胞横纹肌肉瘤。骨纤维肉瘤罕见，是一个排除性诊断。这个术语偶然情况下被使用，WHO（2013年）软组织和骨肿瘤分类不鼓励使用，近几年骨纤维肉瘤的研究非常少。局部疼痛、肿胀、运动受限和病理性骨折是最常见的临床症状和体征。

（四）影像特征

典型影像学表现包括偏心性、溶骨性病变，伴有地图样、虫蚀样或渗透样破坏，侵犯邻近软组织。

（五）组织病理学

肿瘤最显著的组织学特征：大小形态较一致

的梭形肿瘤细胞呈束状或"鲱鱼骨样"排列，伴有数量不等的胶原。纤维肉瘤样特征能够出现于许多骨肿瘤中，大多数以往诊断的纤维肉瘤经重新评估后确诊为其他肉瘤。如果肿瘤具有明显的非典型性和车辐状特征最好分类为未分化多形性肉瘤。肿瘤缺乏恶性骨样组织和软骨肉瘤成分时可排除骨肉瘤和去分化软骨肉瘤。需要进行免疫组织化学染色包括SMA和desmin或h-caldesmon，以排除平滑肌肉瘤。上皮标志物和分子检测排除滑膜肉瘤。纤维肉瘤是排除性诊断，需要全面取材、详细的镜下观察、全面免疫组织化学和分子检测后综合评估才能诊断。

（六）免疫表型

肿瘤缺乏平滑肌、内皮和上皮标志物的表达。

（七）预后因素

本病5年和10年生存率较差，分别为34%和28%。与患者的年龄、分级、部位和分期相关。肺和其他部位骨转移常见。

五、硬化性上皮样纤维肉瘤

（一）定义

本病1995年Meis-Kindblom首先描述，2002年Abdulkader首先报道骨原发性病变。硬化性上皮样纤维肉瘤（sclerosing epithelioid fibrosarcoma）是一种罕见、独特的恶性成纤维细胞肿瘤，上皮样成纤维细胞在致密硬化的玻璃样变间质内呈条索状、巢状排列为其组织学特征。

（二）发病部位

本病主要发生在深部软组织，下肢多见（39%），其次为躯干（21%）、上肢（14.5%）和腹腔/腹股沟区（11%）；也有发生于肾、肺、腮腺、胰腺的报道。骨原发罕见，病例最多的报道为8例，另有6例个案报道，合计14例；发病部位由高至低依次为股骨3例，颅骨2例，骨盆2例（髂骨和耻骨各1例），尺骨2例，肱骨、胫骨、骶骨、颈椎、肋骨各1例，其中四肢长骨最多见，占50%（7/14）。

（三）临床特征

本病主要发生在中老年人，平均年龄47岁（范围14～87岁），约10%的患者诊断时年龄<20岁。没有性别差异。骨原发病变平均年龄42.9岁（范围13～73

岁），男女比为1∶1，没有性别差异。由于肿物生长缓慢，从出现症状到明确诊断常持续数年。疼痛、肿胀是最常见的临床症状，其中一例发生病理性骨折。

（四）影像特征

X线平片表现为肿物位于髓内，主要为溶骨性病变，偶有小灶性硬化。大部分病变出现皮质破坏和软组织肿块。MRI T_1加权像为低信号，T_2加权像表现为稍高信号和混杂信号。

（五）大体检查

骨内肿物最大径平均为5.9cm（范围2.8～11.5cm）。肿物边界不清，无包膜，浸润性生长，破坏骨皮质并软组织肿块。切面灰白色，质韧。

（六）组织病理学

软组织和骨内肿瘤具有相同的形态学特征。肿瘤由相对一致的小到中等大小的上皮样细胞构成，排列呈簇状、巢状或相互吻合的条索状，包埋在致密硬化的玻璃样变性的胶原基质内。肿瘤细胞轻度非典型性，少量透亮或嗜酸性胞质，核分裂象少见。部分病例同时存在低级别纤维黏液样肉瘤成分，灶性坏死和钙化。肿瘤内的硬化性胶原需要与骨样基质相鉴别，同时也需要除外骨外病变发生骨转移的可能。

（七）免疫表型

骨内病变MUC4阳性率为75%（6/8），需要注意的是MUC4同样表达于双相性滑膜肉瘤（特别是腺样区域）和各种癌组织中，不要误诊为转移癌。SATB2大部分阴性表达（87.5%，7/8），1例约50%的细胞核阳性，强度为弱到中等。MUC4+/SATB2-有助于与骨肉瘤相鉴别。此外CK、EMA、SMA和CD99也可不同程度表达。

（八）分子遗传学

纯粹的硬化性上皮样纤维肉瘤主要存在EWSR1-CREB3L1基因重排，少数为EWSR1-CREB3L2重排。

（九）预后因素

软组织硬化性上皮样纤维肉瘤组织学形态为低级别，但具有高的局部复发率和转移率（30%～40%），死亡率25%～57%。27%的患者诊断时出现转移，转移最常发生于肺（70%）、骨（41%）和软组织，淋巴结转移也可见。骨内硬化性上皮样纤维肉瘤转移率为57%（8/14），最短术后1个月发生转移，最长6年后发生转移；常为多个部位转移，包括肺、骨、肝、头皮和肾等；死亡率为35.7%（5/14）。

（十）典型病例（图4-5-1）

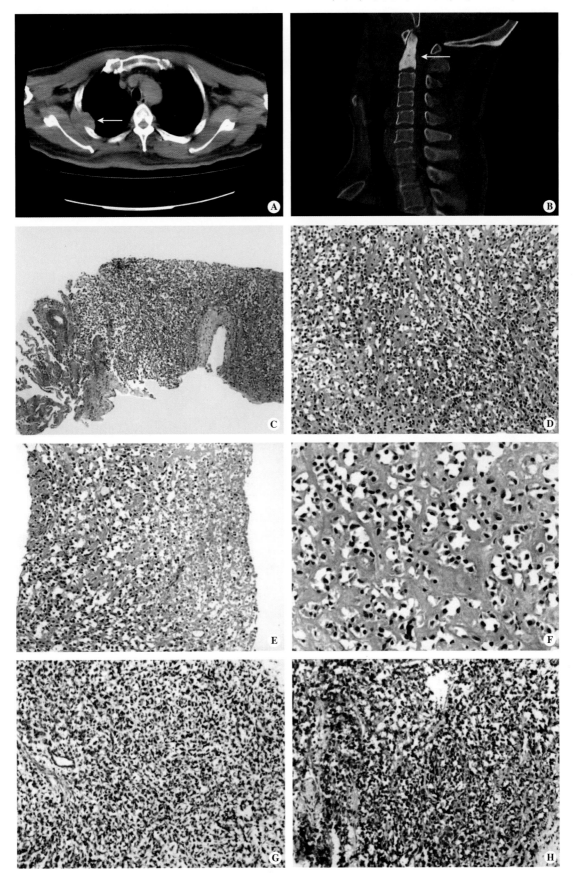

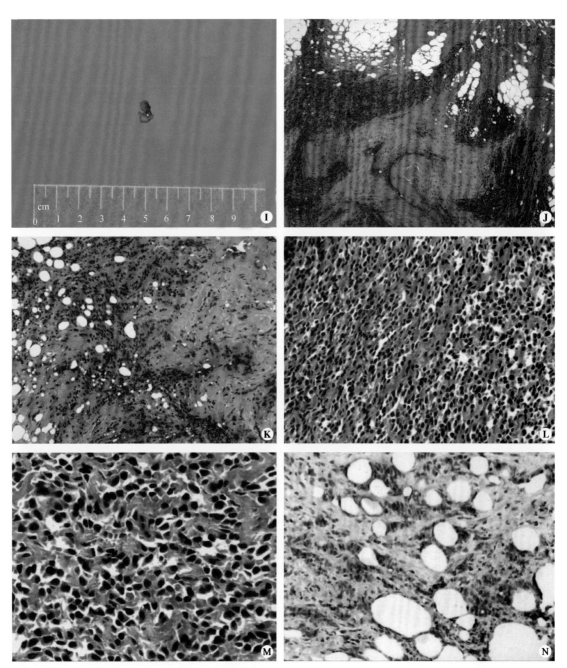

图4-5-1　胸壁硬化性上皮样纤维肉瘤伴双肺、颈椎转移；男，50岁；临床病史：偶然发现颈部肿物4个月，并逐渐增大，半个月前出现颈痛和四肢乏力；外院胸壁肿物穿刺活检，后转入笔者所在医院进一步治疗

A. 横断面CT示胸壁内可见肿物并沿肋间侵犯胸腔（箭头所示），肺部多发转移结节；B. 矢状面CT示颈2椎体弥漫性密度增高，硬化性改变（箭头所示）；C.（外院胸壁穿刺活检白片，笔者所在医院染色）肿瘤侵犯肺组织（左侧）；D. 肿瘤组织呈腺泡状，胶原纤维分隔；E. 局灶性坏死（右侧）；F. 肿瘤细胞体积小，大小较一致，胞质少，嗜酸性，包埋在玻璃样变性的胶原纤维内；G. vimentin弥漫阳性；H. MUC4弥漫阳性；I. 颈2椎体活检大体标本示灰白色组织两块，总体积为0.8cm×0.5cm×0.3cm；J. 肿瘤组织侵犯横纹肌和脂肪组织；K. 肿瘤组织包埋在玻璃样变性的胶原纤维内；L，M. 肿瘤细胞呈腺泡状排列，体积小，胞质嗜酸性；N. MUC4阳性

参考文献

Abdulkader I, Cameselle-Teijeiro J, Fraga M, et al, 2002. Sclerosing epithelioid fibrosarcoma primary of the bone. Int J Surg Pathol, 10: 227-230.

Arbajian E, Puls F, Magnusson L, et al, 2014. Recurrent EWSR1-CREB3L1 gene fusions in sclerosing epithelioid fibrosarcoma. Am J Surg Pathol, 38: 801-808.

Argani P, Lewin JR, Edmonds P, et al, 2015. Primary renal sclerosing epithelioid fibrosarcoma: report of 2 cases with EWSR1-CREB3L1 gene fusion. Am J Surg Pathol, 39: 365-373.

Asakra R, Zaidi S, Thway K, 2017. Metastatic sclerosing epithelioid fibrosarcoma in bone marrow. Int J Surg Pathol, 25: 702-704.

Cacciatore M, Dei Tos AP, 2014. Challenging epithelioid mesenchymal neoplasms: mimics and traps. Pathology, 46: 126-134.

Cai C, Dehner LP, El-Mofty SK, 2013. In myofibroblastic sarcomas of the head and neck, mitotic activity and necrosis define grade: A case study and literature review. Virchows Archiv, 463: 827-836.

Cai ZG, Pan CC, Yu DH, et al, 2016. Myofibroblastic sarcomas: A clinicopathologic analysis of 15 cases and review of literature. Int J Clin Exp Pathol, 9: 1568-1577.

Callahan KS, Eberhardt SC, Fechner RE, et al, 2006. Desmoplastic fibroma of bone with extensive cartilaginous metaplasia. Ann Diagn Pathol, 10: 343-346.

Chow LTC, Lui YH, Kumta SM, et al, 2004. Primary sclerosing epithelioid fibrosarcoma of the sacrum: A case report and review of the literature. J Clin Pathol, 57: 90-94.

Coca-Pelaz A, Llorente-Pendas JL, Vivanco-Allende B, et al, 2011. Solitary fibrous tumor of the petrous bone: A successful treatment option. Acta Oto-Laryngol, 131: 1349-1352.

Demicco EG, Harms PW, Patel RM, et al, 2015. Extensive survey of STAT6 expression in a large series of mesenchymal tumors. Am J Clin Pathol, 143: 672-682.

Doyle LA, Hornick JL, 2013. EWSR1 rearrangements in sclerosing epithelioid fibrosarcoma. Am J Surg Pathol, 37: 1630, 1631.

Doyle LA, Wang W-L, Dal Cin P, et al, 2012. MUC4 is a sensitive and extremely useful marker for sclerosing epithelioid fibrosarcoma: association with FUS gene rearrangement. Am J Surg Pathol, 36: 1444-1451.

Evans S, Ramasamy A, Jeys L, et al, 2014. Desmoplastic fibroma of bone: A rare bone tumour. J Bone Oncol, 3: 77-79.

Fisher C, 2004. Myofibrosarcoma. Virchows Archiv, 445: 215-223.

Fletcher CDM, Bridge JA, Hogendoom P, et al, 2013. World Health Organization classification of tumors of soft tissue and bone. Lyon: IARC Press, 80-82, 85-86, 97-98, 298-300.

Folpe AL, 2014. Fibrosarcoma: a review and update. Histopathology, 64: 12-25.

Frick MA, Sundaram M, Unni KK, et al, 2005. Imaging findings in desmoplastic fibroma of bone: Distinctive T_2 characteristics. Am J Roentgenol, 184: 1762-1767.

Gonzalez FAC, Vazquez AC, Uscanga CC, et al, 2007. Pleomorphic myofibrosarcoma of the tibia with aneuploid DNA content. Ann Diagn Pathol, 11: 340-344.

Grunewald TGP, von Luettichau I, Weirich G, et al, 2010. Sclerosing epithelioid fibrosarcoma of the bone: A case report of high resistance to chemotherapy and a survey of the literature. Sarcoma, 2010: 431627.

Hauben EI, Jundt G, Cleton-Jansen A-M, et al, 2005. Desmoplastic fibroma of bone: An immunohistochemical study including beta-catenin expression and mutational analysis for beta-catenin. Hum Pathol, 36: 1025-1030.

Kanno A, Hatori M, Hosaka M, et al, 2009. Multiple bone metastasis of sclerosing epithelioid fibrosarcoma 12 years after initial surgery-increasing ki-67 labeling index. Sarcoma, 2009: 953750.

Kilaikode S, Kuril S, Sedrak A, et al, 2013. Sclerosing epithelioid fibrosarcoma of the parietal bone and adjacent meninges in an adolescent: A case report. World J Oncol, 4: 255-257.

Lecoutere E, Creytens D, 2015. Multifocal cytokeratin expression in pleural and abdominal malignant solitary fibrous tumors: An unusual diagnostic pitfall. Virchows Arch, 467: 119-121.

Mazari PM, Weber KL, Kim S, et al, 2016. Cytogenetically confirmed low-grade fibromyxoid sarcoma arising from the tibia. Hum Pathol, 48: 56-59.

Min HS, Kang HG, Lee J-H, et al, 2010. Desmoplastic fibroma with malignant transformation. Ann Diagn Pathol, 14: 50-55.

Mohamed M, Fisher C, Thway K, 2017. Low-grade fibromyxoid sarcoma: Clinical, morphologic and genetic features. Ann Diagn Pathol, 28: 60-67.

Okubo T, Saito T, Takagi T, et al, 2014. Desmoplastic fibroma of the rib with cystic change: A case report and literature review. Skeletal Radiol, 43: 703-708.

Rekhi B, Deshmukh M, Jambhekar NA, 2011. Low-grade fibromyxoid sarcoma: a clinicopathologic study of 18 cases, including histopathologic relationship with sclerosing epithelioid fibrosarcoma in a subset of cases. Ann Diagn Pathol, 15: 303-311.

Romeo S, Bovee JVMG, Kroon HM, et al, 2012. Malignant fibrous histiocytoma and fibrosarcoma of bone: A reassessment in the light of currently employed morphological, immunohistochemical and molecular approaches. Virchows Archiv, 461: 561-570.

Saito T, Mitomi H, Kurisaki A, et al, 2013. Low-grade myofibroblastic sarcoma of the distal femur. Int J Surg Case Rep, 4: 195-199.

Sakamoto A, Yamamoto H, Yoshida T, et al, 2007. Desmoplastic fibroblastoma(collagenous fibroma)with a specific breakpoint of 11q12. Histopathology, 51: 859-860.

San Miguel P, Fernandez G, Ortiz-Rey JA, et al, 2004. Low-grade myofibroblastic sarcoma of the distal phalanx. J Hand Surg Am, 29: 1160-1163.

Tai HC, Chuang IC, Chen TC, et al, 2015. NAB2-STAT6 fusion types account for clinicopathological variations in solitary fibrous tumors. Modern Pathol, 28: 1324-1335.

Thway K, Ng W, Noujaim J, et al, 2016. The current status of solitary fibrous tumor: Diagnostic features, variants, and genetics. Int J Surg Pathol, 24: 281-292.

Trombetta D, Macchia G, Mandahl N, et al, 2012. Molecular genetic characterization of the 11q13 breakpoint in a desmoplastic fibroma of bone. Cancer Genet-Ny, 205: 410-413.

Vallejo-Benitez A, Rodriguez-Zarco E, Carrasco SP, et al, 2017. Expression of dog1 in low-grade fibromyxoid sarcoma: A study of 19 cases and review of the literature. Ann Diagn Pathol, 30: 8-11.

Verbeke SLJ, Fletcher CDM, Alberghini M, et al, 2010. A reappraisal of hemangiopericytoma of bone；analysis of cases reclassified as synovial sarcoma and solitary fibrous tumor of bone. Am J Surg Pathol, 34: 777-783.

Watanabe K, Ogura G, Tajino T, et al, 2001. Myofibrosarcoma of the bone: A clinicopathologic study. Am J Surg Pathol, 25: 1501-1507.

Wojcik JB, Bellizzi AM, Dal Cin P, et al, 2014. Primary sclerosing epithelioid fibrosarcoma of bone: analysis of a series. Am J Surg Pathol, 38: 1538-1544.

Yan B, Raju GC, Salto-Tellez M, 2008. Epithelioid, cytokeratin expressing malignant solitary fibrous tumour of the pleura. Pathology, 40: 98-99.

Yin H, Zhang D, Wu Z, et al, 2014. Desmoplastic fibroma of the spine: A series of 12 cases and outcomes. The spine journal, 14: 1622-1628.

Yoshida A, Tsuta K, Ohno M, et al, 2014. STAT6 immunohistochemistry is helpful in the diagnosis of solitary fibrous tumors. Am J Surg Pathol, 38: 552-559.

Zhao M, Huang R, He XL, 2015. A pelvic cellular solitary fibrous tumor with multifocal expression of cytokeratin AE1/AE3. Int J Clin Exp Pathol, 8: 15437, 15438.

第五章　纤维组织细胞肿瘤

一、非骨化性纤维瘤

（一）定义

非骨化性纤维瘤（non-ossifying fibroma）是一种由增生的成纤维细胞混杂破骨样多核巨细胞组成的良性肿瘤。肿瘤局限于皮质内称为纤维皮质缺损。体积较大、累及髓腔时称为非骨化性纤维瘤。该病变被认为是骨发育不良而不是真正的肿瘤。研究认为本病由肌腱或韧带附着处创伤性骺板损伤所致。

（二）发病部位

绝大多数非骨化性纤维瘤位于下肢长骨干骺端（后侧和内侧多见），特别是股骨远端和胫骨近端和远端；少数病变可发生于上肢长骨。约8%为多灶性。

（三）临床特征

据估计约30%的儿童存在该病变，发病年龄常<20岁。男性多于女性，男女比约为2∶1。通常无症状，病灶体积大或合并病理性骨折时出现疼痛和肿胀，活动后明显。具有自限性，大多数在20～25岁自愈。可导致病理性骨折。多灶性患者可见于神经纤维瘤病1型和Jaffe-Campanacci综合征。

Jaffe-Campanacci综合征指多发性非骨性纤维瘤同时伴有咖啡牛奶斑和腋下雀斑。此外还可以出现下颌骨巨细胞病变、智力障碍、眼的先天性异常或血管畸形，但是不存在神经纤维瘤。1958年Jaffe首先报道。由于此综合征是依据临床表现而非遗传学改变诊断，是否为独立的一种疾病，或为多种疾病并存的一系列表现，或仅为某种疾病的一种表现形式，目前尚存争论。由于具有神经纤维瘤病1型相同的皮肤改变，它被认为是神经纤维瘤病1型的特殊表现形式。最新研究发现，92.9%（13/14）的Jaffe-Campanacci综合征存在神经纤维瘤病1型的致病基因突变，表明许多Jaffe-Campanacci综合征病变实际上就是神经纤维瘤病1型。

非骨化纤维瘤需要与良性纤维组织细胞瘤相鉴别。两者鉴别主要依靠临床和影像诊断。但目前两者诊断标准并不十分明确，不同报道之间结果差异明显。一般认为非骨化性纤维瘤年龄应小于20岁，而有研究认为即使年龄小于20岁但影像表现为非骨化性纤维瘤，当存在无法解释的疼痛或病变生长快，应当诊断良性纤维组织细胞瘤。2016年一篇87例非骨化纤维瘤研究报告中，11.5%的患者存在疼痛、肿胀或病理性骨折等临床症状。2009年338例非骨化性纤维瘤研究报道，>20岁患者占85%，最大年龄70岁。此外对于非骨化性纤维瘤是否应当严格限定在四肢长骨干骺端也尚无定论，338例病变研究报道中，四肢长骨以外的病变占15.4%。

（四）影像特征

X线平片干骺端纤维缺损体积小，边界清，圆形或卵圆形，有硬化缘，位于长骨干骺端皮质内的溶骨性病变，不累及髓腔。非骨化纤维瘤体积大，通常为位于长骨干骺端髓腔内偏心性溶骨性病变，皮质变薄但不会穿透皮质，伴有硬化缘和扇贝样边界。病变的长轴倾向于与受累骨长轴相平行。CT扫描显示溶骨性、边界清的病变。MRI显示T_1和T_2加权像呈低信号。此病变可以自发消退，这与成年人罕见此病相一致。干骺端纤维缺损与非骨化性纤维瘤之间的大小分界值无明确的标准，通常认为干骺端纤维缺损不超过3cm。

（五）大体检查

完整手术切除标本罕见，基本为手术刮除标本，送检标本为碎块组织。肿物边界清，红褐色伴黄色区域，伴有硬化缘。囊性变可见。合并病理性骨折时可出现出血和坏死。

（六）组织病理学

干骺端纤维缺损、非骨化性纤维瘤和良性纤维组织细胞瘤具有相同的组织形态，明确诊断需要结合临床表现和影像学特征。肿瘤由温和的梭形成纤维细胞构成，排列呈车辐状结构。破骨样多核巨细胞散在分布于病变内。继发性改变包括间质内含铁血黄素沉积和泡沫样细胞聚集。囊性变可见，存在病理性骨折时可出现坏死灶。

（七）预后因素

无症状病变不需要治疗。体积较大的病变需要刮除治疗。局部复发罕见。

（八）典型病例（图5-1-1、图5-1-12）

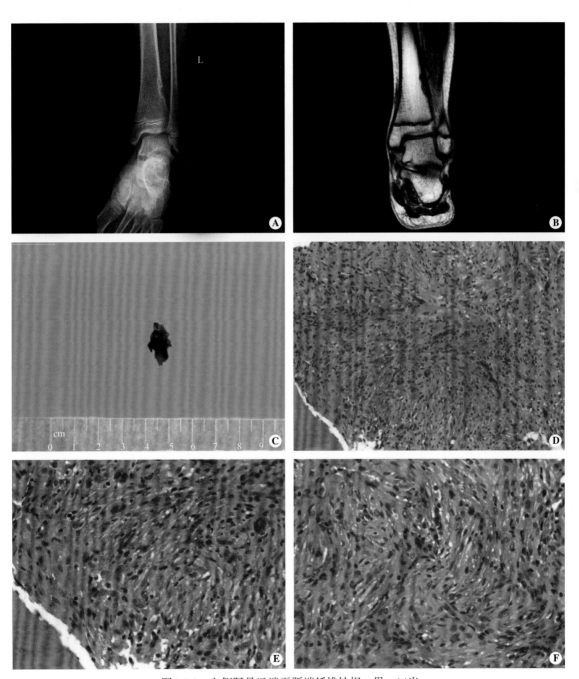

图5-1-1　左侧胫骨远端干骺端纤维缺损；男，14岁

A. DR示左侧胫骨远端干骺端外侧骨皮质不清，局部呈不规则透亮区，周围骨质可见硬化缘，无骨膜反应；B. MRI冠状位T₁加权像呈低信号，边缘清晰，软组织未见明显异常；C. 大体标本示灰黄色碎组织，总体积为1.0cm×0.7cm×0.4cm；D. 肿瘤组织与周围骨组织分界清（左下角），车辐状排列；E. 梭形肿瘤细胞之间混杂少量破骨样多核巨细胞；F. 肿瘤细胞形态温和

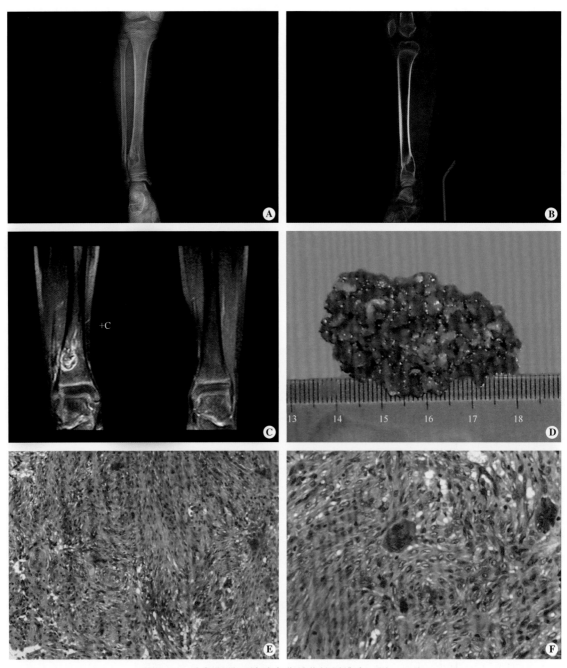

图5-1-2　右侧胫骨远端髓内非骨化性纤维瘤；男，10岁

A. DR示右侧胫骨远端偏心性低密度区，周围硬化缘，未见骨膜反应和软组织肿块；B. 矢状面CT示右侧胫骨远端骺板上方溶骨性病变，可见硬化缘；
C. MRI 冠状面T₁加权像呈低信号，增强扫描呈明显不均匀强化，边缘清晰；D. 大体标本示红褐色碎组织，总体积为4.1cm×2.4cm×0.8cm；E. 梭形
肿瘤细胞呈编织状排列；F. 梭形肿瘤细胞形态温和，散在破骨样多核巨细胞

二、骨良性纤维组织细胞瘤

（一）定义

骨良性纤维组织细胞瘤（benign fibrous histio-cytoma of bone）具有与非骨化性纤维瘤相同的组织学特征，但是临床影像表现不同。良性纤维组织细胞瘤通常累及长骨非干骺端或骨盆。该病变为肿瘤性病变。

（二）发病部位

40%的良性纤维组织细胞瘤发生于长骨，通常发生在非干骺端区域，可与非骨化性纤维瘤好发于干骺端相鉴别。约25%累及骨盆，特别是髂骨，颅骨和下颌骨也有报道。

（三）临床特征

本病罕见，多为个案报道。患者诊断时年龄

为1～75岁不等，大多数良性纤维组织细胞瘤>20岁。良性纤维组织细胞瘤临床表现与非骨化性纤维瘤相似。

（四）影像特征

X线平片表现为边界清、透亮的髓腔内病变。病变内梁状或假间隔可能明显。约2/3的病变有硬化性边界，CT能够更好地显示。皮质变薄，可伴有皮质破坏。在没有骨折的情况下无骨膜反应。软组织侵犯罕见。在长骨末端，可以是中央性或偏心性，此时难以与巨细胞瘤相鉴别。锝显像研究显示，病变增加放射性核素摄取和MRI钆剂增强。

（五）大体检查

良性纤维组织细胞瘤与非骨化性纤维瘤大体表现相似。边界清，红褐色伴黄色区域，含有硬化缘。囊性变可见。合并病理性骨折时肿瘤可出现出血和坏死。

（六）组织病理学

良性纤维组织细胞瘤与非骨化性纤维瘤镜下无法鉴别，基于临床和影像学特征诊断。肿瘤由温和的梭形成纤维细胞构成，排列呈车辐状结构。破骨样多核巨细胞散在分布于病变内。继发性改变包括含铁血黄素沉积和泡沫样细胞聚集。囊性变可见。存在病理性骨折时可出现坏死灶。

（七）预后因素

本病预后良好。无症状病变不需要治疗。体积较大的病变需要刮除治疗。局部复发罕见。罕见情况下良性纤维组织细胞可发生肺转移，也有发生恶性转化的报道。

（八）典型病例（图5-2-1）

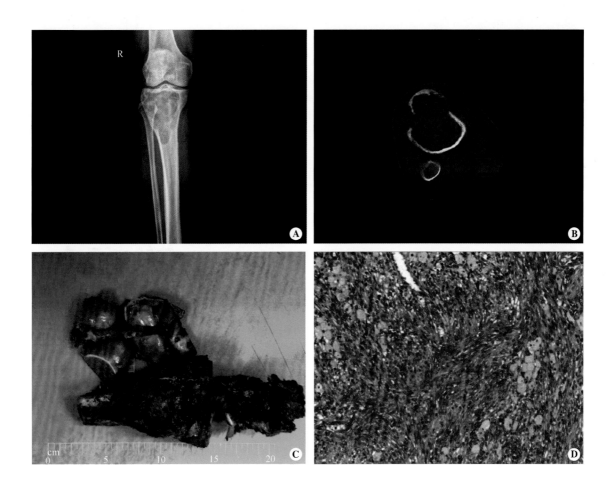

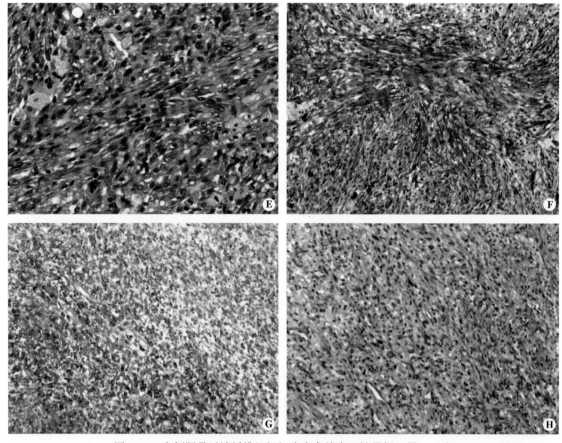

图5-2-1　右侧胫骨近端纤维组织细胞瘤合并病理性骨折；男，55岁

A. DR示右侧胫骨近端骨端内可见膨胀性、偏心性、溶骨性骨质破坏，边缘尚清晰；B. CT平扫示不规则骨质破坏区，局部骨皮质不连续；C. 大体标本示胫骨远端切除标本，体积为12.0cm×8.0cm×7.0cm，切面可见灰黄灰褐色肿物，体积5.0cm×4.0cm×4.0cm，切面质软，局部大片状出血灶；D. 梭形肿瘤细胞和泡沫样细胞；E. 细胞核大小较一致，核仁不明显，可见核分裂象；F. 车辐状结构SMA阳性；G. CD68阳性；H. Ki67示增殖指数低

参 考 文 献

Andreacchio A, Alberghina F, Testa G, et al, 2017. Surgical treatment for symptomatic non-ossifying fibromas of the lower extremity with calcium sulfate grafts in skeletally immature patients. Eur J Orthop Surg Traumatol, 28(2): 291-297.

Betsy M, Kupersmith LM, Springfield DS, 2004. Metaphyseal fibrous defects. J Am Acad Orthop Sur, 12: 89-95.

Ceroni D, Dayer R, De Coulon G, et al, 2011. Benign fibrous histiocytoma of bone in a paediatric population: A report of 6 cases. Musculoskelet Surg, 95: 107-114.

Chen H, Li P, Liu Z, et al, 2015. Benign fibrous histiocytoma of the fronto-temporo-parietal region: A case report and review of the literature. Int J Clin Exp Pathol, 8: 15356-15362.

Fletcher CDM, Bridge JA, Hogendoom P, et al, 2013. World Health Organization classification of tumors of soft tissue and bone. Lyon: IARC Press, 302-304.

Herget GW, Mauer D, Kraus T, et al, 2016. Non-ossifying fibroma: Natural history with an emphasis on a stage-related growth, fracture risk and the need for follow-up. Bmc Musculoskel Dis, 17: 147.

Goldin A, Muzykewicz DA, Dwek J, et al, 2017. The aetiology of the non-ossifying fibroma of the distal femur and its relationship to the surrounding soft tissues. J Child Orthop, 11: 373-379.

Noh JH, Ryu KN, Bae JY, et al, 2013. Nonossifying fibroma developed in metaphysis and epiphysis-a case report. Ann Diagn Pathol, 17: 207-209.

Pattamparambath M, Sathyabhama S, Khatri R, et al, 2016. Benign fibrous histiocytoma of mandible: A case report and updated review. J Clin Diagn Res, 10: ZD24-26.

Sakamoto A, Arai R, Okamoto T, et al, 2017. Non-ossifying fibromas: Case series, including in uncommon upper extremity sites. World J Orthop, 8: 561-566.

Stewart DR, Brems H, Gomes AG, et al, 2014. Jaffe-Campanacci syndrome, revisited: Detailed clinical and molecular analyses determine whether patients have neurofibromatosis type 1, coincidental manifestations, or a distinct disorder. Genetics in Medicine, 16: 448-459.

Yalcinkaya U, Uz Unlu M, Bilgen MS, et al, 2013. Plexiform fibrohistiocytic tumor of bone. Pathol Int, 63: 554-558.

Yamasaki F, Takayasu T, Nosaka R, et al, 2016. Benign fibrous histiocytoma arising at the temporal bone of an infant--case report and review of the literature. Childs Nerv Syst, 32: 189-193.

Yang L, Feng Y, Yan X, et al, 2015. Benign fibrous histiocytoma of parietal bone: Case report and review of the literature. World J Surg Oncol, 13: 177.

第六章　尤因肉瘤

尤因肉瘤

（一）定义

尤因肉瘤（Ewing sarcoma）是显示特定的遗传学改变的小圆细胞肉瘤，光镜、电镜或免疫组化表现出不同程度的神经内分泌分化。尤因肉瘤具有特征性的重复平衡异位，22q12的EWS基因（EWSR1）和ETS基因家族（包括FLI1、ERG、ETV1、ETV4和FEV）成员之一发生融合形成新的融合基因，是其病因学的关键。发生在胸壁的尤因肉瘤又称为Askin瘤。

（二）发病部位

任何骨均可发生，最常见的发病部位为骨盆、股骨和胸壁骨。长骨好发于骨干或干骺端偏骨干侧。其他骨如颅骨、椎骨、肩胛骨和手足短管状骨较少见。10%～20%病例发生于骨外。

（三）临床特征

尤因肉瘤少见，占所有恶性骨肿瘤的6%～8%。继骨肉瘤之后，为儿童和年轻人第二常见的骨原发性恶性肿瘤。约80%患者<20岁，发病高峰为10～15岁，>30岁的患者不常见。男性略多，男女比为1.4∶1。

最常见的临床表现为局部疼痛或肿胀，严重时可导致患者惊醒，受累区伴有或不伴有肿块。与其他骨肉瘤不同，发热、体重下降、疲劳和贫血常见。病理性骨折少见。实验室检查血清LDH升高和白细胞增多。

（四）影像特征

X线平片表现为长骨骨干或扁平骨渗透性、"虫蚀性"溶骨性破坏。具有特征性的"洋葱皮样"多层骨膜反应；垂直于骨皮质走行的新生骨形成，可表现出"竖发征"。偶尔可呈明显硬化性改变。病变早期即可出现大的软组织肿块。CT能够更清晰地显示骨破坏、髓腔变化、骨膜新生骨和软组织肿块。MRI是检查肿瘤最佳的影像学方法，有助于确定肿瘤在骨和软组织内的范围。T_1加权像呈低信号，T_2加权像为混杂的高信号。

（五）大体检查

骨和软组织尤因肉瘤典型病变呈灰褐色，伴有侵袭性边缘。常见坏死和出血区。在髓腔内或骨膜下病变中的淡黄色坏死组织和半流体组织易误认为积脓。肿瘤位于髓腔内，软组织肿块明显。罕见软组织尤因肉瘤可能与大的外周神经相关。

（六）组织病理学

尤因肉瘤主要包括三种组织学亚型，普通型或经典型（占63%）、原始神经外胚层瘤（primitive neuroectodermal tumor，PNET）（13%）和非典型亚型（20%）。前两种亚型通过镜下观察和免疫组化检测容易诊断。普通型由均匀一致的小圆形细胞构成，肿瘤细胞弥漫分布，胞界不清，胞质淡染或嗜酸性，PAS染色阳性；细胞核呈圆形，染色质细腻，核仁不明显，缺乏多形性，核分裂象少见（2～3个/10HPF）。PNET亚型除具有普通型的细胞特点之外，伴有明显神经内分泌分化；存在由边界不清的肿瘤细胞围绕中央腔隙构成的Homer-Wright菊形团，菊形团的数量不等。非典型亚型包括大细胞、血管外皮瘤样、滑膜肉瘤样、硬化型或成釉细胞瘤样等多种不同形态特点，其中大细胞最常见（约占所有尤因肉瘤的8%）。大细胞尤因肉瘤的肿瘤细胞体积比较大，丰富的嗜酸性胞质，细胞核呈圆形或卵圆形，偶见双核，一个或多个突出核仁。如果胞质内糖原丰富可呈透明细胞样。部分肿瘤细胞可呈梭形，具有梭形细胞核。一半以上的尤因肉瘤可出现明显坏死（>25%区域坏死）。1/3的病例出现分叶状结构。3/4的病例核分裂象<4个/10HPF。大多数情况下，尤因肉瘤结合临床和免疫表型能够诊断；以下情况需要进行分子诊断：①非典型亚型；②特殊免疫表型（CD99阴性，desmin、EMA或WT1阳性）；③罕见的临床表现（如

特殊发病部位、年龄大和治疗反应差等）。

最新研究发现了一组EWSR1/FUS阴性、存在特定分子改变的未分化小圆细胞肉瘤，称为尤因样肉瘤（Ewing-like sarcomas），主要包括CIC重排肉瘤和BCOR重排肉瘤。CIC重排肉瘤最多见（占65%～70%），主要存在CIC-DUX4融合基因。2017年一篇文献回顾2016年之前报道的85例CIC重排肉瘤的临床病理特点，与2017年一篇115例CIC重排肉瘤大宗病例报道的临床病理特点相似。男性稍多，平均年龄约30岁（范围6～81岁）；好发于软组织（约90%）和内脏（10%），骨极少见；组织学特点：小至中等大小的圆形或卵圆形细胞呈分叶状或弥漫片状生长，局部可存在梭形、上皮样或浆样细胞，与尤因肉瘤相比具有更加明显的异型性和更多的核分裂象；约1/3的病例间质出现黏液样改变，而尤因肉瘤常缺乏。约1/4的病例CD99弥漫阳性，高达16%的病例完全阴性。WT1阳性率高达92%（弥漫细胞核阳性为主）。WT1和ETV4阳性有助于与尤因肉瘤鉴别。最新研究表明，DUX4抗体检测CIC重排肉瘤具有高度敏感性和特异性。CIC重排肉瘤预后更差，5年生存率为43%。

BCOR重排肉瘤较少见（约占5%），主要存在BCOR-CCNB3融合基因。BCOR重排肉瘤具有与尤因肉瘤相似的临床特点，包括好发于青年人和骨。综合文献回顾68例和最新11例报道，男性好发（占80%）是其重要的临床特征，青年人为主（平均年龄15岁），几乎均发生于骨（55.7%）和软组织（36.7%），其他部位罕见；预后较好。组织学形态多样，由非典型性的梭形细胞和（或）小圆细胞构成。CD99常局灶阳性，也可出现弥漫细胞膜阳性。CD56可阳性。CCNB3和BCOR抗体在大多数BCOR-CCNB3肉瘤中细胞核强阳性，但其他肿瘤如滑膜肉瘤、孤立性纤维性肿瘤和尤因肉瘤中也有少数病例局灶表达，两者并非高度敏感和特异的标志物，因此明确诊断需要进行分子遗传学检测。

（七）免疫表型

尤因肉瘤没有特异性的免疫标志物，需要检测一组包括CD99、FLI1、Cyclin D1、NKX2.2和caveolin（CAV1）等免疫标志物进行诊断和鉴别诊断。尤因肉瘤典型表现为CD99弥漫细胞膜强阳性。一项402例遗传学证实的尤因肉瘤报道中，CD99阳性率高达99%，其中71.9%（289/402）同时存在弥漫的细胞膜和细胞质阳性，20.1%弥漫的细胞

质阳性，7%局灶弱的细胞质或细胞膜染色。值得注意的是，间叶性软骨肉瘤、低分化滑膜肉瘤、淋巴母细胞白血病、淋巴瘤和髓系肉瘤同样表达CD99，因此可能误诊为尤因肉瘤。此外尤因样瘤CD99也可以片状或弥漫阳性。71%～94%的尤因肉瘤FLI1阳性，然而淋巴母细胞性淋巴瘤和血管源性肿瘤同样表达FLI1。尤因肉瘤cyclin D1呈弥漫强阳性表达，阳性率100%（30/30），敏感性高；然而cyclin D1尤因样肉瘤、神经母细胞瘤也同样高表达，特异性差；但横纹肌肉瘤和淋巴母细胞淋巴瘤不表达cyclin D1，具有一定的鉴别诊断价值。NKX2.2在93%的尤因肉瘤中表达，而尤因样肉瘤仅4%表达，有助于两者鉴别。需要注意的是，NKX2.2同样也在间叶性软骨肉瘤和神经母细胞瘤中高表达。20%～30%的尤因肉瘤低分子量角蛋白（如CMA5.2）和CK阳性，表现为细胞质或核旁点状阳性；不同程度表达神经内分泌标志物（Syn和CD56）和CD117（24%）；SATB2阴性表达。

（八）分子遗传学

几乎所有尤因肉瘤都具有特征性的重复平衡易位，所有异位都是由EWSR1基因和一个ETS家族基因融合而成，最常见的伴侣基因为FLI1和ERG，少见的包括ETV1、ETV4、FEV和E1A-F。EWSR1-FLI1融合基因约占85%，其他合计占5%～10%。此外还有少量尤因肉瘤具有FUS替代EWSR1与ERG或FEV形成FUS-ERG或FUS-FEV融合基因。

尤因肉瘤可采取RT-PCR和（或）FISH分析进行分子诊断。但需要注意的是，FISH EWSR1分析不包括特定的伴侣基因，不能完全排除其他具有EWSR1重排的肿瘤，如肌上皮癌、小圆细胞脂肪肉瘤或促结缔组织增生性小圆细胞肿瘤等。RT-PCR能够检测特定的基因融合，但是结果的可靠性容易受到固定、脱钙或样本保存时间的影响。

（九）预后因素

尤因肉瘤治疗模式为术前活检明确诊断后进行新辅助化疗，然后手术切除。尤因肉瘤预后已经有了很大改善，5年无病生存率达60%～70%。重要的病理预后参数包括分期、解剖部位和肿物大小。肺和骨是最常转移的部位，较少见的转移部位包括脑、肝和脾。转移的患者预后明显较差。最新一项研究表明，诊断时无转移的患者5年生存率为85%，而发生转移的患者仅为27%。发生在脊

柱和骶骨的肿瘤比其他部位预后差。肿瘤化疗导致肿瘤坏死的组织病理学评估具有预后价值。不同类型融合基因之间的预后没有明显差异。值得关注的是，治疗后长期生存的患者中77%存在并发症，主要包括肌骨异常和心脏毒性，5%的患者发生第二种肿瘤。

（十）典型病例（图6-1-1、图6-1-2）

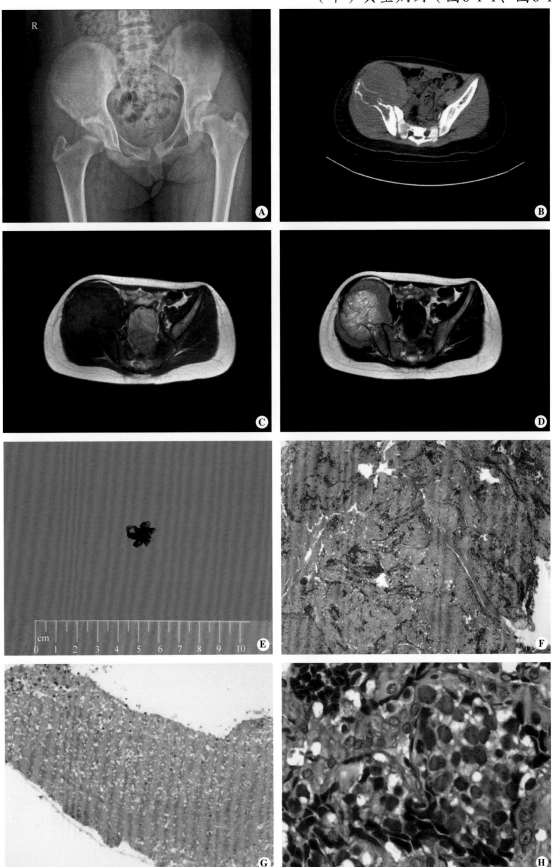

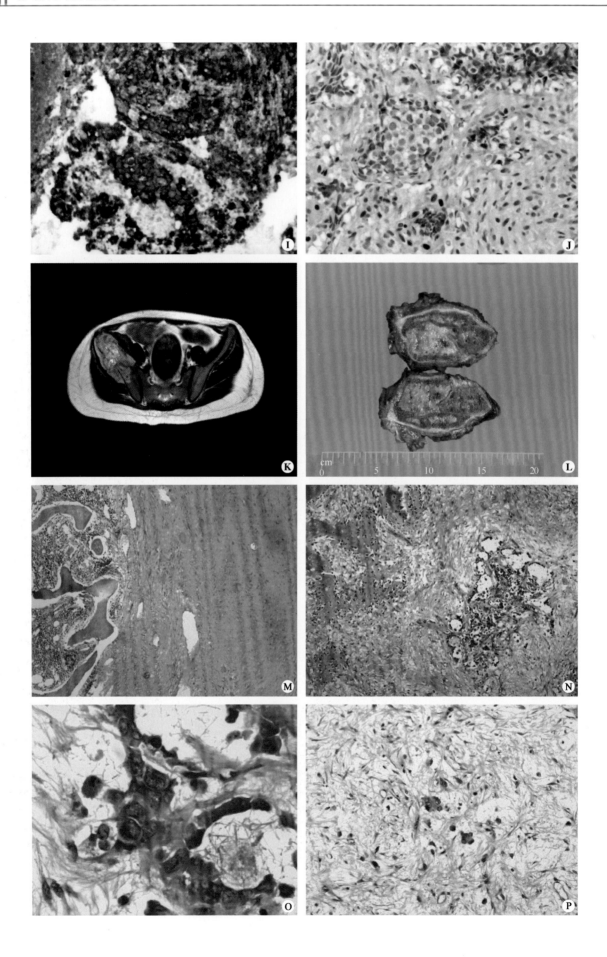

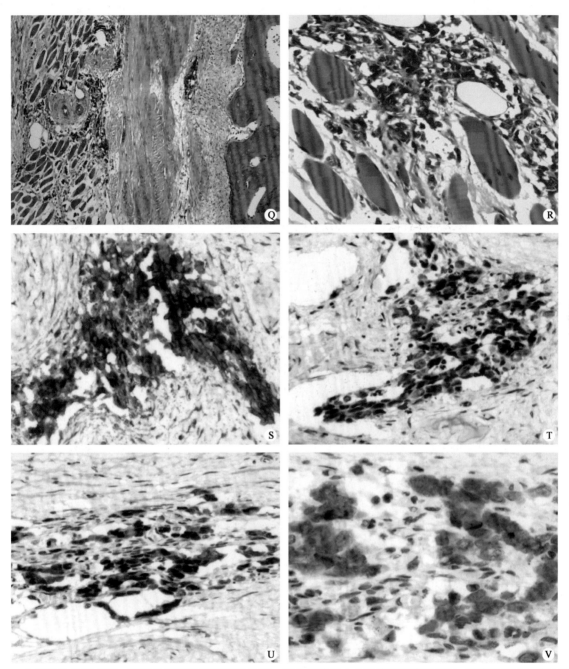

图6-1-1　右侧骨盆尤因肉瘤；活检诊断后进行新辅助化疗，手术切除标本内肿瘤坏死率约98%，残存肿瘤主要存在于邻近骨旁的韧带和横纹肌内；女，11岁

A. DR示右侧髂骨和右髋臼上部见大片状低密度影，骨小梁结构消失，周围软组织肿块。B. 横断面CT示右侧髂骨周围巨大软组织肿块，边界不清，髂骨骨质破坏，骨皮质变薄，骨小梁消失。C. MRI横断面T_1加权像呈等信号。D. MRI横断面T_2加权像呈稍高密度影，夹杂多发囊状高信号灶。E. 穿刺活检大体标本示灰褐色碎组织，总体积为1.3cm×1.0cm×0.2cm。F. 纤维组织明显增生，其中可见灶性分布的肿瘤细胞明显牵拉变形。G. 肿瘤组织大片状坏死。H. 小圆形肿瘤细胞呈巢状排列。I. CD99细胞膜强阳性。J. 肿瘤细胞SATB2阴性。K. MRI横断面T_2加权像示化疗后肿物明显缩小。L. 右半骨盆切除标本，体积为17.0cm×14.5cm×8.0cm，髋臼直径4.5cm，表面光滑。肿物广泛浸润髂骨，与髋臼关节软骨距离1.5cm，距耻骨侧切缘4.5cm，距骶骨侧切缘3.5cm。肿物位于骨内，切面灰白色，中央灰黄色，鱼肉状，质较韧，有砂砾感，肿物体积为12.0cm×5.0cm×4.2cm。M. 肿瘤坏死后纤维组织增生。N. 残存小灶肿瘤组织呈腺管样结构，周围新生组织骨形成。O. 肿瘤细胞位于腺管周围分布，腔内可见粉染丝状物。P. 稀疏的纤维组织内残存肿瘤细胞呈小簇状。Q. 骨膜、韧带和横纹肌内可见残存的肿瘤组织浸润。R. 横纹肌内小圆形肿瘤细胞浸润。S. CD99强阳性。T. FLI1阳性。U. Cyclin D1阳性。V. 少量肿瘤细胞Syn阳性

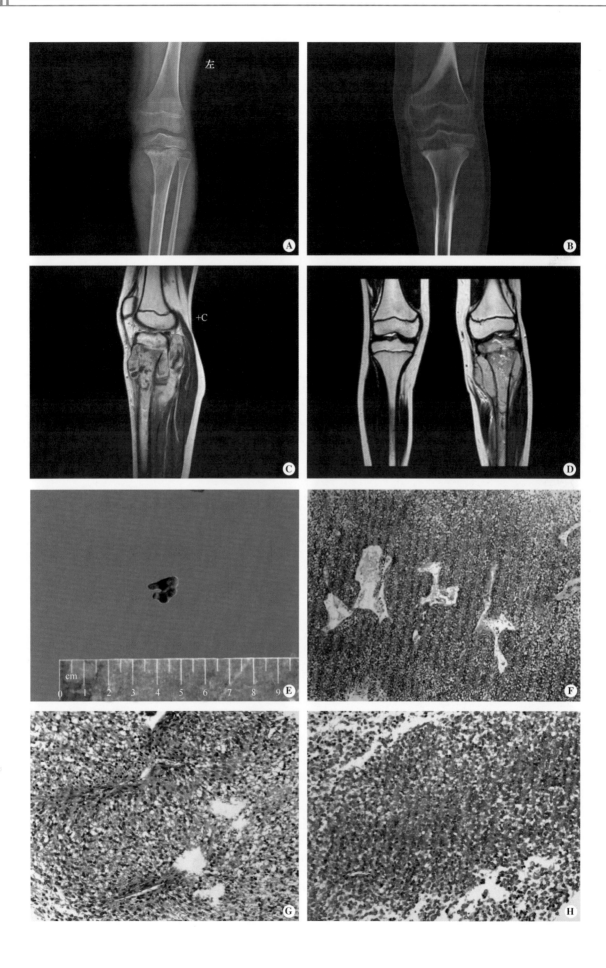

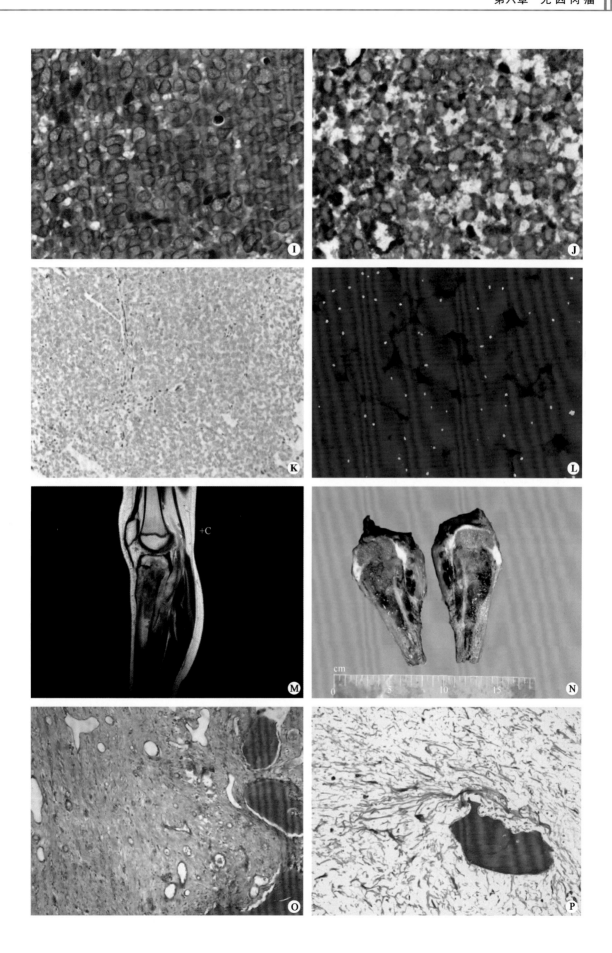

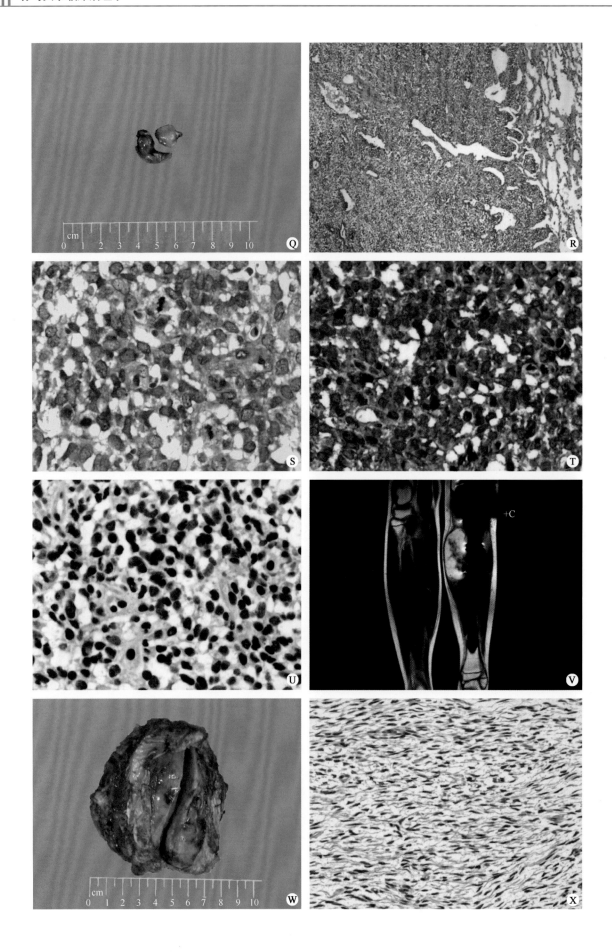

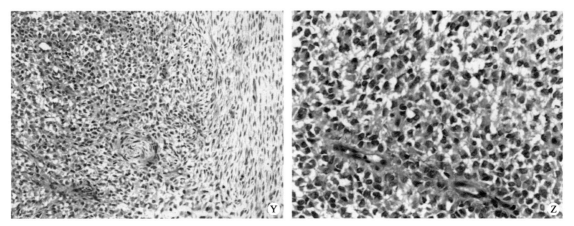

图6-1-2　左侧胫骨近端尤因肉瘤；活检诊断后进行新辅助化疗，手术切除标本内肿瘤坏死率100%；1年后发生肺部转移（二次手术切除）；4年后手术切除复发病灶；术后5年生存；男，10岁

A. DR示左侧胫骨近端不规则骨质破坏，边缘不清，骨质密度不均匀，可见骨膜反应和软组织肿块。B. 冠状面CT示浸润性骨质破坏，下端可见骨膜反应，软组织肿块明显。C. MRI矢状面T$_1$加权像呈等信号，夹杂有少许低信号。D. MRI冠状面T$_2$加权像呈高信号，信号不均匀。E. 穿刺活检大体标本示灰白灰红色碎组织，总体积为1.0cm×0.8cm×0.3cm。F. 血管外皮瘤样结构。G. 部分区域肿瘤细胞的胞质透亮。H. 小圆细胞弥漫分布。I. 胞界不清，染色质细，核仁不明显。J. CD99阳性。K. SATB2阴性。L. FISH检测示50%的肿瘤细胞出现分离信号，EWSR1基因易位阳性。M. MRI矢状面T$_1$加权像示化疗后肿块明显缩小。N. 大体标本示胫骨近端切除标本，体积为13.0cm×7.5cm×7.0cm，切面呈灰白灰红色，部分黏液样，边界不清，体积为6.5cm×4.0cm×4.2cm。O. 肿瘤完全坏死，局部纤维化。P. 部分区域肿瘤坏死后高度水肿，黏液样变，其中可见残存的宿主骨。Q. 术后1年发生肺部转移，胸腔镜下切除转移瘤。R. 转移瘤呈结节状，边界不清，沿肺泡腔浸润性生长，结节内可见细支气管。S. 肿瘤细胞呈小圆细胞，核分裂象易见。T. CD99阳性。U. FLI1阳性。V. 4年后左侧胫骨近端肿物复发，MRI冠状面T$_1$加权像增强后明显不均匀强化。W. 左侧胫骨旁灰黄色肿物体积为8.0cm×6.0cm×3.5cm，与周围组织界限清楚。X. 肿瘤细胞主要呈短梭形。Y. 灶性分布的浆样肿瘤细胞（左侧）逐渐移行为梭形细胞（右侧）。Z. 浆样肿瘤细胞

参　考　文　献

Creytens D, 2017. SATB2 and TLE1 expression in BCOR-CCNB3(Ewing-like)sarcoma, mimicking small cell osteosarcoma and poorly differentiated synovial sarcoma. Appl Immunohistochem Mol Morphol, 2007: 1.

Fletcher CDM, Bridge JA, Hogendoom P, et al, 2013. World Health Organization classification of tumors of soft tissue and bone. Lyon: IARC Press, 306-309.

Hamilton SN, Carlson R, Hasan H, et al, 2017. Long-term outcomes and complications in pediatric Ewing sarcoma. Am J Clin Oncol, 40: 423-428.

Hung YP, Fletcher CDM, Hornick JL, 2016. Evaluation of NKX2-2 expression in round cell sarcomas and other tumors with EWSR1 rearrangement: Imperfect specificity for Ewing sarcoma. Mod Pathol, 29: 370-380.

Krakorova DA, Kubackova K, Dusek L, et al, 2017. Advantages in prognosis of adult patients with Ewing sarcoma: 11-years experiences and current treatment management. Pathology & Oncology Research, 24(1): 1-8.

Lin AY, Hall ET, 2017. Second malignancies in Ewing sarcoma survivors. Cancer-Am Cancer Soc, 123: 4075.

Rooper LM, Sharma R, Gocke CD, et al, 2017. The utility of NKX2. 2 and TLE1 Immunohistochemistry in the differentiation of Ewing sarcoma and synovial sarcoma. Appl Immunohistochem Mol Morphol, 2011: 1.

Wang W-L, Lazar AJ, 2017. Undifferentiated "round" cell("Ewing-like")sarcoma: not always so-round nor Ewing-like. Virchows Archiv: An International Journal of Pathology, 470: 371-372.

Yoshida A, Goto K, Kodaira M, et al, 2016. CIC-rearranged sarcomas: A study of 20 cases and comparisons with Ewing sarcomas. Am J Surg Pathol, 40: 313-323.

第七章 造血系统肿瘤

一、髓系肉瘤

（一）定义

髓系肉瘤（myeloid sarcoma）是发生于骨髓之外的解剖学部位的由髓系原始细胞构成的肿瘤，可伴有或不伴有成熟分化。白血病患者除非有肿块形成并影响正常组织结构，否则髓系原始细胞浸润身体任何部位不诊断为髓系肉瘤，又称为粒细胞肉瘤、绿色瘤和髓外髓系肿瘤。

（二）发病部位

身体任何部位均可受累；最常见受累部位是淋巴结（55%）、皮肤和软组织（22.1%）、纵隔（21.4%）、睾丸（6.1%）、咽喉（5.3%）、胸膜和腹腔（5.3%），其他少见部位包括眼眶、肺、胃肠道、子宫和骨等。<10%的病例可同时发生于多个部位。

（三）临床特征

依据髓系肉瘤形成的临床背景不同可分为四组：①原发性（de novo）或孤立性（isolated），外周血和骨髓检查没有白血病的证据，约占26.7%；②髓系肉瘤同时伴发急性髓系白血病（acute myeloid leukemia，AML），以往没有诊断过AML、骨髓增生异常综合征（myelodysplastic syndromes，MDS）、骨髓增殖性肿瘤（myeloproliferative neoplasms，MPN）或慢性粒细胞性白血病（chronic myelogenous leukemia，CML），约占28.2%；③髓系肉瘤继发于MDS、MPN或CML，约占23.7%；④AML治疗缓解后复发为髓系肉瘤，约占21.4%。此外，髓系肉瘤也能发生在有治疗史的非霍奇金淋巴瘤患者中，或二者同时存在。具有非造血系统肿瘤病史的患者也可发生髓系肉瘤。这些髓系肉瘤可能继发于先前的化疗。淋巴结是1、2、3组的好发部位；皮肤和软组织在4组常见。而骨好发于3组，睾丸受累常见于4组。

髓系肉瘤好发于老年男性。平均年龄51岁（范围1个月至89岁），男女比为2.9∶1。临床表现因发病部位不同而有所差异。

（四）影像特征

发生于骨的髓系肉瘤少见，骨内髓系肉瘤以股骨和脊椎多见，其次为骨盆和胫骨。影像学检查没有特征性改变，主要用于确定肿瘤的位置和大小，与脓肿或血肿相鉴别。MRI检查时，与肌肉相比病变T_1加权像呈等信号或低信号，T_2加权像呈轻度增强信号，通常显示信号强度比肌肉更加均匀一致。

（五）大体检查

灰白色鱼肉样，质软。绿色改变少见。

（六）组织病理学

髓系肉瘤最常见的组织学特征是由原始粒细胞构成，可伴有或不伴早幼粒或中性粒细胞分化（粒细胞肉瘤）。根据分化程度可分为三种亚型：母细胞型、不成熟型和分化型。①母细胞型主要由原始粒细胞组成，细胞弥漫分布，小至中等大小，圆形或卵圆形，胞质较丰富，核质比大，胞质淡染或嗜碱性，核膜较厚，染色质细腻或空泡状，单个清晰核仁或多个小核仁，幼稚嗜酸粒细胞难见；②不成熟型主要由原始粒细胞和早幼粒细胞组成，细胞核呈卵圆形，染色质增粗，偶见核仁，胞质内颗粒增多，幼稚嗜酸粒细胞可见；③分化型由早幼粒细胞和偏成熟的中性粒细胞组成，细胞核扭曲或折叠，形态多样，染色质呈粗块状，核仁消失，胞质内颗粒明显，幼稚嗜酸粒细胞丰富。部分病例可表现为粒单细胞或纯单核细胞形态（单核母细胞肉瘤）。由三系造血细胞或红系或巨核系前体细胞组成的髓系肉瘤罕见。

详细了解临床病史对于明确诊断非常重要。

伴有嗜酸性中晚幼粒细胞分化是重要的诊断线索。一些髓系肿瘤的髓外病变也可能是反应性改变而非髓系肉瘤。如果没有AML、MDS的临床病史或缺乏特异性分化，对于原发性髓系肉瘤的诊断存在很大困难，常难以明确诊断，易误诊为淋巴瘤。最常见的误诊原因是没有进行全面的免疫组化检测。皮肤和淋巴结的髓系肉瘤还需与少见的母细胞性浆细胞样树突肿瘤（blastic plasmacytoid dendritic cell neoplasm）相鉴别，二者具有相似的形态学特点，一组免疫组化标志物包括MPO、CD56、CD123、TCL1、TdT和MxA能够鉴别。

（七）免疫表型

不成熟肿瘤细胞表达CD33、CD34、CD68（克隆号KP1）和CD117，不同程度表达TdT、MPO和CD45。早幼粒肿瘤细胞不表达CD34和TdT，表达MPO和CD15。粒单核细胞肿瘤均匀一致地表达CD68/KP1，MPO和CD68/PGM1（或CD163）分别表于不同的细胞亚群，CD34阴性。单核母细胞亚型表达CD68/PGM1和CD163，不表达MPO和CD34。此外CD14和KLF4也有辅助诊断价值。罕见的红系病例血型糖蛋白A和C强阳性表达，也表达血红蛋白和CD71。巨核细胞髓系肉瘤表达CD61、LAT和血管性血友病因子（von Willebrand factor）。一半以上的病例表达CD99，不同亚型之间没有差异。20%的病例不同程度表达CD56。局灶浆细胞样滤泡树突细胞分化（CD123$^+$、CD303$^+$和CD56$^-$）偶尔可见，常见于伴有inv（16）的病例。16%的肿瘤细胞核和细胞质NPM1阳性，表明这些病例存在NPM1突变。此外也存在异常抗原表达，包括CK、B和T细胞标志物或CD30。文献报道各种免疫标志物在髓系肉瘤表达阳性率如下：MPO为64.1%～100%，CD43为85.7%～100%，溶菌酶（lysozyme）86.7%～95.5%，CD68（KP1）为85%～95.2%，CD45为90.8%，CD117为77.8%～90%，CD99为58.7%～81.5%，CD4为28.6%，CD15为54%～81%，CD34为22.2%～100%，TdT为5%～37.5%，CD56为5%～35.9%，CD30为2.2%，PAX-5为12.5%，CD38为42.9%。

最新131例髓系肉瘤研究发现，许多病例缺乏髓系标志物如MPO、CD68、CD13和CD33的表达，阳性率分别为64.1%、51.3%、48.7%和48.7%。CD34阳性率为62.4%，CD56为35.9%，TdT为25.6%。值得注意的是，同时表达其他谱系标志物，T细胞标志物CD3、CD5和CD7的阳性率分别为20.7%、34.2%和48.6%。因此非常容易误诊为弥漫大B细胞淋巴瘤和外周T细胞淋巴瘤。

（八）分子遗传学

利用FISH和（或）细胞遗传学，约55%的病例存在染色体异常，包括7号染色体单体型、8号染色体三体型、KMT2A重排、inv（16）、4号染色体三体型、16号染色体单体型、16q缺失、5q缺失、20q缺失和11号染色三体型。16%的病例存在NPM1突变。

（九）预后因素

临床行为和治疗反应与年龄、性别、发病部位、临床背景（是否伴有其他临床病史）、治疗方式、组织学特征、免疫表型或细胞遗传学相关。有时因减轻瘤负荷或快速减轻症状的需要而首先进行放疗或手术。进行异体或自体骨髓移植能够延长患者的生存期。一项研究中，51个患者通过异体骨髓移植治疗，5年生存率为47%。免疫组化检测CXCR4表达预后差。

（十）典型病例（图7-1-1、图7-1-2）

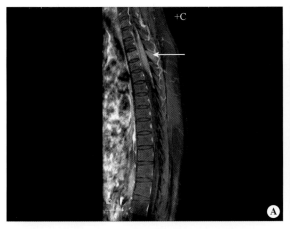
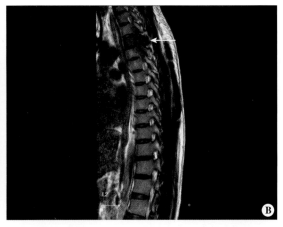

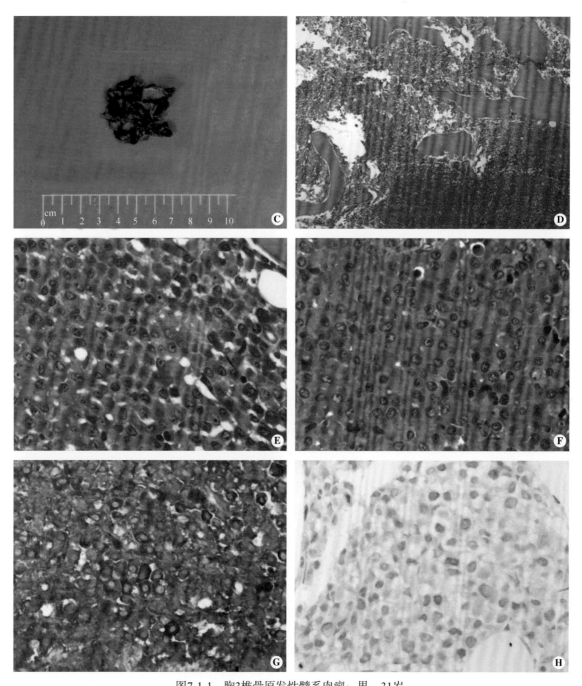

图7-1-1　胸3椎骨原发性髓系肉瘤；男，31岁

A. MRI矢状面示胸3和胸4椎体及附件、胸2～胸5椎管内硬膜外、胸2～胸4椎管外片状异常信号影，T₁加权像呈低信号，信号均匀，增强扫描中等程度均匀强化（箭头所示）；B. MRI矢状面T₂加权像呈低信号，信号均匀（箭头所示）；C. 大体标本示灰白、灰褐色碎组织，总体积为3.0cm×3.5cm×1.0cm；D. 肿瘤细胞弥漫分布，破坏骨组织；E，F. 肿瘤细胞幼稚，胞质较丰富，淡染或嗜酸性，细胞核居中或偏位，核膜厚，清晰中位核仁或多个小核仁；G. MPO强阳性；H. 细胞核TdT弱阳性

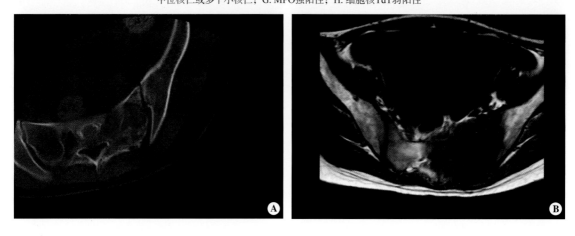

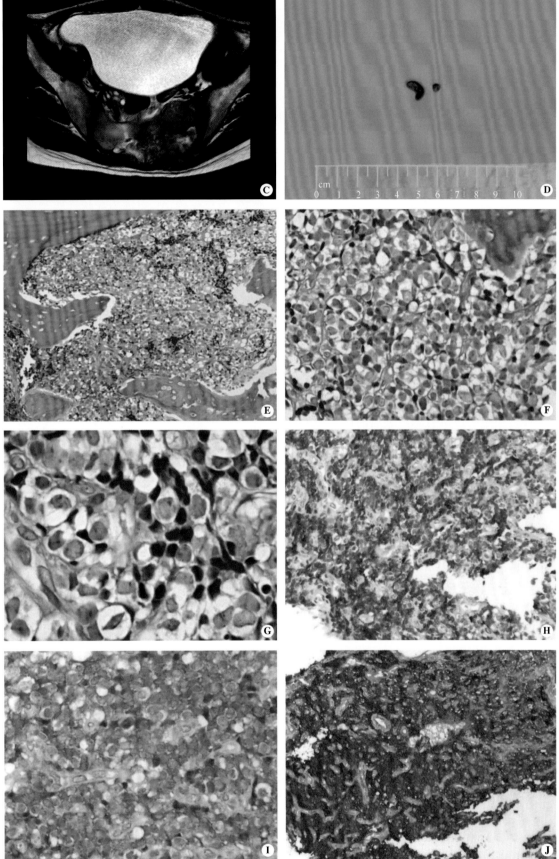

图7-1-2 骶骨原发性髓系肉瘤；女，21岁

A. 横断面CT示左侧骶骨破坏；B. MRI示腰2～腰5椎体和左侧骶骨体大片状异常密度影，横断面T₁加权像呈低信号；C. MRI横断面T₂加权像显示信号不均匀，轻度信号增强；D. 大体标本示骨组织一块，长0.8cm，直径0.2cm；E. 骨内肿瘤细胞浸润；F，G. 肿瘤细胞呈母细胞型，胞质淡染，染色质细腻，多个小核仁；H. 免疫组化示MPO阳性；I. CD117阳性；J. CD99阳性

二、浆细胞骨髓瘤

（一）定义

浆细胞骨髓瘤（plasma cell myeloma）是骨髓源性的浆细胞多灶性增生，通常伴有血清和（或）尿M蛋白，引起浆细胞肿瘤相关的器官损害。几乎所有浆细胞骨髓瘤均来源于骨髓，大多数病例存在骨髓播散性受累。临床表现多样，可从无症状至高侵袭性。诊断联合临床、形态学、免疫学和影像学特征，又称为骨髓瘤、多发性骨髓瘤和Kahler病。

（二）发病部位

浆细胞骨髓瘤的典型表现为广泛或多灶性骨髓受累。溶骨性病变和局灶性肿块也可出现。主要发生于造血活跃的中轴骨，最常见的部位是椎骨、肋骨、颅骨、骨盆、股骨、锁骨和肩胛骨。髓外受累通常是疾病晚期表现。

（三）临床特征

浆细胞骨髓瘤约占所有恶性肿瘤的1%，造血肿瘤的10%～15%，是最常见的骨原发肿瘤。儿童几乎不发生，<30岁成年人少见。伴随年龄的增长发病率增加，约90%的病例>50岁，平均诊断年龄约为70岁。男性略多，男女比1.1∶1。几乎所有浆细胞骨髓瘤均来自前驱的意义不明确的单克隆丙种球蛋白病（monoclonal gammopathy of undetermined significance）。

大多数患者具有以下一项或多项终末器官损害的临床表现：高钙血症、肾功能不全、贫血和骨病（四项临床表现统称为CRAB特征）。由于肾小管破坏导致单克隆轻链蛋白尿从而出现肾损害（Bence-Jones蛋白尿伴有小管管型形成）。引起贫血的因素包括IL-6异常表达和正常造血组织被取代。浆细胞骨髓瘤引起溶骨性病变和骨质疏松症产生骨病和高钙血症。其他临床表现包括反复感染（正常免疫球蛋白产生减少）、出血和偶见脊髓受压产生神经系统表现。体格检查经常没有任何异常或存在非特异性改变，面色苍白最常见。10%的患者由于髓外浆细胞瘤或淀粉样变性引起肿块或脏器肿大。浆细胞浸润产生皮肤病变，紫癜少见。脊椎受累者经常以病理性骨折为首发症状。

浆细胞骨髓瘤分为三个亚型：冒烟型（无症状）浆细胞骨髓瘤 [smouldering（asymptomatic）plasma cell myeloma]；非分泌型骨髓瘤（non-secretory myeloma）和浆细胞白血病（plasma cell leukaemia）。这些亚型之间的鉴别需要联系临床、实验室检查和影像学特征。具体诊断标准见表7-2-1。8%～14%的患者最初诊断为冒烟型骨髓瘤。冒烟型骨髓瘤需具有10%～60%的克隆性浆细胞和（或）M蛋白达到骨髓瘤诊断标准，但是缺乏骨髓瘤定义事件（CRAB特征）和淀粉样变性。第一个5年中每年约10%演进为症状性浆细胞骨髓瘤或淀粉样变性；第二个5年中每年为3%，此后每年为1%。部分患者可以长期稳定。非分泌型骨髓瘤约占浆细胞骨髓瘤的1%，血清和尿免疫固定电泳不存在M蛋白；具有较低的肾功能不全和高钙血症发生率。浆细胞白血病是指血液中克隆性浆细胞占总白细胞数量>20%或绝对计数>2.0×10^9/L，占骨髓瘤的2%～4%。60%～70%的浆细胞白血病为原发性，约1%的浆细胞骨髓瘤可以继发为浆细胞白血病。具有侵袭性强、治疗反应差、生存期短的特点。

表7-2-1　浆细胞骨髓瘤和冒烟性（无症状）骨髓瘤诊断标准

浆细胞骨髓瘤

骨髓克隆性浆细胞所占比例≥10%或活检证实浆细胞瘤和存在≥1个以上骨髓瘤定义事件：

浆细胞增生性病变导致的终末器官损害：

-高钙血症：血清钙>0.25mmol/L（>1mg/dl）高于正常值上限或>2.75 mmol/L（>11mg/dl）

-肾功能不全：肌酐清除率<40ml/min或血清肌酐>177μm/L（>2mg/dl）

-贫血：血红蛋白值>20g/L低于正常下限或血红蛋白值<100g/L

-骨病：骨X线平片、CT或PET/CT检查≥1个溶骨性病变

冒烟性（无症状）骨髓瘤

必须满足以下两个标准

-血清M蛋白（IgG或IgA）≥30g/L或尿M蛋白≥500mg/24h或骨髓内克隆性浆细胞所占比例10%～60%

-缺乏骨髓瘤定义事件或淀粉样变性

资料来源：Rajkumarsv，et al. 2014. Lancet Oncol，15：e538-e548.

伴随敏感技术如免疫固定电泳的应用，99%的患者血清或尿中能够检测出M蛋白。50%患者的单克隆蛋白为IgG类，20%～25%是IgA类，罕见情况下为IgM、IgD或IgE类。15%～20%非常少或没有重链被检测出。1%为双克隆球蛋白病，75%患者血清中发现单克隆轻链（Bence-Jones蛋白）。

（四）影像特征

约70%的浆细胞骨髓瘤X线检查能够发现骨内病变，境界清楚，以溶骨性病变最常见（约70%），其他异常包括骨质疏松（10%～15%）、病理性骨折和脊椎压缩骨折（严重时呈扁平椎）。国际骨髓瘤工作组（International Myeloma Working Group）最新标准中溶骨性破坏的大小应≥5mm。溶骨性病变是肿瘤组织破坏、替代骨小梁产生的结果。通常没有硬化带围绕。皮质侵蚀常见，但没有明显的骨膜新生骨形成。直径较小的骨如肋骨可出现膨胀性改变。10%～15%的患者发病时没有检测出明显的骨破坏灶，但可以表现出弥漫性骨质疏松。少见情况表现为硬化性骨病变（不足3%），通常发生在罕见的POEMS综合征（多发性周围神经病、脏器肥大、内分泌紊乱、单克隆球蛋白病、皮肤改变）。CT和MRI检测可以发现在X线平片看不到的微小病变。由于骨髓瘤以不均匀方式累及骨髓和随着年龄的增长黄骨髓替代的范围发生改变导致MRI表现出多样性的特征。鉴别诊断：转移癌、恶性淋巴瘤和甲状旁腺功能亢进相关骨病必须考虑。转移癌和淋巴瘤通常骨扫描阳性，而骨髓瘤阴性。^{18}F-FDG PET/CT对于评估骨病变具有高敏感性和特异性，可以检测髓外受累从而提供重要的预后信息。

（五）大体检查

骨内充满质软、胶冻样或鱼肉样灰白色肿物，可伴有出血。

（六）组织病理学

浆细胞骨髓瘤生长模式主要包括以下四种类型：间质型、结节型、弥漫型（又称填塞型）和纤维型。间质型和结节型中骨髓组织未被明显破坏，正常造血功能存在。弥漫型中大片骨髓被肿瘤替代，造血功能明显下降。浆细胞骨髓瘤存在典型的从早期间质型和结节型向晚期弥漫片状演进的过程。通常浆细胞占骨髓容积的30%时，可以诊断骨髓瘤。罕见情况下反应性浆细胞增多症能够达到这一标准。即使容积<30%，如果出现浆细胞肿块替代正常骨髓组织也支持诊断浆细胞骨髓瘤。

肿瘤性浆细胞可表现出多样的形态学特征。大多数肿瘤细胞类似于正常浆细胞；肿瘤细胞大小较一致，细胞间黏附性差而松散，丰富的嗜碱性胞质，细胞核偏位，浓密的染色质呈车辐状，核分裂象少见，双核细胞易见。类似于正常浆细胞，肿瘤细胞可以存在多种不同的包涵体。它们的产生与免疫球蛋白错误折叠或异常聚合有关。一些肿瘤细胞含有单个或多个细胞质免疫球蛋白小球（Russell小体）或明显核内小球（Dutcher小体）。分化较差的浆细胞骨髓瘤，肿瘤细胞体积明显大于正常浆细胞，较浓聚染色质，突出的中央性核仁，活跃的核分裂象。需与大细胞淋巴瘤或急性淋巴细胞白血病相鉴别。偶尔间质可出现明显的纤维化。

此外还可表现为其他细胞形态，肿瘤细胞具有较少的胞质，类似于淋巴细胞，这一形态称为小淋巴细胞型或淋巴浆细胞型，可能误诊为低级别淋巴瘤。浆母细胞型具有高核质比，突出的核仁，需要与浆母细胞淋巴瘤相鉴别，依据临床部位和EBER检测可以鉴别。间变型罕见，具有高度异型性，多核瘤巨细胞易见，常同时存在分化较好的肿瘤性浆细胞。印戒样细胞型不足10例报道，类似印戒细胞癌，胞质呈空泡状，挤压细胞核呈印戒样。组织细胞型的细胞形态类似于戈谢病（Gaucher病）的贮积葡萄糖苷脂的组织细胞。透明细胞型、梭形细胞型等少见形态也有报道。

浆细胞骨髓瘤的组织学分级在WHO（2017年）淋巴造血系统肿瘤分类中未提及，WHO（2013年）软组织和骨肿瘤分类也未详细论述。高分化浆细胞骨髓瘤具有正常浆细胞的细胞学特点，包括细胞核偏位，核周空晕，嗜碱性胞质，核仁不明显等。中分化的肿瘤细胞大小不等，细胞核偏位不明显，核周空晕模糊不清，嗜碱性胞质减少。低分化表现为浆母细胞型，核质比增高，细胞核体积大，胞质稀少，突出的中位核仁，核周空晕消失。

罕见情况下，浆细胞骨髓瘤伴晶体储积性组织细胞增生症（crystal-storing histiocytosis）。病变内存在两种细胞成分，一种为浆细胞样肿瘤细胞和体积大的组织细胞；组织细胞CD68阳性，胞质内具有丰富的嗜酸性折光性晶体，晶体为单克隆免疫球蛋白，Lambda或Kappa阳性。

（七）免疫表型

与正常浆细胞相似，浆细胞骨髓瘤表达广谱浆细胞标志物，包括CD138（syndecan-1）、CD38和MUM1。特征性表达单克隆型细胞质免疫球蛋白（Ig）和不表达表面Ig。约85%病例中，重链和轻链同时合成，但部分病例仅产生轻链（Bence-Jones骨髓瘤）。肿瘤细胞kappa或lambda单克隆型表达可诊断恶性。CD117、CD56在正常浆细胞不表达，在骨髓瘤中阳性率分别为28%～58%和76%～88%。约95%的病例不表达广谱B细胞抗原CD19，而CD20阳性率为20%～30%。骨髓瘤中CD20表达的强度通常不一致，这与大多数B细胞淋巴瘤均匀一致强表达CD20明显不同。cyclin D1蛋白表达在35%～40%的病例中。约50%病例存在t（11：14）（q13：q32）。CD138几乎在所有病例中高表达，可以通过流式细胞仪或免疫组化检测。CD138能够表达一系列癌，骨髓瘤可以EMA阳性，因此一些低分化浆细胞骨髓瘤和低分化癌鉴别时应谨慎。偶尔异常表达粒单核细胞抗原CD33。84%（22/26）的细胞核表达MYC蛋白，而意义不明确的单克隆丙种球蛋白病阴性表达，有助于二者的鉴别。最新研究发现，CD117在浆母细胞型浆细胞骨髓瘤中表达（6/8），而浆母细胞淋巴瘤不表达（0/8），有鉴别诊断价值。

（八）分子遗传学

虽然浆细胞骨髓瘤仍然被看作一种肿瘤实体，实际上是多种独特的细胞遗传学异常的浆细胞恶性肿瘤的集合体。利用FISH检测骨髓标本，约40%的浆细胞骨髓瘤存在特征性的三体（三体浆细胞骨髓瘤）。其余最常见的是定位于14q32的免疫球蛋白重链（IgH）易位（IgH易位浆细胞骨髓瘤），少数病例同时存在三体和IgH易位。

（九）预后因素

浆细胞骨髓瘤生存期存在明显差异，从不足1年到超过20年，平均生存期约3年。预后和危险分层复杂，标准较多。年龄大、特定的基因异常和基因表达谱、高临床分期、肿瘤细胞骨髓替代程度、高增殖活性、浆母细胞型预示生存期短。主要的预后因素包括宿主因素、肿瘤负荷/分期、细胞遗传学异常和治疗反应。肿瘤负荷/分期被广泛接受的评估系统为国际分期系统（international staging system，ISS），ISS基于简单的常规实验室检查包括血清白蛋白和β_2-微球蛋白。修订的国际分期系统见表7-2-2。

表7-2-2　修订版国际分期系统

分期 I
满足所有以下标准
血清白蛋白≥3.5g/dl
血清β_2-微球蛋白<3.5mg/L
无高风险细胞遗传学
血清乳酸脱氢酶水平正常
分期 II
不满足分期 I 或 III
分期 III
满足以下两个标准
血清β_2-微球蛋白>5.5mg/L
高风险细胞遗传学[t（4；14），t（14；16）或del（17p）]或血清乳酸脱氢酶水平升高

资料来源：palumbo A，et al. 2015. J Clin Oncol，33：2863-2869.

国际骨髓瘤工作组联合ISS和FISH检测制订了预后判断标准。共分为低风险、中风险和高风险三级，其中低风险参数为ISS I／II 和无t（4；14）/17p13缺失，占所有患者的51%，4年总生存期为76%；中风险参数为ISS III 和无t（4；14）/17p13缺失或ISS I 和t（4；14）/17p13缺失，占29%，4年总生存期为45%；高风险参数为ISS II／III 和t（4；14）/17p13缺失，占33%，4年总生存期为33%。

既往研究表明，浆细胞骨髓瘤的组织学参数包括分级、生长模式、增殖指数等与预后相关，但目前未被广泛采纳。

（十）典型病例（图7-2-1～图7-2-4）

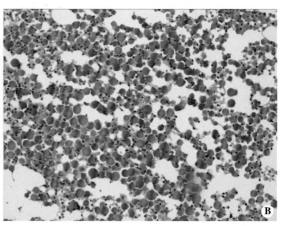

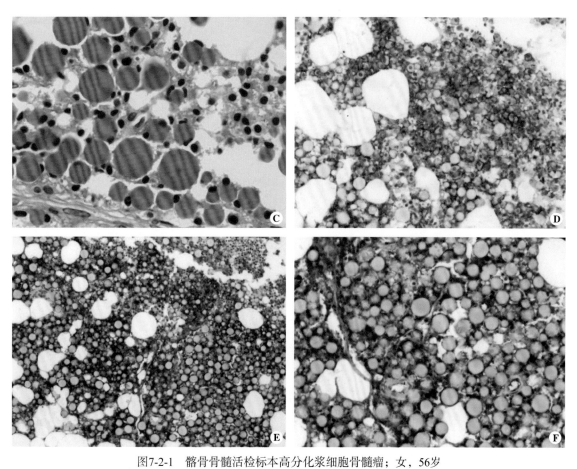

图7-2-1 髂骨骨髓活检标本高分化浆细胞骨髓瘤；女，56岁

A. 大体标本示灰红色骨组织一块，长为1.0cm，直径为0.3cm；B. 肿瘤细胞弥漫片状分布，胞质内充满Russell小体；C. 细胞质内充满红染的球状分泌物、细胞核受压呈印戒样；免疫组化示肿瘤细胞CD38（D）、CD138（E）和Lambda（F）阳性，而胞质内Russell小体阴性

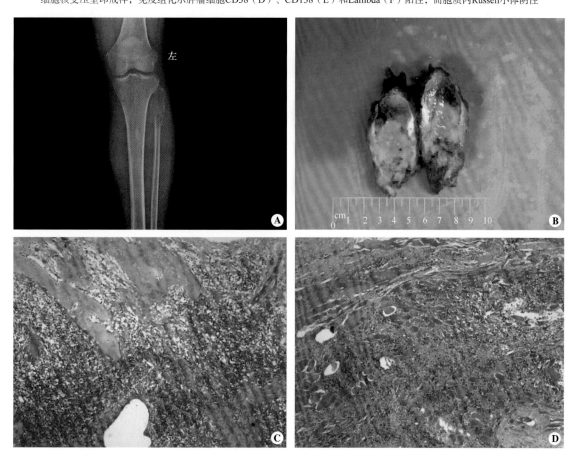

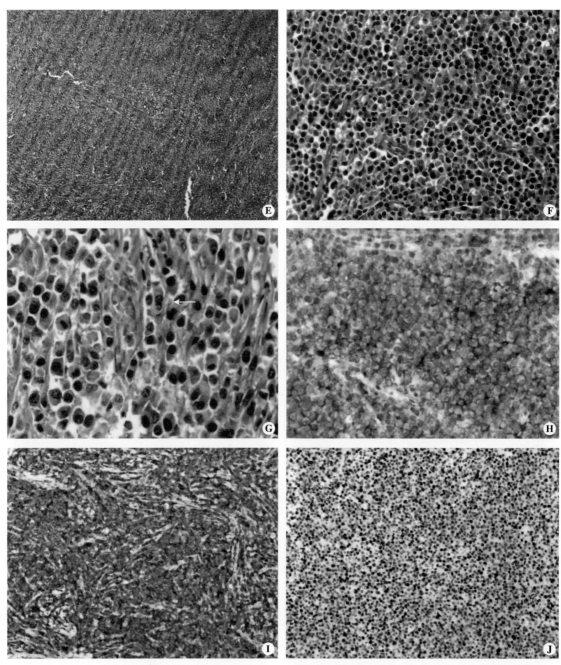

图7-2-2　左侧腓骨近端中分化浆细胞骨髓瘤；男，51岁

A. DR示左侧腓骨上端膨大，骨质破坏，皮质边缘毛糙，边缘不清，未见软组织肿块；B. 大体标本示灰红色组织一块，体积为8.0cm×4.0cm×3.0cm，切开见一灰白色鱼肉样肿物，体积为5.5cm×2.0cm×2.6cm，边界不清，质软；C. 肿瘤细胞破坏骨皮质；D. 浸润横纹肌；E. 弥漫片状分布；F. 肿瘤细胞呈浆细胞样，细胞核大，偏位，胞质减少，可见核仁；G. 双核肿瘤细胞易见（箭头所示）；H. CD38阳性；I. Lambda阳性；J. Ki67示增殖指数高

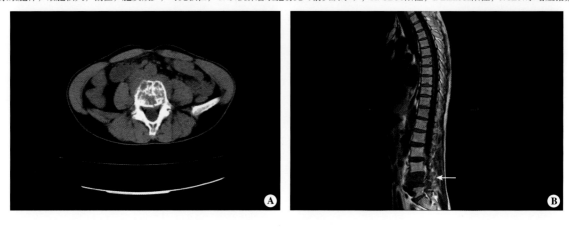

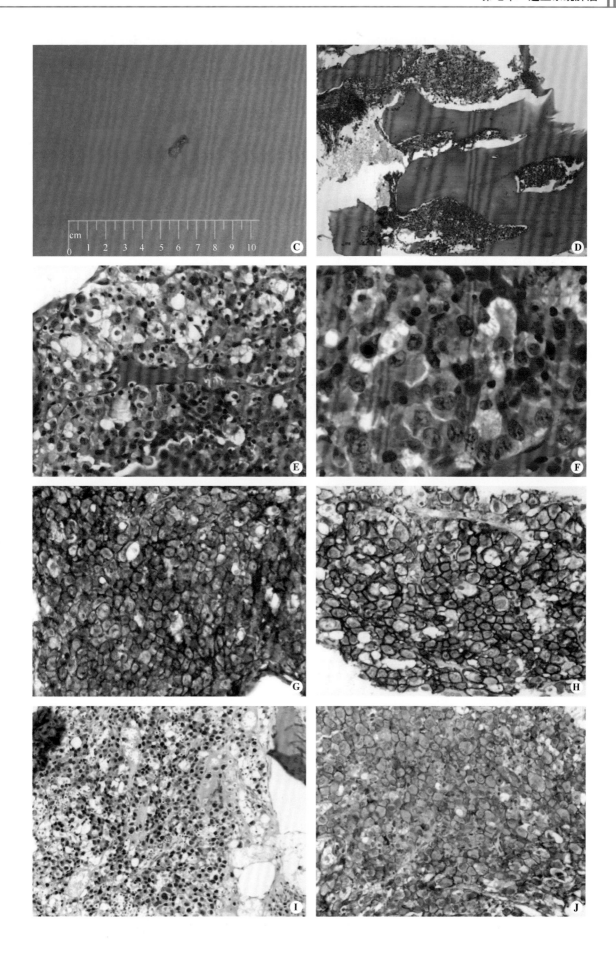

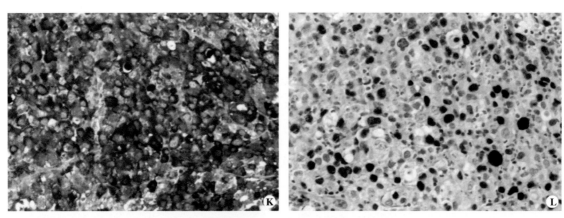

图7-2-3　腰4椎体低分化浆细胞骨髓瘤；男，49岁

A. 横断面CT示腰4椎体骨质破坏并软组织肿块；B. MRI示腰4椎体压缩变扁，椎体信号改变，可见软组织肿块，T₁加权像呈等信号（箭头所示）；C. 大体标本示骨组织一块，长1.2cm，直径0.3cm；D. 肿瘤细胞于骨皮质内浸润生长；E. 肿瘤细胞片状分布；F. 肿瘤细胞体积大，胞质丰富，多个小核仁，容易误诊为弥漫大B细胞淋巴瘤；免疫组化示CD38（G）、CD138（H）、MUM-1（I）、CD56（J）、Kappa（K）阳性表达；L. Ki-67示高增殖指数

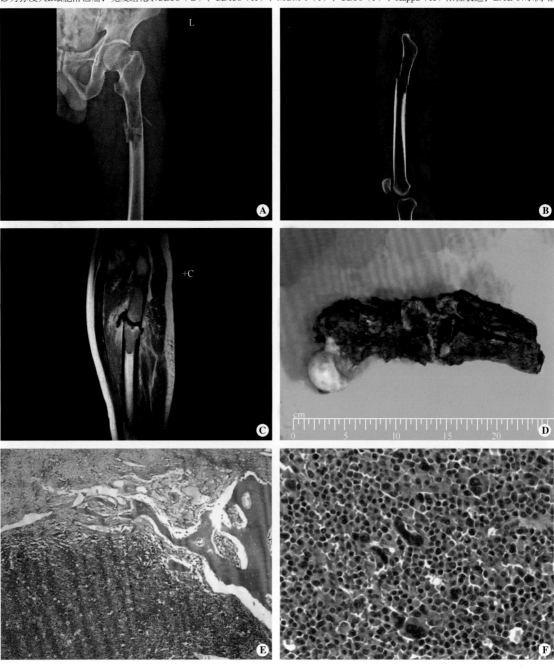

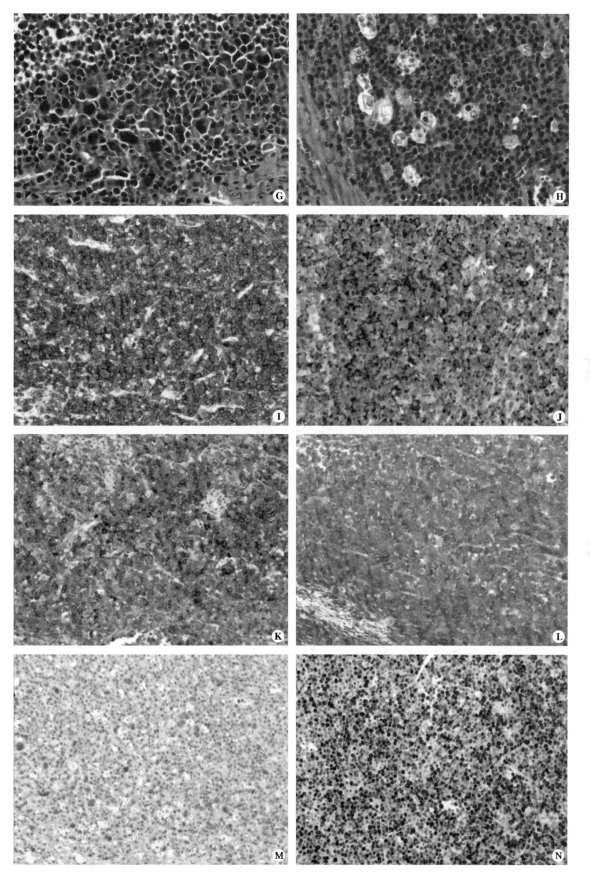

图7-2-4　左侧股骨近端间变型浆细胞骨髓瘤，合并病理性骨折；男，61岁

A. DR示左侧股骨近端虫蚀样骨质破坏，骨质不连续、分离；B. 矢状面CT示溶骨性破坏；C. MRI冠状面示髓腔内可见地图样异常信号，T_1加权像呈低信号，增强扫描呈中等强化；D. 大体标本示股骨头近端和部分股骨干切除标本，股骨干局部断裂，髓腔内充满灰白灰褐色肿物，破坏骨皮质并侵犯周围软组织；E. 肿瘤完全破坏骨皮质；F. 多核瘤巨细胞易见，周围体积小的肿瘤细胞呈浆细胞样形态；G. 高度异型的肿瘤细胞；H. 组织细胞散在分布，呈星空现象；免疫组化示CD38（I）、CD138（J）、EMA（K）、Lambda（L）阳性表达；Kappa（M）阴性；Ki-67（N）高增殖指数

三、骨孤立性浆细胞瘤

（一）定义

浆细胞瘤（plasmacytoma）包括两种类型：骨孤立性浆细胞瘤（solitary plasmacytoma of bone）和骨外（或髓外）浆细胞瘤。骨孤立性浆细胞瘤是单克隆浆细胞组成的单个病灶，以局限性骨破坏为特征，缺乏浆细胞骨髓瘤的临床表现；包括两种不同的类型：孤立性病变不伴骨髓克隆性浆细胞增生和伴有骨髓微小克隆性浆细胞增生（＜10%）。骨髓微小克隆性浆细胞增生经常仅能够通过流式细胞检查发现，又称为孤立性骨髓瘤和骨浆细胞瘤。

（二）发病部位

骨孤立性浆细胞瘤最常见的发病部位为具有活跃造血组织的骨。好发于椎骨（特别是胸椎），约占30%。其他发病部位包括肋骨、颅骨、骨盆、股骨、肱骨和下颌骨。很少累及肘关节和膝关节以下的长骨。

（三）临床特征

骨孤立性浆细胞瘤占浆细胞肿瘤的1%～2%。笔者过去5年诊断浆细胞肿瘤77例，其中仅2例骨孤立性浆细胞瘤。发病年龄比浆细胞骨髓瘤稍低，诊断时平均年龄55岁。男性多见，男女比约为2∶1。最常见的临床表现是局部骨痛或病理性骨折。椎骨病变可继发于脊髓或神经根受压的神经症状。软组织扩展时可触及肿物。24%～72%的患者血清或尿内可发现M蛋白；约50%病例血清游离轻链正常。大多数病例，多克隆免疫球蛋白位于正常水平。不出现系统性症状包括贫血、高钙血症或肾功能不全。具体诊断标准见表7-3-1。

表7-3-1　孤立性浆细胞瘤临床病理诊断标准

孤立性浆细胞瘤
必须满足以下4项标准
活检证实骨或软组织孤立性病变由克隆性浆细胞组成
正常随机骨髓活检不存在克隆性浆细胞证据
正常骨骼检查和MRI或CT（除了原发孤立性病变）
不存在浆细胞增生性病变导致的终末器官损害包括高钙血症、肾功能不全、贫血或骨病变（CRAB特征）

孤立性浆细胞瘤伴有微小骨髓累及
除上述标准之外在随机骨髓活检中克隆性浆细胞＜10%（通常流式细胞检测发现）

资料来源：Rajkumarsv, et al. 2014. Lancet Oncol, 15：e538-e548.

（四）影像特征

X线检查表现为单发性膨胀性溶骨性病变。X线诊断的骨孤立性浆细胞瘤，其中约30%MRI或CT扫描能够发现其他病变，这些患者应诊断为浆细胞骨髓瘤。明确诊断需要进行MRI检查或全身PET/CT。

（五）组织病理学

浆细胞瘤具有与浆细胞骨髓瘤相似的组织学特征。典型病变易于诊断。大多数病例表现出明显浆细胞分化，少数病例分化差（如浆母细胞型或间变型）。一些骨孤立性浆细胞瘤破坏骨皮质，扩展到邻近的软组织形成所谓的"爆发"病变，表现为软组织肿块。此时在没有结合影像学表现时，不应该诊断为髓外浆细胞瘤。准确诊断骨孤立性浆细胞瘤需要结合临床表现和影像检查排除多发性骨髓瘤。

（六）免疫表型

骨孤立性浆细胞瘤具有浆细胞骨髓瘤相似的免疫表型。

（七）分子遗传学

骨孤立性浆细胞瘤具有浆细胞骨髓瘤相似的遗传学特征。

（八）预后因素

骨孤立性浆细胞瘤对放疗非常敏感，大多数患者通过放疗能够获得很好的局部控制。约2/3骨孤立性浆细胞瘤最终进展为浆细胞骨髓瘤或其他孤立或多灶性浆细胞瘤。3年内发生演进时，约10%病例没有检测到骨髓受累，约60%伴有微小骨髓受累。约1/3患者可无病生存＞10年。年老和直径＞5cm或M蛋白持续存在＞1年局部放疗后具有更高的演进发生率。组织学分级和增殖指数也有助于预测浆细胞瘤的侵袭性。

（九）典型病例

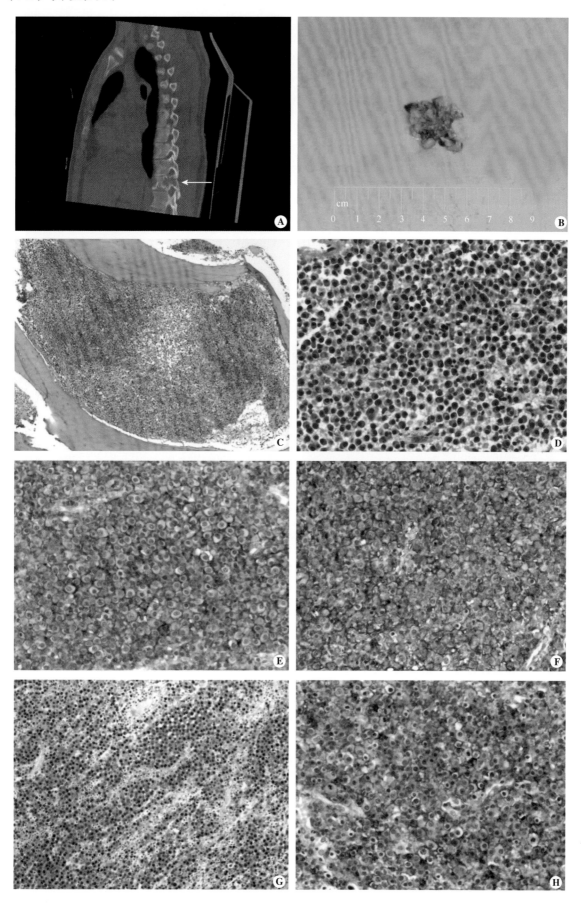

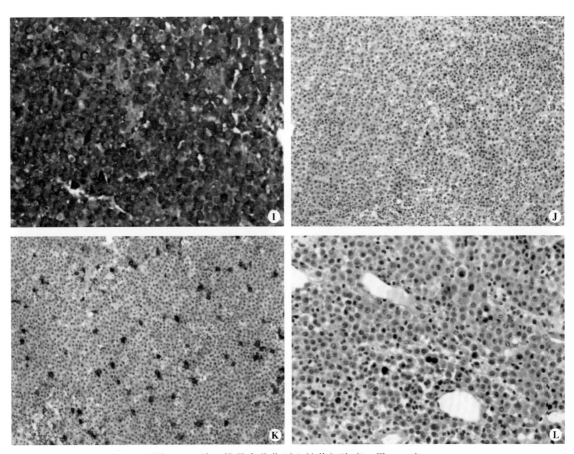

图7-3-1 胸11椎骨高分化孤立性浆细胞瘤；男，20岁

A. 矢状面CT平扫示胸11椎体及附件囊状透亮影，可见硬化缘（箭头所示）；B. 大体标本示灰白色碎组织，总体积为2.5cm×2.5cm×0.5cm；C. 肿瘤细胞弥漫片状分布，填塞骨髓腔；D. 肿瘤细胞分化成熟，形态与正常浆细胞相似；免疫组化示CD38（E）、CD138（F）、MUM-1（G）、CD56（H）、Kappa（I）阳性；J. Lambda阴性；K. CD20散在阳性；L. Ki-67示增殖指数低

四、骨原发性非霍奇金淋巴瘤

（一）定义

骨原发性非霍奇金淋巴瘤（primary non-Hodgkin lymphoma of bone）是由恶性淋巴样细胞组成的肿瘤，在骨内产生一个或多个肿块，没有跨区淋巴结受累或其他结外病变。包括以下两种形式：①单个骨病变伴有或不伴区域淋巴结受累（孤立性）；②多发性骨病变但没有淋巴结或内脏病变（多灶性）。必须除外淋巴结或其他结外淋巴瘤播散所致的继发性骨病变（骨继发性淋巴瘤）。

（二）发病部位

骨原发性非霍奇金淋巴瘤在任何骨都有可能发生。股骨是最常见的发病部位（占20%～30%），好发于干骺端。其次为脊柱和骨盆，肱骨和胫骨也较常见。手足小骨罕见。脊柱或上颌窦恶性淋巴瘤明确骨原发还是软组织原发存在困难，有时判断存在一定的主观性。骨原发性淋巴瘤以单灶性为主，不同研究之间多灶性所占比例有所差异（范围3%～20%），最新一篇研究所占比例为43.2%（35/81），可能与采用不同的影像学评估方法有关。

（三）临床特征

骨原发性恶性淋巴瘤少见，占所有骨恶性肿瘤的3%～7%，占所有非霍奇金淋巴瘤<1%，占所有结外淋巴瘤的5%。淋巴结或其他结外淋巴瘤继发性骨累及不能诊断为骨原发性淋巴瘤。任何年龄组均可发病，成年人多见，平均发病年龄45～60岁。男性略多，男女比1.5∶1。

临床表现主要为骨痛（80%～95%），30%～40%可触及肿块，15%～20%发生病理性骨折。出现症状至诊断平均持续时间为8个月。16%的患者出现脊髓受压。少数患者出现骨溶解和高钙血症。B细胞症状如发热或盗汗少见。血清LDH多正常。

淋巴瘤的分期多采用Ann Arbor分期系统，然而该分期系统在骨原发性淋巴瘤的应用中存在较多局限性。国际结外淋巴瘤研究组（International Extranodal Lymphoma Study Group，IELSG）基于预后和临床结局提出了IELSG分期系统。骨淋巴瘤分为四期：ⅠE期为单个骨病变；ⅡE期为单个骨病变伴区域淋巴结受累；ⅣE为多灶性骨病变（包括单骨多灶性和多骨多灶性），完全局限于骨，无淋巴结或内脏病变；Ⅳ期为播散性淋巴瘤至少伴有一个骨病变。

（四）影像特征

影像学表现多样，不具有特异性，经常误诊骨髓炎、转移癌或浆细胞骨髓瘤。如果皮质没有累及，X线平片可能显示完全正常，此时MRI可显示骨髓异常信号。X线平片主要表现为溶骨和硬化混合存在，也可表现为纯溶骨性或硬化性病变。骨皮质出现渗透性、虫噬样或破坏性征象。骨膜反应常见，偶尔可呈洋葱皮样或日光放射样改变。常见皮质破坏伴大的软组织肿块。扁平骨如骨盆大片骨破坏伴有两侧软组织侵犯提示淋巴瘤。CT能够更好地显示皮质破坏、病理性骨折和基质矿化，可以检测溶骨或硬化性改变，发现病变内的骨碎片。MRI能够更清晰地显示病变的范围，识别皮质破坏的线性通道、病变内纤维化和肿瘤替代骨髓。T_1加权像呈低信号，T_2加权像呈中等信号，增强扫描均匀强化。MRI经常表现出皮质破坏程度与软组织肿块的大小不成比例，即轻微的皮质破坏而软组织肿块体积大。放射性核素扫描几乎总是阳性。PET/CT比CT和骨扫描具有更高的特异性和敏感性，能够显示病变摄取^{18}F-氟代脱氧葡萄糖（^{18}FDG），也可应用于评估治疗后反应。

（五）大体检查

骨恶性淋巴瘤的大体标本非常少见，通常穿刺活检诊断后进行化疗和放疗，不需要手术。肿物呈灰白色，鱼肉样，肿物主体位于干骺端的中央，边界不清。

（六）组织病理学

组织病理学诊断骨原发性淋巴瘤非常困难，主要原因包括组织数量少；经常挤压变形；纤维化和坏死明显；脱钙处理可影响HE染色和免疫组化检测质量等。95%的骨原发性淋巴瘤是B细胞淋巴瘤，其中以弥漫大B细胞淋巴瘤最多见（约占80%），其次为滤泡性淋巴瘤（约占5%），B小淋巴细胞淋巴瘤、结外边缘区淋巴瘤、伯基特淋巴瘤少见。骨原发性T细胞淋巴瘤罕见，以间变性大细胞淋巴瘤和外周T细胞淋巴瘤（非特指）为主。儿童患者骨弥漫大B细胞淋巴瘤所占比例约为50%，B淋巴母细胞瘤约为37%，间变性大细胞淋巴瘤也较常见。

弥漫大B细胞淋巴瘤有特征性的生长方式，在骨中央呈破坏性和填塞性生长。通常在病变周围存在骨小梁和骨髓脂肪细胞，骨小梁可能表现为正常、增厚或不规则，甚至Paget样。肿瘤细胞组织学亚型包括中心母细胞亚型、免疫母细胞亚型和间变型。中心母细胞型最常见，体积中等偏大，圆形或卵圆形，细胞质少，双嗜性或嗜碱性，细胞核可具有核沟或分叶状（骨病变易见），空泡状，染色质细，2～4个核仁紧贴着核膜分布；常见于生发中心B细胞型（germinal centre B-cell subtype，GCB型）。免疫母细胞亚型突出的组织学特点为细胞核中央单个突出的核仁，较丰富的嗜碱性胞质。间变型存在体积大或非常大的肿瘤细胞，奇异性多形性细胞核，有时类似于霍奇金（Reed-Sternberg，RS）细胞。肿瘤细胞呈梭形时甚至可呈车辐状排列，容易错误诊断为肉瘤。肿瘤组织可明显坏死，罕见纤维化。常伴有非肿瘤性小淋巴细胞浸润。

骨原发性淋巴瘤的罕见亚型包括滤泡性淋巴瘤、间变性大细胞淋巴瘤，形态学特征和诊断标准与结内相同。霍奇金病可累及骨作为全身性病变的一部分并产生肿块。极其罕见者原发于骨（经常性多灶性）。诊断需要寻找经典RS细胞，但是寻找非常困难。确诊骨原发性霍奇金病必须有全面、确凿的免疫表型。白血病浸润可以在髓腔中央产生肿块。当病变表现为肿块时，没有或有外周血和骨髓累及（母细胞<20%）但程度较低时，诊断为B淋巴母细胞淋巴瘤；如果广泛骨髓和外周血受累，则需要诊断B淋巴细胞性白血病。如果患者出现肿块，并且骨髓中出现淋巴母细胞时，有时诊断为淋巴瘤或白血病具有一定主观性。

（七）免疫表型

骨淋巴瘤应当与结内淋巴瘤进行同样的免疫组化检测。弥漫大B细胞淋巴瘤典型表达B细胞标志物，包括CD19、CD20、CD79a和PAX5，有时一个或多个标志物可阴性。CD10、Bcl-6、IRF4/MUM1不同程度表达（≥30%的肿瘤细胞阳性时视为阳性）。Hans分型使用CD10、Bcl-6、IRF4/MUM1将弥漫大B细胞淋巴瘤分为生发中心B细胞型（GCB型）和非生发中心B细胞型（non-GCB型）。30%～50%的病例CD10阳性，60%～90%的Bcl-6阳性，35%～65%的IRF4/MUM1阳性。骨原发性淋巴瘤三种抗体阳性率与此相似。Bcl-2蛋白阳性率可达81%。Ki67增殖指数高，通常＞40%，一些病例可达90%。

滤泡性淋巴瘤除表达B细胞相关抗原之外，CD10、Bcl-2和Bcl-6阳性。B淋巴母细胞淋巴瘤表达LCA、CD79a、CD19、PAX5、CD10和TdT，CD20可阴性或弱阳性。外周T细胞淋巴瘤表达T细胞相关抗原，但常有部分丢失，尤以CD7、CD5多见；CD30少部分。间变性大细胞淋巴瘤表达CD30、ALK和EMA，10%～20%表达CD15，多数情况下仅表达少数T细胞相关抗原，通常CD2、CD5和CD4阳性，而CD3常不表达。

（八）预后因素

弥漫大B细胞淋巴瘤的预后与临床分期相关，ⅠE期5年生存率为82%，而Ⅳ期仅为38%。单灶性病变，原发部位之内复发或之外复发的复发率相等，局部和系统性复发率分别为10%和17%。多灶性淋巴瘤，大多数复发累及骨。年龄、体能状态、血清LDH水平和其他三个国际预后指数（IPI）是独立的预后因子。蒽环类为基础的化疗同时放疗为骨原发性淋巴瘤的一线治疗方案，总反应率可达90%，5年总生存率为84%。也有研究表明R-CHOP（美罗华-环磷酰胺+阿霉素+长春新碱+泼尼松）化疗可以进一步改善预后。IELSG研究一组26例骨原发性惰性淋巴瘤，包括10例B小淋巴细胞淋巴瘤、10例滤泡性淋巴瘤和6例淋巴浆细胞淋巴瘤。11例为局限期，15例为进展期。没有患者表现出Richter综合征。治疗总反应率为73%，5年总生存率为46%。

（九）典型病例（图7-4-1～图7-4-3）

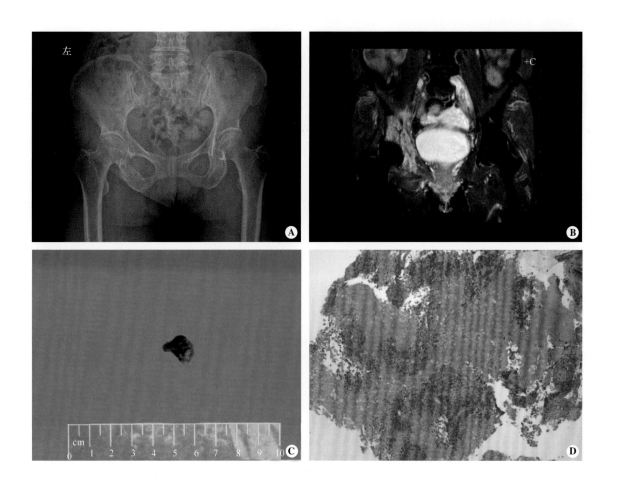

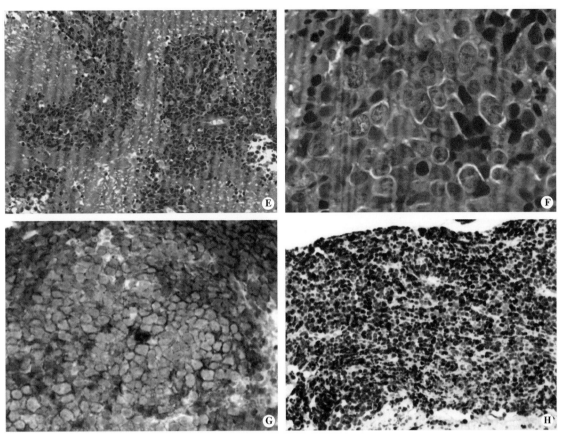

图7-4-1　右侧髋臼活检原发性骨弥漫大B细胞淋巴瘤；女，74岁；临床病史：右髋部疼痛1年余，血常规检查未见异常；PET/CT显示右侧髋臼、坐骨、髂骨和耻骨侵犯，其他部位未见明显异常

A. DR示右侧髂骨、坐骨和耻骨上支骨质破坏；B. 冠状面MRI示右侧髋臼骨质破坏并软组织肿块，累及髂骨、耻骨和坐骨，T₁加权像呈等信号，增强扫描明显强化；C. 大体标本示灰红色碎组织，体积为1.0cm×1.0cm×0.6cm；D. 肿瘤组织地图状坏死；E. 残存瘤组织围血管分布；F. 肿瘤细胞呈中心母细胞样，胞质较少，多个小核仁贴附在核膜上；G. CD20阳性；H. Ki67显示高增殖指数

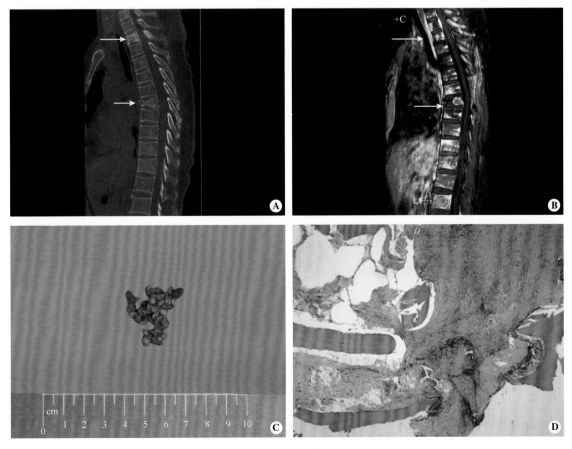

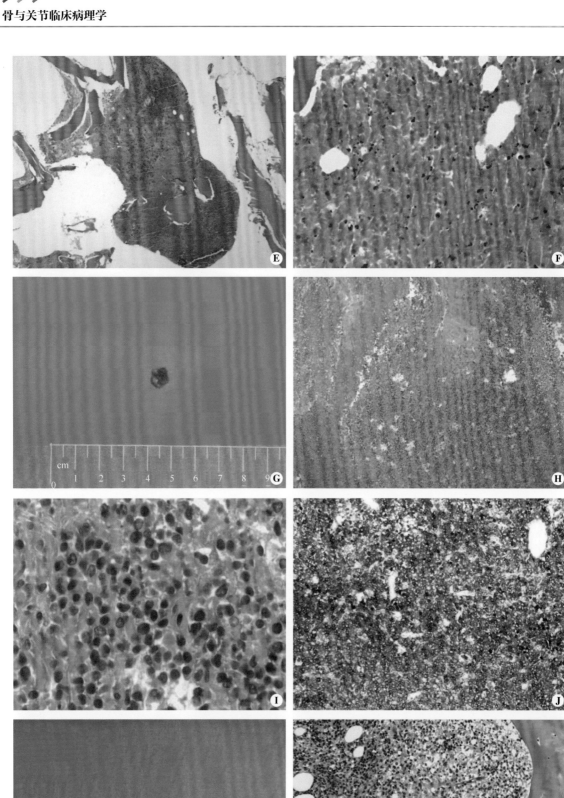

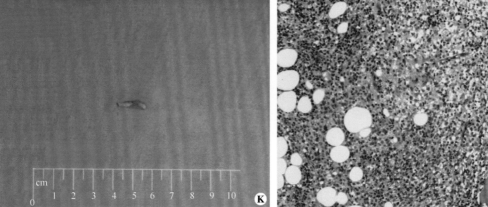

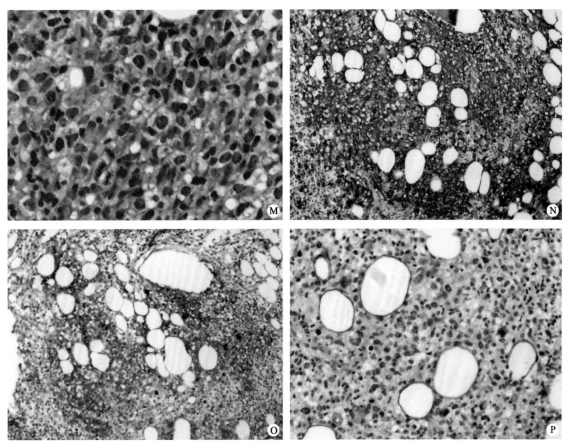

图7-4-2 骨原发性多灶性滤泡性淋巴瘤；女，52岁；临床病史：胸背部进行性疼痛加重3个月，临床考虑转移癌或浆细胞骨髓瘤，血常规正常；外院和笔者所在医院椎骨穿刺多次活检均显示纤维组织增生和坏死

A. 矢状面CT示胸7椎体明显变扁，胸2椎体稍变扁，椎体密度不均匀增高（箭头所示）；B. 矢状面MRI示多发椎体信号改变，T₁加权像示信号不均匀，增强扫描不均匀强化（箭头所示）；C. 大体标本示（胸7椎体）灰褐色碎组织，总体积为2.0cm×2.0cm×0.3cm；D. 骨组织内纤维化明显；E. 部分骨组织坏死；F. 片状坏死，细胞核碎裂或消失，类似于结核；G.（胸骨外软组织肿块穿刺活检）灰白、灰红色组织一块，体积为0.7cm×0.7cm×0.3cm；H. 肿瘤组织大片状坏死，周围可见残存的肿瘤细胞；I. 部分肿瘤细胞形态保存，中等偏小，核仁不明显或小核仁；J. CD20弥漫强阳性；K. 髂骨穿刺标本示骨活检标本一块，长1.4cm，直径0.2cm；L. 骨髓组织内可见肿瘤细胞呈结节状浸润；M.肿瘤细胞中等大小，细胞核扭曲不规则，染色质较细，小核仁；N. CD20阳性；O. CD10阳性；P. Bcl-6细胞核阳性

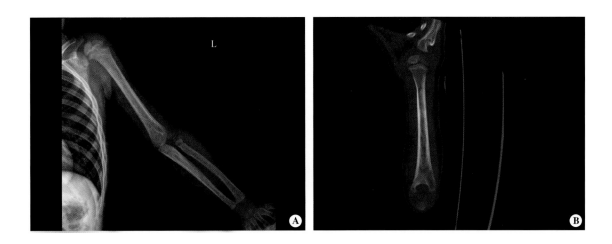

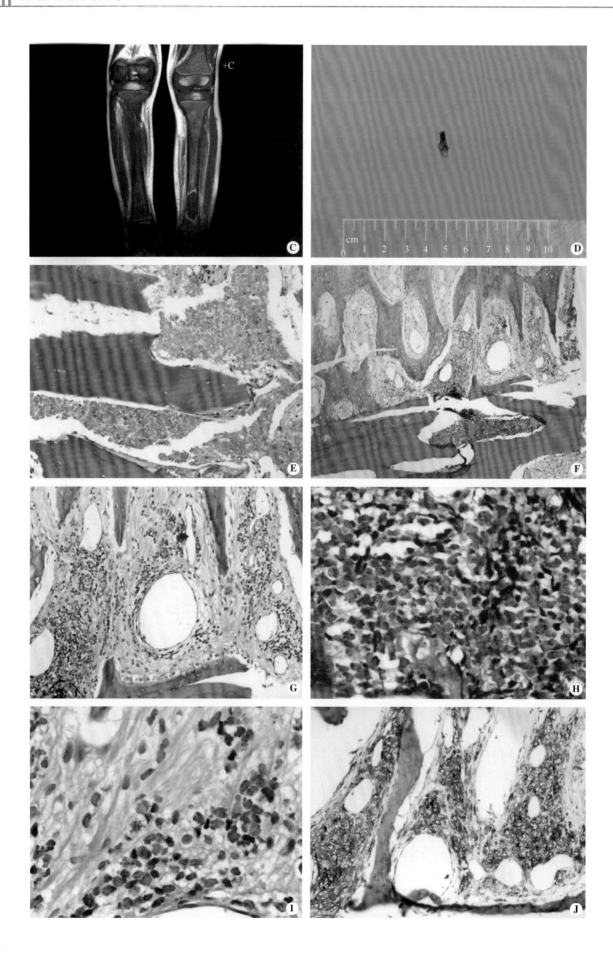

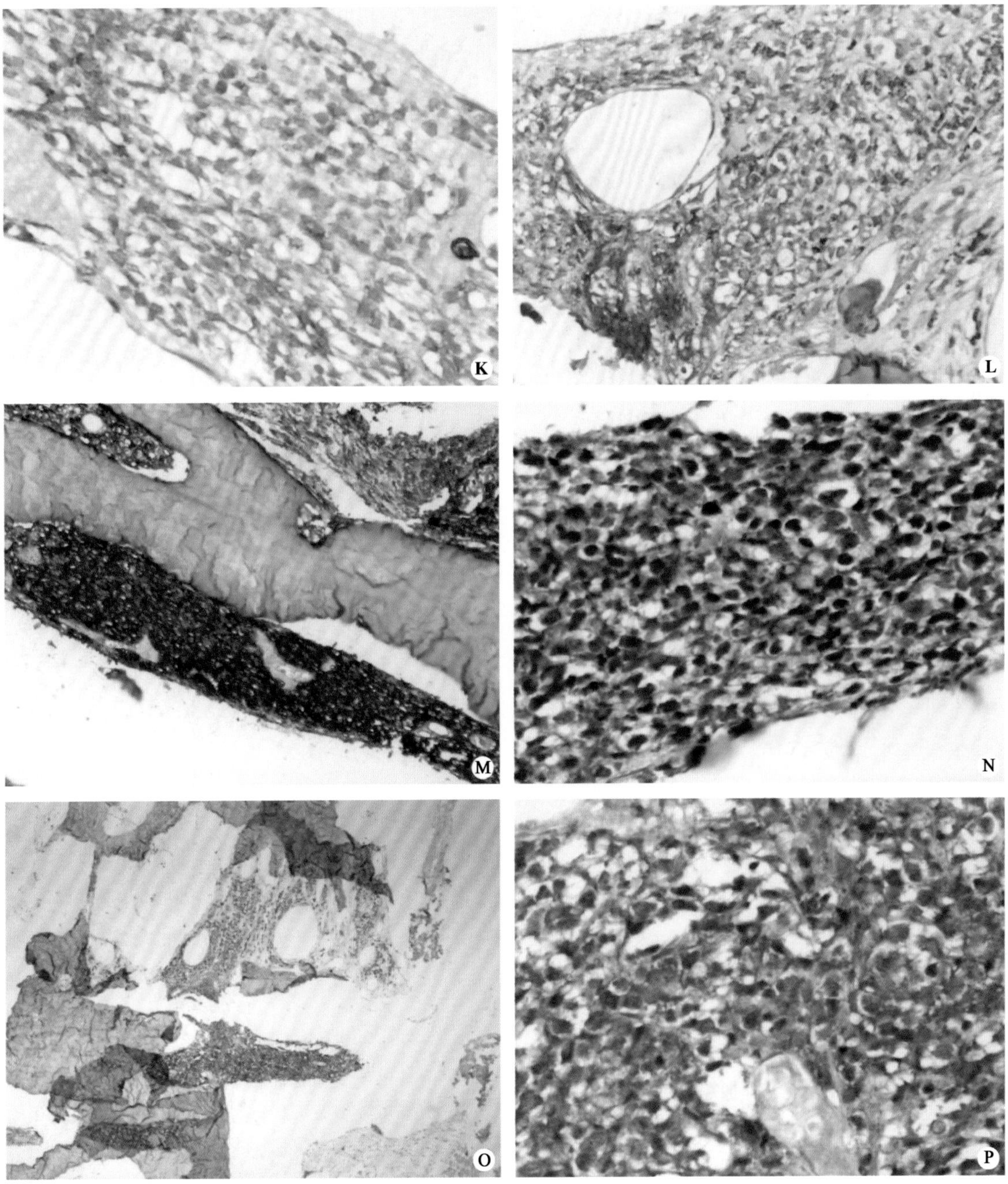

图7-4-3 骨原发性多灶性B淋巴母细胞淋巴瘤；男，2岁；临床病史：左上肢疼痛3个月，曾在外院以骨髓炎抗感染治疗无效，血常规正常，淋巴结无肿大

A. DR示左侧肱骨、尺桡骨呈斑片状骨质密度减低，桡骨近端明显，可见层状骨膜反应，软组织肿胀；B. 冠状面CT示左侧肱骨中下段、尺桡骨中上段骨皮质厚薄不均，散在斑点状透亮影，髓腔内不均匀斑片状高密度影，可见层状骨膜反应；C. 冠状面MRI示双侧胫骨和右侧腓骨下段多发斑片状异常信号影，T_1加权像呈中等信号，增强扫描明显强化；D. 大体标本示（左侧桡骨上端）灰白灰红色骨组织一块，长1.0cm，直径0.2cm；E. 肿瘤细胞浸润骨皮质，大片状坏死；F. 骨膜反应骨（上）和骨皮质内可见密集蓝染的小圆形肿瘤细胞浸润；G，H. 肿瘤细胞多灶性分布，体积小，胞质少，染色质细，核仁不明显；I. 核分裂象可见；J. LCA弥漫阳性；K. CD20部分细胞弱阳性；L. CD79 a 阳性；M. CD99强阳性；N. PAX5强阳性；O，P. TdT弥漫强阳性

五、朗格汉斯细胞组织细胞增生症

（一）定义

朗格汉斯细胞组织细胞增生症（Langerhans cell histiocytosis）具有特征性免疫表型CD1α和Langerin阳性，同时电镜检查可观察到Birbeck颗粒的朗格汉斯细胞克隆性增生。目前认为该肿瘤来源于骨髓造血前体细胞，又称为嗜酸性肉芽肿（单灶性）、Hand-Schuller-Christian病（单系统多灶性）和Letterer-Siwe病（多系统性）。

（二）发病部位

朗格汉斯细胞组织细胞增生症可累及身体任何器官，分为单灶性、单系统多灶性、多系统性。单灶性和单系统多灶性最常见的发病部位为骨和周围软组织。儿童最常见的发生部位为骨（80%）、皮肤（33%）和垂体（25%），肝、脾、造血系统或肺均为15%，淋巴结为5%～10%，中枢神经系统为2%～4%。成年人肺部受累更常见。

任何骨均可累及，最常见颅骨、股骨、脊椎、骨盆和肋骨。单骨病变是多骨病变的3～4倍。多系统受累以皮肤、骨、肝、脾和骨髓最常见。即使为播撒性病变，性腺和肾也少见。

总结笔者所在医院过去5年病理诊断的31例骨内病变，其中30例（97%）为单发，1例同时存在股骨和肱骨两个病灶；发病部位以脊柱最多见，占40.6%（胸椎最多），四肢长骨占34.4%（股骨最多），骨盆和颅骨各占9.4%，肩胛骨占6.2%。

（三）临床特征

本病占所有骨病变＜1%。年龄分布广，从新生儿到80岁均可发病，好发于儿童，80%＜30岁。男性多见，男女比为2∶1。笔者所在医院31例以男性为主，男女比为1.4∶1；平均年龄为8.7岁（范围5个月至33岁）。

单灶性好发于年龄较大的儿童或成年人，最常见的表现是侵蚀皮质的溶骨性病变。其他部位也可表现为肿块或淋巴结肿大。单系统多灶性病变通常发生于幼儿，表现为多发性或连续的骨破坏性病变，常同时伴有软组织肿块。颅内病变可引起尿崩症。多系统病变的患者多为婴儿，常出现发热、血细胞减少、皮肤和骨病变及肝脾大。

最常见的症状是病变区域疼痛、肿胀，病理性骨折少见。其他症状因部位不同而有所差异。颞骨病变的临床症状与中耳炎或乳突炎相似。腭骨病变时牙齿松动或掉落。椎体病变可导致病理性骨折和神经损害。

2016年国际组织细胞协会（Histiocyte Society）提出组织细胞修订分类，主要包括5大类：①朗格汉斯相关性（Langerhans-related，或称L组）；②皮肤和皮肤黏膜（cutaneous and mucocutaneous，或称C组）；③恶性组织细胞增生症（malignant histiocytosis，或称M组）；④Rosai-Dorfman病（Rosai-Dorfman disease，或称R组）；⑤噬血细胞综合征和巨噬细胞活化综合征（hemophagocytic lymphohistiocytosis and macrophage activation syndrome，或称H组）。鉴于朗格汉斯细胞组织细胞增生症和ECD病（Erdhelm-Chester disease）具有相同的分子遗传学改变、临床特征和组织来源，将二者归为同一组（L组），该组同时还包括皮肤外的幼年性黄色肉芽肿。朗格汉斯细胞组织细胞增生症又可分为四个亚型：①单系统亚型；②肺部亚型；③多系统伴风险器官受累；④多系不伴风险器官受累。风险器官受累指肝、脾和骨髓其中一个以上的器官受累。

（四）影像特征

影像学通常显示纯溶骨性、界限清楚的病变；伴有厚的骨膜新生骨形成；少数病变形成软组织肿块。颅骨病变有时被描述为"孔中孔"，由于两侧骨壁受累程度不一所致。脊柱严重压缩时形成扁平椎。MRI检查呈T_1中低信号，T_2不均质高信号。

（五）大体检查

送检标本多以穿刺活检标本为主，部分为刮除标本。颅骨病变可见完整切除的肿物，边界清，扁圆形，灰白灰红色，质地较软；颅骨呈穿凿样改变，空洞形成。

（六）组织病理学

最关键的组织学特征是朗格汉斯组织细胞的形态学特点。细胞直径为10～15μm，中等大小，圆形或卵圆形，胞界不清；细胞质较丰富，淡染或嗜酸性；细胞核特征性明显，具有核沟，呈折叠状、锯齿状或分叶状，染色质细腻，核膜薄，轻度非典型性，核分裂象数量不等，可以数量很多（最高可达10个/10HPF），但无病理性核分裂象。朗格汉斯组织细胞常呈簇状或结节状分布，弥漫片状结构罕见。巢周围绕有数量不等的嗜酸粒细胞、组织细胞（包括多核朗格汉斯细胞和破骨样多核巨细胞两种形式）、中性粒细胞和淋巴细胞浸润，浆细胞散在。偶尔可见嗜酸性微脓肿伴中心坏死、Charco-Leyden结晶（夏科-莱登结晶：嗜酸粒细胞崩解形成的结晶体）。病变早期，朗格汉斯组织细胞为主，伴有嗜酸粒细胞和中性粒细胞。后期，朗格汉斯组织细胞逐渐减少，泡沫样组织细胞增多和纤维化。坏死常见，并不预示侵袭性的临床过程。体积大的簇状或片状朗格汉斯组织细胞伴有嗜酸粒细胞也能够在其他病变中存在，如淋巴瘤或肉瘤，属局部反应性改变还是转分化过程尚不明确。

（七）免疫表型

朗格汉斯组织细胞具有特征性的免疫表型：CD1α、Langerin（也称CD207）和S100蛋白阳性。CD1α和Langerin在检测骨髓受累时非常有帮助。CD1α也可表达于幼年性黄色肉芽肿、窦组织细胞增生症和组织细胞肉瘤。vimentin、CD68和HLA-DR阳性表达。CD45（LCA）弱阳性表达。B细胞和T细胞（CD4除外）、CD30和滤泡树突细胞标志物阴性表达。PD1也可阳性。

最新研究表明，cyclin D1有助于鉴别朗格汉斯细胞组织细胞增生症和反应性朗格汉斯细胞增生。朗格汉斯细胞组织细胞增生症中56%（22/39）的病例弥漫强阳性（阳性细胞数≥50%），仅15%显示部分阳性（阳性细胞数<20%）。而反应性增生则78%（14/18）阴性表达，仅22%显示少量弱阳性表达（阳性细胞数5%～10%）。

免疫组化检测BRAF（VE1）能够辅助识别BRAF突变的病例，然而阳性的判断标准尚不统一。最新研究认为，≥10%肿瘤细胞中等或强阳性作为阳性判断标准具有100%特异性和80%敏感性，20%的假阴性可能与脱钙有关。对于免疫组化检测的阴性病例需要进行进一步的分子检测。

（八）分子遗传学

约30%的病例存在IgH、IgK或TR克隆性重排。16%～70%的病例存在BRAF V600E癌基因突变，平均约50%的突变率，不同结果之间的差异可能与检测方法、患者的年龄和发病部位有关。25%的病例检测出MAP2K1突变，并且几乎总是发生在存在BRAF V600F突变的病例中，但也有BRAF阴性的病例检测出MAP2K1突变的报道。对于诊断困难的病例，建议进行BRAF V600E和MAP2K1突变分子检测。

（九）预后因素

儿童危险度分层标准包括病变部位和最初治疗反应。如果病变发生在肝、脾和骨髓（造血系统功能异常）或肺等高风险部位比低风险部位（包括皮肤、骨、淋巴结和垂体）具有明显高的死亡率。单灶性生存率≥99%。高风险患者的生存率约为90%，如果在最初治疗12周内病变进展则预后明显变差。局灶性病变可以进展为多系统性，常见于婴儿。BRAF V600E突变无预后意义。

单骨型可以采取手术刮除和（或）皮质类固醇激素注射治疗。体积大的骨盆或脊椎病变无法手术治疗需要系统性治疗。放疗对于年龄较大的儿童单灶性脊椎病变治疗效果较好。多骨型采取长春新碱和泼尼松系统治疗1年，能够有效降低复发率。高风险患者需要长春新碱、泼尼松和巯嘌呤联合治疗1年。单骨型或单系统多骨型病变预后好，自愈常见。约10%的单骨型和25%多骨型朗格汉斯细胞组织细胞增生症（LCH）可以复发。病变相关死亡与内脏播散有关，通常发生在诊断时小于2岁的患儿。目前也有应用针对BRAF V600E基因突变的靶向治疗药维罗非尼（vemurafenib）治疗播撒性病变的报道，治疗效果明显。

（十）典型病例（图7-5-1～图7-5-3）

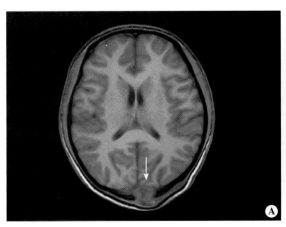

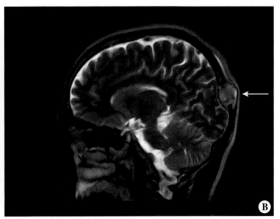

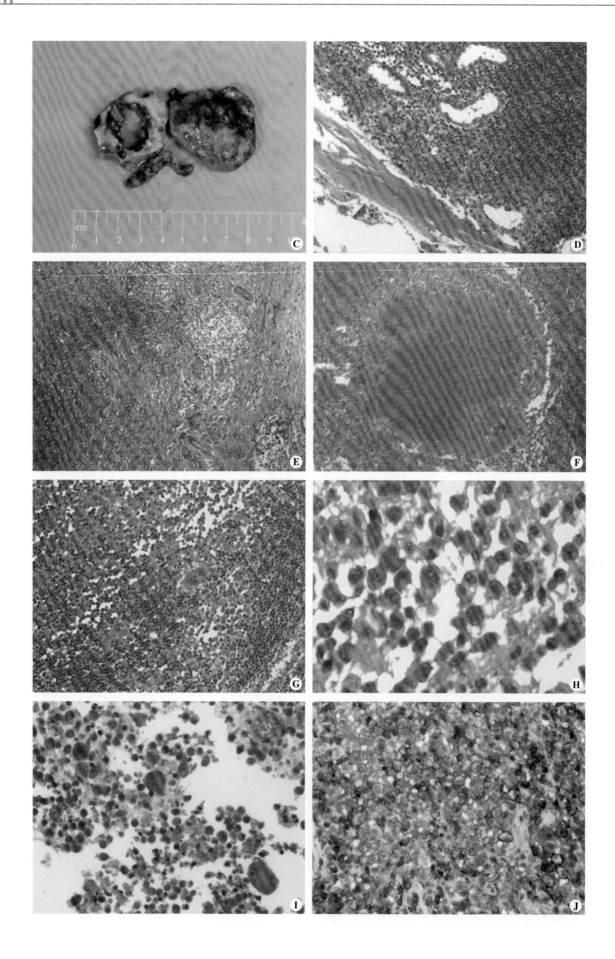

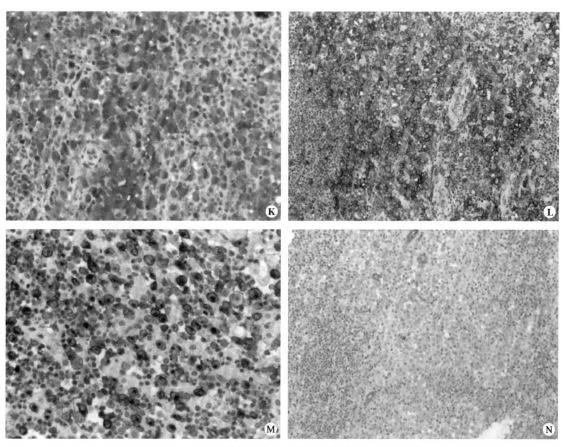

图7-5-1　枕骨朗格汉斯细胞组织细胞增生症；男，20岁

A. 横断面MRI示左侧枕骨板障内见椭圆形异常信号影，边界清，T₁加权像呈等信号（箭头所示）；B. MRI矢状面T₂加权像呈不均匀高信号（箭头所示）；C. 大体标本示灰白色扁圆形肿物体积为3.8cm×3.7cm×1.2cm，另见扁骨一块，中央可见一空洞，内外骨板受累程度不等，呈斜坡样改变；D. 肿瘤破坏骨组织（左下角）；E. 部分区域纤维组织增生明显，肿瘤组织呈结节状；F. 灶性坏死；G. 肿瘤细胞呈片状或结节状分布，肿瘤细胞间混杂大量嗜酸粒细胞；H. 细胞核扭曲，具有核沟；I. 多核巨细胞偶见；免疫组化示LCA（J）、S100（K）、CD1α（L）、Langerin（M）阳性表达，CD99（N）阴性

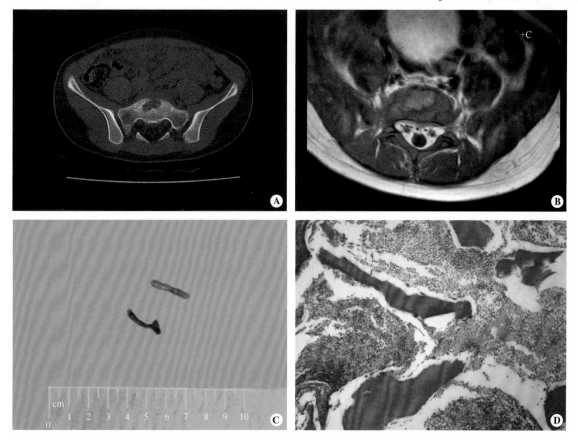

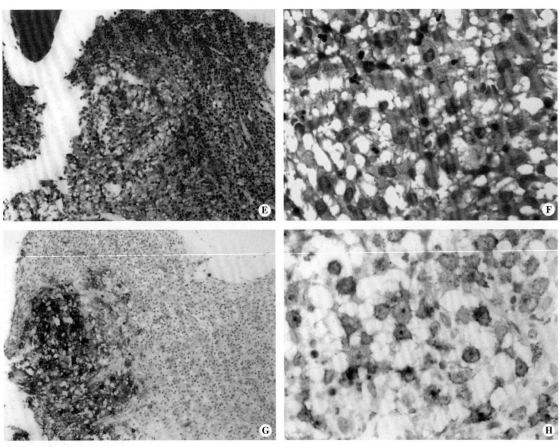

图7-5-2　骶1椎体朗格汉斯细胞组织细胞增生症；男，5岁

A. 横断面CT示骶1椎体前上部可见溶骨性骨质破坏,边缘不清; B. 横断面MRI示骶1椎体内异常信号影,边界不清,虫噬样,局限于椎体内,T_1加权像呈低信号, 增强扫描中等不均匀强化; C. 大体标本示骨组织一块, 长2.0cm, 直径0.2cm, 另见灰褐色条索状组织, 长1.5cm, 直径0.2cm; D. 肿瘤组织弥漫浸润骨组织; E. 肿瘤细胞呈结节状, 周围围绕嗜酸粒细胞和淋巴细胞; F. 核沟明显, 染色质细, 小核仁; 免疫组化示CD1α（G）和Langerin（H）阳性

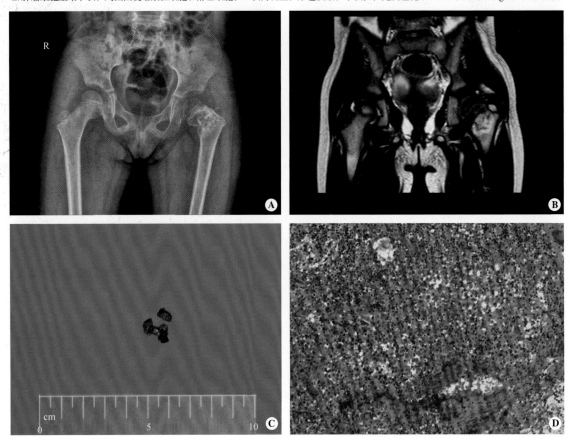

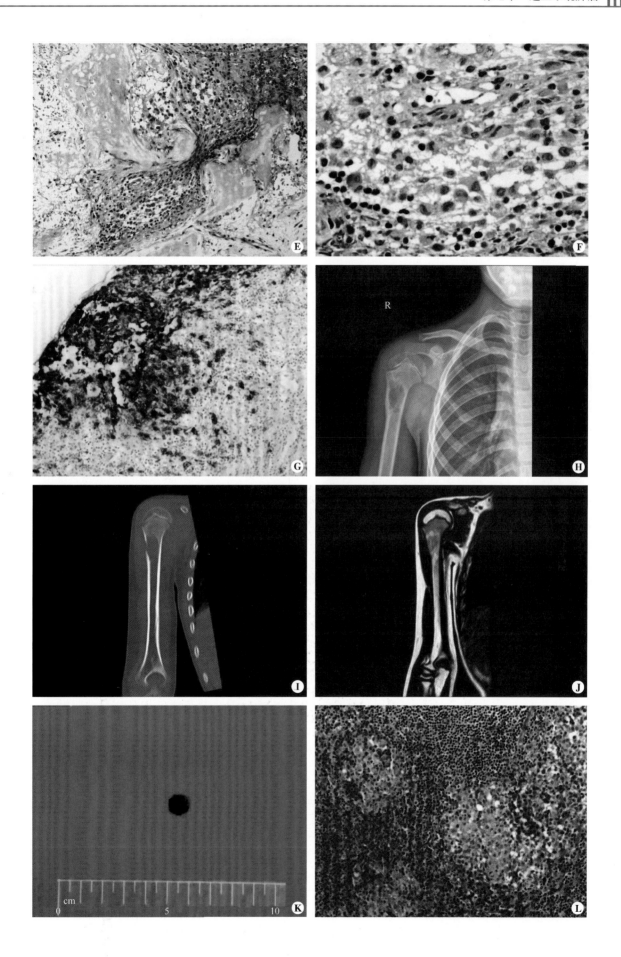

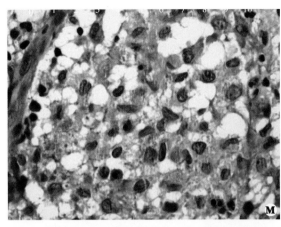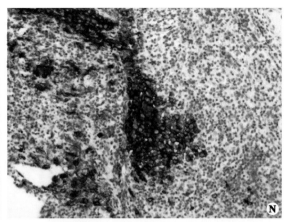

图7-5-3 左侧股骨颈和右侧肱骨远端朗格汉斯细胞组织细胞增生症（单系统多灶性），两处合并病理性骨折；男，5岁
A. DR示左侧股骨颈缩短、形态不规则、髓腔密度减低、蜂窝状，杂有密度影，合并病理性骨折；B. 冠状面MRI示骨质破坏，边界欠清，T_2加权像呈高信号；C. 左侧股骨颈大体标本示灰褐色碎组织，总体积为1.2cm×1.0cm×0.3cm；D. 病变内细胞成分杂，结节状结构不明显；E. 新生编织骨周围朗格汉斯细胞小灶性浸润；F. 典型的朗格汉斯细胞形态；G. CD1α片状阳性；H. DR示右侧肱骨近端髓腔内溶骨性骨质破坏，边界较清，无硬化缘；I. 冠状面CT示囊状骨质破坏，局部骨皮质不连续，密度较均匀，无钙化；J. 冠状面MRI示信号不均匀，T_2加权像呈稍高信号，边界不清，皮质变薄，局部中断；K. 右侧肱骨大体标本灰红色组织一块，体积为0.9cm×0.9cm×0.2cm；L. 朗格汉斯细胞呈结节状分布，周围嗜酸粒细胞和淋巴细胞浸润；M. 核沟明显，小核仁；N. CD1α结节状阳性

六、Erdhelm-Chester病

（一）定义

1930年Erdhelm和Chester首先描述，Erdhelm-Chester病（ECD）是一种组织细胞克隆性、系统性增生，由泡沫样细胞（黄色瘤性）和杜顿（Touton）巨细胞构成，被认为是一种非朗格汉斯细胞组织细胞增生症。2017年WHO造血和淋巴组织肿瘤分类将其归类为组织细胞造血肿瘤。累及骨、软组织、内脏和中枢神经系统，引起骨硬化、纤维化和重要器官功能衰竭。诊断基于临床表现、影像学特征和组织学。

（二）发病部位

Erdhelm-Chester病在任何器官和组织均可发病。>95%的病例骨骼受累，肢体长骨远端是最常见好发病位，以双侧、对称性受累为特征。65%以上肾脏受累；50%的患者发生心血管累及；40%～50%的患者出现肺和中枢神经系统累及；1/3的患者出现黄斑瘤，通常发生于眼睑和眶周间隙，是最常见的皮肤表现。脾、淋巴结和肝通常不发病。

（三）临床特征

Erdhelm-Chester病少见，迄今为止报道不足1000例。诊断时平均年龄为55～60岁（范围18～84岁），<15岁的儿童罕见；男性为主，男女比3∶1。从最初出现临床症状到明确诊断间隔4.2年，易误诊为骨Paget病、淋巴瘤和骨肉瘤，临床、影像和病理医师多学科诊疗对于明确诊断非常重要。

最初的临床症状和体征为尿崩症（25%）和骨痛（10%）。临床症状与发病部位和病变的范围有关。一些局限于骨内的病变可无症状。而多系统病变可表现出侵袭性、快速进展的临床过程。系统性症状包括发热、乏力和盗汗。40%以上的患者受累骨可引起轻微疼痛，通常影响肢体远端。心血管受累可无症状，在MRI和CT检查时偶然发现；最常见的表现为胸腹主动脉和大动脉环周软组织包绕、浸润右心房或冠状沟，以及弥漫性胸膜增厚；临床症状不严重，除了少数患者出现肾血管性高血压，需要进行支架手术。心包受累能够导致心包炎、积液，甚至心脏压塞。皮肤病变包括眼睑黄色瘤和皮肤黄色或红褐色斑块。眼球浸润，经常是双侧性，引起眼球突出、疼痛、动眼神经麻痹或失明。眼睑和眶周组织黄斑瘤进一步加重眼部症状。垂体受累导致尿崩症、高催乳素血症（不常见）、促性腺激素不足和低睾酮血症。中枢神经系统受累产生各种不同的症状，包括小脑锥体综合征、癫痫、头痛、神经精神症状、认知障碍、感觉障碍和脑神经麻痹。最严重的神经系统并发症是小脑神经退行性病变，15%～20%的ECD患者可出现。更为重要的是，中枢神经系统受累是ECD最主要的预后因素，在生存分析中是死亡的独立预测因子。

根据临床症状的严重性和主要受累器官可分为两大类：无症状或症状轻微ECD（包括皮肤病变为主、轻微和无症状骨病）；症状性ECD（包括中枢神经系统为主、心脏为主、腹膜后为主、眼眶和颅面骨为主、神经内分泌为主、肺部为主和多系统性）。2016年国际组织细胞协会（Histiocyte Society）提出组织细胞修订分类中，ECD可分为四个亚型：①经典型ECD；②ECD不伴骨受累；③ECD伴有另一种骨髓增生/骨髓增生异常综合征；④皮肤外或播撒性幼年性黄色肉芽肿伴MAPK激活突变或ALK异位。

（四）影像特征

Erdhelm-Chester病X线平片特征性的表现为双侧、对称性下肢骨干或干骺端髓腔硬化，部分可扩展至骨骺；患者可出现双侧股骨（88%）、双侧胫骨（88%）、双侧肱骨（42%）和双侧桡骨（42%）受累；此外，颅骨、椎骨、下颌骨、骨盆和肋骨偶可发生。锝-99骨扫描能显示下肢（一些病例在上肢）长骨远端对称性异常浓聚。这两个特征出现高度提示ECD。PET/CT诊断骨受累具有高度特异性。50%病例可见骨膜炎和骨内膜炎；偶尔可出现溶骨性改变。心血管受累表现为胸腹主动脉和大动脉环周软组织鞘（所谓的主动脉包裹）、心包积液（有时可见心脏压塞）、浸润右心房或冠状沟和弥漫性胸膜增厚。腹膜后病变侵犯肾周脂肪和肾周筋膜时，CT表现为双侧对称的肾周软组织密度影，边界不规则，类似毛发状，呈特征性的"毛发肾"（hairy kidney）表现，高度提示诊断ECD，约68%的患者CT检查可见"毛发肾"征。胸部CT显示弥漫肺浸润，包括胸膜、小叶间隔、小叶内和气管周增厚。MRI检查，钆增强T_1加权像表现为正常骨髓被取代，T_2加权像混合信号强度。PET扫描常被应用于评估ECD的活动性。

（五）大体检查

骨病变表现为不规则硬化。软组织病变质地坚韧，金黄色。

（六）组织病理学

病变由泡沫样组织细胞和散在杜顿巨细胞组成，反应性纤维组织围绕。泡沫样组织细胞具有丰富的泡沫样胞质，单个细胞核，体积小。其他伴有致密嗜酸性胞质的组织细胞也可存在。杜顿巨细胞为多核组织细胞，细胞核密集排列在细胞周边，呈环状或半环状，相互重叠。反应性淋巴细胞、浆细胞和中性粒细胞经常存在。受累骨通常硬化。

（七）免疫表型

组织细胞表达CD14、CD68、CD163。此外也表达ⅩⅢa因子和fascin。晚期黄色瘤病变ⅩⅢa因子/fascin可以失表达，需要与更多病变相鉴别。朗格汉斯细胞标志物S100、CD1a和Langerin不表达。约20%的ECD并存朗格汉斯细胞组织细胞增生症，二者可同时出现在同一活检标本内。BRAF（VE1）在BRAF突变的ECD中组织细胞和散在杜顿巨细胞的细胞质阳性表达，免疫组化检测BRAF（VE1）对于组织细胞成分较少的病例有辅助诊断价值。

（八）分子遗传学

50%以上的ECD存在BRAF V600E基因突变，其中超过50%的BRAF V600E基因突变病例同时检测出MAPK基因突变。

（九）预后因素

ECD是一种慢性病，治疗效果差，仅10%的患者出现部分反应，大多数保持稳定。疾病的结局与受累部位相关。中枢神经系统受累或多系统病变预后差。诊断后平均生存期为（2.9±0.4）年（范围6个月至11年），38%的患者生存期≥3年。

最新报道应用针对BRAF V600E基因突变的靶向治疗药维罗非尼治疗大宗ECD，评估其有效性和安全性。维罗非尼能够在6个月内降低90%患者代谢反应，大多数患者的症状得到改善和肿瘤缩小，结果支持维罗非尼能够治疗BRAF V600E突变的ECD患者。但一些患者可出现非常严重的副作用，包括药物所致的嗜酸粒细胞增多症和系统症状、药物引起的血管炎等。20.4%的患者由于毒副作用而停止治疗。作者提出对于BRAF V600E突变的ECD患者，如果症状轻微可以采用干扰素或其他传统治疗。如果治疗无效可考虑采用维罗非尼治疗。对于中重度的ECD患者可直接采用维罗非尼治疗，如果无效可考虑MEK抑制剂考比替尼（cobimetinib）治疗。

七、Rosai-Dorfman病

（一）定义

1969年Rosai和Dorfman首先描述，Rosai-Dorfman病（Rosai-Dorfman disease）是一种以组织细胞增生为特征的疾病，又称为窦组织细胞增生症伴巨大淋巴结病。

（二）发病部位

经典散发性（结内）的Rosai-Dorfman病通常发生于双侧颈部淋巴结，纵隔、腹股沟和腹膜后淋巴结也可累及。结外散发性者占所有病例的25%～43%，大多数同时伴有淋巴结病；最常见的部位为皮肤和软组织，其他部位也有报道，包括鼻窦、骨、内脏和后眼窝等。颅内Rosai-Dorfman病通常不伴有颅外病变，大多数病变附着于硬脑膜上。临床和影像学改变类似于脑膜瘤，脑脊液检测通常提示为Rosai-Dorfman病。一些患者可能有硬脑膜炎，与IgG4病鉴别有困难。

Rosai-Dorfman病累及骨罕见，所占比例<10%。2017年回顾性分析既往报道仅108例，其中74.4%（67/90，部分资料不全）不伴有淋巴结病被认为是骨原发性病变。67例骨原发性Rosai-Dorfman病中28例仅存在骨内病变，其余同时伴有一个或多个器官受累，包括软组织、鼻窦、中枢神经系统、眼眶等。50%以上发生在颅面骨（52.8%，57/108），17.6%（19/108）发生在胫骨；脊柱、股骨、骨盆和肱骨也较常见。大多数病例是孤立性，20%可以累及两块以上的不同骨。

（三）临床特征

2016年国际组织细胞协会提出组织细胞修订分类，将Rosai-Dorfman病和非皮肤非朗格汉斯细胞组织细胞增生症归类为"R"组，具体分类见表7-7-1。

表7-7-1　Rosai-Dorfman病分类

家族性Rosai-Dorfman病
　Faisalabad（或H）综合征
　FAS缺陷或ALPS相关Rosai-Dorfman病
　家族性Rosai-Dorfman病，非特殊型
经典性（淋巴结）Rosai-Dorfman病
　不伴IgG4综合征
　IgG4相关性

续表

结外Rosai-Dorfman病
　骨Rosai-Dorfman病
　中枢神经系统Rosai-Dorfman病不伴IgG4综合征
　中枢神经系统Rosai-Dorfman病，IgG4相关性
　单器官（不包括淋巴结、皮肤和中枢神经系统）Rosai-Dorfman病不伴IgG4综合征
　单器官（不包括淋巴结、皮肤和中枢神经系统）Rosai-Dorfman病，IgG4综合征
　播撒性Rosai-Dorfman病
肿瘤相关Rosai-Dorfman病
　Rosai-Dorfman病治疗后白血病
　Rosai-Dorfman病治疗后淋巴瘤
　Rosai-Dorfman病伴发恶性组织细胞增生症
　Rosai-Dorfman病伴发朗格汉斯细胞组织细胞增生症或ECD
免疫性疾病相关Rosai-Dorfman病
　系统性红斑狼疮相关
　自身免疫性溶血性贫血（autoimmune hemolytic anemia，AIHA）相关
　幼年特发性关节炎（idiopathic juvenile arthritis，IJA）相关
　HIV相关

Rosai-Dorfman病罕见。结内好发于男性儿童和青年。最常见的临床表现为双侧颈部无痛性巨大淋巴结病，伴有发热、盗汗、乏力和体重下降。结外受累以中年女性为主，通常表现为边界清楚的丘疹或可触及的肿块。累及骨的Rosai-Dorfman病女性稍多，男女比为1：1.2，平均年龄31.1岁（新生儿至79岁）；大多数患者出现骨痛和肿胀。

约20%的Faisalabad（或H）综合征存在淋巴结Rosai-Dorfman病，皮肤和鼻窦也可存在。Faisalabad（或H）综合征是一种常染色体遗传病，以皮肤色素沉着、多毛症、肝脾大、耳聋、身材矮小、糖尿病和踇趾外翻/屈曲挛缩为特征。与SLC29A3基因突变相关。目前Faisalabad组织细胞增生症、H综合征、色素性多毛症与胰岛素依赖型糖尿病（pigmented hypertrichosis with insulin-dependent diabetes mellitus）和家族性Rosai-Dorfman病（familial Rosai-Dorfman disease）统称为组织细胞增生症-淋巴结病叠加综合征（histiocytosis-lymphadenopathy plus syndrome），也称为SLC29A3谱系疾病（SLC29A3 spectrum disorder）。

（四）影像特征

影像学检查发现病变主要位于长骨的干骺端髓腔内，可向骺端扩展。70%为溶骨性改变，其余为溶骨和硬化性改变混合存在。病变边界清楚，有时存在硬化缘。少数病例可存在皮质破坏、骨

膜反应和软组织肿块。

（五）大体检查

骨内肿瘤边界清，灰白或灰褐色，质软或有砂砾感。

（六）组织病理学

骨内病变以髓腔为中心，替代骨髓组织并包绕宿主骨小梁，并可沿哈弗斯系统浸润骨皮质，破骨巨细胞可破坏骨小梁和骨皮质，少量病变可扩展到周围软组织。骨内病变具有经典Rosai-Dorfman病的组织学特征，由数量丰富的特征性巨大组织细胞混杂有含有Russell小体的浆细胞、淋巴细胞、中性粒细胞和泡沫样组织细胞构成，嗜酸粒细胞少见。巨大组织细胞具有丰富的嗜酸性或淡染胞质，明显的伸入运动（淋巴细胞吞噬作用），胞质内可见淋巴细胞、浆细胞和中性粒细胞；细胞核呈圆形、卵圆形或肾形咖啡豆样，细腻或空泡状染色质，大核仁，一些病例存在非常大的核仁。组织细胞和背景炎细胞在数量和分布上有差异，有些区域可能缺乏组织细胞，可导致与取材相关的诊断困难或误诊。微脓肿可存在。少数病例可见灶性坏死。间质为反应性纤维组织和散在分布血管。明显的嗜酸粒细胞浸润和坏死不是Rosai-Dorfman病的组织学特征。该病变容易误诊为骨髓炎，特别是活检标本病理诊断。

Rosai-Dorfman病经常存在丰富的IgG4阳性浆细胞，与IgG4相关硬化性疾病（又称高IgG4病）鉴别存在困难。推荐评估所有Rosai-Dorfman病中IgG4阳性浆细胞。Rosai-Dorfman病与IgG4相关硬化性疾病之间的联系存在争议，多数研究结果特别是近期70例大宗病例研究均证实Rosai-Dorfman病中存在IgG4阳性浆细胞数量增多的一组病例。17.4%（12/70）的病例IgG4/IgG阳性浆细胞＞40%；其中11例同时满足IgG4阳性浆细胞数量和IgG4/IgG阳性浆细胞＞40%两项标准。Rosai-Dorfman病经常存在丰富的IgG4阳性浆细胞的意义不明确，有可能这些病例是IgG4相关硬化性疾病中具有Rosai-Dorfman病样特征的一个亚型。

（七）免疫表型

体积大的组织细胞表达S100、fascin、CD68、CD14、HLA-DR和CD163；不表达CD1a和Langerin（CD207）。

（八）分子遗传学

最新研究发现，33%（7/21）的Rosai-Dorfman病存在点突变，包括KRAS（19%，4/21）和MAP2K1（14%，3/21），二者相互独立存在，不会同时出现。发病年龄低、多灶性和头颈部病例易出现基因突变。未检测到ARAF、BRAF和PIK3CA等基因突变。

（九）预后因素

本病预后好，散发性病变具有自限性，5%～11%的患者死于此病。约40%患者发展为骨外病灶。骨内病变可以通过刮除获得有效治疗。有报道MEK抑制剂考比替尼治疗1例肾周存在激活KRAS突变的Rosai-Dorfman病患者效果明显。

（十）典型病例（图7-7-1）

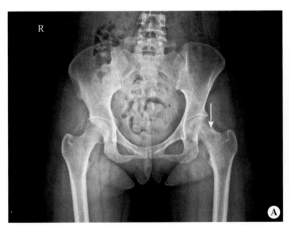
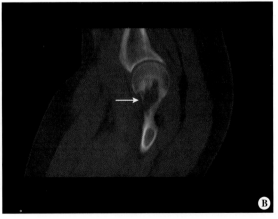

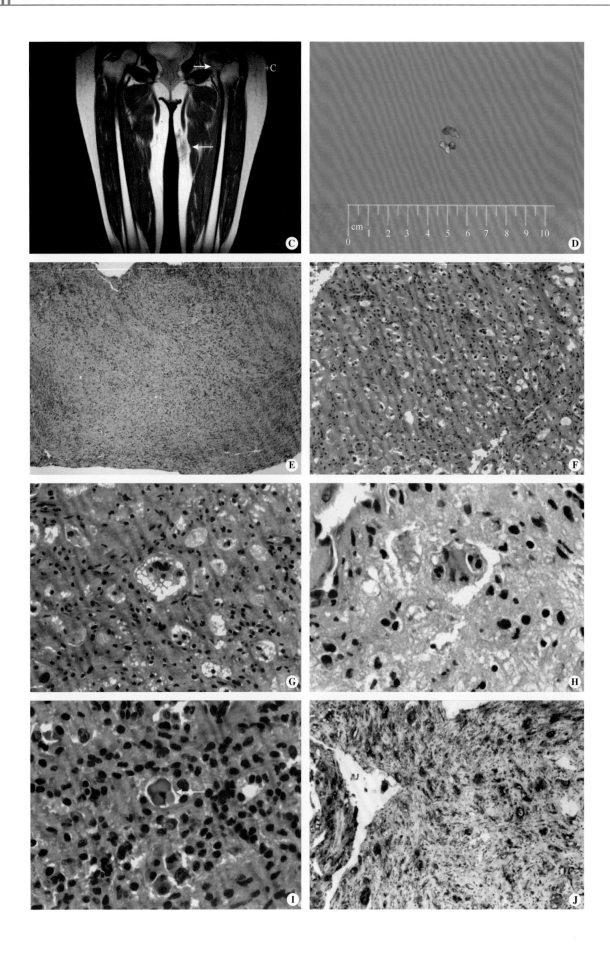

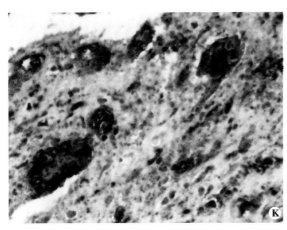
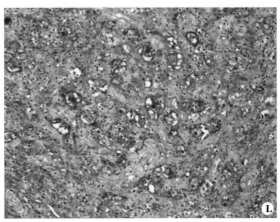

图7-7-1　左侧股骨近端Rosai-Dorfman病；女，28岁；PET/CT检查显示左侧股骨头和颈部溶骨性骨质破坏，糖代谢增高，考虑为恶性病变；左股中部内侧份皮下软组织多发结节、斑片、条索状致密影，考虑为血管瘤（穿刺活检证实同时伴发软组织Rosai-Dorfman病）；局灶回盲部及多个肠系膜淋巴结糖代谢增高

A. DR示左侧股骨颈皮质连续，骨质密度不均，可见斑片状低密度影，边界不清（箭头所示）；B. 矢状面CT示骨质密度不均匀，片状低密度影（箭头所示）；C. MRI冠状面示病变边界不清，T_1加权像呈稍高信号，增强扫描明显强化（箭头所示），左侧大腿内侧皮肤软组织片状异常信号（箭头所示）；D. 大体标本示骨组织2块，分别长0.8cm和0.5cm，直径均为0.2cm；E. 炎性增生性改变，易误诊为骨髓炎；F. 局部较丰富的体积大、胞质嗜酸性的组织细胞；G. 组织细胞的胞质内可见共生的淋巴细胞；H. 组织细胞的胞质内共生的中性粒细胞；I. 局灶较多浆细胞、淋巴细胞和中性粒细胞浸润、其中浆细胞胞质内可见Russell小体（箭头所示）；J. 组织细胞CD68阳性；K. CD68阳性组织细胞的胞质内可见中性粒细胞；L. 组织细胞S100阳性

参考文献

周志韶, 朱岩, 虞梅宁, 等, 2011. 粒细胞肉瘤18例临床病理分析. 诊断病理学杂志, 18(5): 329-336.

Ahn JS, Okal R, Vos JA, et al, 2017. Plasmablastic lymphoma versus plasmablastic myeloma: an ongoing diagnostic dilemma. J Clin Pathol, 70: 775-780.

Alayed K, Medeiros LJ, Patel KP, et al, 2016. BRAF and MAP2K1 mutations in Langerhans cell histiocytosis: A study of 50 cases. Hum Pathol, 52: 61-67.

Alexiev BA, Wang W, Ning Y, et al, 2007. Myeloid sarcomas: A histologic, immunohistochemical, and cytogenetic study. Diagn Pathol, 2: 42.

Allen CE, Ladisch S, McClain KL, 2015. How I treat Langerhans cell histiocytosis. Blood, 126: 26-35.

Arico M, 2016. Langerhans cell histiocytosis in children: From the bench to bedside for an updated therapy. Br J Haematol, 173: 663-670.

Baker JC, Kyriakos M, McDonald DJ, et al, 2017. Primary Rosai-Dorfman disease of the femur. Skeletal Radiol, 46: 129-135.

Ballester LY, Cantu MD, Lim KPH, et al, 2017. The use of BRAF V600E mutation-specific immunohistochemistry in pediatric Langerhans cell histiocytosis. Hematol Oncol, 36(1): 307-315.

Bartl R, Frisch B, Diem H, et al, 1989. Bone marrow histology and serum beta 2 microglobulin in multiple myeloma—a new prognostic strategy. Eur J Haematol Suppl, 51: 88-98.

Cavo M, Terpos E, Nanni C, et al, 2017. Role of F-18-FDG PET/CT in the diagnosis and management of multiple myeloma and other plasma cell disorders: a consensus statement by the International Myeloma Working Group. Lancet Oncol, 18: E206-E217.

Chng WJ, Dispenzieri A, Chim CS, et al, 2014. IMWG consensus on risk stratification in multiple myeloma. Leukemia, 28: 269-277.

Demicco EG, Rosenberg AE, Bjornsson J, et al, 2010. Primary Rosai-Dorfman disease of bone: a clinicopathologic study of 15 cases. Am J Surg Pathol, 34: 1324-1333.

de Waal EGM, Leene M, Veeger N, et al, 2016. Progression of a solitary plasmacytoma to multiple myeloma. A population-based registry of the northern Netherlands. Br J Haematol, 175: 661-667.

Diamond EL, Subbiah V, Lockhart AC, et al, 2017. Vemurafenib for BRAF V600-mutant Erdheim-Chester disease and Langerhans cell histiocytosis: Analysis of data from the histology-independent, phase 2, open-label VE-BASKET study. JAMA Oncol, 4(3): 384-388.

El Demellawy D, Young JL, de Nanassy J, et al, 2015. Langerhans cell histiocytosis: A comprehensive review. Pathology, 47: 294-301.

Emile JF, Abla O, Fraitag S, et al, 2016. Revised classification of histiocytoses and neoplasms of the macrophage-dendritic cell lineages. Blood, 127: 2672-2681.

Estrada-Veras JI, O'Brien KJ, Boyd LC, et al, 2017. The clinical spectrum of Erdheim-Chester disease: An observational cohort study. Blood Adv, 1: 357-366.

Facchetti F, Pileri SA, Lorenzi L, et al, 2017. Histiocytic and dendritic cell neoplasms: what have we learnt by studying 67 cases. Virchows Arch, 471: 467-489.

Fletcher CDM, Bridge JA, Hogendoom P, et al, 2013. World Health Organization classification of tumors of soft tissue and bone. Lyon: IARC Press, 312-318, 356-359, 362.

Garces S, Medeiros LJ, Patel KP, et al, 2017. Mutually exclusive recurrent KRAS and MAP2K1 mutations in Rosai-Dorfman disease. Mod Pathol, 30: 1367-1377.

Gralewski JH, Pandey S, 2016. Signet ring plasma cell myeloma. Blood, 127: 788.

Hao SY, Lin P, Medeiros LJ, et al, 2017. Clinical implications of cytogenetic heterogeneity in multiple myeloma patients with TP53 deletion. Modern Pathol, 30: 1378-1386.

Harmon CM, Brown N, 2015. Langerhans cell histiocytosis: A clinicopathologic review and molecular pathogenetic update. Arch Pathol Lab Med, 139: 1211-1214.

Haroche J, Charlotte F, Arnaud L, et al, 2012. High prevalence of BRAF V600E mutations in Erdheim-Chester disease but not in other non-Langerhans cell histiocytoses. Blood, 120: 2700-2703.

Hill QA, Rawstron AC, de Tute RM, et al, 2014. Outcome prediction in plasmacytoma of bone: A risk model utilizing bone marrow flow cytometry and light-chain analysis. Blood, 124: 1296-1299.

Jacobsen E, Shanmugam V, Jagannathan J, 2017. Rosai-Dorfman disease with activating KRAS mutation-response to cobimetinib. N Engl J Med, 377: 2398-2399.

Kashofer K, Gornicec M, Lind K, et al, 2018. Detection of prognostically relevant mutations and translocations in myeloid sarcoma by next generation sequencing. Leuk Lymphoma, 59: 501-504.

Kawamoto K, Miyoshi H, Yoshida N, et al, 2016. Clinicopathological, cytogenetic, and prognostic analysis of 131 myeloid sarcoma patients. Am J Surg Pathol, 40: 1473-1483.

Kanagal-Shamanna R, Xu-Monette ZY, Miranda RN, et al, 2016. Crystal-storing histiocytosis: A clinicopathological study of 13 cases. Histopathology, 68: 482-491.

Kashofer K, Gornicec M, Lind K, et al, 2018. Detection of prognostically relevant mutations and translocations in myeloid sarcoma by next generation sequencing. Leuk Lymphoma, 59: 501-504.

Kawamoto K, Miyoshi H, Yoshida N, et al, 2016. Clinicopathological, cytogenetic, and prognostic analysis of 131 myeloid sarcoma patients. Am J Surg Pathol, 40: 1473-1483.

Lazzarotto D, Candoni A, Fili C, et al, 2017. Clinical outcome of myeloid sarcoma in adult patients and effect of allogeneic stem cell transplantation. Results from a multicenter survey. Leuk Res, 53: 74-81.

Liu LP, Perry AM, Cao WF, et al, 2013. Relationship between Rosai-Dorfman disease and IgG4-related disease study of 32 cases. Am J Clin Pathol, 140: 395-402.

Mantilla JG, Goldberg-Stein S, Wang Y, 2016. Extranodal Rosai-Dorfman disease: Clinicopathologic series of 10 patients with radiologic correlation and review of the literature. Am J Clin Pathol, 145: 211-221.

Marks E, Shi Y, Wang YH, 2017. CD117(KIT)is a useful marker in the diagnosis of plasmablastic plasma cell myeloma. Histopathology, 71: 81-88.

Menon MP, Evbuomwan MO, Rosai J, et al, 2014. A subset of Rosai-Dorfman disease cases show increased IgG4-positive plasma cells: another red herring or a true association with IgG4-related disease? Histopathology, 64: 455-459.

Milne P, Bigley V, Bacon CM, et al, 2017. Hematopoietic origin of Langerhans cell histiocytosis and Erdheim-Chester disease in adults. Blood, 130: 167-175.

Moller HEH, Preiss BS, Pedersen P, et al, 2015. Clinicopathological features of plasmablastic multiple myeloma: a population-based cohort. Apmis, 123: 652-658.

Movassaghian M, Brunner AM, Blonquist TM, et al, 2015. Presentation and outcomes among patients with isolated myeloid sarcoma: A Surveillance, Epidemiology, and End Results database analysis. Leuk Lymphoma, 56: 1698-1703.

O'Malley DP, Zuckerberg L, Smith LB, et al, 2014. The genetics of interdigitating dendritic cell sarcoma share some changes with Langerhans cell histiocytosis in select cases. Ann Diagn Pathol, 18: 18-20.

Ozkaya N, Rosenblum MK, Durham BH, et al, 2018. The histopathology of Erdheim-Chester disease: A comprehensive review of a molecularly characterized cohort. Mod Pathol，31(4): 581-597.

Palumbo A, Avet-Loiseau H, Oliva S, et al, 2015. Revised international staging system for multiple myeloma: A report from international myeloma working group. J Clin Oncol, 33: 2863-2869.

Rajkumar SV, Dimopoulos MA, Palumbo A, et al, 2014. International Myeloma Working Group updated criteria for the diagnosis of multiple myeloma. Lancet Oncol, 15: E538-E548.

Rajkumar SV, 2015. Evolving diagnostic criteria for multiple myeloma. Hematol-Am Soc Hemat, 272-278.

Rajkumar SV, 2016. Multiple myeloma: 2016 update on diagnosis, risk-stratification, and management. Am J Hematol, 91: 719-734.

Roden AC, Hu XW, Kip S, et al, 2014. BRAF V600E expression in Langerhans cell histiocytosis clinical and immunohistochemical study on 25 pulmonary and 54 extrapulmonary cases. American Journal of Surgical Pathology, 38: 548-551.

Rollig C, Knop S, Bornhauser M, 2015. Multiple myeloma. Lancet, 385: 2197-2208.

Sailer M, Vykoupil KF, Peest D, et al, 1995. Prognostic relevance of a histologic classification system applied in bone marrow biopsies from patients with multiple myeloma: a histopathological evaluation of biopsies from 153 untreated patients. Eur J Haematol, 54: 137-146.

Sangle NA, Schmidt RL, Patel JL, et al, 2014. Optimized immunohistochemical panel to differentiate myeloid sarcoma from blastic plasmacytoid dendritic cell neoplasm. Mod Pathol, 27: 1137-1143.

Seifert RP, Bulkeley W, 3 Zhang L, et al, 2014. A practical approach to diagnose soft tissue myeloid sarcoma preceding or coinciding with acute myeloid leukemia. Ann Diagn Pathol, 18: 253-260.

Shanmugam V, Craig JW, Hornick JL, et al, 2017. Cyclin D1 is expressed in neoplastic cells of Langerhans cell histiocytosis but not reactive Langerhans cell proliferations. Am J Surg Pathol, 41: 1390-1396.

Shinagare AB, Krajewski KM, Hornick JL, et al, 2012. MRI for evaluation of myeloid sarcoma in adults: a single-institution 10-year experience. Am J Roentgenol, 199: 1193-1198.

Swerdlow SH, Campo E, Harris NL, et al, 2017. World Health Organization classification of tumors of haematopoietic and lymphoid tissues. Lyon: IARC Press, 167-168, 241-254, 291-297, 465-481.

Thumallapally N, Meshref A, Mousa M, et al, 2017. Solitary plasmacytoma: population-based analysis of survival trends and effect of various treatment modalities in the USA. BMC Cancer, 17: 13.

Tsang JS, Anthony M-P, Wong MP, et al, 2012. The use of FDG-PET/CT in extranodal Rosai-Dorfman disease of bone. Skeletal Radiol, 41: 715-717.

Uthamalingam P, Mehta S, 2017. Crystal-storing histiocytosis: Report of a rare case presenting with pathological fracture of femur. Is there more to the entity? Int J Surg Pathol, 25: 458-461.

Vaiselbuh SR, Bryceson YT, Allen CE, et al, 2014. Updates on histiocytic disorders. Pediatr Blood Cancer, 61: 1329-1335.

Xiao RB, Cerny J, Devitt K, et al, 2014. MYC protein expression is detected in plasma cell myeloma but not in monoclonal gammopathy of undetermined significance(MGUS). Am J Surg Pathol, 38: 776-783.

Xu H, Li J, Yang S, 2014. Clear cell myeloma: Report of a case. Zhonghua Bing Li Xue Za Zhi, 43: 196-197.

Wang H-Q, Li J, 2016. Clinicopathological features of myeloid sarcoma: Report of 39 cases and literature review. Pathol Res Pract, 212: 817-824.

Wilson CS, Medeiros LJ, 2015. Extramedullary manifestations of myeloid neoplasms. Am J Clin Pathol, 144: 219-239.

Zhang XF, Hyjek E, Vardiman J, 2013. A subset of Rosai-Dorfman disease exhibits features of IgG4-related disease. Am J Clin Pathol, 139: 622-632.

Zhu J, Pan B, Yao J, et al, 2017. Plasma cell myeloma with histiocyte-like morphology. Int J Hematol, 106: 307-309.

第八章　富于破骨巨细胞肿瘤

一、小骨的巨细胞病变

（一）定义

手足小骨的巨细胞病变（giant cell lesion of the small bones）少见，由纤维组织构成肿瘤样病变，伴有出血、含铁血黄素沉积、分布不均匀的破骨样巨细胞和反应性编织骨，又称为巨细胞修复性肉芽肿。

虽然WHO（2013年）软组织和骨肿瘤分类提出了"小骨的巨细胞病变"这一新的命名，但手足骨巨细胞修复性肉芽肿这一名称仍然被广泛使用，也同时使用"实体型动脉瘤样骨囊肿"这一名称。1953年Jaffe首先描述了颌骨巨细胞修复性肉芽肿。1962年Ackerman和Spjut报道了2例指骨病变，命名为巨细胞反应（giant cell reaction）。1980年Lorenzo和Dorfman报道了8例手足短管状骨巨细胞修复性肉芽肿，具有与动脉瘤样骨囊肿、颌骨巨细胞修复性肉芽肿相似的形态学特点，病变易复发。颌骨巨细胞修复性肉芽肿又称为中心性巨细胞病变或中心性巨细胞修复性肉芽肿。1983年Sanerkin提出了实体性动脉瘤样骨囊肿（solid aneurysmal bone cyst）的概念，报道了4例具有类似于动脉瘤样骨囊肿的形态学特征的非囊性病变，也与巨细胞修复性肉芽肿的组织学改变相重叠。1990年Ratner和Dorfman报道了20例手足巨细胞修复性肉芽肿，强调巨细胞修复性肉芽肿与动脉瘤样骨囊肿的实性区难以鉴别。2014年Agaram检测17例巨细胞修复性肉芽肿（包括9例手足小骨和8例颌骨）的USP6基因改变，89%（8/9）的手足小骨内病变存在USP6基因重排，而颌骨均未检出。该作者认为大多数手足小骨的巨细胞修复性肉芽肿实质为实体型动脉瘤样骨囊肿。真正的巨细胞修复性肉芽肿仅存在于颌骨。现有分子遗传学证据表明，手足小骨不应使用巨细胞修复性肉芽肿这一名称，在没有其他大样本证实小骨巨细胞病变实为动脉瘤样骨囊肿之前，使用小骨巨细胞病变这一称谓比较合适。巨细胞修复性肉芽肿仅限于颌骨，长骨和中轴骨具有巨细胞修复性肉芽肿特征的病变应当诊断为实体型动脉瘤样骨囊肿。

（二）发病部位

本病指骨最常见，其次为掌骨、距骨、腕骨、距骨和趾骨。

（三）临床特征

本病发病年龄分布广泛，发病高峰为20～30岁，>50%患者诊断时年龄<30岁。不同报道之间性别分布差异明显，男性为主、女性为主或无差异均有报道。最常见的症状是疼痛和肿胀，可以合并病理性骨折。

（四）影像特征

X线平片表现为膨胀性、溶骨性病变，边界清楚。皮质完整变薄。皮质穿透伴软组织扩展少见。典型病变位于干骺端伴或不伴骨干扩展。骨膜反应少见。内部小梁可见。矿化不常见，并且范围局限。MRI检查T_1和T_2加权像呈低到中等信号强度，可表现为实性或囊实性，少数病例液-液平可见。

（五）大体检查

典型病变呈灰褐色，质地较脆或砂砾样，出血常见，少数病例可见明显囊性变。

（六）组织病理学

肿瘤边界清楚，由增生的纤维组织构成。梭形的成纤维细胞或肌成纤维细胞无明显非典型性，排列成车辐状、漩涡状或束状。胶原纤维数量不等。存在破骨样巨细胞，与骨巨细胞瘤相比体积小、细胞核数量少。最重要的组织学特征是这些巨细胞呈簇状围绕出血灶分布，被束状瘢痕样间质组织分隔。大多数病变存在骨样基质和成骨细胞围绕的不成熟编织骨，有时可以非常明显。核分裂象易见，缺乏病理性核分裂象。50%病例存在含铁血黄素沉积。炎症细胞和泡沫样细胞偶见。近1/3的病例出现类似动脉瘤样囊肿的出血囊腔。病变内混杂有胶原纤维、广泛存在反应性骨样基质和破骨样巨细胞不均匀分布，可与骨巨细胞瘤相鉴

别。此外需要结合临床和影像除外甲状旁腺功能亢进相关骨病。

（七）预后因素

采取刮除治疗，具有高复发率（15%～50%），但是几乎总是在第二次治疗后治愈。

（八）典型病例（图8-1-1）

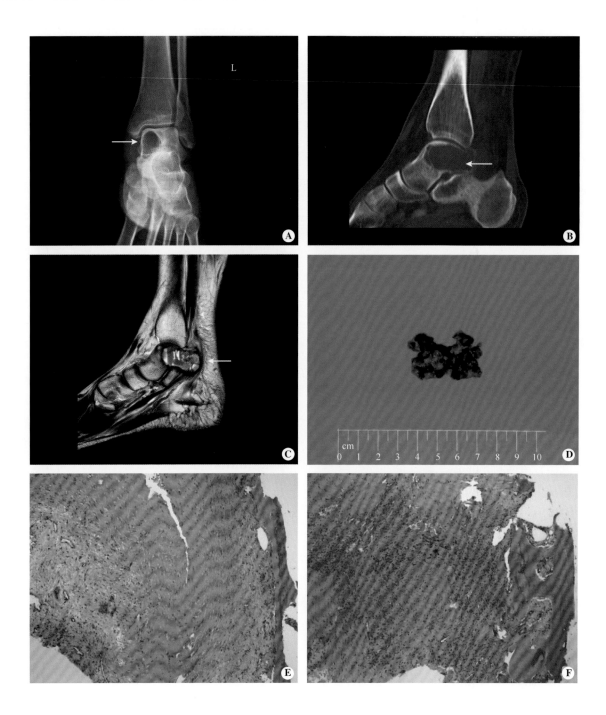

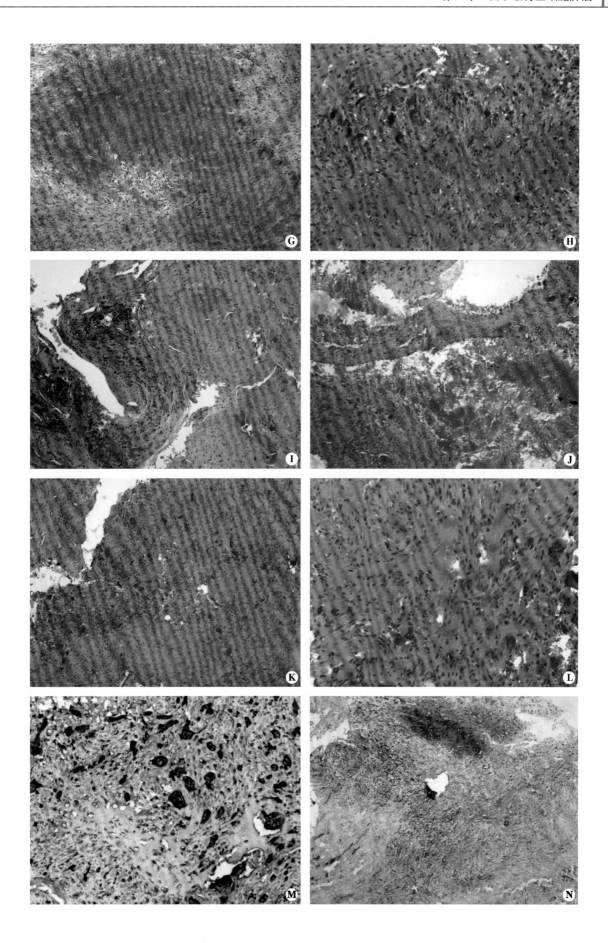

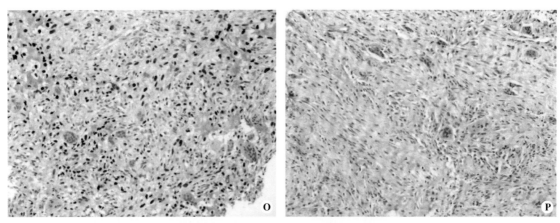

图8-1-1　左侧距骨小骨巨细胞病变合并动脉瘤样骨囊肿；女，36岁

A. DR示左侧距骨内可见类圆形低密度影，边界清（箭头所示）；B. 矢状面CT示巨大囊实性低密度骨质破坏，膨胀性改变，骨皮质变薄，局部不连续（箭头所示）；C. 矢状面MRI示左侧距骨囊状骨质破坏区，多发分隔，可见液-液平，无软组织肿块（箭头所示）；D. 大体标本示灰白、灰褐色碎组织，总体积为3.5cm×2.0cm×0.8cm；E. 肿瘤与周围骨皮质边界清，骨皮质变薄（右侧），局部胶原丰富呈瘢痕样改变；F. 部分区域出血，纤维组织增生，含铁血黄素沉积；G. 出血灶周围纤维组织增生；H. 出血灶周围可见破骨样巨细胞围绕；I. 片状含铁血黄素沉积（左侧）和新生编织骨（右侧）；J. 动脉瘤样血窦；K. 破骨样细胞不均匀分布；L. 骨样基质（上方）和破骨样细胞；M. CD68示破骨样巨细胞阳性；N. SMA示增生的纤维组织阳性；O. SATB2示编织骨周围强阳性；P. p63阴性

二、骨巨细胞瘤

（一）定义

骨巨细胞瘤（giant cell tumor of bone）是由单核细胞和弥漫均匀分布的破骨样巨细胞组成的良性但具有局部侵袭性的原发性骨肿瘤，又称为破骨细胞瘤。来自巨细胞瘤内的高级别恶性肿瘤在最初诊断时被发现，称为骨巨细胞瘤内原发性恶性，如果骨巨细胞瘤在放疗或手术治疗后出现高级别恶性肿瘤则称为骨巨细胞瘤内继发性恶性。

（二）发病部位

骨巨细胞瘤大多数位于长骨末端（占75%～90%），特别是股骨远端、胫骨近端和肱骨近端，其中一半以上位于膝关节。脊柱占骨巨细胞瘤的3%～7%，占所有脊柱肿瘤的7%，最常见于骶骨，腰椎、胸椎和颈椎发病率依次下降（椎体多见）。扁骨不常受累，髂骨是最常见的发生部位。不足5%发生在手足管状骨。多灶性罕见（<1%），多见于肢体远端，特别是手足，具有更高的肺转移风险（约4%）。诊断多灶性病变需要排除甲状旁腺功能亢进引起的骨病。<18岁的骨巨细胞瘤以胫骨最多见（25%），股骨占22%，椎体占21%，肱骨和桡骨各占6%，其他部位少见。70%（23/33）位于干骺端和骺端，21%（7/33）局限于干骺端，9%局限于骺端（3/33）。与成人骨巨细胞瘤几乎均累及骺端不同，21%的儿童肿瘤不累及骺端，支持骨巨细胞瘤来源于干骺端的理论。

恶性骨巨细胞瘤发病部位与骨巨细胞瘤相似，没有发生于手足小骨和颅骨的报道。

（三）临床特征

骨巨细胞瘤约占所有原发骨肿瘤的5%，占良性骨肿瘤的20%。发病高峰是20～40岁，<10%的发病年龄>65岁。罕见发生于发育不成熟的骨骼（文献报道<18岁占1.7%～10.6%）。最新一篇研究报道，<18岁的患者占9%（63/710）。女性稍多，男女比为1：1.2。罕见合并Paget病和局灶性表皮发育不良（Goltz syndrome）。<1%可发生恶性转化，女性稍多，通常比普通骨巨细胞瘤患者的年龄大10岁。

本病典型临床表现为疼痛和肿胀。5%～10%的患者可出现关节活动受限和病理性骨折。

Enneking分期常被用于决定治疗方式。分为3期：1期为静止期；2期为活动期，病变局限于自然屏障内；3期为侵袭期，病变突破自然屏障形成软组织肿块。Campanacci影像学分级系统包括3级：1级为潜在性，边界清楚，没有侵袭性特征（骨膜反应、软组织肿块、皮质突破），可见薄硬化缘；2级为活跃性，边界清楚但缺乏硬化缘；3级为侵袭性，边界不清，伴有皮质破坏和软组织肿块，预后较差。大多数骨巨细胞瘤为2期或2级。

（四）影像特征

X线平片能够最好地显示骨巨细胞瘤的典型表现，是骨巨细胞瘤诊断的第一步。长骨的X线平片通常表现为膨胀性、偏心性、溶骨性病变，边界清楚但没有硬化缘。扩展到周围软组织的肿瘤有时覆盖硬化缘。肿瘤内没有或很少有基质钙化。相对少的反应性骨膜新生骨形成。患者通常骺板闭合，累及骺端和邻近的干骺端。肿瘤局限于干骺端罕见，骨干病变非常罕见。骶骨和骨盆肿瘤常累及骶髂关节或髋关节及其周围软组织。脊柱肿瘤通常位于椎体，但可以累及后部附件。此外骨巨细胞瘤可具有侵袭性特征，包括皮质变薄、膨胀性重建、皮质破坏和软组织肿块形成。特别是在直径较小的长骨如腓骨或尺骨更常见。偶尔同时合并病理性骨折。>10%的病变由于继发动脉瘤样骨囊肿而存在液-液平。CT扫描比X线平片更能准确评估皮质完整性。MRI影像学改变不具有特征性，T_1加权像通常为中等或低信号，T_2加权像中等或高信号；钆对比剂增强。常应用于评估骨内扩散范围和明确软组织和关节受累情况，有助于分期、预测临床行为和制订手术方案。

地诺单抗（denosumab，狄诺塞麦）治疗后X线平片显示肿瘤周围钙化缘形成和（或）体积缩小。CT扫描显示新骨形成，主要位于肿瘤的周边。动脉增强MRI显示信号强度曲线逐渐改变，最后类似于正常骨。

（五）大体检查

肿瘤位于长骨末端，边界清楚，偏心性分布，膨胀性生长，皮质变薄。即使肿瘤突破皮质，边界也清楚，呈圆滑推挤性边缘。肿瘤表面经常覆有一层反应性骨壳，有时可不完整。肿瘤经常侵蚀骺板，也能局部侵蚀关节软骨的深层，但很少穿透关节软骨。肿瘤质地较软，红褐色。局部可呈黄色（相应的黄色肉芽肿改变区域），也可呈灰白色，质地坚韧（相应的纤维组织丰富区域）。出血常见，有时存在充血囊腔。恶性骨巨细胞瘤常在骨巨细胞瘤的背景下出现大量鱼肉样肿瘤组织，常伴软组织扩展。

（六）组织病理学

特征性组织学改变是丰富的破骨样巨细胞均匀分布在大量单核细胞内。破骨样巨细胞具有丰富的嗜酸性胞质，空泡状核，突出核仁。破骨样巨细胞比正常破骨细胞大，细胞核数量更多，常>20个，>50个细胞核常见。单核细胞主要呈圆形或卵圆形，偶尔呈梭形；界限不清，细胞质呈双嗜性，细胞核呈圆形或卵圆形，具有开放的染色质特征（空泡状），含有一个或两个小核仁；单核细胞的细胞核特征与破骨细胞样巨细胞的细胞核相似（镜影样特点）。核分裂象数量不定，偶尔核分裂象高达20～30个/10HPF，但不存在病理性核分裂象。如果存在病理性核分裂象支持诊断恶性巨细胞瘤或其他富于破骨巨细胞的恶性肿瘤。肿瘤间质常见分化良好的均匀分布的薄壁血管，无血管外皮瘤样结构。1/3的病例可见血管内侵犯，特别是在肿瘤的周围。在肿瘤扩展到周围软组织或肺内转移灶时，组织学特征与原发病变相同。虽然血管内侵犯没有明显预后意义，但易出现肺转移。

除了存在上述骨巨细胞瘤经典组织学特征之外，常伴发其他形态学改变，包括纤维化、反应性编织骨形成、囊性变、出血、含铁血黄素沉积、泡沫样组织细胞浸润、继发动脉瘤样骨囊肿和透明软骨灶。这些区域内破骨样巨细胞不明显，甚至消失。纤维化可表现出不同的特征包括"疏松"纤维化、"细胞周"纤维化、"间隔"或"地图样"纤维化、"玻璃样变"纤维化和"花边样"纤维化。局灶反应性骨样基质或编织骨常见，不规则编织骨周围成骨细胞衬覆，这些编织骨形成的病因不明确，可能与病理性骨折或活检有关，也可能是肿瘤浸润边缘包绕的正常宿主骨小梁。约10%的病例继发动脉瘤样骨囊肿改变。泡沫样细胞聚集可以显著，局部存在类似纤维组织细胞瘤样车辐状结构。骨巨细胞瘤需要与骨肉瘤（非典型性和病理性核分裂象）、动脉瘤样骨囊肿、非骨化性纤维瘤、纤维组织细胞瘤相鉴别。当肿瘤以继发性改变为主时，全面取材非常重要。

由于地诺单抗的广泛应用，了解地诺单抗治疗后组织学改变对于防止误诊非常重要。治疗后的组织学特征多种多样，共同组织学特征包括破骨样巨细胞明显减少或缺如、温和的梭形或肥胖的单核细胞增生、纤维化和骨化。肿瘤周围反应性骨壳形成，类似蛋壳样。残存的破骨样巨细胞主要位于肿瘤的周边，体积明显减少，细胞核数量少（5～10个）。增生的梭形细胞呈片状或车辐状结构，细胞核呈空泡状，深染，轻-中度非典型性，核分裂象少（＜1～4个/10HPF），数量不等的淋巴细胞和泡沫样细胞浸润。骨样基质呈不规则球形、厚度不等的相互吻合的弯曲束状或条索状，与骨肉瘤不同的是无花边样结构。部分病例内梭形细胞数量明显减少，形态温和，新生编织骨数量增多，长的弯曲的骨小梁由梭形间质直接化生形成，需要与低级别中央型骨肉瘤相鉴别（MDM2阴性）。治疗后改变是否与治疗时间长短有关尚存争议。治疗后骨巨细胞瘤表现为轻度非典型性、核分裂象少和无浸润性特征能够与包括恶性骨巨细胞瘤在内的其他恶性肿瘤鉴别。

骨巨细胞瘤内恶性：骨巨细胞瘤内原发性恶性指高级别多形性肿瘤细胞以区域性或结节状存在于经典骨巨细胞瘤内，这两种成分之间的过渡是突然的。高级别肉瘤没有特定的形态，它产生或不产生骨样基质。在继发性恶性者，先前的骨巨细胞瘤可以存在也可以不明显。

（七）免疫表型

最新研究表明，抗组蛋白H3.3 G34W免单克隆抗体（克隆号RM263）在90.6%（213/235）的骨巨细胞阳性表达，对于骨巨细胞瘤的诊断具有高度敏感性和特异性，能够明显改善活检标本诊断的准确性。H3.3 G34W仅弥漫强阳性表达于单核细胞的细胞核，破骨样巨细胞不表达。另外一篇最新研究22例H3F3A突变的骨巨细胞瘤100%H3.3 G34W免疫组化检测阳性。地诺单抗治疗后的骨巨细胞瘤仍有部分梭形单核细胞H3.3 G34W阳性。＞50%单核细胞p63强阳性支持骨巨细胞瘤，但并非特异性标志物，富于巨细胞骨肉瘤p63也可弥漫强阳性。地诺单抗治疗前p63弥漫强阳性表达的病例，在治疗后p63常呈阴性表达。RUNX2弥漫强阳性；SATB2部分病例小灶阳性；IMP3常阴性表达。

（八）分子遗传学

69%～96%的骨巨细胞瘤存在1号染色体上编码组蛋白H3.3的H3F3A基因突变，主要以G34W突变为主，此外还存在少见的G34L、G34M和G34V突变。H3F3A基因突变检测对于骨巨细胞瘤具有高度的敏感性和特异性，有助于骨巨细胞瘤的诊断和鉴别诊断。然而不同的分子生物学方法敏感性存在差异可影响突变的检出率。

（九）预后因素

骨巨细胞瘤的生物学行为常为良性但局部侵袭性肿瘤，它可以局限于骨内或破坏骨皮质进入周围软组织。转移瘤的生长非常缓慢，被认为是血管内生长的瘤栓肺植入。1%～9%骨巨细胞瘤发生肺转移，通常发生于最初诊断后平均2～4年。转移瘤的生物学特征难以准确预测，从自发消退到难以控制的生长导致患者死亡。局部复发是肺转移最重要的危险因素。此外中轴骨、桡骨远端和Enneking 3期转移风险增加。

NCCN（2018版）骨肿瘤指南推荐局限性巨细胞瘤首选病变内切除；无法手术切除可采用栓塞、地诺单抗、干扰素和放疗。诊断时发生转移，原发灶和转移灶手术切除，无法切除时可采用栓塞、地诺单抗、干扰素和放疗。手术方式包括广泛切除和病灶内刮除，广泛切除复发率低（0～12%），而病灶内刮除复发率为12%～65%。如果病灶内刮除同时进行辅助治疗能够降低复发风险。广泛切除导致功能丧失和更多的外科并发症。因此对于Ⅰ和Ⅱ期推荐病灶内刮除，而Ⅲ期伴有骨外扩展的骨巨细胞瘤需要广泛切除。患者随访需要2年内每隔6个月对手术部位和胸部进行影像学检查，此后每隔一年进行检查。

地诺单抗是近几年骨巨细胞瘤治疗领域的热点。2013年美国FDA批准用于治疗无法手术切除或手术切除可能导致严重并发症的、发生于成年人或骨骼发育成熟的青年的骨巨细胞瘤。骨巨细胞瘤的单核细胞有两型，破骨样巨细胞前体细胞和原始间叶间质细胞。后者表达核因子-κB受体活化因子配体（receptor activator of nuclear factor-κB ligand，RANKL）。破骨样巨细胞本质上是反应性改变，表面具有核因子-κB受体激活因子（RNAK）。单核间质细胞通过表达RANKL诱导破骨样巨细胞形成、成熟和活化，从而促进骨的吸收。地诺单抗是特异性靶向RANKL的单克隆抗体，通过特异性地结合RANKL阻止活化破骨样巨细胞表面的RANK，抑制破骨细胞的形成和活化，从而减少骨吸收。地诺单抗治疗后的破骨样巨细胞和单核细胞能够消失，转变为丰富的编织骨和纤维组织。

组织学特征和分级没有预后意义，不能预测复发或转移。一些研究认为一个或更多的增生或细胞周期标志物可以预测临床行为，但没有被广泛认可和采纳。

（十）典型病例（图8-2-1～图8-2-4）

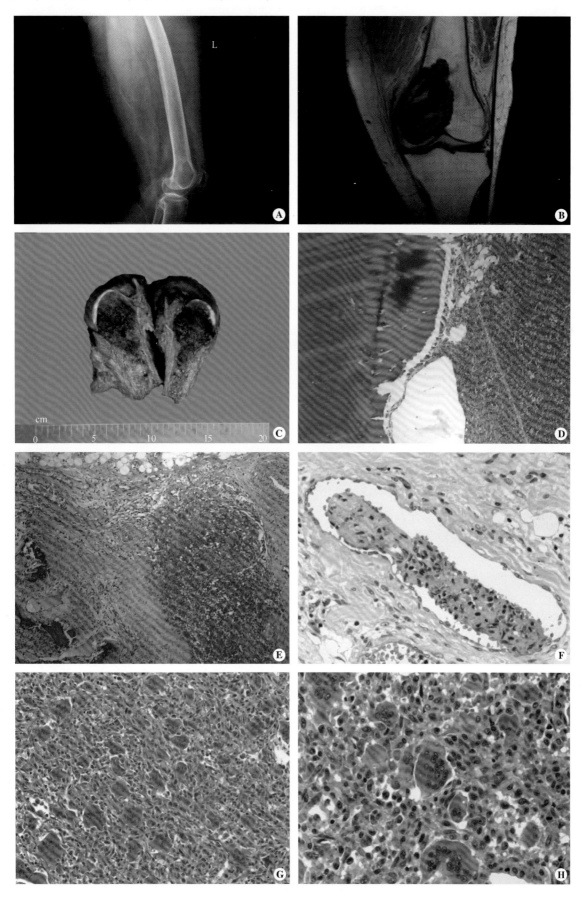

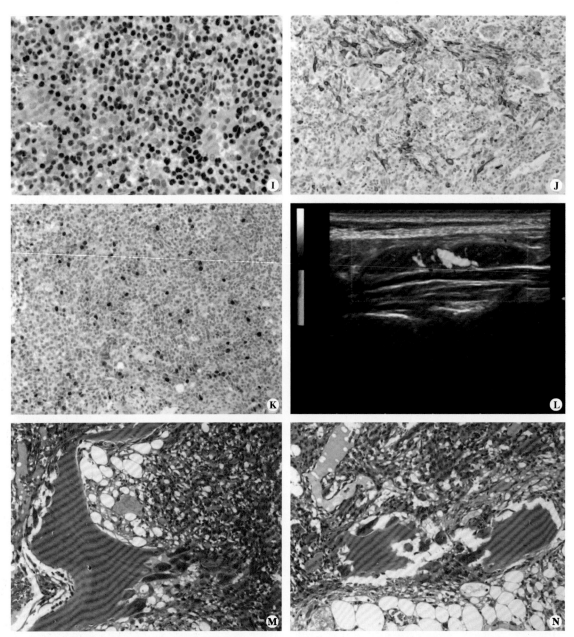

图8-2-1 左侧股骨远端巨细胞瘤合并甲状旁腺功能亢进相关骨病；女，46岁；患者存在高钙血症、低磷血症和全段甲状旁腺激素升高；MIBI双相显像提示甲状腺左叶后方软组织放射性明显聚焦，提示甲状旁腺腺瘤；临床诊断为甲状旁腺引起的甲状旁腺功能亢进

A. DR示左侧股骨远端见一偏心性类圆形骨质密度减低影，边界不清，无硬化缘；B. 冠状面MRI示左侧股骨内侧髁类圆形异常信号影，信号不均匀，多发囊性高信号，T_1加权像呈等信号；C. 大体标本示股骨远端切除标本，长11.0cm，骨干直径3.0cm，切面可见灰褐色肿物主要位于骨端，长径约6.0cm，累及关节软骨下；D. 肿瘤组织侵犯至关节软骨下；E. 肿瘤突破骨皮质累及周围软组织；F. 血管内可见瘤栓；G. 肿瘤组织由破骨样巨细胞和单核间质细胞组成，破骨样巨细胞弥漫均匀分布；H. 单核间质细胞和破骨样巨细胞具有相似的细胞核形态；I. 单核间质细胞p63强阳性；J. 单核间质细胞SMA灶性阳性；K. Ki-67示增殖指数较高；L. 超声示甲状腺呈长圆形，最大径3.9cm，考虑为甲状旁腺腺瘤；M，N. 正常骨小梁周围体积小的破骨细胞聚集，破坏并吸收板层骨，结合临床符合甲状旁腺功能亢进相关骨病的组织改变

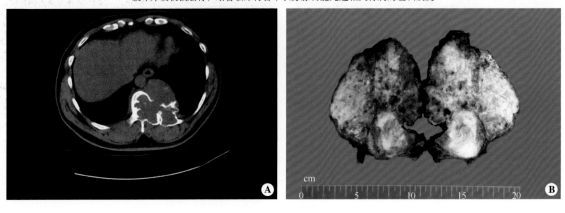

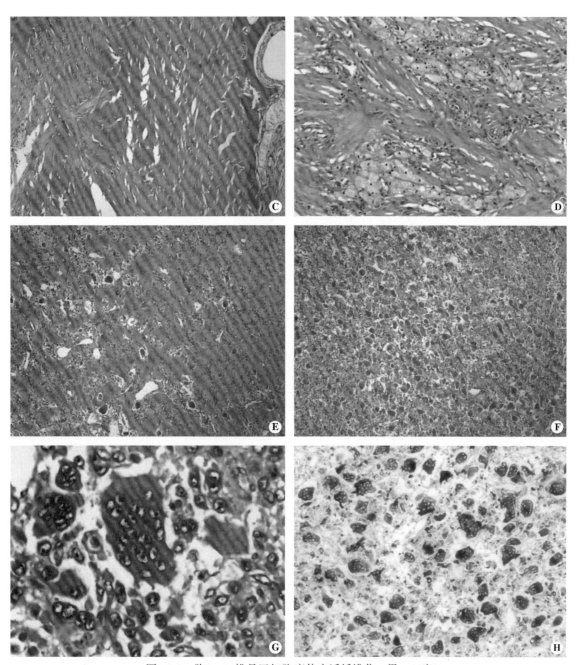

图8-2-2 胸9、10椎骨巨细胞瘤伴广泛纤维化；男，41岁

A. 横断面CT示胸9、胸10椎体及左侧附件区骨质破坏并软组织肿块；B. 大体标本示灰白、灰红色结节状肿物，体积为9.0cm×7.5cm×5.5cm，边界较清，切面灰白灰黄色，质较韧，破坏椎体；C.肿瘤内大片状胶原纤维增生，玻璃样变性，与局部残留薄层骨皮质（右侧）分界清；D.灶性泡沫样细胞浸润，易误诊为纤维组织细胞瘤；E.地图样纤维化，增生的纤维组织分隔肿瘤组织；F.局部可见弥漫片状分布的破骨样巨细胞；G.单核间质细胞和破骨样巨细胞；H.破骨样巨细胞CD68阳性

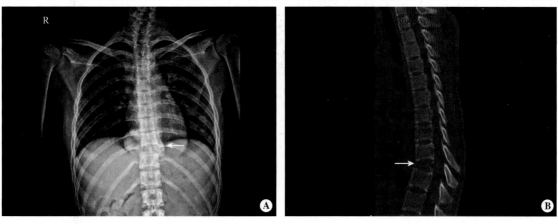

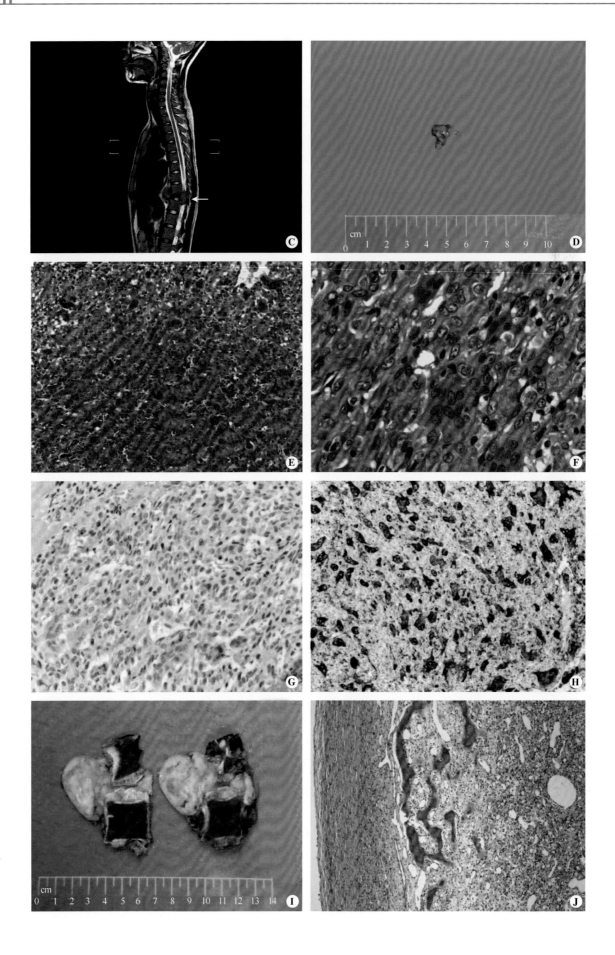

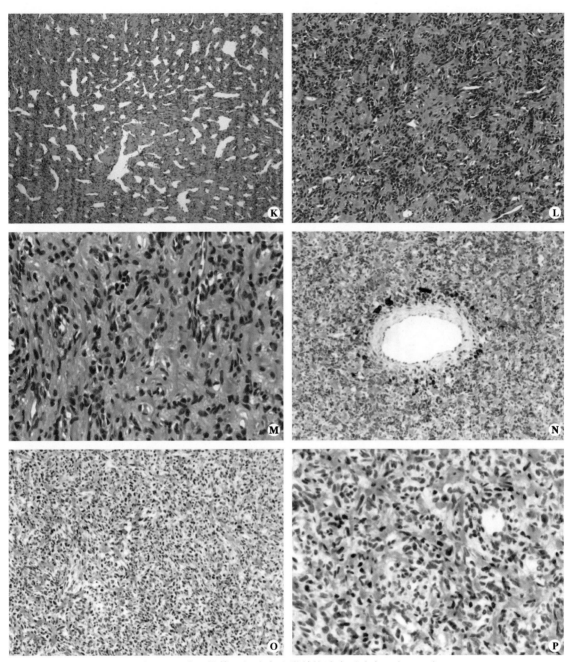

图8-2-3　胸10椎体巨细胞瘤地诺单抗治疗后改变；女，22岁

A. DR示胸10椎体压缩变扁，周围见软组织肿块（箭头所示）；B. 矢状面CT示胸10椎体压缩变扁，周围可见软组织肿块（箭头所示）；C. 矢状面MRI示胸10椎体明显压缩变薄，椎体周围可见软组织肿块，信号欠均匀，局部病变突向椎管并压迫脊髓，T$_2$加权像呈稍高信号（箭头所示）；D. 大体标本示胸10椎体穿刺活检灰白色碎骨组织，总体积为0.8cm×0.7cm×0.2cm；E. 破骨样多核巨细胞弥漫均匀分布；F. 单核细胞和破骨多核巨细胞；G. p63弥漫中等强度阳性；H. CD68示破骨样巨细胞阳性；I. 胸10椎体活检诊断巨细胞瘤后地诺单抗治疗1个月行手术切除，大体标本示椎体3段，总长6.0cm，最大径3.5cm，中间椎骨已破坏消失，被薄层肿瘤取代，上下两侧为椎间盘，肿物明显外生性生长（左侧），位于椎骨表面，体积为5.0cm×3.5cm×2.5cm，表面光滑，切面灰白色，质地较韧，橡皮样，肿物局部突入椎管（右侧）；J. 肿瘤边界清，具有完整的假包膜，局灶可见骨壳形成；K. 血管外皮瘤样结构；L. 肿瘤组织内破骨样多核巨细胞消失，胶原纤维增生，由大小较一致的短梭形肿瘤构成；M. 梭形瘤细胞较温和，轻度异型性；N. CD68示破骨样巨细胞偶见，围绕血管周围，细胞核数量减少，体积小；O. p63弥漫阳性；P. SATB2部分阳性

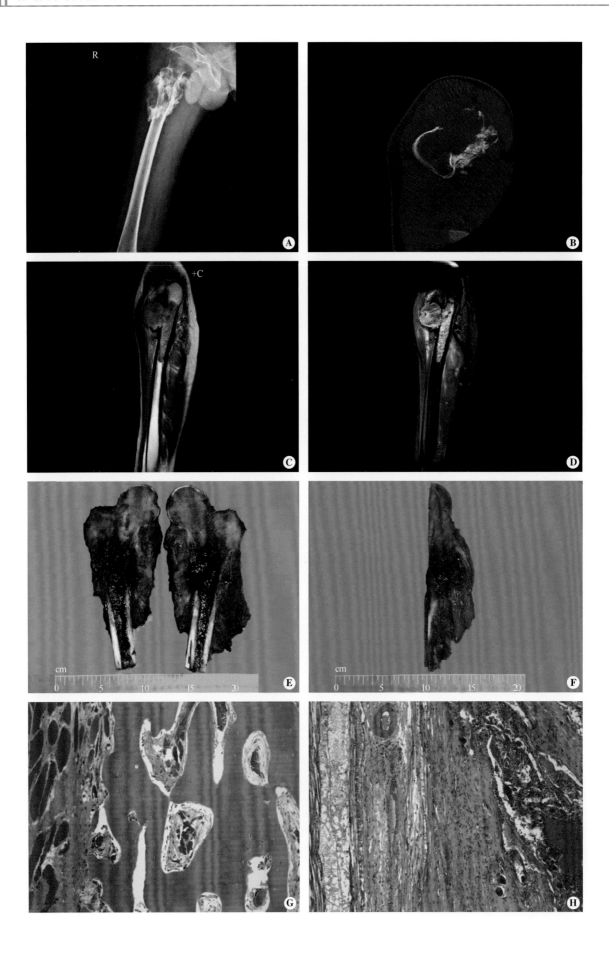

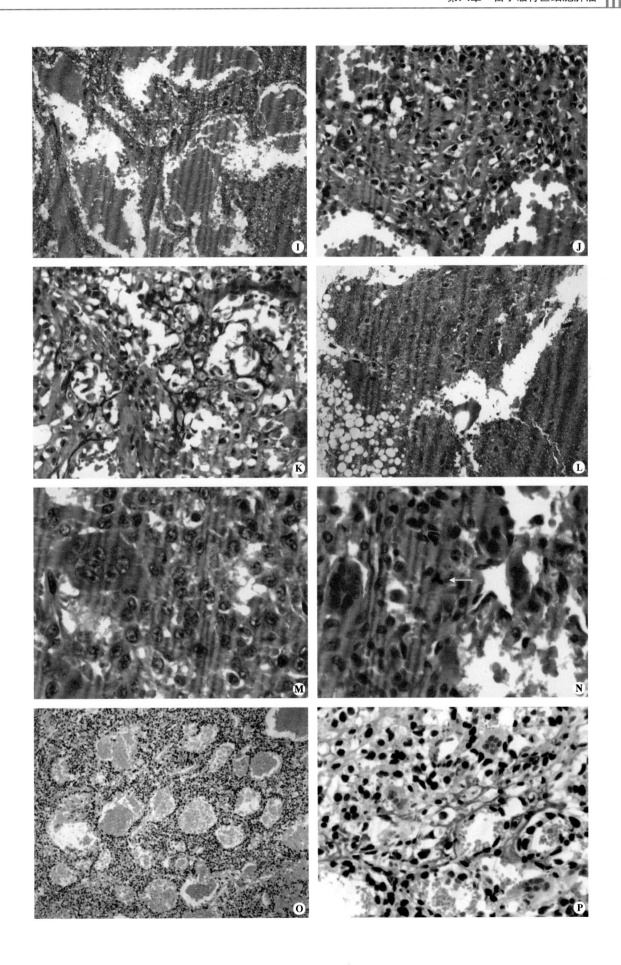

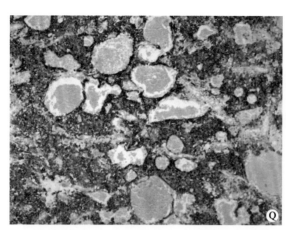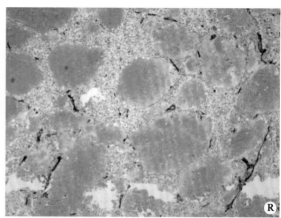

图8-2-4　结合临床病史（4年前外院巨细胞瘤刮除治疗）符合右侧股骨近端巨细胞瘤内继发恶变，恶性成分为毛细血管扩
张型骨肉瘤；男，45岁

A. DR示右侧股骨近端及周围软组织内不规则密度增高，皮质局部不连续；B. 横断面CT示右侧股骨近端不规则膨胀性骨质破坏，皮质不连续，髓腔
内呈低密度影，可见絮状高密度影，骨皮质周围软组织可见片状高密度影；C. 冠状面MRI示髓腔内异常信号影，破坏骨皮质并软组织肿块，T_1加权
像呈等信号；D. MRI T_2加权像呈高信号；E. 大体标本示右股骨近端切除标本，长20.0cm，表面附肌肉，最大径为9.5cm，切面股骨干骺端可见暗红色
质软肿物，向下侵犯骨干髓腔，长径11.0cm，横径4.0cm，肿物破坏股骨内侧骨皮质，周围有硬化骨包绕，硬化骨厚1.5cm；F. 大体标本示肿物向前
外侧破坏骨皮质并软组织肿物形成，体积为4.0cm×4.0cm×5.0cm，肿物与周围肌肉分界清，肌肉切面质地较硬，似有骨化；G. 肿物周围骨膜反应骨，
骨组织分化成熟，其中可见萎缩的横纹肌；H. 局部肿瘤组织侵犯软组织，此处无骨膜反应骨；I. 肿瘤组织主要由弥漫分布的大小不等的出血囊腔组
成，薄层肿瘤组织分隔；J. 间隔内圆形或卵圆形的肿瘤细胞被幼稚的骨样基质包绕，破骨样巨细胞少；K. 部分骨样基质钙化；L. 肿物周围残存少量
典型巨细胞瘤成分；M. 破骨样巨细胞和单核间质细胞；N. 可见病理性核分裂象（箭头所示）；O. SATB2弥漫强阳性；P. 骨样基质钙化区内肿瘤细
胞SATB2强阳性；Q. IMP3弥漫强阳性；R. CD34示出血囊腔内无内皮细胞衬覆

参 考 文 献

Agaram NP, LeLoarer FV, Zhang L, et al, 2014. USP6 gene rearrangements occur preferentially in giant cell reparative granulomas of the hands and feet but not in gnathic location. Hum Pathol, 45: 1147-1152.

Ahmed O, Moore DD, Stacy GS, 2015. Imaging diagnosis of solitary tumors of the phalanges and metacarpals of the hand. AJR Am J Roentgenol, 205: 106-115.

Al-Ibraheemi A, Inwards CY, Zreik RT, et al, 2016. Histologic spectrum of giant cell tumor(GCT)of bone in patients 18 years of age and below a study of 63 patients. Am J Surg Pathol, 40: 1702-1712.

Amary F, Berisha F, Ye HT, et al, 2017. H3F3A(Histone 3. 3)G34W immunohistochemistry: A reliable marker defining benign and malignant giant cell tumor of bone. Am J Surg Pathol, 41: 1059-1068.

Amzajerdi AN, Banuelos E, Sassoon A, 2016. SATB2 expression in locally aggressive giant cell tumor of bone can be a pitfall in bone pathology. Am J Clin Pathol, 146: S16-S16.

Bertoni F, Bacchini P, Capanna R, et al, 1993. Solid variant of aneurysmal bone cyst. Cancer, 71: 729-734.

Chakarun CJ, Forrester DM, Gottsegen CJ, et al, 2013. Giant cell tumor of bone: Review, mimics, and new developments in treatment. Radiographics, 33: 197-211.

Chan CM, Adler Z, Reith JD, et al, 2015. Risk factors for pulmonary metastases from biant cell tumor of bone. J Bone Joint Surg Am, 97A: 420-428.

Cleven AHG, Hocker S, Briaire-de Bruijn I, et al, 2015. Mutation analysis of H3F3A and H3F3B as a diagnostic tool for giant cell tumor of bone and chondroblastoma. Am J Surg Pathol, 39: 1576-1583.

Cook DL, Rosenthal DC, Shikoff MD, 2008. Giant cell reparative granuloma of the middle phalanx of the foot: A review and case report. The Journal of Foot and Ankle Surgery: Official Publication of the American College of Foot and Ankle Surgeons, 47: 589-593.

Errani C, Tsukamoto S, Mavrogenis AF, 2017. How safe and effective is denosumab for bone giant cell tumour? Int Orthop, 41: 2397-2400.

Fletcher CDM, Bridge JA, Hogendoom P, et al, 2013. World Health Organization classification of tumors of soft tissue and bone. Lyon: IARC Press, 320-324.

Girolami I, Mancini I, Simoni A, et al, 2016. Denosumab treated giant cell tumour of bone: A morphological, immunohistochemical and molecular analysis of a series. J Clin Pathol, 69: 240-247.

Hakozaki M, Tajino T, Yamada H, et al, 2014. Radiological and pathological characteristics of giant cell tumor of bone treated with denosumab. Diagn Pathol, 9(1): 111.

Hammas N, Laila C, Youssef ALM, et al, 2012. Can p63 serve as a biomarker for giant cell tumor of bone? A moroccan experience. Diagn Pathol, 7(1): 130.

Huan CM, Norzila AB, 2016. Giant cell reparative granuloma mimicking aneurysmal bone cyst in proximal phalanx of toe. Malays Orthop J, 10: 55, 56.

Kervarrec T, Collin C, Larousserie F, et al, 2017. H3F3 mutation status of giant cell tumors of the bone, chondroblastomas and their mimics: A combined high resolution melting and pyrosequencing approach. Modern Pathol, 30: 393-406.

Luke J, von Baer A, Schreiber J, et al, 2017. H3F3A mutation in giant cell tumour of the bone is detected by immunohistochemistry using a monoclonal antibody against the G34W mutated site of the histone H3. 3 variant. Histopathology, 71: 125-133.

Mancini I, Righi A, Gambarotti M, et al, 2017. Phenotypic and molecular

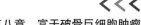
differences between giant-cell tumour of soft tissue and its bone counterpart. Histopathology, 71: 453-460.

Moon JC, Kim SR, Chung MJ, et al, 2012. Multiple pulmonary metastases from giant cell tumor of a hand. Am J Med Sci, 343: 171-173.

Murphey MD, Nomikos GC, Flemming DJ, et al, 2001. From the archives of AFIP. Imaging of giant cell tumor and giant cell reparative granuloma of bone: Radiologic-pathologic correlation. Radiographics, 21: 1283-1309.

Oda Y, Tsuneyoshi M, Shinohara N, 2011. "Solid" variant of aneurysmal bone cyst(extragnathic giant cell reparative granuloma)in the axial skeleton and long bones. A study of its morphologic spectrum and distinction from allied giant cell lesions. Cancer, 70: 2642-2649.

Perkins A, Izadpanah A, Sinno H, et al, 2011. Giant cell reparative granuloma of the proximal phalanx: A case report and literature review. Can J Plast Surg, 19: e19-e21.

Panico L, Passeretti U, De Rosa N, et al, 1994. Giant cell reparative granuloma of the distal skeletal bones. A report of five cases with immunohistochemical findings. Virchows Archiv, 425: 315-320.

Pan Z, Sanger WG, Bridge JA, et al, 2012. A novel t(6; 13)(q15; q34) translocation in a giant cell reparative granuloma(solid aneurysmal bone cyst). Hum Pathol, 43: 952-957.

Puls F, Niblett AJ, Mangham DC, 2014. Molecular pathology of bone tumours: diagnostic implications. Histopathology, 64: 461-476.

Raskin KA, Schwab JH, Mankin HJ, et al, 2013. Giant cell tumor of bone. J Am Acad Orthop Sur, 21: 118-126.

Righi A, Mancini I, Gambarotti M, et al, 2017. Histone 3. 3 mutations in giant cell tumor and giant cell-rich sarcomas of bone. Hum Pathol, 68: 128-135.

Rosario M, Kim HS, Yun JY, et al, 2017. Surveillance for lung metastasis from giant cell tumor of bone. J Surg Oncol, 116: 907-913.

Sanerkin NG, Mott MG, Roylance J, 1983. An unusual intraosseous lesion with fibroblastic, osteoclastic, osteoblastic, aneurysmal and fibromyxoid elements. "Solid" variant of aneurysmal bone cyst. Cancer-Am Cancer Soc,. 51: 2278-2286.

Shooshtarizadeh T, Rahimi M, Movahedinia S, 2016. P63 expression as a biomarker discriminating giant cell tumor of bone from other giant cell-rich bone lesions. Pathol Res Pract, 212: 876-879.

van der Heijden L, Dijkstra PDS, Blay JY, et al, 2017. Giant cell tumour of bone in the denosumab era. Eur J Cancer, 77: 75-83.

Wojcik J, Rosenberg AE, Bredella MA, et al, 2016. Denosumab-treated giant cell tumor of bone exhibits morphologic overlap with malignant giant cell tumor of bone. Am J Surg Pathol, 40: 72-80.

Yamaguchi T, Dorfman HD, 2001. Giant cell reparative granuloma: a comparative clinicopathologic study of lesions in gnathic and extragnathic sites. Int J Surg Pathol, 9: 189-200.

第九章 脊索肿瘤

一、良性脊索细胞瘤

（一）定义

2004年Yamaguchi首先命名，良性脊索细胞瘤（benign notochordal cell tumor）是一种显示脊索分化的良性肿瘤，又称为巨大脊索残余、脊索错构瘤和颅内蝶枕脊索瘤（ecchordosis physaliphora spheno-occipitalis, EP）。WHO（2013年）软组织和骨肿瘤分类首次将其作为独立病种收录其中。

（二）发病部位

良性脊索细胞瘤的来源有争议，有研究认为良性脊索细胞瘤来自持续性存在的脊索。脊索是一种发育性的棒状结构，在中轴骨发育过程中融入椎体内。10周之后的正常胎儿椎体内是看不见的。也有人认为良性脊索肿瘤在出生后发生。

良性脊索细胞瘤发生在颅底、椎体和骶尾骨，也可位于斜坡的背面的硬膜下，此时称为颅内EP。极少数病例报道发生在软组织。唯一的尸检研究报道显示11.5%的斜坡骨、5%的颈椎、2%的腰椎和12%的骶尾椎存在良性脊索细胞瘤，腰椎未检出。这一结果与之前报道的脊索瘤的解剖学分布相似。

（三）临床特征

良性脊索细胞瘤的发病率尚不确定。个别研究报道尸检检出率高达20%，发病年龄为7～82岁。EP尸检检出率为0.6%～2.0%，MRI检出率为1.7%。

大多数良性脊索细胞瘤是由于损伤、颈部强直、高空坠落或交通事故等原因进行影像学检查时偶然发现的。当病变充满椎体和体积足够大时可以产生临床症状。最常见的临床症状为背部疼痛，可以为持续数年的慢性疼痛或数月前发生的急性疼痛。

（四）影像特征

良性脊索细胞瘤病变体积小时影像学检查无法检出，常为偶然镜下发现。体积较大时，X线平片检查经常显示病变模糊不清或正常。CT扫描病变也模糊不清，但经常可显示出不明显的薄雾状钙化。MRI对于诊断最有价值，病变体积小，边界清，中线髓内病变，没有软组织扩展。T_1加权像低信号，T_2加权像高信号，增强扫描不强化。影像学检查表现为病变内存在脂肪成分、轻度硬化没有溶骨性破坏、缺乏软组织肿块和增强扫描不强化时支持良性脊索细胞瘤的诊断而非脊索瘤。

（五）大体检查

良性脊索细胞瘤病变直径可达到4.0cm，灰白色，边界清，填充椎骨，与椎骨的形态相同。偶尔大体可见骨小梁间黏液样组织。骨皮质完整，没有破坏。除外EP是硬膜下息肉样病变，通常附着于斜坡的背面之外，良性脊索细胞瘤均位于骨内。尸检测量骨内病变的平均大小为2mm×4mm。体积大的病变也被称为巨大脊索残余，能够占据整个椎体。EP呈胶冻样物，大小为1～2cm。

（六）组织病理学

良性脊索细胞瘤是存在于骨内、界限清楚的肿瘤。缺乏脊索瘤所具有的组织学特点，包括分叶状结构、纤维束、细胞外黏液样基质、核分裂象和坏死。肿瘤细胞位于骨小梁之间，填充小梁间骨髓腔。肿瘤细胞片状或巢状排列，类似于成熟脂肪细胞，胞质空泡状、透亮、中位或偏位的圆形或卵圆形细胞核，小核仁，没有非典型性。小空泡的肿瘤细胞具有嗜酸性胞质，可以包含嗜酸性透明小球，中位核，细胞核体积增大，偶见小核仁。混杂有空泡状细胞，印戒样细胞少见。缺乏核分裂象。受累骨小梁存在，无破坏，常伴有板层骨小梁中度增厚、矿化线、同位新骨形成或反应性硬化。骨髓组织内的造血细胞和脂肪组织均匀分布，骨髓岛常被包绕在肿瘤内。良性脊索细胞瘤可以与脊索瘤并存，因此它被认为是脊索瘤相对应的良性病变。EP具有与良性脊索细胞瘤相似的形态学特征。

最新研究提出非典型性脊索细胞瘤的概念，指存在影像学和（或）组织学特征难以诊断良性脊索细胞瘤或脊索瘤的脊索细胞肿瘤。诊断标准为影像学检查存在皮质突破伴微小软组织肿块形成或具有典型的良性脊索细胞瘤的组织学特征但出现局灶黏液样改变。报道的4例均发生于成年人（年龄范围53～83岁），腰椎和骶椎各2例。未来还需要更多的病例明确非典型性脊索细胞瘤的生物学行为。

良性脊索细胞瘤需要与椎间盘脊索残余（notochordal remnants of intervertebral discs）鉴别。椎间盘脊索残余位于椎间盘中心，是纤维环内的囊样空隙，脊索细胞呈条索状，包埋在黏液样基质内。病变位置和黏液样间质有助于二者鉴别。

（七）免疫表型

良性脊索细胞瘤具有与脊索瘤相同的免疫表型。

（八）预后因素

良性脊索细胞瘤无症状患者，不需要活检证实，定期影像学随访。有症状患者可以采取切除治疗。一项对骶骨脊索瘤切除标本的研究中，7.3%的病例中良性脊索细胞瘤可以与脊索瘤共存，因此有观点认为良性脊索细胞瘤能够进展为脊索瘤，但是目前没有直接证据支持二者之间有因果联系。4例非典型性脊索细胞瘤随访期间没有出现明显演进，除1例10年期间软组织肿块累积增长了3.7mm，因此对于非典型性病变也仅需密切随访和影像学检查即可。

二、脊索瘤

（一）定义

脊索瘤（chordoma）是一种具有脊索分化的恶性肿瘤。

（二）发病部位

脊索瘤主要发生在骶骨（50%）、颅底部（30%）和活动性脊椎（20%），仅有非常少量报道发生在中轴骨外的软组织。2013年11例软组织脊索瘤报道，近一半发生在肢端（包括脚趾1例、拇指1例、腕2例和踝1例），其余发生在臀部、大腿、肩部和胸壁。

（三）临床特征

脊索瘤年发病率是0.1/10万，年患病率<1/10万。任何年龄均可发生，诊断时平均年龄约为60岁，<5%的病例发生于20岁以下。颅底区病变好发于儿童和青年成年人。男性多见，男女比约为1.8：1。从出现临床症状到诊断平均时间为2年。临床表现与发病部位有关。颅底脊索瘤最常见的临床表现是头痛、颈痛、复视或面神经瘫痪。斜坡脊索瘤表现为脑干症状或脑神经麻痹。活动性脊柱和骶骨表现为后背痛。肠和（或）膀胱功能改变、肢体麻木甚至跛行。也有少数家族性脊索瘤的报道，这种常染色体显性疾病与brachyury基因（T基因）重复相关。罕见情况下与结节性硬化症相关，主要为儿童。软组织脊索瘤平均发病年龄44岁（范围13～71岁）；男性多发，男女比2.7：1。

（四）影像特征

X线平片显示孤立性、膨胀性、溶骨性破坏，常伴软组织肿块。肿物内可见残存的骨片或钙化灶。肿物可侵犯多个椎体节段，但不侵犯椎间盘。CT扫描可更好地显示椎体破坏、周围软组织肿块和残存的骨片；肿物呈不均匀低密度影伴有点状或片状高密度影，点状或片状高密度影是脊索瘤较为特征性的表现。颅底脊索瘤表现为斜坡区不均匀或稍高密度肿块，类圆形或不规则形。MRI示肿物边界清晰，分叶状边缘；T_1加权像呈低或中等信号，T_2加权像呈高信号，具有"蜂巢样"表现；增强扫描呈不均匀轻、中度强化。

（五）大体检查

本病肿块表现为膨胀性、分叶状，界限清楚，具有假包膜。质地软，切面呈蓝白色或灰白色胶冻样，部分区域显示有光泽的实性软骨样改变。肿块通常扩展到骨外软组织。软组织脊索瘤平均大小为5.3cm（范围0.5～10.9cm），边界清，分叶状，黄褐色，部分胶冻样，伴有出血和坏死。

（六）组织病理学

脊索瘤可分为4种组织学亚型：普通型（经典

型）、软骨样、去分化和肉瘤样。大多数病例为普通型，由致密的成纤维细胞组成的纤维束分隔肿瘤组织，呈分叶状。小叶内的肿瘤细胞呈上皮样，体积大，胞质透亮或嗜酸性；肿瘤细胞的胞质内存在较多空泡时称为空泡状细胞。肿瘤细胞排列呈片状、腺样、小缎带样、条索状或单个散在包埋在丰富的细胞外黏液样基质中，或更密集排列成上皮样细胞巢。细胞核非典型性和核分裂象与分化有关，高级别肿瘤常见核分裂象。脊索瘤经常显示明显的肿瘤内组织学异质性。坏死常见，可以广泛存在。软骨样脊索瘤指肿瘤内存在软骨样基质，类似于透明软骨肿瘤，常与普通型脊索瘤共存；具体诊断标准不统一，有研究认为，几乎整个肿瘤的基质类似于透明软骨肿瘤时方可诊断，软骨样基质为主时称为脊索瘤伴软骨样成分；也有研究认为只要出现软骨样基质即可诊断。没有证据证实软骨样脊索瘤的生物学行为有所不同。去分化脊索瘤占6%～9%，具有双向分化的肿瘤，同时存在普通型脊索瘤和高级别未分化梭形细胞肿瘤或骨肉瘤两种成分，去分化成分不表达brachyury。肉瘤样脊索瘤是指上皮样肿瘤细胞被梭形细胞取代，并且梭形肉瘤样形态的肿瘤细胞表达brachyury。

儿童脊索瘤多表现出低分化组织学特点，包括肿瘤细胞非典型性、富于细胞和核分裂象易见，具有更高的侵袭性和高转移率。软组织脊索瘤诊断标准为具有与骨内脊索瘤相同的形态学和免疫表型（特别是brachyury阳性表达），同时除外转移可能。

（七）免疫表型

brachyury是脊索分化相关的转录因子，脊索瘤高度特异的标志物，有助于脊索瘤与其形态学相似的肿瘤包括癌、软骨肉瘤和脊索样脑膜瘤鉴别。一项研究brachyury在5229例不同肿瘤组织的表达特点，98.7%（75/76）脊索瘤的细胞核表达，仅1例肉瘤样脊索瘤阴性。蚁酸和硝酸脱钙处理的标本可影响brachyury表达。CK、vimentin、CMA5.2、EMA和S100阳性表达。高分子量细胞角蛋白（34βE12）不表达，CK8和CK19阳性表达，CK18少部分病例阳性表达，CK7和CK20大多阴性。SOX9强阳性表达。IMP3常阴性表达，分化差的肿瘤可阳性。SATB2阴性或灶性弱阳性。儿童低分化病例常伴INI-1失表达。brachyury、细胞角蛋白、EMA和S100在去分化脊索瘤的去分化成分中不表达。

（八）预后因素

脊索瘤对放疗和化疗不敏感，以手术切除为主。手术质量是决定术后患者生存期的关键因素，应尽量获得阴性的外科切缘，局部复发后患者长期生存的概率低，难以局部控制。最新一篇99例骶骨脊索瘤研究报道，近50%的R0切缘患者可无病生存15年，而R1切缘患者仅有7%。2017年一篇来自1973～1995年SEER数据库的1598例脊索瘤预后分析报道，5年和10年总生存率分别为61%和41%，疾病特异性生存率分别为71%和57%。发病年龄大、肿瘤体积大（＞8cm）和远处转移预后差。颅内肿瘤比脊柱肿瘤预后好。脊索瘤可发生肺、骨、淋巴结和皮下组织转移。10例软组织脊索瘤随访结果为，6例无病生存，2例局部复发和肺转移，1例仅肺转移，1例死因不明。肢端软组织脊索瘤预后好。

（九）典型病例（图9-2-1～图9-2-4）

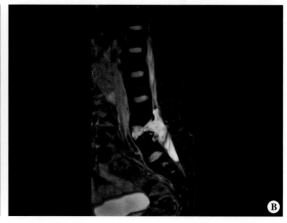

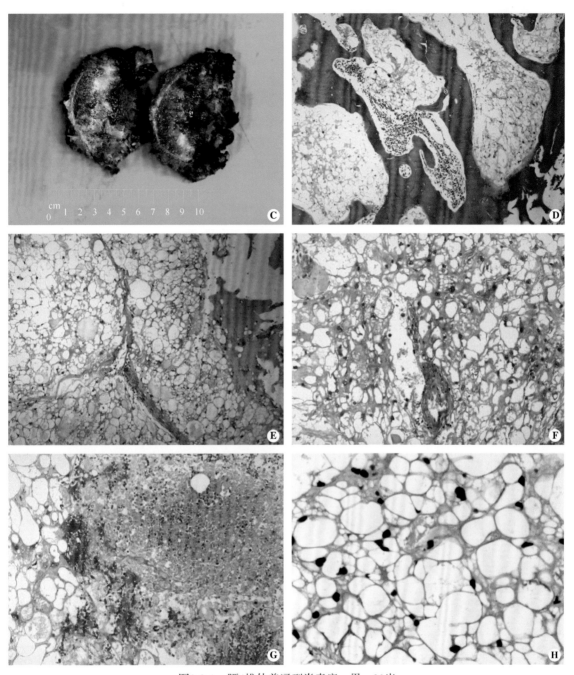

图9-2-1 腰4椎体普通型脊索瘤；男，30岁

A. 横断面CT示腰3椎体后下缘、腰4椎体及双侧附件、腰5椎体后上缘骨质呈虫蚀样破坏，软组织肿块可见；B. MRI矢状面T₂加权像呈高信号；C. 大体标本示椎骨及肿物切除，总体积为7.5cm×6.0cm×4.0cm，切面见灰白、灰褐色黏液样肿物，体积约为7.0cm×4.0cm×3.0cm；D. 肿瘤组织在骨小梁间浸润性生长；E. 肿瘤组织呈分叶状，薄层纤维组织分隔，黏液湖形成（右上角）；F. 空泡状细胞；G. 灶性出血坏死；H. 肿瘤细胞的细胞核brachyury强阳性

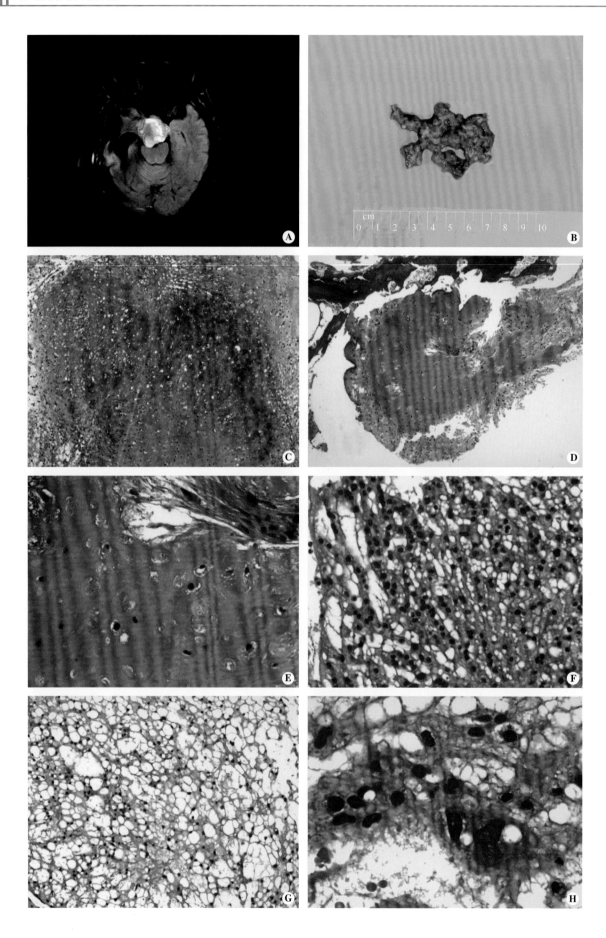

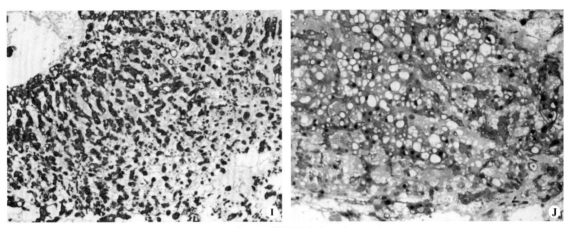

图9-2-2 鞍区软骨样脊索瘤；女，65岁

A. 横断面MRI示鞍区不规则软组织肿块，T₂加权像呈高信号；B. 大体标本示灰白、灰黄色碎组织，总体积为5.5cm×3.5cm×0.8cm，部分呈黏液
样；C, D, E. 肿瘤基质呈软骨样，肿瘤细胞类似于软骨细胞；F. 部分区域肿瘤细胞单行排列、相互吻合类似于肝组织；G. 存在普通型脊索瘤成分；
H. 少量肿瘤细胞异型性明显；I. CK弥漫强阳性；J. S100强阳性

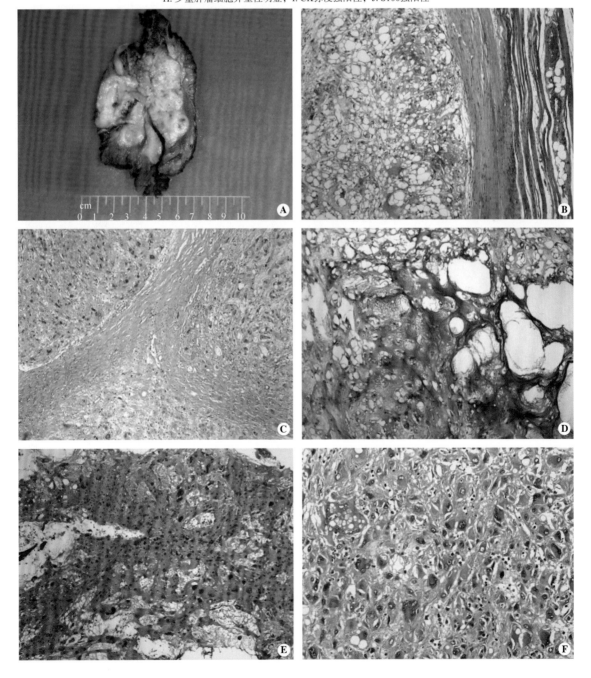

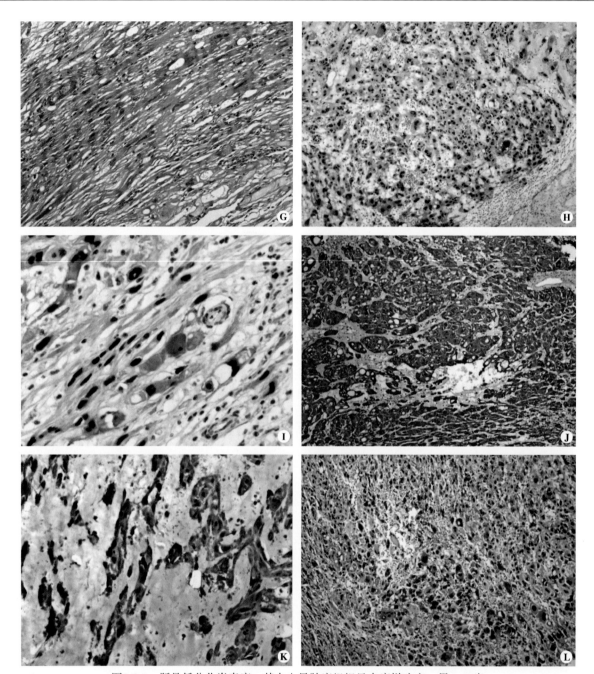

图9-2-3 骶骨低分化脊索瘤，其中少量肿瘤组织呈肉瘤样改变；男，68岁

A. 大体标本示骶骨及肿物切除标本，体积为9.0cm×10.5cm×6.5cm，切面见灰白色鱼肉样分叶状肿物，体积为7.5cm×5.5cm×6.0cm，边界较清，质地较软，骶骨已广泛破坏；B. 肿瘤呈膨胀性生长，具假包膜，与周围组织分界清，空泡状肿瘤细胞包埋在黏液基质中；C. 分叶状结构；D. 黏液湖；E，F. 肿瘤细胞分化差，多核瘤巨细胞易见；G. 局灶肿瘤细胞呈梭形，肉瘤样改变；H. brachyury弥漫强阳性；I. 肉瘤样肿瘤细胞brachyury强阳性；J. CK弥漫强阳性；K. S100阳性；L. SOX9强阳性

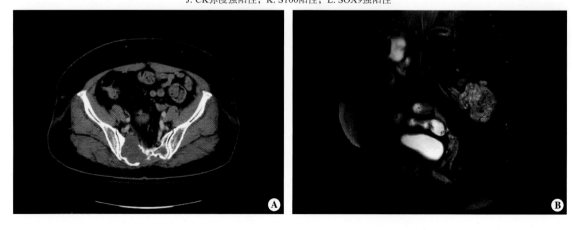

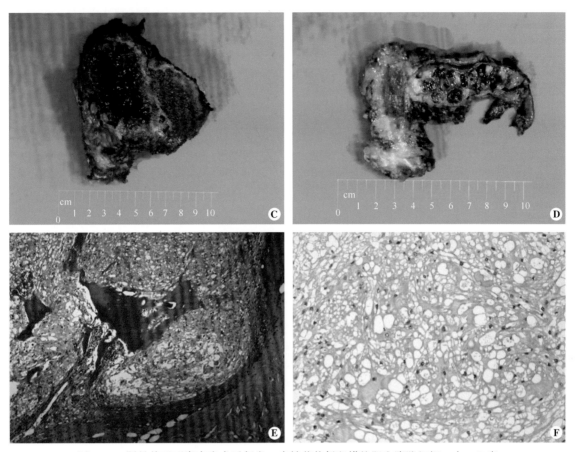

图9-2-4 骶骨普通型脊索瘤术后复发，多结节状侵犯横纹肌和脂肪组织；女，65岁

A. 横断面CT示右侧骶骨骨质膨胀，内见软组织肿块影，向前突破骨皮质；B. 矢状面MRI示骶椎内软组织肿块影，T₂加权像呈高低混杂信号，分叶状，边缘欠清；C. 大体标本示骶骨及周围软组织肿物切除标本，体积为10.5cm×8.5cm×8.0cm，切面可见一灰红色黏液样肿物，体积为6.0cm×3.5cm×6.0cm，破坏周围骨组织，质软；D.（右侧臀大肌病灶）灰黄、灰红色组织一块，体积为9.0cm×6.5cm×3.5cm，切面可见多个灰白、灰红色结节状肿物，与周围组织分界清；E. 肿瘤与周围组织分界清；F. 空泡状肿瘤细胞和黏液样基质

参考文献

Amer HZM, Hameed M, 2010. Intraosseous benign notochordal cell tumor. Arch Pathol Lab Med, 134: 283-288.

Antonelli M, Raso A, Mascelli S, et al, 2017. SMARCB1/INI1 involvement in pediatric chordoma a mutational and immunohistochemical analysis. Am J Surg Pathol, 41: 56-61.

Chan ACL, Tsang WYW, Chan GPT, et al, 2007. Dedifferentiated chordoma with rhabdomyoblastic differentiation. Pathology, 39: 277-280.

Chen H, Garbutt CC, Spentzos D, et al, 2017. Expression and therapeutic potential of SOX9 in chordoma. Clin Cancer Res, 23: 5176-5186.

Deshpande V, Nielsen GP, Rosenthal DI, et al, 2007. Intraosseous Benign Notochord Cell Tumors(BNCT): Further evidence supporting a relationship to chordoma. Am J Surg Pathol, 31: 1573-1577.

Fletcher CDM, Bridge JA, Hogendoom P, et al, 2013. World Health Organization classification of tumors of soft tissue and bone. Lyon: IARC Press, 326-329.

Jambhekar NA, Rekhi B, Thorat K, et al, 2010. Revisiting chordoma with brachyury, a "New Age" marker analysis of a validation study on 51 cases. Arch Pathol Lab Med, 134: 1181-1187.

Kyriakos M, 2011. Benign notochordal lesions of the axial skeleton: A review and current appraisal. Skeletal Radiol, 40: 1141-1152.

Lauer SR, Edgar MA, Gardner JM, et al, 2013. Soft tissue chordomas a clinicopathologic analysis of 11 cases. Am J Surg Pathol, 37: 719-726.

Lee FY, Wen MC, Wang J, 2013. Extraosseous benign notochordal cell tumor presenting as bilateral pulmonary nodules. Hum Pathol, 44: 1447-1451.

Ma XM, Xia CY, Liu D, et al, 2014. Benign notochordal cell tumor: a retrospective study of 11 cases with 13 vertebra bodies. Int J Clin Exp Pathol, 7: 3548-3554.

Miettinen M, Wang ZF, Lasota J, et al, 2015. Nuclear brachyury expression is consistent in chordoma, common in germ cell tumors and small cell carcinomas, and rare in other carcinomas and sarcomas an immunohistochemical study of 5229 cases. Am J Surg Pathol, 39: 1305-1312.

Nishiguchi T, Mochizuki K, Ohsawa M, et al, 2011. Differentiating benign notochordal cell tumors from chordomas: Radiographic features on MRI, CT, and tomography. Am J Roentgenol, 196: 644-650.

Oakley GJ, Fuhrer K, Seethala RR, 2008. Brachyury, SOX-9, and podoplanin, new markers in the skull base chordoma vs chondrosarcoma differential: A tissue microarray-based comparative analysis. Modern Pathol, 21: 1461-1469.

Rekhi B, Banerjee D, Ramadwar M, et al, 2017. Clinicopathologic features of four rare types of chordomas, confirmed by brachyury immunostaining. Indian J Pathol Micr, 60: 350-354.

Shen J, Shi Q, Lu J, et al, 2013. Histological study of chordoma origin from fetal notochordal cell rests. Spine, 38: 2165-2170.

Stacchiotti S, Sommer J, Grp CGC, 2015. Building a global consensus approach to chordoma: A position paper from the medical and patient community. Lancet Oncol, 16: E71-E83.

Takeyama J, Hayashi T, Shirane R, 2006. Notochordal remnant-derived mass: ecchordosis physaliphora or chordoma? Pathology, 38: 599-600.

Terzi S, Mobarec S, Bandiera S, et al, 2012. Diagnosis and treatment of benign notochordal cell tumors of the spine report of 3 cases and literature review. Spine, 37: E1356-E1360.

Tirabosco R, Mangham DC, Rosenberg AE, et al, 2008. Brachyury expression in extra-axial skeletal and soft tissue chordomas: A marker that distinguishes chordoma from mixed tumor/myoepithelioma/

parachordoma in soft tissue. Am J Surg Pathol, 32: 572-580.

Wang WL, Abramson JH, Ganguly A, et al, 2008. The surgical pathology of notochordal remnants in adult intervertebral disks - A report of 3 cases. Am J Surg Pathol, 32: 1123-1129.

Yamaguchi T, Suzuki S, Ishiiwa H, et al, 2004. Benign notochordal cell tumors-A comparative histological study of benign notochordal cell tumors, classic chordomas, and notochordal vestiges of fetal intervertebral discs. Am J Surg Pathol, 28: 756-761.

Zou MX, Lv GH, Zhang QS, et al, 2018. Prognostic factors in skull base chordoma: a systematic literature review and meta-analysis. World Neurosurg, 109: 307-327.

第十章 血管肿瘤

一、血管瘤

（一）定义

血管瘤（haemangioma）是一种内衬单层扁平内皮细胞的血管组成的良性肿瘤。

（二）发病部位

脊椎（胸椎和腰椎最多见）是最常见部位，通常发生于椎体，偶尔可扩展到椎后弓。其次为颅面骨，长骨干骺端也较常见。部分患者为多灶性。

（三）临床特征

血管瘤是最常见的血管源性病变。尸体解剖研究结果显示，约10%的成年人椎骨可以发现血管瘤。国内107例骨原发血管源性肿瘤中，血管瘤占65.4%（70/107）。可发生在任何年龄，但大多数诊断时为中年或中年后期，发病高峰是40～50岁。男女比约为1:1.8。

血管瘤最常见的临床症状为疼痛，可以引起病理性骨折。大多数血管瘤无症状，常为影像学检查时偶然发现。体积大的椎骨肿瘤可以导致脊髓受压，引起神经症状。

（四）影像特征

血管瘤X线平片表现为边界清、透亮的肿块，病变内经常含有增粗的骨小梁或条纹。脊椎血管瘤经典的影像学改变为增粗的、垂直的骨小梁平行排列，椎体没有膨胀。在X线平片上，正常骨小梁征象被增粗的垂直排列的骨小梁替代，椎体相对去矿化，产生特征性的"灯蕊绒"征象。在扁平骨如颅盖骨肿瘤，呈膨胀性、溶骨性和产生反应骨形成旭日样特征。CT和MRI检查，惰性病变常含有脂肪和硬化性骨小梁。CT检查与X线平片表现相似，表现为边界清晰的溶骨性病变，横断面扫描时病变内可见增厚的垂直骨小梁，表现为高密度的圆形灶，而周围呈低密度。特征性图像为一群圆点，形成特征性的"圆点花纹"征象。存在此征象时，可以明确诊断血管瘤。症状性血管瘤可表现为"蜂巢样"或"网格状"，甚至纯溶骨性影像学改变。MRI扫描，大多数无症状血管瘤具有特征性影像学特点，由于存在脂肪，表现为T_1和T_2加权像高信号。MRI可以最好地明确骨内病变的范围。症状性肿瘤通常显示脂肪缺失，T_1加权像低信号和T_2加权像高信号。

（五）大体检查

血管瘤表现为柔软、界清、暗红色肿块。也可以呈蜂窝状改变。

（六）组织病理学

血管瘤具有不同的组织学特征，以毛细血管瘤和海绵状血管瘤最常见。由薄壁、充满血液的血管构成，管腔大小不等，血管内衬单层扁平、形态温和的内皮细胞。血管弥漫性分布在髓腔内，包绕宿主的骨小梁。

毛细血管瘤或海绵状血管瘤累及大的局限性区域或广泛遍布骨骼内时称为血管瘤病。骨血管瘤病罕见，60%～70%存在软组织受累。基于临床行为（侵袭性或非侵袭性）和受累骨的范围（区域性或弥漫性）可分为非侵袭性区域性血管瘤病、非侵袭性弥漫性血管瘤病和侵袭性血管瘤病（又称骨溶解症或Gorham-Stout综合征）。区域性血管瘤病指肿瘤侵蚀一个解剖区域的一块或多块骨。弥漫性是多灶性病变。侵袭性血管瘤病是临床影像学诊断，罕见，全世界报告不足200例；多见于青年人群，无遗传学倾向；多发于上下肢带骨、长管状骨、扁骨及不规则骨。X线表现为病变骨吸收、消失，但无骨膜反应，无软组织肿物。目前无确切治疗方法。

（七）免疫表型

内皮细胞FⅧ、CD31、CD34、FLI1和ERG阳性。

（八）预后因素

血管瘤具有极好的预后，局部复发率低。个别病例报道发生恶性转化。

（九）典型病例（图10-1-1～图10-1-3）

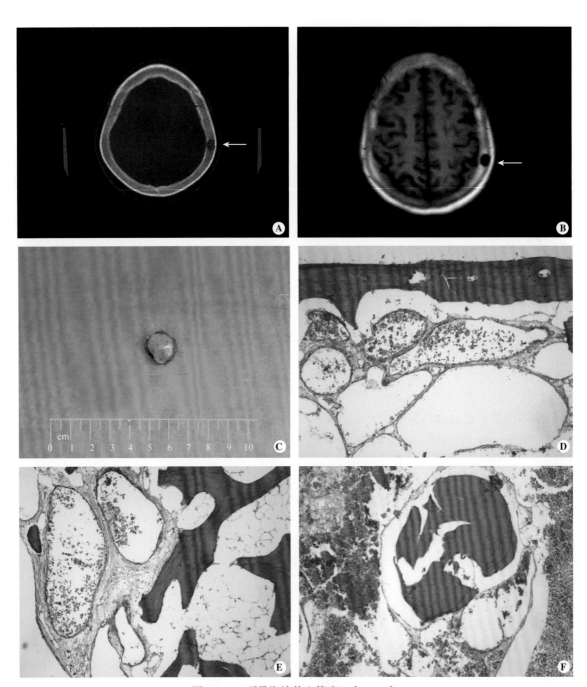

图10-1-1　顶骨海绵状血管瘤；女，51岁

A. 横断面CT示顶骨内类圆形低密度影，边界清晰，其中可见圆点状高密度影（箭头所示）；B. MRI横断面T_1加权像呈低信号（箭头所示）；C. 大体标本示圆形扁平状骨组织一块，体积为1.4cm×1.2cm×0.8cm；D. 骨皮质膨胀变薄，肿瘤组织与皮质分界清；E. 肿瘤组织与周围骨髓组织（右侧）分隔较清；F. 肿瘤组织由丰富薄壁扩张的血管构成，围绕增粗的骨小梁

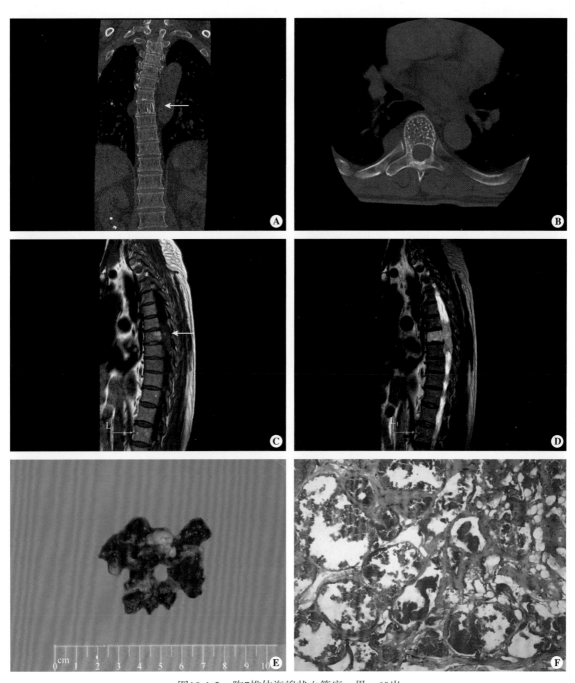

图10-1-2　胸7椎体海绵状血管瘤；男，60岁

A.冠状面CT示胸7椎体呈"栅栏样"改变（箭头所示）；B.横断面CT示"圆点花纹"征象；C.MRI矢状面T_1加权像呈低信号（箭头所示）；
D.MRI矢状面T_2加权像呈不均匀高信号；E.大体标本示灰黄、灰褐色碎组织，总体积为5.0cm×4.0cm×1.0cm；F.肿瘤由丰富的薄壁扩张
血管构成

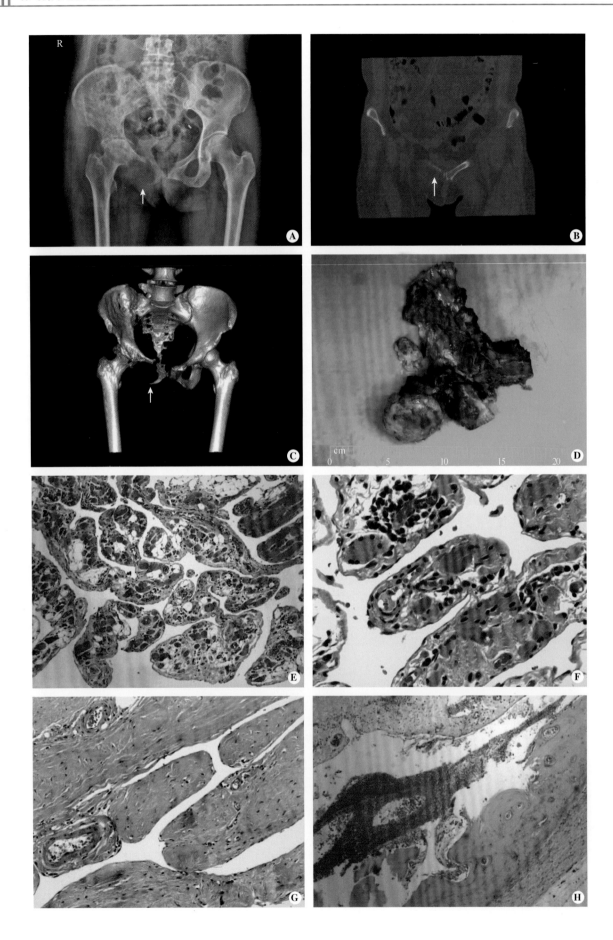

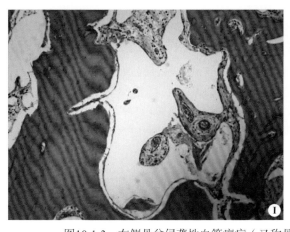
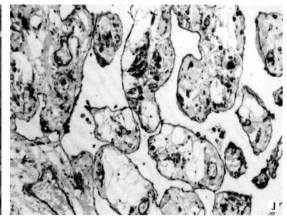

图10-1-3 右侧骨盆侵袭性血管瘤病（又称骨溶解症或Gorham-Stout综合征）；女，48岁

A. DR示右侧髋臼、髂骨、耻骨和坐骨大片状低密度骨质破坏，边界不清（箭头所示）；B. 冠状面CT示右侧耻骨大部分溶解消失（箭头所示）；C. CT三维重建示右侧耻骨部分溶解消失（箭头所示）；D. 大体标本示右侧骨盆切除标本，总体积为13.5cm×5.0cm×4.0cm，髋臼表面粗糙不平，骨组织变薄，股骨头体积为5.0cm×5.0cm×5.5cm，股骨头形状不规则，表面软骨缺失，粗糙不平；E. 肿瘤组织呈血窦样结构，分隔横纹肌；F. 血窦内衬扁平上皮，横纹肌萎缩，杂有灶性浆细胞浸润；G. 肿瘤组织浸润韧带；H, I. 肿瘤组织破坏骨组织，由大小不等血窦构成，部分充满血液；J. 血窦内皮CD31阳性

二、上皮样血管瘤

（一）定义

上皮样血管瘤（epithelioid haemangioma）是一种罕见的局部侵袭性肿瘤，以结构良好的血管衬覆明显的上皮样内皮细胞为特征，又称为组织细胞样血管瘤、血管淋巴组织增生伴嗜酸粒细胞浸润和出血性上皮样和梭形细胞血管瘤。

（二）发病部位

上皮样血管瘤肿块通常发生在长管状骨（40%），其他部位包括下肢远端（18%）、扁骨（18%）、椎骨（16%）和手小骨（8%）。18%～25%的肿块是多灶性、区域性分布。

（三）临床特征

骨上皮样血管瘤少见，确切发病率未知。发病年龄为10～90岁，大多发生在成年人，平均发病年龄为35岁。男女比为1.4∶1。患者通常伴有发病部位局部疼痛。

（四）影像特征

上皮样血管瘤没有特征性的影像学改变，如果存在多灶性病变可能是唯一提示血管源性肿瘤的线索。X线平片和CT表现为肿物边界清，溶骨性破坏。手足短管状骨可以侵蚀皮质并扩展到软组织。MRI检查T₁加权像上表现为与肌肉相比低信号或等信号，T₂加权像高信号。有时肿瘤内具有分隔，呈分叶状改变。

（五）大体检查

上皮样血管瘤肿瘤直径从几毫米至15cm，大多数直径<7cm。边界较清，红色结节状，质软。肿瘤可以使骨膨胀。极少见情况下可破坏皮质并扩展到软组织内，伴有推挤性边缘。

（六）组织病理学

肿瘤呈分叶状结构，替代骨髓腔，浸润宿主骨小梁。小叶周围可见许多被覆扁平内皮细胞的小动脉样血管。小叶中央细胞最丰富，上皮样细胞形成血管腔或实性片状生长，肿瘤细胞丰富程度不等。上皮样细胞体积大，多角形；细胞核呈卵圆形或肾形，染色质均匀分布。细胞质丰富、强嗜酸性，偶尔包含1个或多个圆形、透亮的空泡，有时含有一个完整的红细胞或红细胞碎片。空泡状细胞可以相互聚集联合形成血管腔。肿瘤存在内衬上皮样细胞、形态良好的血管，有时上皮样细胞突向管腔形成墓碑样外观。核分裂象相对少见（<1个/10HPF），无病理性核分裂象。小灶性坏死可见。间质为疏松结缔组织，可以有明显的炎细胞浸润，富于嗜酸粒细胞。肢端短管状骨的肿瘤易出现灶性出血。出血灶内也可见增生的、形态温和的梭形细胞呈束状排列，含铁血黄素沉积。少见改变包括肿瘤内散在分布的破骨样多核

巨细胞；反应骨形成，反应骨将肿瘤分成小结节；肿瘤中央存在大的扩张血管。

上皮样血管瘤分为三种亚型：经典型、富于细胞型和血管淋巴组织增生伴嗜酸粒细胞浸润亚型。经典型组织学特点为形态良好的血管衬覆肥胖上皮样细胞和局部空泡状内皮细胞，上皮样细胞突入管腔形成"墓碑样"改变，此型约20%存在FOS基因重排。富于细胞型指＞50%的肿瘤由实性片状生长的上皮样细胞构成，血管形成的特征不明显，但是通过免疫组化检测内皮标志物或SMA可显示血管形成的特征；此型＞50%的病例存在FOS基因重排。血管淋巴组织增生伴嗜酸粒细胞浸润亚型指上皮样内皮细胞衬覆的血管被明显的炎症细胞掩盖，炎症细胞包括淋巴细胞和嗜酸粒细胞，此型FOS重排阴性。

（七）免疫表型

肿瘤细胞表达内皮细胞标志物，包括Ⅷ因子、CD31、CD34、FLI1和ERG。部分病例CK和EMA

阳性。

（八）分子遗传学

上皮样血管瘤存在ZEP-FOSB融合基因和FOS-LMNA融合基因。最新检测58例上皮样血管瘤，29%存在FOS基因重排，骨上皮样血管瘤（58.8%，10/17）基因重排发生率最高，软组织为19.4%（6/31），皮肤10.0%（1/10）。另一文献71.4%（5/7）经典型骨上皮样血管瘤存在FOS重排。检测FOS基因重排有助于骨上皮样血管瘤的诊断。

（九）预后因素

上皮样血管瘤是局部侵袭性病变，通常采取刮除治疗或边缘整块切除。无法手术切除的部位采取放疗。预后极好，局部复发率是9%，淋巴结累及罕见，尚不清楚是多灶性病变或转移。没有临床病理特征预测局部复发或淋巴结受累的报道。

（十）典型病例（图10-2-1）

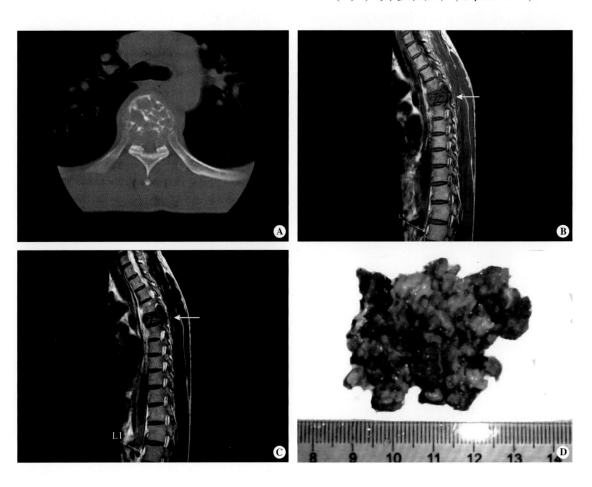

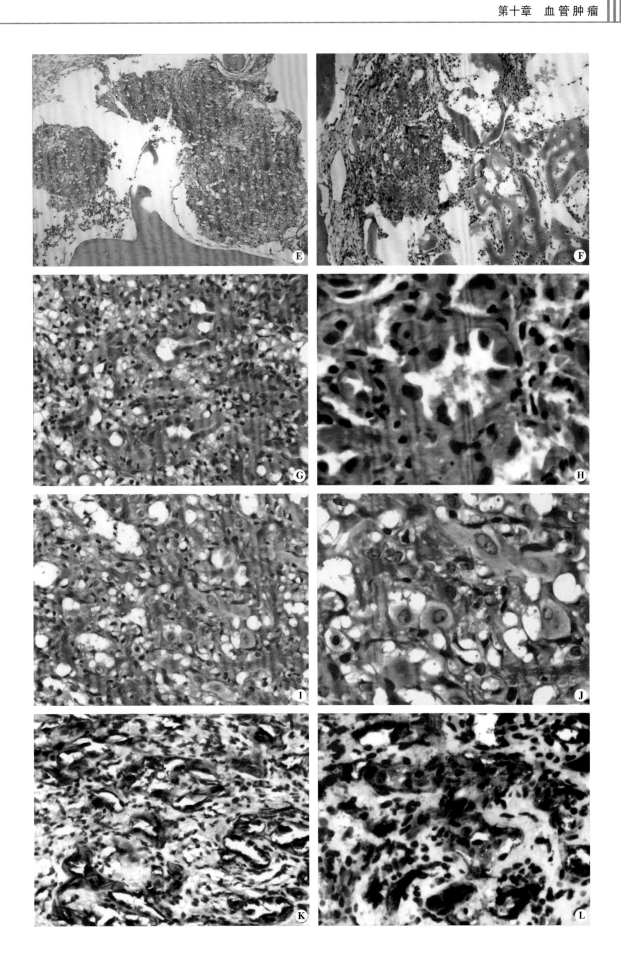

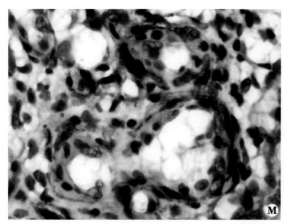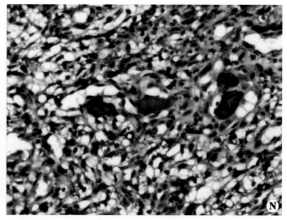

图10-2-1 胸5椎体上皮样血管瘤；男，32岁

A. 横断面CT示胸5椎体骨质破坏，呈不均匀低密度改变，杂有斑点状骨质影；B. 矢状面MRI示胸5椎体轻度压缩变扁，信号异常，T_1加权像呈低信号（箭头所示）；C. MRI矢状面T_2加权像呈混杂信号（箭头所示）；D. 大体标本示灰白、灰红色碎块组织，总体积为3.5cm×3.5cm×1.5cm，内含骨组织；E. 肿瘤呈大小不等的结节状，结节界清；F. 结节周围可见反应性硬化骨（右侧）；G. 结节内由丰富的内衬上皮样内皮细胞的血管腔构成；H. 上皮样肿瘤细胞突向血管腔成"墓碑样"；I, J. 小片状分布的上皮样肿瘤细胞，胞质内可见空泡；K, L. 上皮样肿瘤细胞CD34和CD31分别阳性；M. SMA显示小血管周围绕一层完整的平滑肌；N. CD68显示肿瘤内散在破骨样多核巨细胞

三、巨细胞血管母细胞瘤

（一）定义

1991年Gonzalez-Crussi首先报道，巨细胞血管母细胞瘤（giant cell angioblastoma）是一种罕见的、具有局部侵袭性的血管源性肿瘤。WHO（2013年）软组织和骨肿瘤分类仅简单提及，尚未将其正式纳入分类。

（二）发病部位

现有文献报道14例巨细胞血管母细胞瘤，其中9例为我国报道，结合笔者所在医院2例，共16例。75%（12/16）发生于骨，25%位于软组织。股骨最多见（43.8%，7/16），骨盆、胫骨、椎骨、掌骨、腭骨各1例。4例发生于软组织，分别位于小鱼际、头皮、腘窝和前臂。

（三）临床特征

巨细胞血管母细胞瘤最初报道为新生儿，此后报道以儿童和成年人为主。发病年龄较广，25天至56岁，其中81%发病年龄<8岁（13/16），好发于儿童。临床表现为疼痛、肿胀和活动受限。

（四）影像特征

巨细胞血管母细胞瘤影像学表现为溶骨性破坏。

（五）大体检查

巨细胞血管母细胞瘤肿块呈灰白、灰红色实性肿块，最大径为1.0～8.5cm。

（六）组织病理学

肿瘤组织呈结节状，结节之间被胶原丰富的纤维结缔组织分隔，结节周围可见较多肌性厚壁血管，而结节内则缺乏。结节由丰富的分化好的小血管构成，小血管之间存在卵圆形或短梭形肿瘤细胞。结节内散在破骨样多核巨细胞，体积相对较小，细胞核数量少。肿瘤细胞无明显非典型性，核分裂象罕见，无坏死。部分病例可浸润骨及周围软组织。

（七）免疫表型

内皮细胞标志物CD31、CD34、FLI1和ERG阳性。结节内SMA阴性，结节间厚壁血管阳性。多核巨细胞CD68阳性。

（八）预后因素

本病报道病例较少，生物学行为不确定，一般认为具有局部侵袭性，可局部复发，但不发生转移。

（九）典型病例（图10-3-1～图10-3-2）

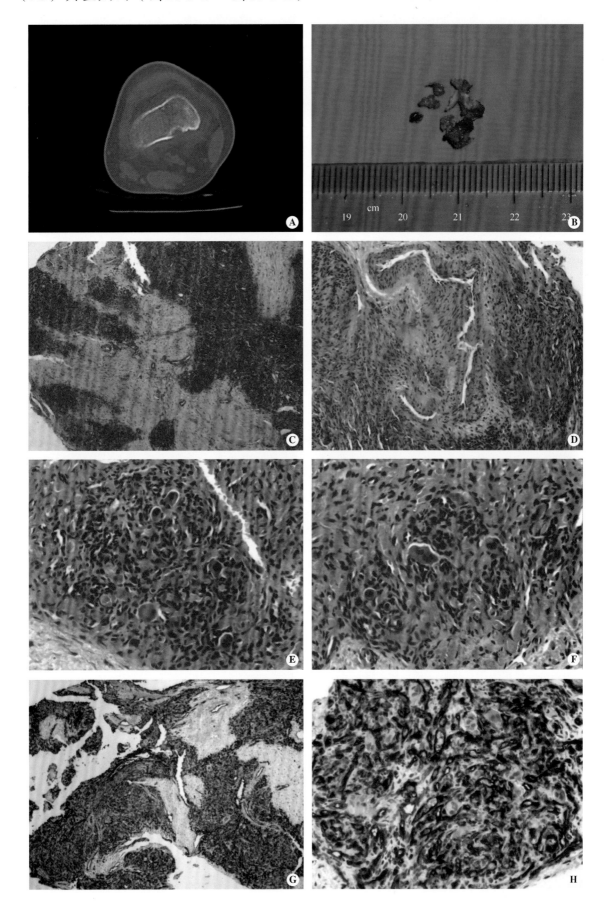

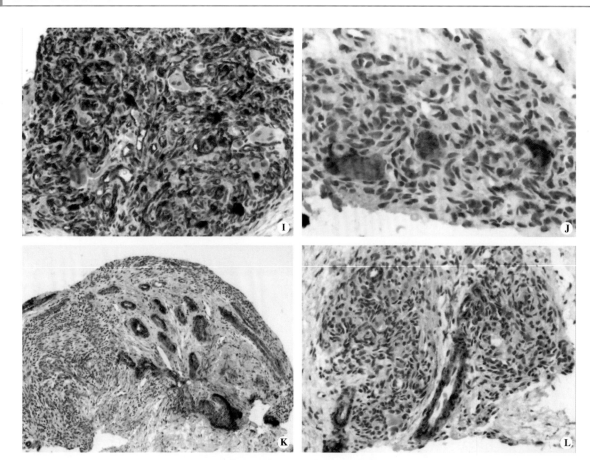

图10-3-1　左股骨远端巨细胞血管母细胞瘤；女，5岁

A. 横断面CT示左股骨远端干骺端后缘皮质破坏，病变呈不规则透亮区，周围轻度骨质硬化；B. 大体标本示灰红色碎组织，总体积为1.2cm×0.8cm×0.2cm；C. 肿瘤呈大小不等分叶状，纤维结缔组织分隔；D. 小叶间可见厚壁肌性血管；E，F. 肿瘤由小血管构成，散在多核巨细胞；G. CD34显示分叶状结构；小叶内小血管内皮CD34（H）和CD31（I）阳性；J. 多核巨细胞CD68阳性；K，L. 显示小叶间肌性厚壁血管SMA阳性，小叶内阴性

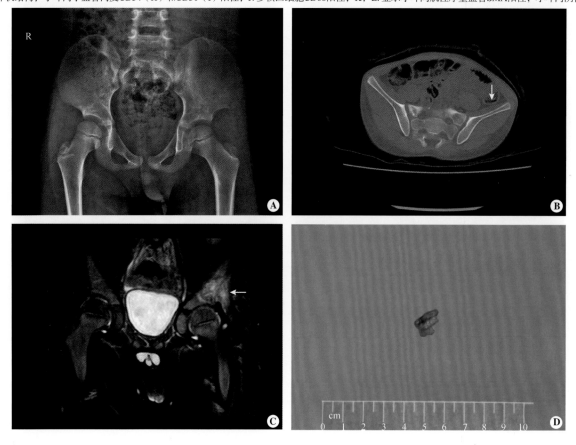

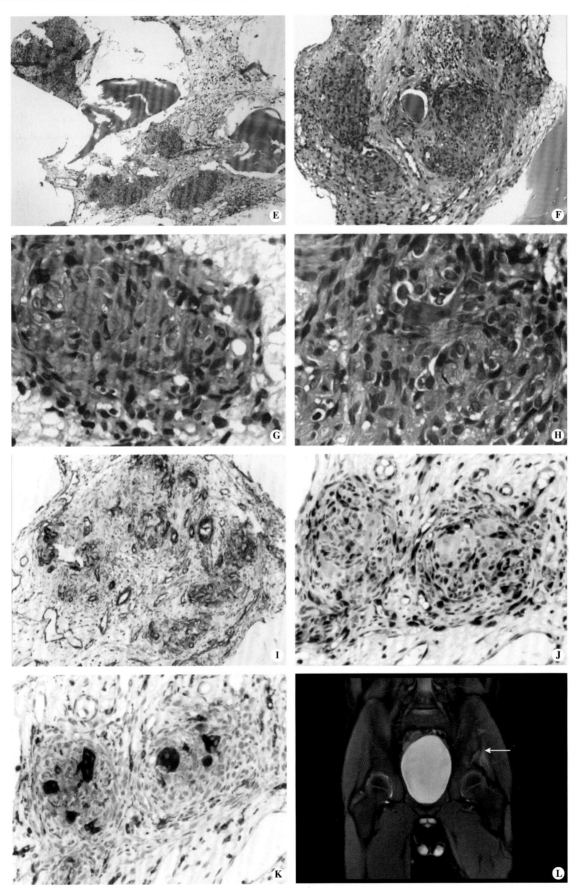

图10-3-2 左侧髂骨巨细胞血管母细胞瘤；男，4岁；临床表现：左髋部持续性疼痛2周，夜间和活动性加重，影响睡眠

A. DR示左侧髂骨翼骨小梁稍显模糊，边缘欠清晰；B. 横断面CT示左侧髂前上部髓腔内可见小斑片状稍低密度影，边界不清，未见硬化边，邻近左侧臀小肌和髂腰肌肿胀；C.冠状面MRI左侧髂骨髓臼上缘斑片状信号异常，T_2加权像呈混杂信号；D.大体标本示灰白色骨组织3段，总长度约2.8cm，直径均为0.3cm；E.髓腔内可见肿瘤组织呈结节状分布；F.局部可见肿瘤结节包绕骨小梁（中央）；G，H.肿瘤组织由毛细血管、短梭形细胞和多核巨细胞构成；I.CD34阳性；J.FLI1阳性；K.结节内多核巨细胞CD68阳性；L.MRI冠状面T_2加权像示临床治疗后病灶缩小

四、假肌源性血管内皮瘤

（一）定义

假肌源性血管内皮瘤（pseudomyogenic hemangioendothelioma）是一种罕见的具有内皮细胞表型的中间型肿瘤，好发于男性青年，多灶性为主，组织学改变类似于上皮样肉瘤，又称为上皮样肉瘤样血管内皮瘤。

（二）发病部位

假肌源性血管内皮瘤通常发生于肢端软组织，下肢（60%）多见。约25%同时存在于软组织和骨。骨假肌源性血管内皮瘤（无软组织病变）罕见，文献报道共25例。最新大宗10例研究报告均为多发性病变，具有明显区域分布的特点，下肢（45%）多见，25%发生于脊椎和骨盆，15%为上肢。

（三）临床特征

骨假肌源性血管内皮瘤平均发病年龄为36.7岁（范围8～74岁），60%的患者<30岁；男性多发，男女比为9∶1。最常见的症状为疼痛，可发生病理性骨折。

（四）影像特征

肿瘤具有明显区域性分布特点，病灶多发，有时难以计数病灶数量。X线平片和CT显示病变累及整个骨的皮质和（或）髓腔，边界清，分叶状，溶骨性破坏，一些病变可存在硬化缘。部分肿瘤可突破皮质伴软组织扩展。MRI T_1 加权像低信号，T_2 加权像高信号。部分肿瘤对 ^{18}F-FDG高摄取。

（五）大体检查

大体标本显示肿瘤呈不连续的多发性病灶，边界清楚，红褐色或棕褐色，伴有出血，周围硬化。肿瘤最大径为0.1～6.5cm。

（六）组织病理学

肿瘤主要由松散束状排列的梭形细胞构成，散在上皮样细胞，少数肿瘤以片状分布的上皮样细胞为主；肥胖的梭形肿瘤细胞和上皮样肿瘤细胞均存在较丰富的胞质，明显嗜酸性，缺乏胞质内空泡；细胞核呈空泡状，核仁清晰。细胞核非典型性程度较轻，局灶中度非典型性。核分裂象少见（0～2个/10HPF），个别病例可达6个/10HPF。有时可见类似于横纹肌母细胞的形态。间质疏松水肿，偶尔局灶存在黏液样间质。少数病例存在地图样坏死。与软组织内病变相比，骨内病变具有以下三个较独特的组织学改变：①个别病例以上皮样肿瘤细胞为主；②肿瘤内存在相互吻合的反应性编织骨，骨小梁周围成骨细胞围绕，类似于骨母细胞瘤；③局灶或片状出血，伴有较多破骨样多核巨细胞，类似于巨细胞瘤。

（七）免疫表型

本病与软组织病变相似，骨内肿瘤细胞CK、CD31、FLI1和ERG阳性表达，而CD34阴性。最近研究发现，FOSB是高度敏感的、具有诊断价值的抗体，约96%的肿瘤细胞核（>50%的瘤细胞）弥漫强阳性，局灶弱阳性表达没有诊断意义。

（八）分子遗传学

本病部分病例（3/7）存在染色体异位t（7；19）（q22；q13）导致SERPINE1-FOSB基因融合。阴性病例可能与脱钙有关。

（九）预后因素

本病预后与软组织病变相似，骨假肌源性血管内皮瘤可以表现为局部侵袭性或稳定数年，可局部复发，罕见远处转移。尚无预测患者预后的组织学参数。

（十）典型病例（图10-4-1）

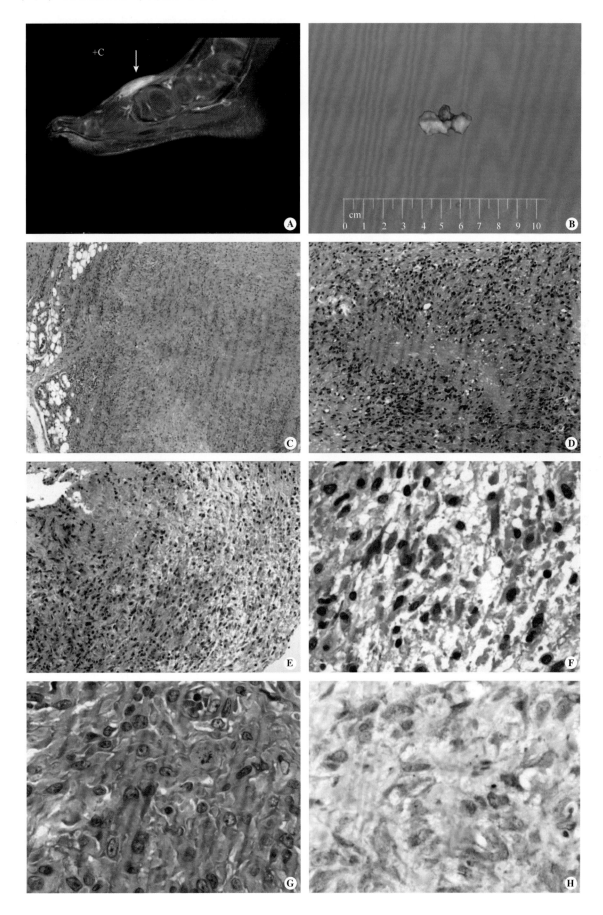

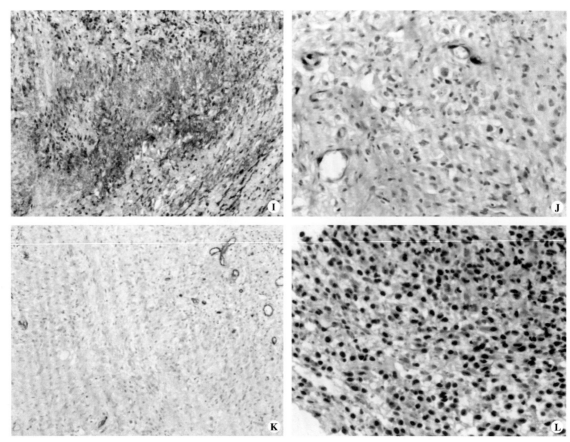

图10-4-1 右足背假肌源性血管内皮瘤；女，4岁

A. 矢状面MRI示第1、2跖骨近端背侧皮下软组织可见两个结节状影，T_1加权像呈稍高信号，增强扫描呈明显均匀强化（箭头所示）；B. 大体标本示灰白色碎块组织，总体积为1.5cm×0.8cm×0.5cm，质韧；C. 肿瘤呈结节状，边界不清，灶性坏死；D. 坏死灶周围可见短梭形肿瘤细胞；E. 部分区域黏液样变；F. 短梭形肿瘤细胞具丰富嗜酸性胞质；G. 部分肿瘤细胞呈上皮样形态，可见核分裂象；H. CK阳性；I. CD31阳性；J. ERG弱阳性；K. CD34阴性；L. INI1阳性

五、上皮样血管内皮瘤

（一）定义

上皮样血管内皮瘤（epithelioid haemangioendothelioma）是一种由具有内皮细胞表型的上皮样细胞和类似透明软骨的致密嗜碱性黏液透明间质构成的低到中级别恶性肿瘤。

（二）发病部位

本病任何骨均可发病，约50%发生于下肢骨，其中，股骨14%、胫骨12%、跟骨8%和距骨8%；脊椎（24%，胸腰椎多见）、肱骨（14%）和骨盆（14%）也是常见部位；颅骨、肋骨和锁骨也可发生。>50%患者呈多灶性，可表现为单个骨多灶性、多个不同的骨或多个不同的组织。区分转移还是多灶性病变困难，一般认为肺部出现结节为转移，骨内常视为多灶性。

（三）临床特征

上皮样血管内皮瘤罕见，真正发病率未知。年龄分布广（10～80岁），发病高峰为20～30岁。无明显性别差异，也有报道男性稍多。常见症状是局部疼痛和膨胀，有时伴有病理性骨折。

（四）影像特征

上皮样血管内皮瘤X线平片表现为骨邻近末端的膨胀性、溶骨性病变，边界不清，不同程度的周围硬化。基质矿化少见，骨膜反应罕见。病变典型局限于骨内。骨皮质膨胀和破坏常见。40%病例可见小的软组织肿块。核素骨扫描显示肿瘤对核素的摄取增加。CT和MRI检查没有特征性的改变。

（五）大体检查

上皮样血管内皮瘤肿块直径2～10cm，边界不清，红色，质软。病变也可呈灰褐色，质实，病变的血管特征不明显。病变通常发生于髓腔，偶尔也能破坏皮质扩展到周围软组织。

（六）组织病理学

肿瘤细胞呈条索状或巢状排列，包埋在黏液样或类似透明软骨的致密嗜碱性黏液透明间质内。弥漫、黏液样或束状生长特征也可存在。肿瘤由体积大的上皮样圆形、卵圆形或细长梭形细胞构成，细胞核呈圆形，轻-中度非典型性，核偏位，突出的核仁，核分裂象数量少（＜1个/10HPF）。稀少至丰富的嗜酸性或嗜碱性细胞质。最具特征性形态是水泡样或印戒样细胞存在胞质空泡。部分空泡内含有完整的红细胞或红细胞碎片，说明这些空泡为原始的血管腔隙。通常不存在发育良好的血管。炎症细胞多少不等，包括嗜酸粒细胞、淋巴细胞和浆细胞。局灶出血和含铁血黄素沉积。肿瘤周围反应骨形成。一些病变中可能出现深染的、多形性核，核分裂象很多。这种情况下与高级别血管肉瘤的鉴别重点是存在黏液样或硬化性间质。

（七）免疫表型

肿瘤细胞表达内皮细胞标志物FⅧ、CD31、CD34、FLI1和ERG。角蛋白（38%）、EMA和D2-40部分病例阳性。88%的病例TFE3阳性。

（八）分子遗传学

存在t（1；3）（p36；q25）染色体易位形成WWTR1-CAMTA1融合基因。少数病例存在t（11；X）（q13；p11）染色体易位形成YAP1-TEF3融合基因。

（九）预后因素

上皮样血管内皮瘤治疗首选广泛切除，能够完全切除的患者预后较好。不能完全切除需要联合放疗和（或）化疗，但要注意放疗可能诱发肉瘤。临床预后有明显差异，单灶性预后好于多灶性。10年总生存率为92%。10%的病变可由单灶性病变进展为多灶性。单灶性病变局部复发率为22%，4%的患者发生肺转移。脏器受累是最重要的预后因素。组织学特征没有预后意义。

（十）典型病例（图10-5-1、图10-5-2）

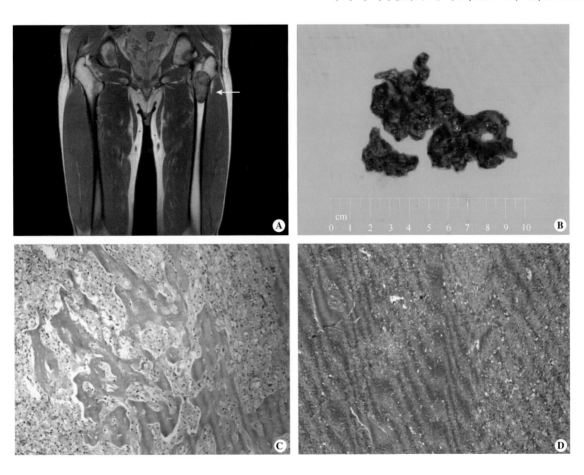

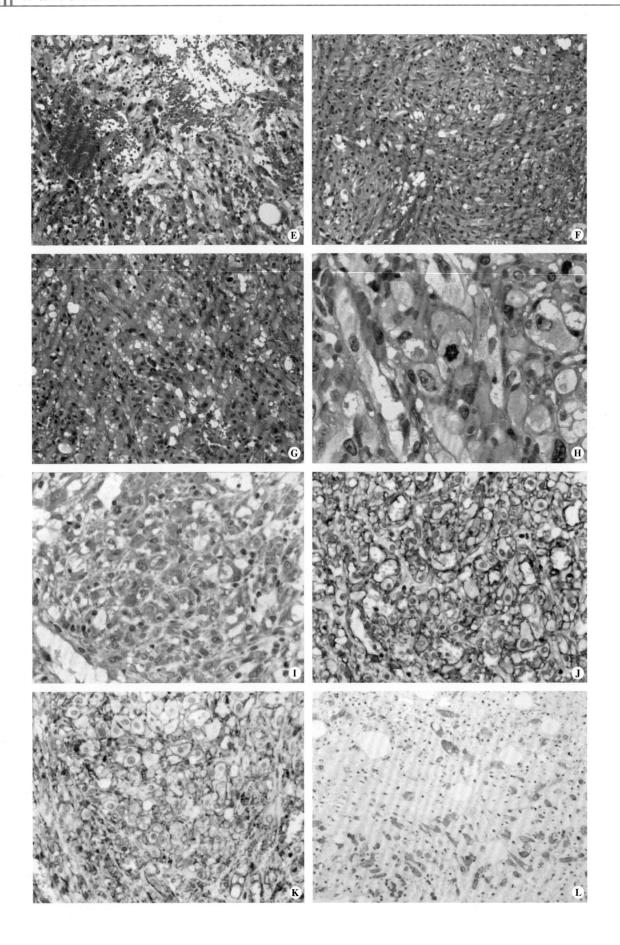

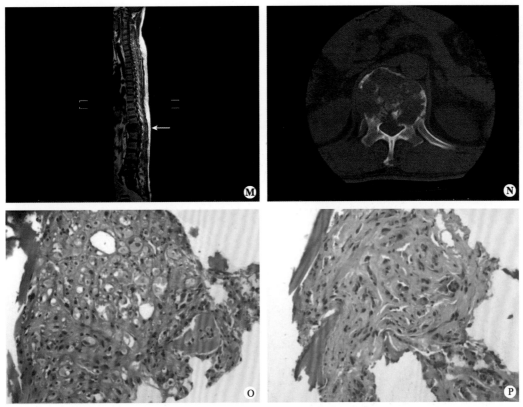

图10-5-1　左侧股骨近端和胸12椎体多发性上皮样血管内皮瘤；男，50岁

A. 冠状面MRI示左侧股骨近端可见椭圆形肿块，边界清，T_2加权像呈高低混杂信号（箭头所示）；B. 左股骨近端大体标本示暗红色碎组织，总体积为5.5cm×4.0cm×1.2cm；C. 肿瘤侵犯骨组织；D. 肿瘤组织内片状出血，其中可见残存的骨组织；E. 局灶黏液样间质；F. 肿瘤细胞呈上皮样形态，弥漫片状分布；G. 胞质内较多空泡；H. 核分裂象少见（1个/10HPF）；免疫组化示肿瘤细胞CK弱阳性（I）、CD34（J）和CD31（K）弥漫强阳性、IMP3少量细胞弱阳性（L）；M. 矢状面MRI胸12椎体骨质破坏，T_1加权像呈等信号（箭头所示）；N. 横断面CT示胸12椎体溶骨性破坏，斑片状高密度影；O. 骨内可见上皮样肿瘤细胞片状分布；P. 上皮样肿瘤细胞包埋在黏液软骨样间质内，破坏骨组织

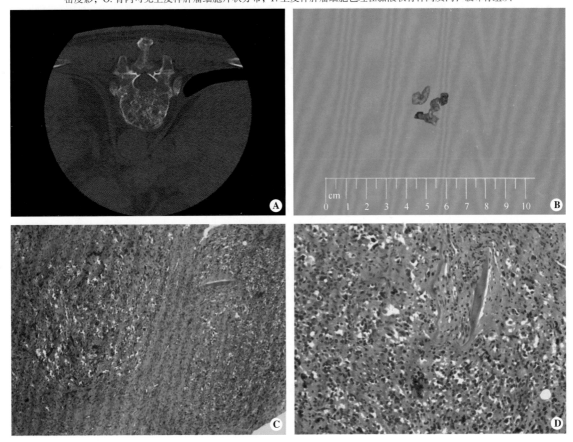

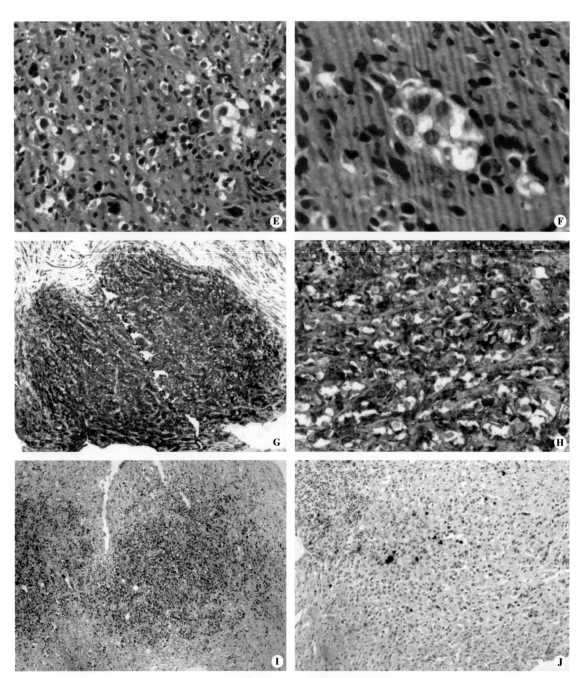

图10-5-2　胸12、腰1椎体上皮样血管内皮瘤；男，64岁

A. CT示胸12、腰1椎体和附件、多发肋骨虫蚀样破坏；B. 大体标本示灰白、灰褐色碎组织，总体积为1.5cm×1.0cm×0.5cm；C. 肿瘤呈结节状，纤维组织分隔；D. 肿瘤包绕并破坏骨组织；E. 硬化的间质内可见小巢状排列的肿瘤细胞；F. 上皮样肿瘤细胞，胞质透亮，清晰核仁；G. CD34强阳性，结节状结构明显；H. CD31阳性；I. ERG强阳性；J. Ki67示增殖指数较高

六、血管肉瘤

（一）定义

血管肉瘤（angiosarcoma）是一种分化程度不等、具有内皮细胞的形态和功能特征的恶性肿瘤。

（二）发病部位

血管肉瘤好发于下肢长骨（约占50%），其中股骨占36.7%；骨盆占23.3%，胫骨占11.7%，肱骨占10%；骶骨、腓骨、椎骨和颅骨较少见。约1/3的病例是多灶性，64%为邻近骨，36%为远处骨。

（三）临床特征

本病罕见，占恶性骨肿瘤的＜1%。发病年龄广（范围12～82岁），平均年龄52.5岁。男性多发，男女比1.7∶1。没有特异性的临床表现，最常见的临床表现为疼痛，有时可触及肿块。40%患者诊断时发生转移；多发性脏器转移最常见（占50%），骨转移（骨多灶性血管肉瘤）占33%，肺转移最少见（13%），也可发生脾转移。

（四）影像特征

本病影像学改变不具有特征性。X线平片表现为单个或区域内多灶性溶骨性肿瘤，边缘不清。皮质破坏和软组织侵犯常见。骨膜反应通常缺乏。MRI显示异质性信号改变伴有广泛反应性改变（58%）。

（五）大体检查

血管肉瘤体积较大，>50%的肿瘤最大径>10cm，质脆，常伴出血，红褐色。肿瘤侵蚀和破坏皮质并浸润软组织。由于出血外观导致坏死区难以识别。

（六）组织病理学

血管肉瘤主要呈实性片状生长方式（85.7%），一半以上的病例（57.1%）存在不规则血管腔，偶见分叶状生长方式。常浸润并替代骨髓，破坏骨皮质并侵犯周围软组织。肿瘤细胞呈中-重度非典型性（93.9%）。肿瘤细胞以上皮样形态为主（>90%），梭形细胞不常见。上皮样肿瘤细胞体积大（红细胞大小的4倍以上），具有丰富的嗜酸性胞质，细胞核空泡状，含有一个或多个小核仁，1/3可见大核仁。胞质内常有一个或多个空泡，空泡是透亮的和空的，或容纳完整的红细胞或红

细胞碎片。核分裂象易见，50%以上≥3个/10HPF。坏死易见。红细胞外溢，散在含铁血黄素沉积。不同程度的炎细胞浸润，常见淋巴细胞、中性粒细胞或嗜酸粒细胞。有时可见反应性骨形成。在缺乏明显血管分化时，明显的肿瘤内出血和中性粒细胞浸润是提示血管源性肿瘤有价值的形态学特征。

（七）免疫表型

肿瘤细胞表达各种内皮细胞标志物CD31（95%）、CD34（39%）、FⅧ（60%）、FLI1和ERG。这些抗体并非完全特异性表达于血管肉瘤，需要多种不同的内皮细胞标志物联合使用。此外，个别肿瘤细胞SMA（61%）和D2-40（31%）阳性。肿瘤细胞特别是具有上皮样形态者CK（69%）和EMA阳性，但不是完全阳性。IMP3弥漫强阳性。肿瘤多灶性、上皮样形态和表达上皮标志物可能误诊为转移癌。

（八）预后因素

骨血管肉瘤预后差，最新60例骨血管肉瘤研究结果，5年生存率为20%，无转移和发生转移的患者5年生存率分别为33%和0。完整外科切除的患者预后较好。同时需要进行化疗。组织学参数包括大核仁、核分裂象≥3个/10HPF、嗜酸粒细胞<5个/10HPF与较差预后相关。D2-40表达提示淋巴血管分化预测侵袭更强的临床过程。

（九）典型病例（图10-6-1～图10-6-3）

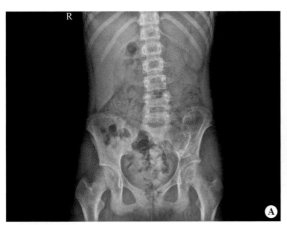

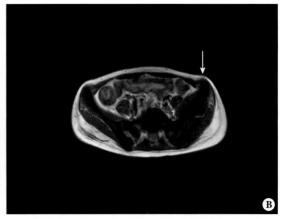

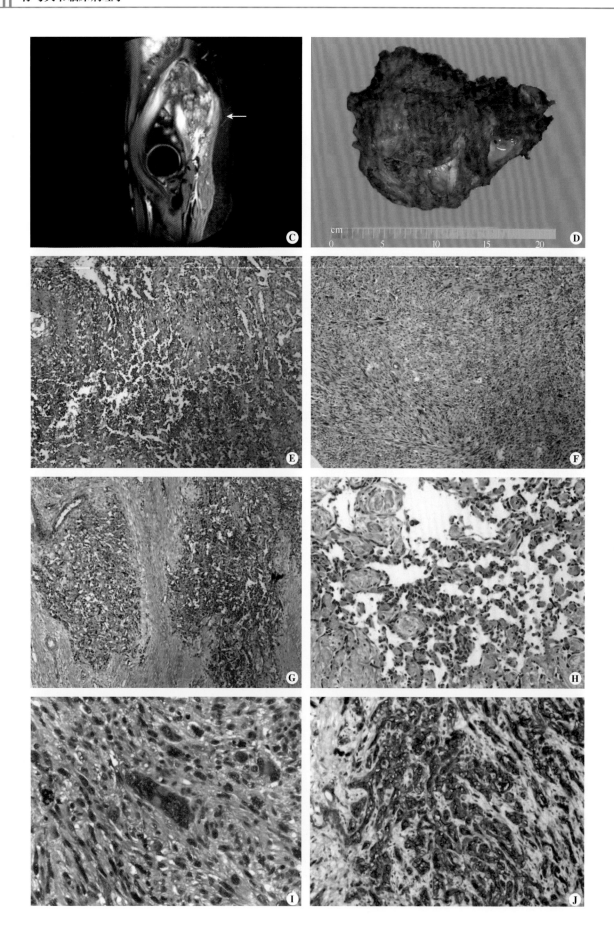

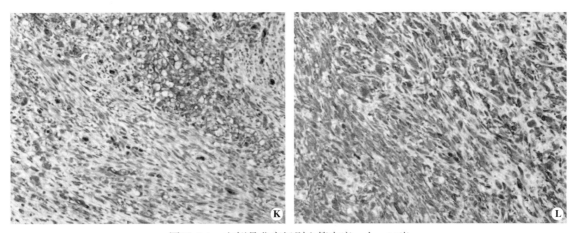

图10-6-1　左侧骨盆高级别血管肉瘤；女，15岁

A. DR示左侧髂骨多发低密度骨质破坏，呈虫蚀状和类圆形；B. 横断面MRI示左侧髂骨不规则团片状异常信号影，累及髋臼和骶骨，T$_1$加权像呈低信号（箭头所示）；C. MRI矢状面T$_2$加权像呈稍高信号（箭头所示）；D. 大体标本示半骨盆切除标本17.5cm×15.0cm×6.0cm，切面可见肿物体积为11.5cm×9.0cm×2.0cm，灰白色鱼肉样，质较硬；肿瘤组织形态多样，同一肿瘤可见迷宫样的血窦结构（E）、梭形瘤细胞为主的实性片状（F）、分叶状结构（G）和微乳头状结构（H）；I. 肿瘤细胞形态怪异，核分裂象多见；J. CD34示分化较好的区域强阳性；K. CD31示上皮样肿瘤细胞阳性（右上角），梭形肿瘤细胞阴性；L. IMP3弥漫强阳性

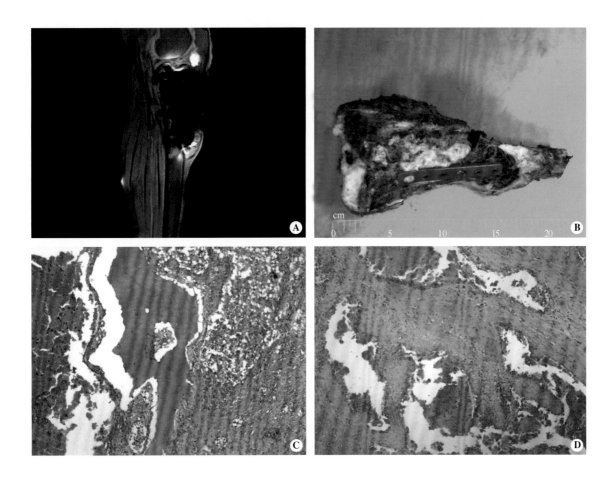

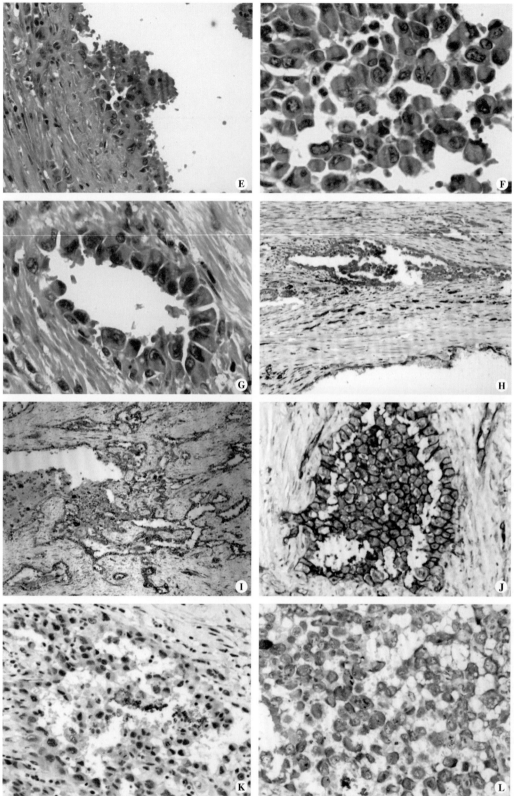

图10-6-2　左侧胫骨近端上皮样血管肉瘤；男，57岁；外院诊断骨巨细胞瘤术后1年复发，未行放疗（未复核原单位病理切片）
A. MRI矢状面示左侧胫骨近端填充以低信号骨水泥影，周围可见环状信号异常，T_1加权像呈低信号；B. 大体标本示胫骨近端切除标本，长为19.5cm，内置钢板一块，长约13.0cm，髓腔内见灰黄色质硬骨水泥，骨水泥周围可见肿物呈灰红色，浸润性生长并破坏骨皮质；C. 肿瘤破坏骨组织；D. 肿瘤呈由大小不等、充满血液的囊性结构；E. 囊腔内衬层上皮样肿瘤细胞；F. 部分肿瘤细胞黏附性差，细胞核偏位，胞质嗜酸性，清晰核仁，杂有较多嗜酸粒细胞；
G. 单层上皮样肿瘤细胞突向管腔呈"墓碑样"；免疫组化示肿瘤细胞CK（H）、CD34（I）、CD31（J）、FLI1（K）和IMP3（L）阳性表达

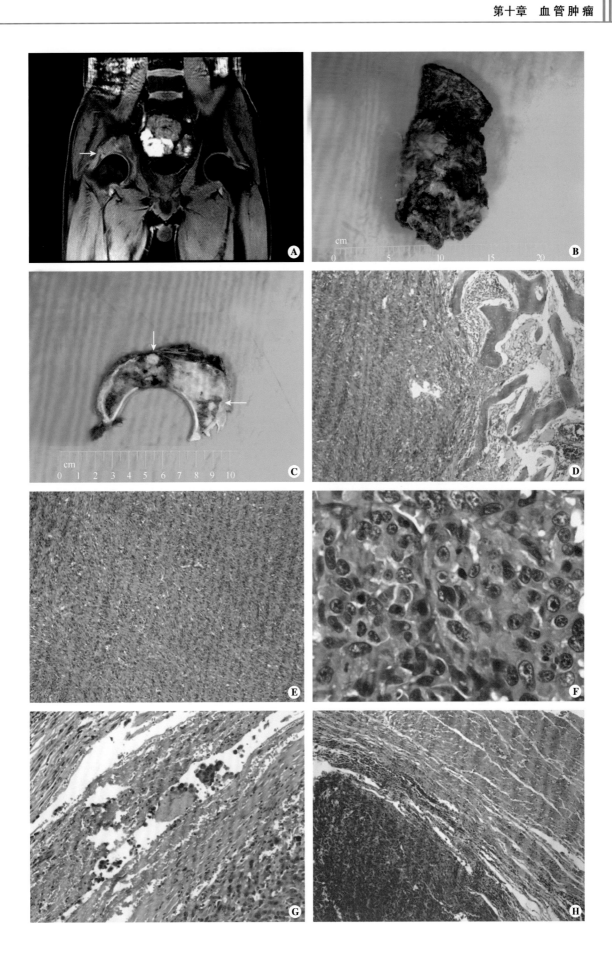

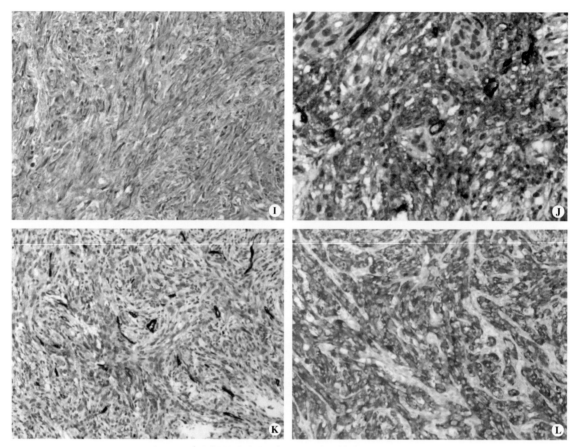

图10-6-3　右侧骨盆高级别梭形细胞血管肉瘤；男，38岁

A. 冠状面MRI示右侧髂骨不规则骨质破坏并软组织肿块，右侧髋臼受累，T₂加权像呈稍高信号（箭头所示）；B. 大体标本示右侧半骨盆部分切除，体积为16.0cm×8.0cm×6.0cm；C. 大体标本切面可见髋臼窝表面关节软骨光滑，肿物主要位于髋臼，切面呈多结节状，灰白间灰红色，质地较硬（箭头所示）；D. 结节边界较清，周围反应性骨小梁围绕；E. 梭形肿瘤细胞束状排列；F. 少量肿瘤细胞呈上皮样形态；G. 结节周围血管内可见上皮样肿瘤细胞；H. 肿瘤侵犯横纹肌；I. CK弥漫阳性；J. CD31强阳性；K. CD34局灶弱阳性；L. IMP3弥漫强阳性

参 考 文 献

丁宜, Bui Marilyn, 孙晶, 等, 2016. 单中心107例骨原发血管源性肿瘤临床病理分析. 临床与实验病理学杂志, 32(7): 766-769.

刘书中, 周熹, 宋按, 等, 2016. Gorham-Stout综合征临床特征分析. 中国实验诊断学, 20(8): 1346-1348.

汪庆余, 郝华, 刘绮颖, 等, 2014. 假肌源性血管内皮瘤6例临床病理分析. 临床与实验病理学杂志, 30(10): 1122-1126.

Angelini A, Mavrogenis AF, Gambarotti M, et al, 2014. Surgical treatment and results of 62 patients with epithelioid hemangioendothelioma of bone. J Surg Oncol, 109: 791-797.

Deshpande V, Rosenberg AE, O'Connell JX, et al, 2003. Epithelioid angiosarcoma of the bone: A series of 10 cases. Am J Surg Pathol, 27: 709-716.

Errani C, Vanel D, Gambarotti M, et al, 2012. Vascular bone tumors: A proposal of a classification based on clinicopathological, radiographic and genetic features. Skeletal Radiol, 41: 1495-1507.

Errani C, Zhang L, Panicek DM, et al, 2012. Epithelioid hemangioma of bone and soft tissue a reappraisal of a controversial entity. Clin Orthop Relat R, 470: 1498-1506.

Fletcher CDM, Bridge JA, Hogendoom P, et al, 2013. World Health Organization classification of tumors of soft tissue and bone. Lyon: IARC Press, 153-154, 332-338.

Gaudino S, Martucci M, Colantonio R, et al, 2015. A systematic approach to vertebral hemangioma. Skeletal Radiol, 44: 25-36.

Gill R, O'Donnell RJ, Horvai A, 2009. Utility of immunohistochemistry for endothelial markers in distinguishing epithelioid hemangioendothelioma from carcinoma metastatic to bone. Arch Pathol Lab Med, 133: 967-972.

Hart J, Mandavilli S, 2011. Epithelioid angiosarcoma: A brief diagnostic review and differential diagnosis. Arch Pathol Lab Med, 135: 268-272.

Hornick JL, Fletcher CDM, 2011. Pseudomyogenic hemangioendothelioma: A distinctive, often multicentric tumor with indolent behavior. Am J Surg Pathol, 35: 190-201.

Huang SC, Zhang L, Sung YS, et al, 2015. Frequent FOS gene rearrangements in epithelioid hemangioma a molecular study of 58 cases with morphologic reappraisal. Am J Surg Pathol, 39: 1313-1321.

Hung YP, Fletcher CDM, Hornick JL, 2017. FOSB is a useful diagnostic marker for pseudomyogenic hemangioendothelioma. Am J Surg Pathol, 41: 596-606.

Inyang A, Mertens F, Puls F, et al, 2016. Primary pseudomyogenic hemangioendothelioma of bone. Am J Surg Pathol, 40: 587-598.

Luzzati A, Gagliano F, Perrucchini G, et al, 2015. Epithelioid hemangioendothelioma of the spine: Results at seven years of average follow-up in a series of 10 cases surgically treated and a review of literature. European Spine Journal, 24: 2156-2164.

Ma YY, Du R, Zheng JC, et al, 2016. Giant cell angioblastoma in the femur: Three additional pediatric cases provide more data of its clinicopathological features. Int J Clin Exp Pathol, 9: 6334-6341.

Mao RJ, Jiang ZM, Zhang HZ, et al, 2012. Clinical and pathological characteristics of giant cell angioblastoma: A case report. Diagn Pathol, 7: 113.

Newland L, Kong K, Gallagher R, et al, 2008. Disappearing bones: A case of Gorham-Stout disease. Pathology, 40: 420-423.

Palmerini E, Maki RG, Staals EL, et al, 2014. Primary angiosarcoma of bone: A retrospective analysis of 60 patients from 2 institutions. Am J Clin Oncol, 37: 528-534.

Pradhan D, McGough RL, Schoedel KE, et al, 2017. Pseudomyogenic hemangioendothelioma of bone and soft tissue-a clinicopathologic, immunohistochemical and fluorescence in situ hybridization study of 7 cases. Lab Invest, 97: 22a.

Pradhan D, Schoedel K, McGough RL, et al, 2017. Pseudomyogenic hemangioendothelioma of skin, bone and soft tissue-a clinicopathological, immunohistochemical and fluorescence in situ hybridization study. Hum Pathol, 71: 126-134.

Schenker K, Blumer S, Jaramillo D, et al, 2017. Epithelioid hemangioma of bone: radiologic and magnetic resonance imaging characteristics with histopathological correlation. Pediatr Radiol, 47: 1631-1637.

Sugita S, Hirano H, Kikuchi N, et al, 2016. Diagnostic utility of FOSB immunohistochemistry in pseudomyogenic hemangioendothelioma and its histological mimics. Diagn Pathol, 11: 75.

Verbeke SLJ, Bertoni F, Bacchini P, et al, 2011. Distinct histological features characterize primary angiosarcoma of bone. Histopathology, 58: 254-264.

Verbeke SLJ, Bovee JVMG, 2011. Primary vascular tumors of bone: A spectrum of entities? Int J Clin Exp Pathol, 4: 541-551.

Weissferdt A, Moran CA, 2014. Epithelioid hemangioendothelioma of the bone: A review and update. Adv Anat Pathol, 21: 254-259.

Yang GR, He XX, Ge QL, 2017. Epithelioid angiosarcoma of the bone with eosinophilia: Report of a case and review of literatures. Int J Clin Exp Med, 10: 7181-7188.

Yu L, Lao IW, Wang J, 2015. Giant cell angioblastoma of bone: Four new cases provide further evidence of its distinct clinical and histopathological characteristics. Virchows Arch, 467: 95-103.

Zhou Q, Lu LJ, Fu YB, et al, 2016. Epithelioid hemangioma of bone: A report of two special cases and a literature review. Skeletal Radiol, 45: 1723-1727.

第十一章 血管周细胞肿瘤

血管周细胞肿瘤包括血管球瘤、肌周细胞瘤和血管平滑肌瘤，目前尚无骨内肌周细胞瘤和血管平滑肌瘤的报道，故本章仅介绍骨血管球瘤。

血管球瘤

（一）定义

血管球瘤（glomus tumours）是一种与正常血管球体中修饰的平滑肌细胞非常类似的细胞构成的间叶性肿瘤。

（二）发病部位

血管球体主要位于真皮网状层，具有体温调节功能，主要分布在四肢末端，特别是甲下，血管球瘤发生与正常血管球分布相似。此外血管球瘤也可发生在血管球体稀少或不存在的部位，如肺、气管、胃、纵隔、肠系膜、肾、口腔黏膜和骨等。

骨原发性血管球瘤非常罕见，自1939年Lglesias首次报道至今不足30例，均为个案报道。50%病例发生于指骨（14/28），其次为脊椎椎体或椎弓（7/28），尺骨（2例），腓骨、肩胛骨、股骨、颧骨、跟骨（各1例）也可见。

（三）临床特征

骨内血管球瘤平均发病年龄40.4岁（范围14～68岁）。好发于女性，男女比为1∶3。患者常以疼痛就诊，疼痛持续时间较长，1个月至20年，平均3.2年。

（四）影像特征

本病X线平片显示病灶呈圆形或卵圆形，多表现为溶骨性病变，可见硬化缘，易误诊为软骨瘤、血管瘤、动脉瘤样骨囊肿。笔者见1例椎骨血管球瘤的MRI检查显示分叶状结构，椎体和椎弓根骨质破坏，并累及硬脊膜和椎间孔；T_1加权像呈低信号，T_2加权像呈明显高信号。

（五）大体检查

肿物直径0.5～12cm，平均4.6cm，均为单发。肿物呈结节状或分叶状，灰红色，界清，质地较软。

（六）组织病理学

骨内血管球瘤一般认为可能来源于血管壁的周细胞，笔者见1例肿瘤中央大的扩张血管，肿瘤细胞围绕其周围，提示肿瘤来源于骨内大血管。根据球细胞、血管及平滑肌的相对比例不同分为经典型血管球瘤、球血管瘤及球血管肌瘤。

肿瘤组织无边界，沿骨髓腔呈结节状生长，结节大小不等，推挤式膨胀性生长，挤压周围骨髓组织并形成假纤维包膜，与周围骨组织分界清。较大结节内肿瘤组织呈分叶状结构，被致密的纤维结缔组织分隔。肿瘤组织呈血窦样结构，血窦内衬单层扁平的内皮细胞，血窦之间为单层或数层大小形态较一致的肿瘤细胞。肿瘤细胞呈上皮样，圆形或卵圆形，胞界较清晰，胞质较丰富，嗜酸性或淡染，细胞核大小较一致，个别细胞核可轻度增大，深染，核仁不明显或小核仁，核分裂象少见（<2个/10HPF），无坏死。肿瘤组织中央可见大的薄壁血管，周围肿瘤细胞呈围管性排列。复发病例结节状结构不明显，破坏骨皮质并浸润周围软组织。

2001年Folpe提出恶性血管球瘤的组织学标准，需至少具备以下特征之一：肿瘤位于筋膜下或内脏、直径>2cm，或病理性核分裂象，或核显著异型性且核分裂象≥5个/50HPF。WHO（2013年）软组织和骨肿瘤分类提出，诊断标准为具备下列两个条件之一即可：①显著的细胞核非典型性和任何数量的核分裂象；②病理性核分裂象。恶性成分可为两种类型，一种类似于平滑肌肉瘤或纤维肉瘤，另一种为片状分布的高度恶性形态的圆形细胞。恶性血管球瘤（血管球肉瘤）局部常保存典型的血管球瘤组织学特征有助于诊断，当上述特征不明显时，如存在突出的分枝状毛细血管、肿瘤细胞围血管分布、细胞大小形态较一致、界限清的细胞被基底膜样物包绕都有助于血管球瘤的诊断。如果不满足恶性血管球瘤的诊断标准，当肿瘤直径＞2.0cm和发病部位深在时，可诊断为恶性潜能未定的血管球瘤。

骨内血管球瘤罕见，指骨的血管球瘤相对容易诊断，特殊部位如脊椎血管球瘤由于位置特殊、体积较大，容易与血管肉瘤相混淆。二者均存在血窦样结构，肿瘤细胞可呈上皮样或梭形等，鉴别诊断时应采用多抗体联合检测，以避免误诊。

（七）免疫表型

窦间肿瘤细胞vimentin、SMA阳性，部分病例

CD34阳性；CK、desmin、CD31、S100阴性。肿瘤细胞间Ⅳ型胶原阳性；血窦内皮细胞CD34和CD31阳性。PAS染色肿瘤细胞间阳性，网状纤维染色可见肿瘤细胞被网状纤维包绕。

（八）预后因素

血管球瘤治疗以手术切除为主，放、化疗作用不明显。指骨预后较好，局部复发率低。

（九）典型病例（图11-1-1、图11-1-2）

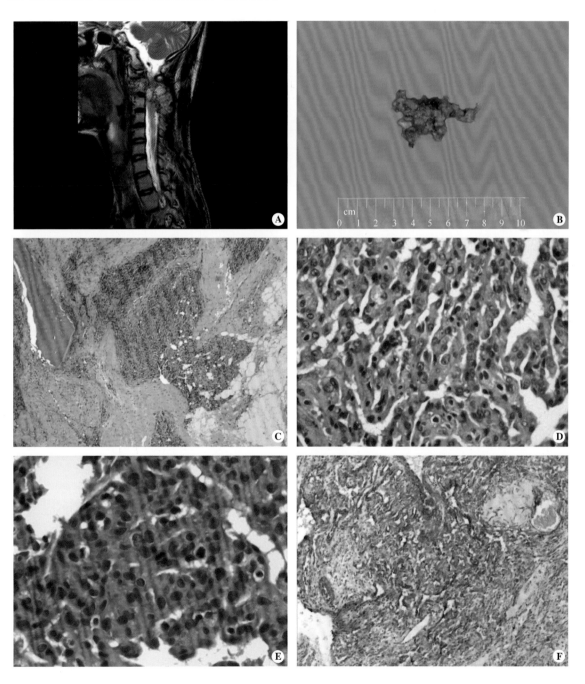

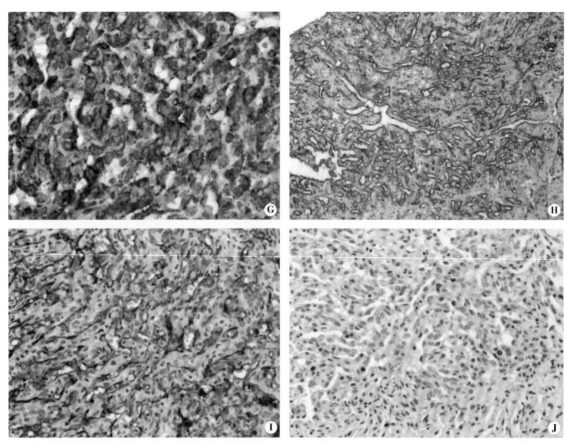

图11-1-1 颈2椎体恶性潜能未定的血管球瘤；男，14岁；外院诊断血管瘤术后一年复发（未复核原单位病理切片）

A. 矢状面MRI示颈椎肿瘤术后复发，病灶向周围软组织和椎管内生长，T$_2$加权像呈混杂稍高信号；B. 大体标本示灰白、灰红色碎组织，总体积为3.5cm×2.0cm×0.5cm；C. 肿瘤组织呈分叶状，破坏骨组织并侵犯周围脂肪组织，边界不清；D. 丰富的血窦之间可见圆形或卵圆形肿瘤细胞，边界较清；E. 细胞核轻度异型性，核分裂象少见（2个/10HPF）；F，G. 肿瘤细胞SMA弥漫阳性；H，I. 分别示血窦内皮CD34和CD31阳性，肿瘤细胞均阴性；J. Ki67示肿瘤细胞增殖指数低

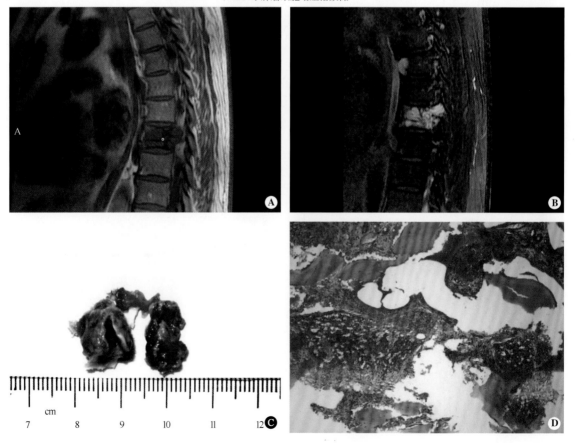

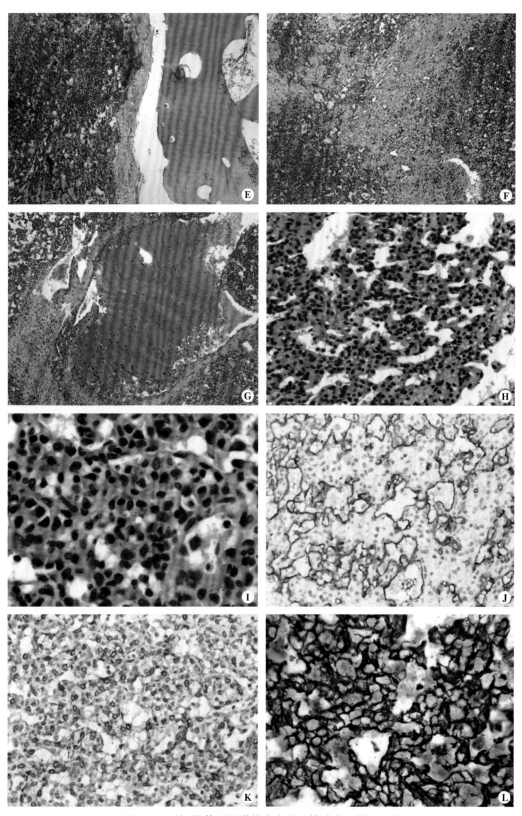

图11-1-2　胸8椎体恶性潜能未定的血管球瘤；男，60岁

A. MRI矢状面T₁加权像示胸8椎体内肿物呈分叶状，肿瘤呈低信号，之间可见线条状更低信号影，仅在前上方见少许三角形正常结构，病变累及左
侧椎弓根；B. 矢状面T₂加权像加脂肪抑制序列上显示病变呈高信号，之间仍可见线条状低信号影；C. 大体标本示肿物呈结节状，灰红色，边界较清；
D. 肿瘤呈大小不等结节状浸润骨组织；E. 肿瘤组织具假纤维包膜，与周围骨组织分界清；F. 大结节内纤维组织分隔瘤组织呈分叶状；G. 肿瘤组织
围绕一大的厚壁血管；H.丰富的血窦和血窦间圆形或卵圆形肿瘤细胞；I. 细胞核大小较一致，核仁不明显，嗜酸粒细胞易见；J.血窦内皮CD34阳性；
K. 血窦间肿瘤细胞SMA阳性；L. 网状纤维染色示肿瘤细胞被网状纤维包绕

参 考 文 献

Bahk WJ, Mirra JM, Anders KH, 2000. Intraosseous glomus tumor of the fibula. Skeletal Radiol, 29: 708-712.

Bambakidis NC, Gore P, Eschbacher J, et al, 2007. Intraosseous spinal glomus tumors: Case report. Neurosurgery, 60(6): E1152, E1153.

Bjorkengren AG, Resnick D, Haghighi P, et al, 1986. Intraosseous glomus tumor: Report of a case and review of the literature. Am J Roentgenol, 147: 739-741.

Fletcher CDM, Bridge JA, Hogendoom P, et al, 2013. World Health Organization classification of tumors of soft tissue and bone. Lyon: IARC Press, 116, 117.

Folpe AL, Fanburg-Smith JC, Miettinen M, et al, 2001. Atypical and malignant glomus tumors: Analysis of 52 cases, with a proposal for the reclassification of glomus tumors. Am J Surg Pathol, 25(1): 1-12.

Hanggi D, Adams H, Hans VH, et al, 2005. Recurrent glomus tumor of the sellar region with malignant progression. Acta Neuropathol, 110: 93-96.

Payer M, Grob D, Benini A, et al, 2002. Intraosseous glomus tumor of the thoracic spine. Case illustration. J Neurosurg, 96: 137.

Robinson JC, Kilpatrick SE, Kelly DL, 1996. Intraosseous glomus tumor of the spine. Case report and review of the literature. J Neurosurg, 85: 344-347.

Sugiura I, 1976. Intra-osseous glomus tumour: A case report. J Bone Joint Surg Br, 58: 245-247.

Simmons TJ, Bassler TJ, Schwinn CP, et al, 1992. Case report 749: Primary glomus tumor of bone. Skeletal Radiol, 21: 407-409.

Urakawa H, Nakashima H, Yamada Y, et al, 2008. Intraosseous glomus tumor of the ulna: A case report with radiographic findings and a review of the literature. Nagoya J Med Sci, 70: 127-133.

第十二章 脂肪源性、平滑肌源性和神经组织源性肿瘤

一、脂肪瘤和脂肪肉瘤

（一）定义

骨脂肪瘤和脂肪肉瘤（lipoma and liposarcoma）是发生于髓腔或骨表面的良性和恶性脂肪细胞肿瘤。

（二）发病部位

骨脂肪瘤常发生于跟骨和长管状骨的干骺端，特别是股骨、胫骨和腓骨。骨盆、脊椎、颅骨、下颌骨、上颌骨和肋骨少见。跟骨约占15%，最常位于跟骨颈基底部（Ward三角）。最新一篇统计发生于跟骨的溶骨性病变，发病率前三位依次为淋巴瘤（28.3%）、转移癌（28.3%）和脂肪瘤（13%）。国内一篇38例骨脂肪瘤报道，跟骨占28.9%（11/38），其次为股骨，占21.1%（8/38），髂骨和肱骨均占15.8%（6/38），胫骨占13.2%（5/38），桡骨和距骨各1例。骨旁脂肪瘤发生于长管状骨骨干，特别是股骨、桡骨、肱骨和胫骨。

骨脂肪肉瘤非常罕见，常发生于长管状骨，特别是股骨和胫骨。Zhan统计1980～2013年报道的10例及他们的1例合计11例骨脂肪肉瘤，其中肱骨4例，股骨和椎骨各2例，腓骨、肩胛骨和颞骨各1例。

（三）临床特征

骨脂肪瘤罕见，占所有原发骨肿瘤＜0.1%，一篇文献报道，骨脂肪瘤占所在机构的2.5%。发病年龄广（4～85岁），大多数患者诊断时的年龄为40～50岁。男性多见，男女比1.6∶1。骨旁脂肪瘤占骨脂肪瘤的15%，发生于50～60岁，男性稍多，男女比1.3∶1。25%～40%的患者无症状，最常见的临床症状为疼痛或肿胀。病理性骨折罕见。骨旁脂肪瘤常无症状，常可见或可触摸到肿块。骨脂肪瘤来源不清，可能来源于髓腔脂肪组织或继发于骨折、感染或缺血的反应性改变。

骨脂肪肉瘤极其罕见，骨外脂肪肉瘤发生骨转移相对常见。平均发病年龄41.6岁（范围16～69岁）。男性多见，其中男性8例，女性3例。临床表现常为疼痛。

（四）影像特征

骨脂肪瘤X线平片显示边界清晰的透亮区，周围具有薄层硬化缘。病变内存在骨小梁或中央性钙化。小骨可产生骨膨胀。CT显示脂肪成分具有低衰减值，相似于皮下脂肪组织。能够清晰地观察病灶内的钙化和骨峰成分。MRI检查显示T$_1$和T$_2$加权像呈高信号。骨旁脂肪瘤X线平片显示邻近皮质透亮肿块，可以显示钙化或骨膜反应。CT和MRI检查具有与皮下脂肪相似的特点，除了有时病变内会伴有钙化、软骨和骨化。Milgram结合临床、放射和病理学，根据脂肪坏死的程度将脂肪瘤分为三期：Ⅰ期脂肪组织无坏死，影像表现为边界清楚的溶骨性病变；Ⅱ期中央或外周脂肪组织坏死和钙化，影像表现为中心性或外周钙化或骨化；Ⅲ期广泛性脂肪组织坏死和钙化，囊性变，反应性新生骨形成，影像表现为形成特征性"牛眼"征。

骨脂肪肉瘤X线平片显示溶骨性病变，边界清晰或边界不清。CT和MRI能够检测肿瘤内的脂肪成分。

（五）大体检查

骨脂肪瘤通常直径为3～5cm，边界清，质软，灰黄色。周围骨经常硬化。骨旁脂肪瘤通常最大径4～10cm，界清，质软和灰黄色。一些病例的基底部或整个肿块内含有砾粒样的骨小梁或质脆的软骨结节。

骨脂肪肉瘤体积大，分叶状，质地软或韧，灰黄或灰白色。黏液样肿瘤可以有光泽，黏液样改变。

（六）组织病理学

骨脂肪瘤由分化成熟的脂肪细胞构成，呈分叶状分布，替代骨髓和包绕宿主骨小梁。脂肪细胞具有单个、大的、透明的胞质空泡，细胞核被挤压到细胞的一侧，呈新月状。棕色脂肪成分罕见。一些肿瘤可以出现脂肪坏死伴有泡沫样细胞浸润和纤维化。骨化性脂肪瘤表现为编织骨和板层骨小梁不规则地分布于整个肿瘤内。骨旁脂肪瘤边界清，基底部附着皮质。透明软骨可发生软骨内骨化或骨膜下反应性新生骨形成。

骨脂肪肉瘤的组织学亚型与发生在软组织内相似，其中多形性脂肪肉瘤最多见，高分化、黏液样和去分化脂肪肉瘤也有报道。

（七）预后因素

骨脂肪瘤无症状患者可以随访观察。预后非常好，单纯刮除后罕见复发。多形性脂肪肉瘤预后差，易发生肺转移。

（八）典型病例（图12-1-1）

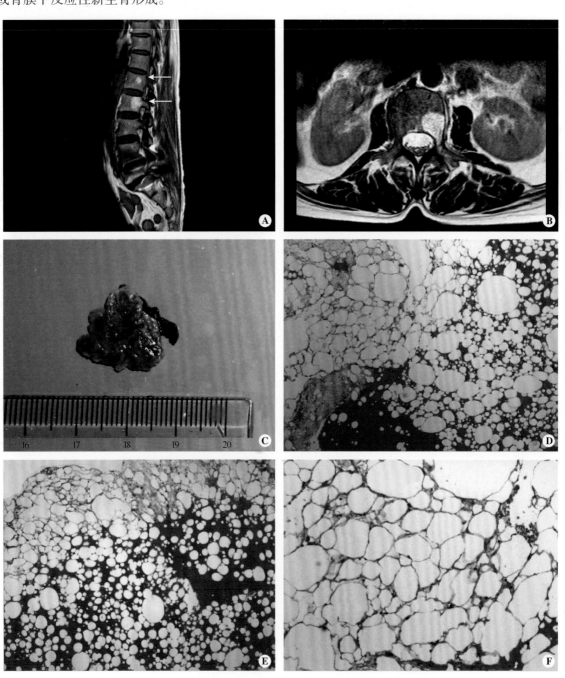

图12-1-1　腰2椎体脂肪瘤伴出血坏死；女，57岁

A. 矢状面MRI示腰1和腰2椎体内可见类圆形影，T_1加权像呈低信号（箭头所示）；B. MRI横断面T_2加权像呈高信号；C. 大体标本示灰黄色组织一块，体积为2.0cm×1.7cm×0.3cm；D，E. 肿瘤由成熟分化脂肪组织构成，大片状出血坏死；F. 脂肪细胞

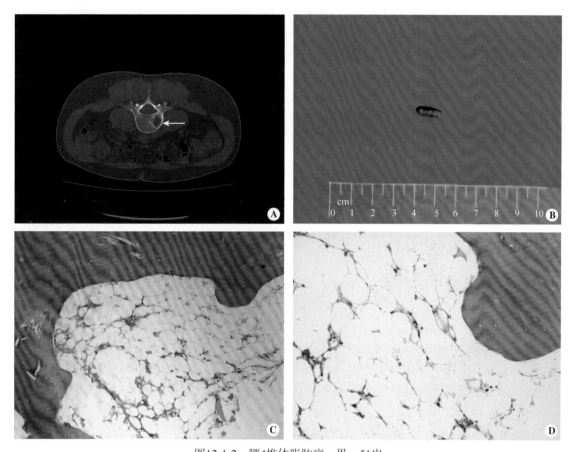

图12-1-2　腰4椎体脂肪瘤；男，51岁

A. 横断面CT示腰4椎体可见类圆形透亮区，伴有硬化缘（箭头所示）；B. 大体标本示骨组织一条，长1.1cm，直径0.2cm；C. 脂肪细胞片状增生，周围骨组织硬化；D. 脂肪细胞呈空泡状，分化成熟

二、平滑肌瘤和平滑肌肉瘤

（一）定义

1965年Evans首先报道骨平滑肌肉瘤（leiomyosarcoma），是一种骨原发性、显示平滑肌分化的恶性肿瘤。骨平滑肌瘤（leiomyoma）的报道远少于平滑肌肉瘤，1976年Ratigan首先报道。

（二）发病部位

平滑肌肉瘤最常见于子宫、腹膜后、盆腔和软组织。骨原发性平滑肌肉瘤远不如上述部位常见，诊断前必须首先除外骨外平滑肌肉瘤转移。骨平滑肌肉瘤60%～70%发生于膝关节（股骨远端和胫骨近端干骺端），股骨占20%～50%，胫骨占18%～36%。颅面骨和骨盆也可见，其他部位少见。

骨平滑肌瘤多发于颌骨和颅骨，股骨、胫骨、椎骨、肋骨和尺骨也有报道。

（三）临床特征

骨原发性平滑肌肉瘤罕见，占所有骨原发性恶性肿瘤<0.7%。1965年至今报道不足200例。年龄分布广（范围9～87岁），平均发病年龄为40～50岁。男女发病率相当。临床症状主要为疼痛和肿胀，偶尔可触及肿块，约15%的病例发生病理性骨折。放疗或Paget病可继发平滑肌肉瘤。EBV相关的骨平滑肌肉瘤可发生于免疫抑制的患者。

骨平滑肌瘤非常罕见，笔者不完全统计仅报道30余例。临床表现主要为疼痛。

（四）影像特征

骨平滑肌肉瘤X线平片显示溶骨性病变伴有虫蚀样或渗透性骨破坏，边界不清，没有硬化缘。低级别病变呈地图样破坏。长骨病变大多位于干骺端中心，偏心少见。MRI经常显示T_1和T_2加权像低或等信号，增强扫描明显强化。

骨平滑肌瘤X线平片多表现为溶骨性病变，边界清楚，个别存在硬化缘。骨皮质变薄，但无软组织肿块。不存在骨膜反应。

（五）大体检查

骨平滑肌肉瘤大小不等，平均为6.1cm（范围2～12cm）。切面显示灰白色或黄褐色，鱼肉样或奶油样外观，伴有明显坏死和囊性变。大于95%存在皮质穿透，80%出现软组织肿块。

骨平滑肌瘤大小不等，范围0.8～7.2cm。边界清楚的灰白色肿物，无坏死和囊性变。

（六）组织病理学

骨原发性平滑肌肉瘤与其他部位的平滑肌肉瘤组织学特点相同，组织学分级>75%为中高级别。梭形肿瘤细胞呈束状或编织状排列，浸润性生长。梭形肿瘤细胞具有明显的纤维性、嗜酸性胞质，有时可见核周空泡；长的、两端钝圆雪茄样核，分化较差时细胞核具多形性，体积大，浓染，多核瘤巨细胞可见。核分裂象平均5～6个/10HPF（范围1～15个）。约1/3病例明显坏死，8%病例存在血管内瘤栓。骨内也存在上皮样、多形性或黏液样亚型。骨平滑肌瘤与平滑肌肉瘤的诊断标准未定，主要依据细胞核非典型性、核分裂象和坏死。核分裂象鉴别诊断价值最高，平滑肌瘤核分裂象应<4/50HPF。此外影像学改变也有助于二者鉴别。

（七）免疫表型

本病HHF35、H-caldesmon、desmin和SMA弥漫或局灶阳性，没有特异性的平滑肌肉瘤的免疫标志物，至少两种标志物阳性能够做出更加可信的诊断。

（八）预后因素

骨平滑肌肉瘤5年生存率和无病生存率分别为60%～78%和41%～44%。手术切除为主，阴性的外科切缘预后好。化疗效果差，对预后无明显影响。15%～27%病例发生转移，肺部最常见，其次为骨。组织学分级与预后无关。

（九）典型病例（图12-2-1）

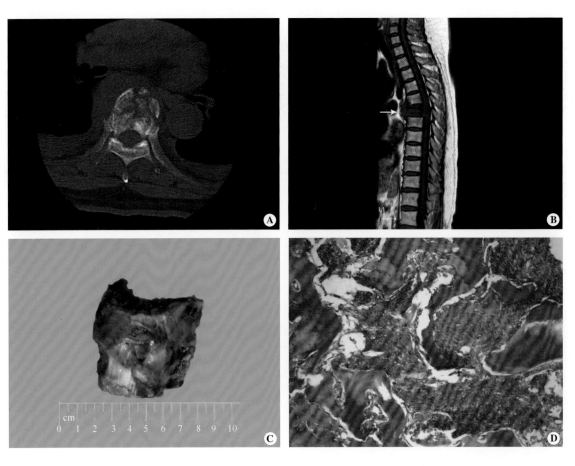

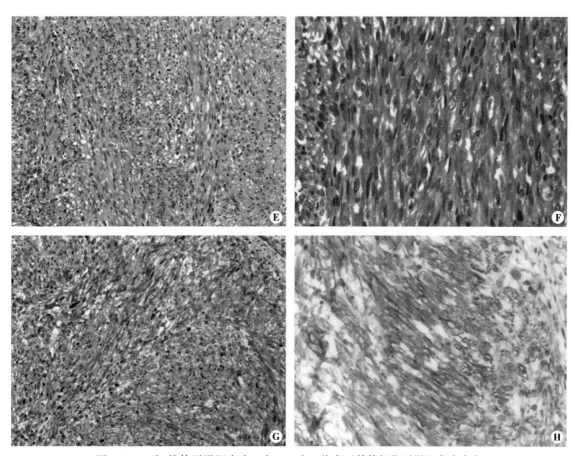

图12-2-1 胸6椎体平滑肌肉瘤；女，58岁；临床无其他部位平滑肌肉瘤病史

A. 横断面CT示胸6椎体骨质破坏并软组织肿块；B. 矢状面MRI示胸6椎体压缩变扁，椎体内和椎旁可见不规则团块状软组织肿块影，T_2加权像呈低信号（箭头所示）；C. 大体标本示椎骨一块，体积为6.5cm×5.0cm×5.3cm，切面可见灰白灰黄色结节状肿物，边界不清，体积为4.3cm×4.3cm×2.5cm，破坏骨皮质并侵犯周围软组织，质较韧；D.肿瘤浸润骨组织；E.肿瘤细胞呈编织状排列；F.梭形肿瘤细胞具嗜酸性胞质，雪茄样核；G. SMA弥漫阳性；H. desmin灶性阳性

三、骨神经鞘瘤和恶性外周神经鞘瘤

（一）定义

骨神经鞘瘤（schwannoma of bone）是一种骨原发性、完全由分化的肿瘤性施万细胞组成的一组神经鞘肿瘤。依据形态学和遗传学可分为两大类，一类为良性罕见恶性转化的普通型神经鞘瘤，另一类为罕见的具有低度恶性潜能的黑色素性神经鞘瘤。骨原发性恶性外周神经鞘瘤（primary intraosseous malignant peripheral nerve sheath tumor）非常罕见，仅见少数个案报道。WHO（2013年）软组织和骨肿瘤分类未收录骨神经鞘瘤和恶性外周神经鞘瘤。

（二）发病部位

骨原发性神经鞘瘤罕见。Ida认为发生于骶骨、椎骨、下颌骨和颞骨的神经鞘瘤并非真正意义的骨原发性神经鞘瘤，这些骨都含有神经孔，有下颌神经和许多感觉运动神经根从骨内穿越，此处发生的神经鞘瘤并非来源于支配骨的神经。严格定义的骨原发性神经鞘瘤应该是肿瘤位于髓腔内，类似于原发性骨肿瘤，来源于伴随骨营养血管走行的微小神经。Ida认为2011年之前符合真正意义上的骨原发性神经鞘瘤仅32例，约占原发骨肿瘤的0.1%。据此标准统计国内外22例报道，以长骨好发，其中胫骨6例，股骨4例，肋骨3例，尺骨、腓骨和髂骨各2例，肱骨、桡骨和枕骨各1例。

骨原发性恶性外周神经鞘瘤非常罕见，以往报道大多数位于下颌骨（约占50%）、上颌骨或脊柱，这些部位是否为骨原发性可能存在争议。目前共有17例发生于四肢骨的报道，笔者单位诊断1例，合计18例。其中股骨最多6例，尺骨3例，肱骨、指骨和跟骨各2例，胫骨、内侧楔骨和趾骨各1例。

（三）临床特征

骨神经鞘瘤生长缓慢。平均发病年龄34岁（范围9～56岁）。女性稍多，男女比为1：1.2。临床表现主要为疼痛。

恶性外周神经鞘瘤平均发病年龄为36.2岁（范围6～76岁）。男性好发，男女比为2.4：1。临床表现主要为疼痛和肿胀。18例报道中2例伴有Ⅰ型神经纤维瘤病。

（四）影像特征

神经鞘瘤主要表现出良性的影像学特征。X线平片显示膨胀性、溶骨性破坏，边界清楚，具有硬化缘。肿块主要位于髓腔中心，缺乏钙化。大部分病例无骨膜反应。少数病例可破坏骨皮质伴软组织肿块，但软组织肿块边界清，不侵入周围软组织。

恶性外周神经鞘瘤表现为长骨干骺端溶骨性破坏，皮质穿透伴软组织肿块，无钙化和骨化。

（五）大体检查

骨神经鞘瘤最大径1.5～9.0cm，边界清楚，可呈分叶状，切面灰白、灰黄色，实性，质地中等。

恶性外周神经鞘瘤切面呈灰白色，鱼肉样，实性，质软，常伴有出血和坏死区。

（六）组织病理学

骨神经鞘瘤突出的特点是无包膜，50%病例存在周围髓腔内浸润，不要误诊为恶性。与软组织神经鞘瘤具有相似的组织学特点，大部分为普通型神经鞘瘤，其次为黑色素性。普通型存在不同比例的Antoni A区和Antoni B区。Antoni A区由排列紧密的梭形细胞构成，胞质界限不清，细胞核扭曲，栅栏状排列，偶见verocay小体。Antoni B区细胞成分少，排列不规则。黄色瘤样改变、含铁血黄素沉积、淋巴细胞浸润和囊性变在部分病例中可见。富于细胞性和退变性神经鞘瘤也可见，由于细胞丰富密集和细胞核明显异型性，易误诊为恶性。普通型神经鞘瘤无坏死，核分裂象大多缺乏，易见富于细胞性核分裂象（通常<4个/10HPF）。黑色素性神经鞘瘤具有特征性的Antoni区，梭形和（或）上皮样肿瘤细胞内存在明显的黑色素。部分病例可见砂砾体和局部脂肪化生，这两个特征存在常提示伴随Carney综合征。

恶性外周神经鞘瘤组织学形态多样，可存在致密区及疏松区。肿瘤细胞常排列呈束状、编织状和鲱鱼骨样，也可呈车辐状、漩涡状或血管外皮瘤样，栅栏状结构常不明显。肿瘤细胞呈梭形，胞界不清楚，胞质淡染；细胞核呈短梭形，波浪状和弯曲状，深染，小核仁。分化差的区域富于细胞，细胞核具有明显多核性，核分裂象易见（>4个/10HPF），出血、坏死常见。国内一例报道肿瘤细胞呈上皮样形态。笔者见1例肿瘤组织内出现横纹肌肉瘤成分（恶性蝾螈瘤），非常罕见。

（七）免疫表型

神经鞘瘤弥漫表达S100和SOX10，CD56和Ⅳ型胶原阳性；黑色素性局灶表达HMB45和Melan A；Ki67常<5%。

恶性外周神经鞘瘤灶性或不表达S100，1例报道SOX10局灶阳性，CK、EMA、CD34也可灶性阳性。最新一篇报道H3K27me3在骨恶性外周神经鞘瘤表达完全缺失。研究表明，H3K27me3是恶性外周神经鞘瘤较为敏感和特异的标志物，弥漫失表达有助于与其他肿瘤鉴别，部分失表达作用有限。

（八）预后因素

骨神经鞘瘤采取刮除或整块切除治疗，复发罕见。

18例恶性外周神经鞘瘤中6例发生转移，发生于肺和骨最多见，4例死亡。

（九）典型病例（图12-3-1）

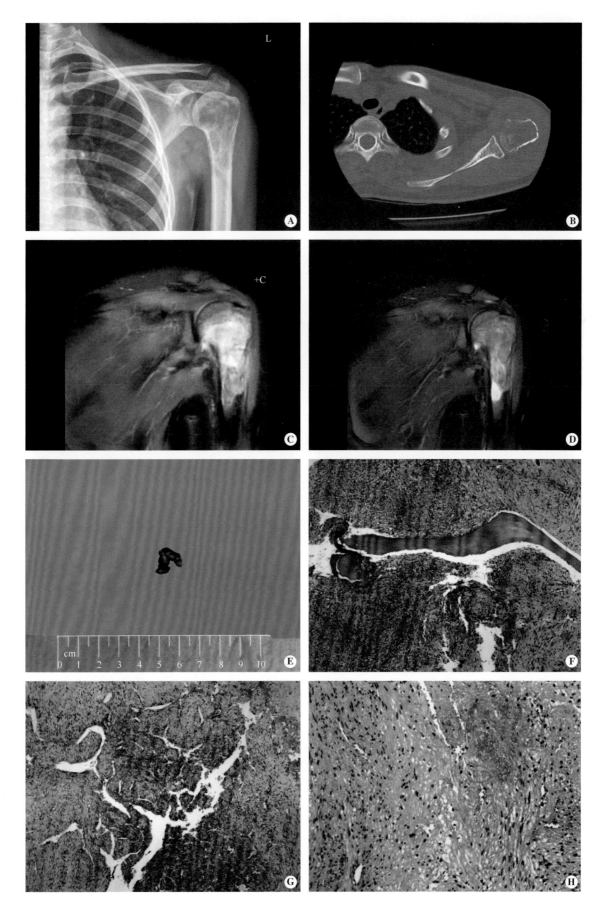

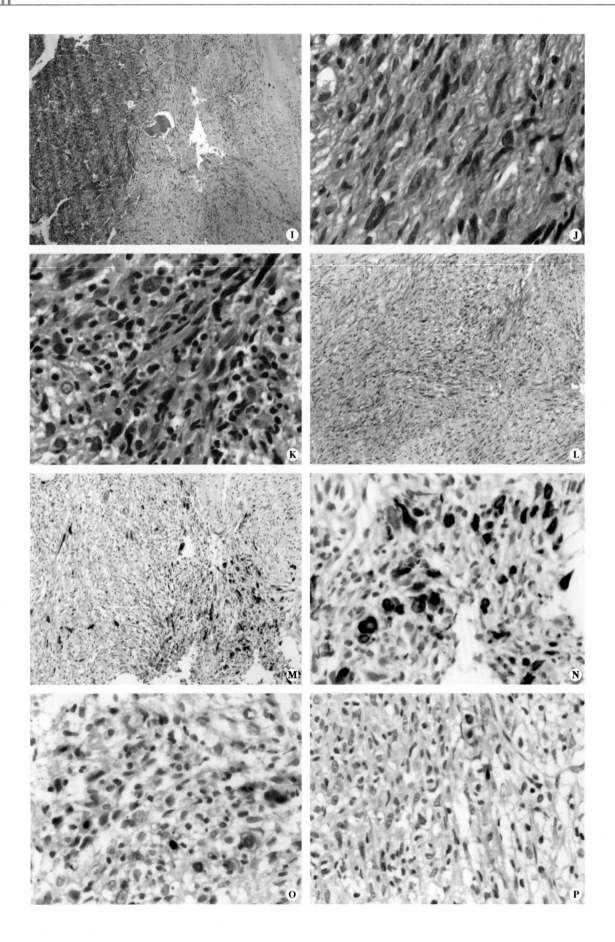

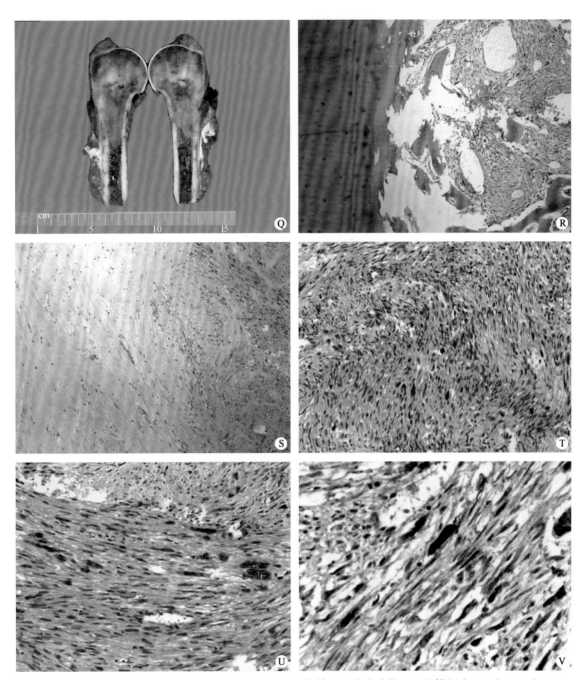

图12-3-1　左侧肱骨近端原发性恶性外周神经鞘瘤伴横纹肌肉瘤分化（恶性蝾螈瘤）；女，34岁

A. DR示左侧肱骨近端骨质密度减低，密度不均匀，斑片状；B. 横断面CT示不规则溶骨性破坏，骨皮质呈虫蚀样改变，周围软组织肿块；C. 冠状面MRI示混杂信号影，边界不清，T_1加权像呈低信号，增强扫描明显强化；D. MRI冠状面T_2加权像呈等信号；E.大体标本示（左侧肱骨肿物穿刺活检标本）灰白色碎骨组织，总体积为1.0cm×1.0cm×0.2cm；F. 肿瘤组织丰富密集，包绕并破坏宿主骨；G. 血管外皮瘤样结构；H. 片状坏死；I. 肿瘤组织内细胞致密区（左侧）和稀疏区（右侧）；J. 梭形肿瘤细胞，部分细胞核波浪状；K. 局灶肿瘤细胞呈圆形或卵圆形，可见核仁；L. S100灶性阳性；M. desmin散在阳性；N. desmin阳性的肿瘤细胞呈圆形或卵圆形；O，P. desmin阳性肿瘤细胞myogenin阳性；Q. 大体标本（化疗后）肱骨近端切除标本，长11.3cm，骨干断端直径为1.8cm，肱骨头大小为4.0cm×3.5cm×3.0cm，切面可见灰白色肿物，主要位于干骺端，长6.5cm，最大径3.5cm，质地中等；R. 肿瘤细胞侵犯关节软骨；S. 片状坏死，黏液样变性；T. 梭形瘤细胞丰富密集，可见栅栏样结构；U. 部分细胞异型性明显；V. S100个别肿瘤细胞阳性

参 考 文 献

傅春玲，刘定荣，张世琼，等，2014. 股骨伴上皮样分化的恶性外周神经鞘瘤临床病理观察. 诊断病理学杂志，21(3): 158-160.

焦琼，黄瑾，蒋智铭，等，2014. 骨原发性神经鞘瘤临床病理分析. 中华病理学杂志，43(8): 537-540.

Abdelaal AHK, Yamamoto N, Hayashi K, et al, 2016. Intraosseous leiomyoma of the tibia: A case report. J Orthop Case Rep, 6: 81-85.

Al-Lhedan F, 2017. Schwannoma of the femur: A rare case report. J Bone Oncol, 8: 1-3.

Antonescu CR, Erlandson RA, Huvos AG, 1997. Primary leiomyosarcoma of bone: A clinicopathologic, immunohistochemical, and ultrastructural study of 33 patients and a literature review. Am J Surg Pathol, 21: 1281-1294.

Bhatnagar N, Lingaiah P, Tiwari A, et al, 2016. Primary leiomyosarcoma of femur. J Clin Orthop Trauma, 7: 125-129.

Brewer P, Sumathi V, Grimer RJ, et al, 2012. Primary leiomyosarcoma of bone: Analysis of prognosis. Sarcoma, 2012: 636849.

Chow LTC, 2015. Primary intraosseous hybrid nerve sheath tumor of femur: A hitherto undescribed occurrence in bone with secondary aneurysmal bone cyst formation resulting in pathological fracture. Pathology, Research and Practice, 211: 409-414.

Cui JF, Chen HS, Hao DP, et al, 2017. Imaging features of primary leiomyosarcoma of bone. Int J Clin Exp Med, 10: 10846-10851.

Devnani B, Biswas A, Bakhshi S, et al, 2017. Primary intraosseous malignant peripheral nerve sheath tumor of metacarpal bones of the hand in a patient without neurofibromatosis 1: Report of a rare case. Indian J Med Paediatr Oncol, 38: 232-235.

Eyzaguirre E, Liqiang W, Karla GM, et al, 2007. Intraosseous lipoma. A clinical, radiologic, and pathologic study of 5 cases. Ann Diagn Pathol, 11: 320-325.

Fletcher CDM, Bridge JA, Hogendoom P, et al, 2013. World Health Organization classification of tumors of soft tissue and bone. Lyon: IARC Press, 20-42, 110-114, 169-172, 187-189.

Ghailane S, Fauquier S, Lepreux S, et al, 2017. Malignant triton tumor: Grand round presentation of a rare aggressive case thoracolumbar spine tumor. European Spine Journal, 2017(1): 1-5.

Gnanalingham K, Bhattacharjee S, O'Neill K, 2004. Intraosseous malignant peripheral nerve sheath tumor(MPNST)of the thoracic spine: A rare cause of spinal cord compression. Spine, 29: E402-E405.

Ida CM, Scheithauer BW, Yapicier O, et al, 2011. Primary schwannoma of the bone: A clinicopathologic and radiologic study of 17 cases. Am J Surg Pathol, 35: 989-997.

Kang M-W, Kang SK, Yu JH, et al, 2011. Benign metastasizing leiomyoma: Metastasis to rib and vertebra. The Annals of Thoracic Surgery, 91: 924-926.

Kara K, Tutar S, Sivrioglu AK, et al, 2016. Intraosseous lipoma of the second cervical vertebrae. The Spine Journal, 16: e325-e326.

Kato H, Kanematsu M, Ohno T, et al, 2015. Intraosseous schwannoma of the ilium. Clin Imag, 39: 161-164.

Kendi TK, Erakar A, Yildiz HY, et al, 2004. Intraosseous malignant peripheral nerve sheath tumor with local recurrence, lung metastases and death. Skeletal Radiol, 33: 223-225.

Lau SK, 2014. Intraosseous angioleiomyoma the tibia: A case report. Pathology, Research and Practice, 210: 321-324.

Makise N, Sekimizu M, Kubo T, et al, 2018. Clarifying the distinction between malignant peripheral nerve sheath tumor and dedifferentiated liposarcoma: A critical reappraisal of the diagnostic utility of MDM2 and H3K27me3 status. Am J Surg Pathol, 42(5): 656-664.

Matsuyama A, Sakamomo A, Aoki T, et al, 2013. Intraosseous leiomyosarcoma arising in the epiphysis of the distal femur. Pathology,

Research and Practice, 209: 530-533.

Mori T, Nakayama R, Endo M, et al, 2016. Forty-eight cases of leiomyosarcoma of bone in Japan: A multicenter study from the Japanese musculoskeletal oncology group. J Surg Oncol, 114: 495-500.

Muramatsu K, Tominaga Y, Hashimoto T, et al, 2014. Symptomatic intraosseous lipoma in the calcaneus. Anticancer Res, 34: 963-966.

Muthusamy S, Conway SA, Pitcher JD, et al, 2017. Primary intraosseous malignant peripheral nerve sheath tumor of the medial cuneiform: A case report and review of the literature. The Journal of Foot and Ankle Surgery, 56: 129-134.

Pekmezci M, Cuevas-Ocampo AK, Perry A, et al, 2017. Significance of H3K27me3 loss in the diagnosis of malignant peripheral nerve sheath tumors. Mod Pathol, 30: 1710-1719.

Prieto R, Pascual JM, Garcia-Cabezas MA, et al, 2012. Low-grade malignant triton tumor in the lumbar spine: A rare variant of malignant peripheral nerve sheath tumor with rhabdomyoblastic differentiation. Neuropathology, 32: 180-189.

Prieto-Granada CN, Wiesner T, Messina JL, et al, 2016. Loss of H3K27me3 expression is a highly sensitive marker for sporadic and radiation-induced MPNST. Am J Surg Pathol, 40: 479-489.

Recine F, Bongiovanni A, Casadei R, et al, 2017. Primary leiomyosarcoma of the bone: A case report and a review of the literature. Medicine. 96: e8545.

Rekhi B, Kaur A, Puri A, et al, 2011. Primary leiomyosarcoma of bone--a clinicopathologic study of 8 uncommon cases with immunohistochemical analysis and clinical outcomes. Ann Diagn Pathol, 15: 147-156.

Sugawara M, Kobayashi E, Asano N, et al, 2017. Malignant peripheral nerve sheath tumor of the femur: A rare diagnosis supported by complete immunohistochemical loss of H3K27me3. Int J Surg Pathol, 25: 629-634.

Sung Y-H, Yang S-W, Tarng Y-W, et al, 2012. Intraosseous leiomyoma of the distal femur: A case report and review of literatures. Eur J Orthop Surg Traumatol, 22 (Suppl 1): 161-165.

Tian YW, Zhang LY, Liu ZQ, 2014. Giant intraosseous schwannoma of scapula: A rare case report and review of the literature. Diagn Pathol, 9: 31.

Wang XJ, Hartley K, Holt GE, et al, 2014. Intracortical schwannoma of the femur. Skeletal Radiol, 43: 687-691.

Weger C, Frings A, Friesenbichler J, et al, 2013. Osteolytic lesions of the calcaneus: Results from a multicentre study. Int Orthop, 37: 1851-1856.

Yang J-S, Chu L, Li X, et al, 2015. Multiple intraosseous vertebral lipomas with chronic back pain. The Spine Journal, 15: 1676-1677.

Yimaz MR, Bek S, Bekmezci T, et al, 2004. Malignant triton tumor of the lumbar spine. Spine, 29: E399-E401.

Zhang S, Wang XQ, 2014. Primary dedifferentiated liposarcoma of the femur presenting with malignant fibrous histiocytoma: A case report and review of the literature. Oncol Lett, 8: 663-666.

Zikria BA, Radevic MR, Jormark SC, et al, 2004. Intraosseous leiomyoma of the ulna: A case report. The Journal of Bone and Joint Surgery American Volume, 86-A: 2522-2525.

第十三章　上皮性肿瘤

WHO（2013年）骨肿瘤分类中平滑肌源性、脂肪源性和上皮性肿瘤归类为一章介绍。目前，骨原发性上皮性肿瘤仅有成釉细胞瘤，故本章仅介绍成釉细胞瘤。

成釉细胞瘤

（一）定义

1913年Fischer首先描述成釉细胞瘤（adamantinoma），因具有与腭骨成釉细胞瘤相似的组织学特征而命名。本病是一种双相性恶性肿瘤，以多样性的形态学表现为特征，最常见的组织学表现为上皮样肿瘤细胞呈簇状分布，被相对温和的骨纤维成分围绕。

（二）发病部位

胫骨发病占所有病例的85%～90%，特别好发于骨干前侧。约10%病例同侧腓骨合并一个或多个病变。其他罕见部位，包括尺骨、桡骨、肱骨和椎体也有报道。

（三）临床特征

成釉细胞瘤占所有原发肿瘤的0.1%～0.5%。发病年龄3～86岁，平均年龄25～35岁；经典型平均发病年龄30岁左右，而骨纤维结构不良样型好发于儿童患者，平均发病年龄10岁左右；但儿童发生经典型成釉细胞瘤和成年人发生骨纤维结构不良样型成釉细胞瘤也有报道。男性稍多，男女比约为1.3：1。罕见情况下，老年患者也可进一步演进为去分化成釉细胞瘤。

临床主要表现为肿胀，可伴有或无疼痛。症状持续时间较长。临床症状如肿胀或影像学异常出现至明确诊断可持续长达30年。60%的患者具有明显的创伤史。

（四）影像特征

成釉细胞瘤X线平片典型改变是边界清晰、分叶状、溶骨和硬化混杂性病变。溶骨性病变可表现为单灶、多发"泡沫样"或细长线样病灶，散在反应骨。骨皮质侵蚀呈特征性的"锯齿状"表现。病变内模糊不透明（磨砂样）、分隔和外周硬化也可见。通常伴随层状或致密骨膜反应。同一骨内出现多灶性病变常见。病变常位于皮质内并沿长轴扩展。经典型几乎全部累及髓腔，67%～88%完全占据髓腔，15%存在软组织肿块。骨纤维结构不良样型可完全局限于皮质内，56%可同时累及髓腔，但不会完全占据髓腔，不形成软组织肿块。侵袭性肿瘤偶尔可表现为单个、大的溶骨性病变。MRI有助于显示多灶性、病变扩展范围和是否存在软组织侵犯。

（五）大体检查

成釉细胞瘤肿块位于皮质内，界限清，灰黄色或灰白色，分叶状，质地坚韧，有砂砾感，外周硬化区则质硬如骨。偶尔多灶性。肿块体积大时可向髓腔内扩展和（或）突破皮质侵犯软组织。髓腔内肿块易剥离，骨皮质因侵蚀变薄。囊性变易见，腔内充满淡黄色或血性液体。

（六）组织病理学

成釉细胞瘤具有双相性特点，由上皮和骨纤维两种成分构成，二者以不同比例和分化特征相互混杂，一般认为纤维成分为反应性而非肿瘤性。成釉细胞瘤可分为经典型和骨纤维结构不良样型两种亚型。经典型发病年龄多大于20岁，上皮成分明显，常伴软组织和髓腔内侵犯，预后差。骨纤维结构不良样型发病年龄多小于20岁，常局限于骨皮质内；以骨纤维组织为主要成分，小簇状上皮细胞不明显，仅在仔细寻找或免疫组化检测时可以发现，预后好。

依据肿瘤细胞的不同的形态学特点可将经典型成釉细胞瘤分为4个亚型：基底细胞样、梭形细胞、管状和鳞状分化。此外罕见的横纹肌样、浆样形态也有个案报道。前两个亚型最常见，所有形态学改变也可以同时存在一个病变内。①基底细胞样亚型：上皮样肿瘤细胞呈巢状或大片状分布，周边细胞与巢团内细胞呈直角排列；周边立方形或柱状肿瘤细胞伴有细长的细胞核产生明显栅栏样结构；巢团内不同大小的囊腔分隔最外层细胞与内部其他肿瘤细胞；巢团内实性区卵圆形细胞核呈平行排列。②梭形细胞型：以梭形肿瘤细胞为特征，细胞核细长；缺乏基底细胞样亚型的周边栅栏样结构；梭形肿瘤细胞具有类似于纤维肉瘤的组织学特征。③管状型：管状结构类似于大小不等的血管或腺样结构；扁平或立方形的肿瘤细胞衬覆于不同大小的管腔内；腺管状结构可以被梭形肿瘤细胞或纤维间质分隔。④鳞状分化型：肿瘤细胞具有鳞状分化的特征，包括嗜酸性胞质，肿瘤细胞呈圆形、卵圆形或多角形，细胞核固缩，有时可见角化珠类似于高分化鳞状细胞癌；具有鳞状分化的肿瘤细胞常存在非鳞状分化的肿瘤组织内或周边。经典型肿瘤细胞总体形态相对温和，染色质分布均匀，核仁不明显或小核仁，核分裂象少见（大多数0～2个/10HPF）；骨纤维成分由车辐状排列的梭形细胞构成。编织骨小梁通常存在病变中心或邻近中心区域，骨小梁周围成骨细胞衬覆。钙化、多核巨细胞、泡沫样细胞、肥大细胞可见。

骨纤维结构不良样亚型：细长的成纤维细胞样细胞排列成松散束状或车辐状，同时存在成骨细胞围绕的骨小梁，类似于骨纤维结构不良的组织学特征。具有带状结构特点，从中心至病变周围骨小梁的数量增多并且越来越成熟，由中心的编织骨形成外周的板层骨。最主要的特征是纤维间质内散在分布小的上皮细胞巢和小管状结构。也有人将其命名为分化性成釉细胞瘤或幼年性成釉细胞瘤，认为它可能是成釉细胞瘤自然消退的结果。此型极易误诊为骨纤维结构不良，二者具有相似的发病年龄、部位和形态学特征，免疫组化检测有助于二者之间鉴别。

经典型成釉细胞瘤、骨纤维结构不良样成釉细胞瘤和骨纤维结构不良之间的关系是研究和争论的热点。有人认为三者是骨纤维病变的一个连续性谱系，有人提出骨纤维结构不良为成釉细胞瘤的修复过程或前驱性病变。最近研究显示，成釉细胞瘤和骨纤维结构不良中的间质细胞在上皮和成骨细胞标志物的表达方面既存在相似性又存在差异，尚无法确定三者为一连续性谱系。既往有报道骨纤维结构不良能够演进为成釉细胞瘤。最新2017年大宗长期随访研究报道，42例骨纤维结构不良（随访10.3年），没有1例发生转移和演进为成釉细胞瘤。

（七）免疫表型

肿瘤细胞表达vimentin、CK、EMA、p63和podoplanin。链特异性CK表达特点说明肿瘤细胞主要呈基底细胞分化。无论何种亚型，CK5、14和19广泛表达。CK1、CK13和CK17也不同程度表达。CK8和CK18阴性。E-caldherins、P-caldherins和N-caldherins在经典型中表达，而骨纤维结构不良亚型阴性。在经典型成釉细胞瘤中，上皮成分被连续的基底膜围绕。基底膜由Ⅳ型胶原、层粘连蛋白和半乳凝集素-3（Galectin-3）构成。而不明显的上皮显示不连续或周围根本没有基底膜。EGF/EGFR仅表达于上皮成分。FGF2/FGFR1两种成分均表达。

（八）预后因素

经典型成釉细胞瘤外科切除必须切缘阴性，即使广泛切除和根治性切除复发率也较高（29%）；单纯刮除复发率高达80%～100%。晚期复发常见（可长达20年），需要长期随访。12%～29%患者发生转移，肺和淋巴结转移常见。10年和20年疾病特异性生存率分别为93%和39%。此外，男性、年轻女性、存在疼痛、症状持续时间短、年轻患者（＜20岁）和缺乏鳞状分化与高复发率、转移率相关。

骨纤维结构不良样成釉细胞瘤预后良好，随访观察或刮除治疗；可局部复发。最新研究表明不会发生转移和演进为经典型成釉细胞瘤。

（九）典型病例（图13-1-1）

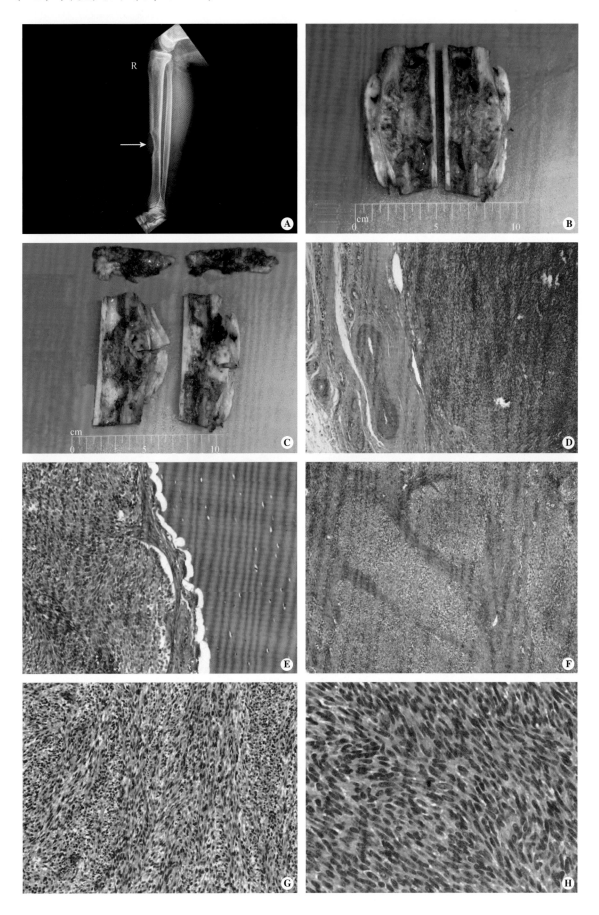

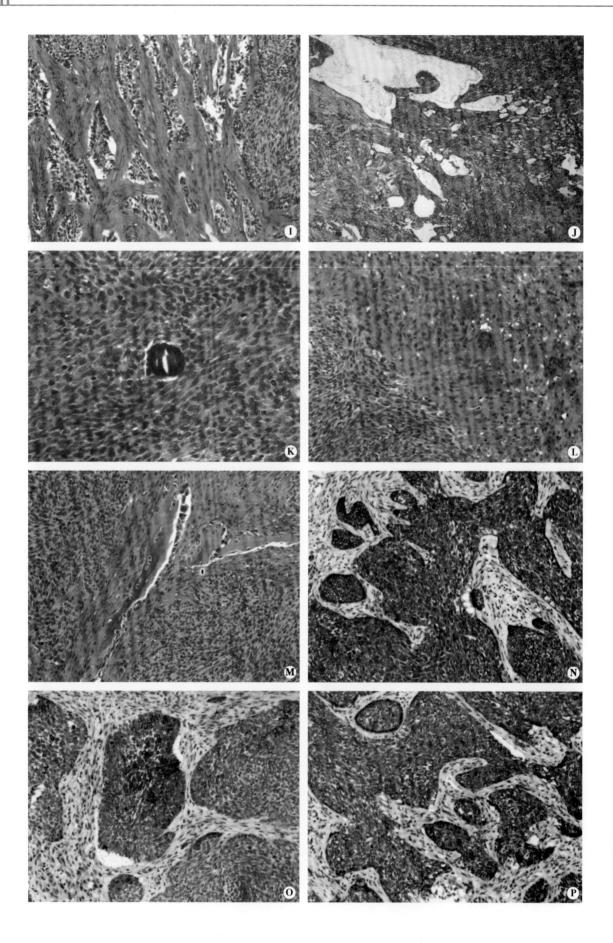

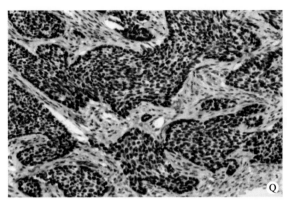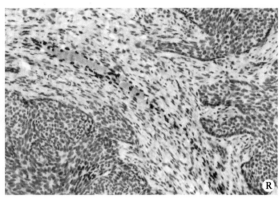

图13-1-1 右侧胫骨骨干中段经典型梭形细胞亚型造釉细胞瘤；男，21岁

A. DR示右侧胫骨中段可见椭圆形低密度影，边缘欠光滑，密度不均匀，局部皮质缺损；B. 大体标本示骨干一段，长为8.7cm，表面附梭形皮肤组织，切面可见灰白色肿物，长7.5cm，最大径3.3cm，肿物向前破坏骨皮质，并形成软组织肿块，软组织肿块体积为5.0cm×1.5cm×3.0cm，肿物内可见大小不等囊腔，最大径为2.2cm；C. 大体标本示髓腔内肿物易剥离，肿物局部侵蚀髓腔周围骨皮质，皮质明显变薄；D. 肿瘤与周围软组织分界清；E. 肿瘤侵蚀骨皮质，二者分界清；F. 肿瘤呈巢团状，纤维组织分隔；G. 肿瘤主要由梭形肿瘤细胞构成，束状排列类似于纤维肉瘤；H. 梭形肿瘤细胞大小形态较一致，核分裂象可见；I. 局部基底细胞样改变，巢周肿瘤细胞呈栅栏样排列；J. 管状结构，部分呈囊性变；K. 砂砾体钙化；L. 间质内反应性多核巨细胞；M. 瘤巢间少量编织状骨小梁，周围成骨细胞衬覆；免疫组化示CK（N）、CK19（O）、34βE12（P）和p63（Q）阳性；R. SATB2示骨小梁周围成骨细胞强阳性，肿瘤细胞弱阳性表达

参 考 文 献

Ain D, Jain VK, Vasishta RK, et al, 2008. Adamantinoma: A clinicopathological review and update. Diagn Pathol, 3: 8.

Bethapudi S, Ritchie DA, Macduff E, et al, 2014. Imaging in osteofibrous dysplasia, osteofibrous dysplasia-like adamantinoma, and classic adamantinoma. Clin Radiol, 69: 200-208.

Czerniak B, Rojas-Corona RR, Dorfman HD, 1989. Morphologic diversity of long bone adamantinoma. The concept of differentiated(regressing) adamantinoma and its relationship to osteofibrous dysplasia. Cancer-Am Cancer Soc, 64: 2319-2334.

Fletcher CDM, Bridge JA, Hogendoom P, et al, 2013. World Health Organization classification of tumors of soft tissue and bone. Lyon: IARC Press, 343-345.

Gleason BC, Liegl-Atzwanger B, Kozakewich HP, et al, 2008. Osteofibrous dysplasia and adamantinoma in children and adolescents: A clinicopathologic reappraisal. Am J Surg Pathol, 32: 363-376.

Holden DM, Joyce MJ, Sundaram M, 2014. Adamantinoma. Orthopedics, 37: 362, 420-362.

Puchner SE, Varga R, Hobusch GM, et al, 2016. Long-term outcome following treatment of Adamantinoma and Osteofibrous dysplasia of long bones. Orthop Traumatol Surg Res, 102: 925-932.

Ramanoudjame M, Guinebretiere JM, Mascard E, et al, 2011. Is there a link between osteofibrous dysplasia and adamantinoma? Orthop Traumatol Surg Res, 97: 877-880.

Ratra A, Wooldridge A, Brindley G, 2015. Osteofibrous dysplasia-like adamantinoma of the tibia in a 15-year-old girl. Am J Orthop(Belle Mead NJ), 44: E411-E413.

Scholfield DW, Sadozai Z, Ghali C, et al, 2017. Does osteofibrous dysplasia progress to adamantinoma and how should they be treated? Bone Joint J, 99-B: 409-416.

Szendroi M, Antal I, Arato G, 2009. Adamantinoma of long bones: A long-term follow-up study of 11 cases. Pathol Oncol Res, 15: 209-216.

Taylor RM, Kashima TG, Ferguson DJ, et al, 2012. Analysis of stromal cells in osteofibrous dysplasia and adamantinoma of long bones. Mod Pathol, 25: 56-64.

第十四章　未明确肿瘤性质的肿瘤

一、单纯性骨囊肿

（一）定义

单纯性骨囊肿（simple bone cyst）是一种发生于髓腔内的单房囊性良性病变，腔壁衬覆纤维膜样结构，腔内充满浆液或血性浆液，又称为孤立性骨囊肿、单个骨囊肿。

（二）发病部位

单纯性骨囊肿在任何骨都可发病。主要发生于长骨，特别是肱骨近端（50%～60%），其次为股骨近端（20%～30%），二者约占所有病例的80%，干骺端邻近骺板区域最常受累。其他部位少见，如胫骨近端和骨干、肱骨骨干或远端、股骨骨干和远端及腓骨，手足部短骨、肩胛骨和腭骨也可发生。髂骨、肋骨、桡骨和跟骨主要发生于成年人。

（三）临床特征

单纯性骨囊肿是发育不良或反应性病变而非真正的肿瘤。骨松质内静脉循环障碍导致静脉回流受阻，压力增大，从而导致骨被吸收，囊液内炎性蛋白水平增高。

本病平均发病年龄为9～15岁（范围1～74岁），约80%患者发病年龄为10～20岁。男性为主，男女比（2～3）：1。大多数患者无症状。通常在病理性骨折或其他原因X线检查时偶然被发现。一些患者可出现轻微疼痛、肿胀或运动受限。

（四）影像特征

单纯性骨囊肿X线平片显示90%～95%的病变位于长骨干骺端，邻近骺板，但罕见穿越骺板。病变单发，长轴与骨的长轴平行，中心性、边界清楚，透亮，皮质膨胀或变薄。邻近骺板的囊肿称为"活跃性"；囊肿和骺板之间由骨松质分隔，称为"不活跃性"或"惰性"。由于骨皮质壁内侧明显的骨嵴可使病变呈分叶状特征，真正的囊

内间隔罕见。除非伴有骨折，无骨膜反应。骨片陷落征（fallen fragment sign）是单纯性骨囊肿较特异性的征象。单纯性骨囊肿发生病理性骨折后，因囊内液体流出，骨折片可向囊腔内移位，即表现为"骨片陷落征"；如果骨折碎片落入囊肿下垂部称为"落叶征"，如仍附在骨膜上但向囊肿内折叠，称为"折叶征"。如果气泡进入囊肿上部形成"气泡上升征"也提示为单纯性骨囊肿。CT能够显示薄壁伴有假性间隔的病变。CT主要用于评估囊壁厚度和骨折的风险，评估解剖学复杂的区域如脊柱和骨盆病变的范围。MRI能够证实囊内的液体成分，液平罕见（如只存在一个液-液平），T_1加权像呈中低信号，T_2加权像呈均匀高信号。合并骨折的病变可以是血性囊液，可出现液平，显示结节样增强。完整切除的病变内出现实性区域提示囊肿非原发。

（五）大体检查

单纯性骨囊肿由充满浆液或血性液性的单个囊腔构成。囊内可见由骨嵴分隔形成的凹陷区。囊壁衬覆薄层、光滑、灰白至红褐色膜样组织。部分性间隔可见。由于通常采取刮除治疗，多为破碎的灰白、灰红色囊壁样碎组织。

（六）组织病理学

单纯性骨囊肿囊壁由薄层纤维结缔组织构成，囊壁内局灶反应性新生骨、含铁血黄素沉积和散在多核巨细胞。10%～70%的囊壁内常见较为特征性的牙骨质样基质（cementum-like matrix）沉积，镜下表现为致密、均质、嗜酸性的不定形物；由编织状的胶原纤维凝聚构成，其中无细胞或有少量成骨细胞样细胞，呈片状、球状或小梁状分布，局灶可伴有钙化。有人认为其为血纤维蛋白（fibrin），也有研究认为主要由胶原和核心蛋白聚糖（decorin）构成。如果合并骨折，出现类似于动脉瘤样骨囊肿的改变，纤维囊壁增厚，富于

细胞性，成纤维细胞反应性增生，破骨巨细胞和炎细胞浸润，含铁血黄素沉积。

（七）预后因素

单纯性骨囊肿发生于干骺端，伴随生长可迁移至骨干，最终被填充和钙化。单纯性骨囊肿罕见于成年人，说明此病变可以自愈。最主要的并发症是病理性骨折（15%），有骨折风险的患者需要治疗。除广泛切除之外，没有其他治疗方法能够保证治愈。复发率为10%～30%，特别年轻人和囊肿体积大时。目前缺乏治疗指南。类固醇激素注射被认为是治疗单纯性骨囊肿可靠的方法。

（八）典型病例（图14-1-1、图14-1-2）

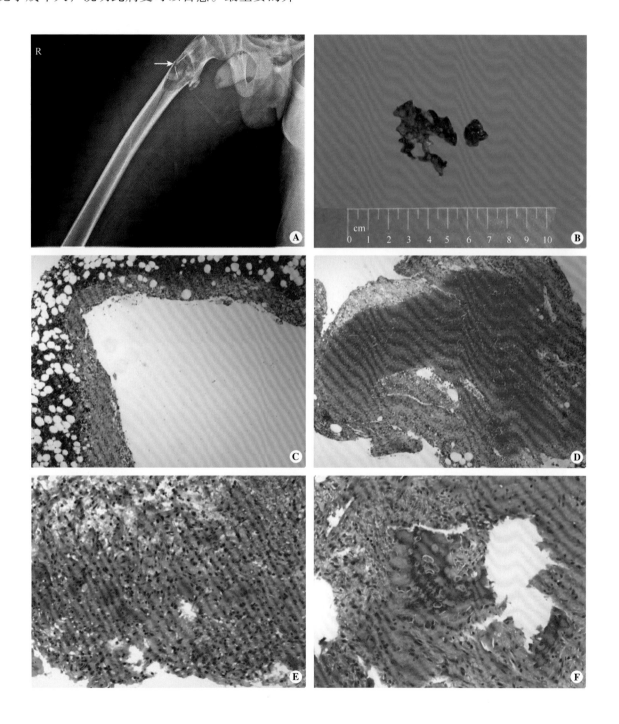

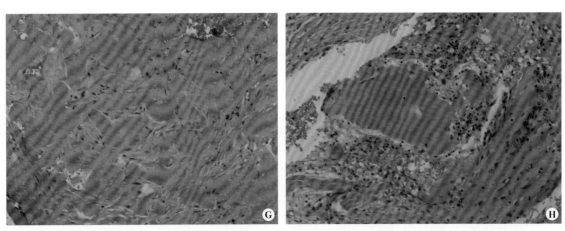

图14-1-1　右侧股骨近端单纯性骨囊肿合并病理性骨折；男，13岁

A. DR示右侧股骨近端可见不规则低密度影，边界清晰，可见硬化缘，邻近皮质断裂，髓腔内可见陷落的骨折碎片（骨片陷落征）；B. 大体标本示灰褐色碎组织，总体积为3.0cm×2.5cm×0.7cm；C. 纤维囊壁样组织，周围为骨髓组织；D. 骨折引起片状出血；E. 多核巨细胞反应；F. 局灶编织骨形成；G，H. 牙骨质样基质沉积

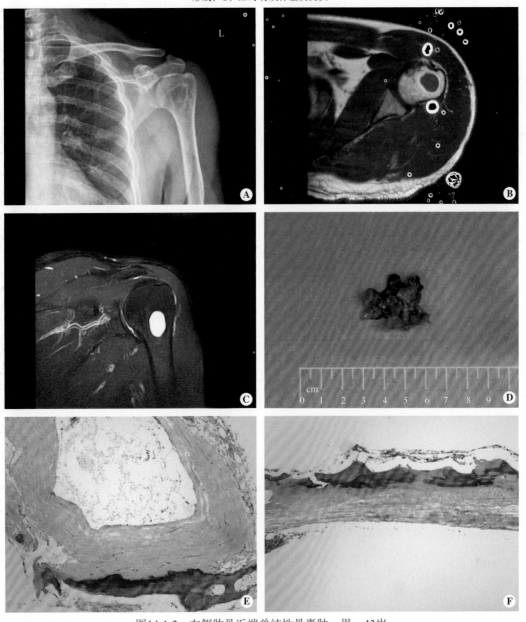

图14-1-2　左侧肱骨近端单纯性骨囊肿；男，43岁

A. DR示左侧肱骨头下方见卵圆形低密度影，边界清，骨皮质完整；B. 横断面MRI示肱骨近端可见一囊性异常信号影，信号均匀，边界清楚，T_1加权像呈低信号；C. MRI冠状面T_2加权像呈高信号；D. 大体标本示灰红色破碎囊壁样组织，总体积为3.0cm×2.6cm×0.5cm；E，F. 玻璃样变性的纤维囊壁组织，周围骨化

二、动脉瘤样骨囊肿

（一）定义

动脉瘤样骨囊肿（aneurysmal bone cyst）是一种充满血液的多房性囊腔构成的膨胀性、溶骨性、出血性病变，包括原发性、继发性、实体性和软组织内等不同类型。

（二）发病部位

动脉瘤样骨囊肿在任何骨均可发生，最常见于长骨（67%），长骨干骺端最常受累，包括股骨、胫骨、肱骨和腓骨远端。脊柱约占15%，椎体后附件最常受累，主要为腰椎，其次为颈椎和胸椎。骨盆约占9%，好发于闭孔和Y形软骨（髂骨、耻骨和坐骨连接处）周围。罕见情况下，软组织也会发生动脉瘤样骨囊肿，具有骨内病变相同的形态学和分子遗传学特征。

（三）临床特征

动脉瘤样骨囊肿罕见，能够发生于各年龄组，最常见于10～20岁，75%～90%的患者＜20岁，＞30岁少见。女性稍多。最常见的临床表现是疼痛，有时肿胀，罕见骨折。妊娠时症状会出现或加重。椎骨病变可压迫神经或脊索引起神经症状。

（四）影像特征

动脉瘤样骨囊肿X线平片表现为偏心性、膨胀性、溶骨性肿块；边界清晰，有或无硬化缘。手足短骨多呈中心性。大多数肿瘤存在由骨膜反应骨构成的薄壳壁。CT扫描显示囊性、膨胀性和透射线病灶，约1/3病例可显示液平，不如MRI检测敏感。MRI检查显示内部间隔和由不同囊液密度产生的液-液平。液平虽然非特异性征像，但具有高度提示价值。钆注射显示囊壁和内部间隔强化。在继发性动脉瘤样骨囊肿中，CT和MRI可以显示基础原发病证据。如果骨皮质消失或扩展到周围软组织类似于恶性病变，表明病变具有侵袭性。

（五）大体检查

动脉瘤样骨囊肿病变边界清，由充满血液的多房囊腔构成，囊腔直径从数毫米至数厘米不等，囊腔由棕色-白色质脆间隔分隔。如果病变存在时间长久，囊内液可变为浆液性或浆液性血性液体。骨皮质变薄或消失，代之以骨膜新生骨形成的"蛋壳"包绕。实性区域可见，它可以是动脉瘤样骨囊肿的实性部分也可能是继发性动脉瘤样骨囊肿的原发性肿瘤成分。

（六）组织病理学

动脉瘤样骨囊肿病变边界清楚，由纤维间隔分隔的充满血液的囊腔组成。囊腔内无内皮细胞衬覆。纤维间隔由中等密度温和的成纤维细胞构成，散在多核巨细胞、破骨巨细胞、斑点状或弯曲带状的骨样基质和边缘衬覆成骨细胞的反应性编织骨组成。骨样基质和编织骨常沿纤维间隔长轴排列。核分裂象常见，无病理性核分裂象。坏死罕见，除非合并病理性骨折。

最新文献研究，约20%的原发性和5%的继发性动脉瘤样骨囊肿中存在特征性的蓝色网状软骨样物（blue reticulated chondroid-like material）。大多数情况下呈多灶性、弥漫性分布，容易识别。典型表现为深蓝色、软骨样和网状。最初表现为软骨样物存在于梭形细胞之间，呈粉红色伴有微钙化。这种基质逐渐增大相互融合，导致其中的细胞坏死，最终由于丝状或片状钙化而呈蓝色。该特征不存在于毛细血管扩张型骨肉瘤中，有助于二者鉴别。WHO（2013年）软组织和骨肿瘤分类将其称为"蓝骨（嗜碱性的骨）"，认为它的存在不具有诊断价值，可见于其他病变。笔者认为初期粉红色基质应为骨样基质，此后伴不同程度的钙化，SATB2染色示钙化灶内细胞强阳性，表明钙化灶内细胞并未坏死，具有成骨细胞的特性，说明是一种不成熟成骨的表现，使用"蓝骨"描述这种特征较为适合。

1983年Sanerkin描述了一组中轴骨的实体型动脉瘤样骨囊肿，与巨细胞修复性肉芽肿具有相似的组织形态，二者难以鉴别。此后陆续报道了发生于长骨的巨细胞修复性肉芽肿与实体型动脉瘤样骨囊肿具有重叠的临床和组织学特征，有学者建议此时应诊断为实体型动脉瘤样骨囊肿。2014年Agaram检测16例巨细胞修复性肉芽肿（包括9例手足小骨和7例颌骨）的USP6的基因改变，89%（8/9）的手足小骨内病变存在USP6基因重排；大多数手足小骨的巨细胞修复性肉芽肿（WHO最新命名为小骨的巨细胞病变）实质为实体性动脉瘤样骨囊肿，应当归类其中。因此，很多实体型动脉瘤样骨囊肿可能被误诊为巨细胞修复性肉芽肿。实体型动脉瘤样骨囊肿的组织学特点包括旺炽的成纤维细胞增生、破骨样巨细胞散在分布、骨样基质和新骨形成、灶性退变性钙化、纤维黏液样组织、囊腔或动脉瘤样血窦。大体可以完全实性也可以表现为囊实性，具体实体成分所占比例多少方可诊断为实体型，尚无明确标准。

动脉瘤样骨囊肿约70%原发，而30%为继发性。继发性最常见于巨细胞瘤、软骨母细胞瘤、纤维结构不良、非骨化性纤维瘤、骨母细胞瘤、软骨黏液纤维瘤和骨纤维结构不良，前三种最常见，可占所有继发性病变的70%。有时动脉瘤样骨囊肿可以占据肿瘤大部分从而掩盖原发病变，必须仔细寻找。继发性动脉瘤样骨囊肿也可发生在骨原发性恶性肿瘤（骨肉瘤）和转移瘤。有学者认为此时不应称为继发性动脉瘤样骨囊肿，而应称为"伴有动脉瘤样重建或伴有囊性和出血性改变"，笔者赞同这一观点。

（七）分子遗传学

60%～70%原发性动脉瘤样骨囊肿存在

t（16；17）（q22；p13）易位，形成CDH11-USP6融合基因，这种融合转录并不产生融合蛋白，而是导致USP6异常表达。继发性动脉瘤样骨囊肿和毛细血管扩张型骨肉瘤不存在USP6基因重排，FISH检测USP6基因重排有助于原发性动脉瘤样骨囊肿诊断和鉴别诊断。此外小骨的巨细胞病变和软组织结节性筋膜炎也存在相关分子遗传学改变。

（八）预后因素

动脉瘤样骨囊肿能够引起严重的后遗症，需要早期诊断和治疗。临床过程多样，可分为静止型、活动型和侵袭性。大多数病变可治愈，儿童、侵袭性或中心性病变具有较高的复发率。可采取边缘切除或刮除治疗，复发率是10%～30%。实体型动脉瘤样骨囊肿预后好，很少复发。

（九）典型病例（图14-2-1、图14-2-2）

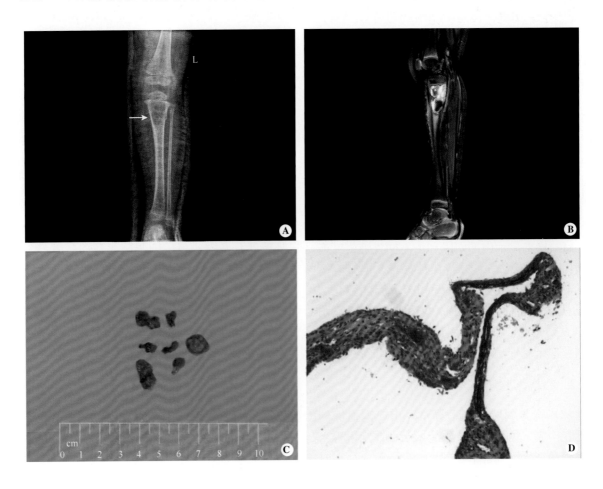

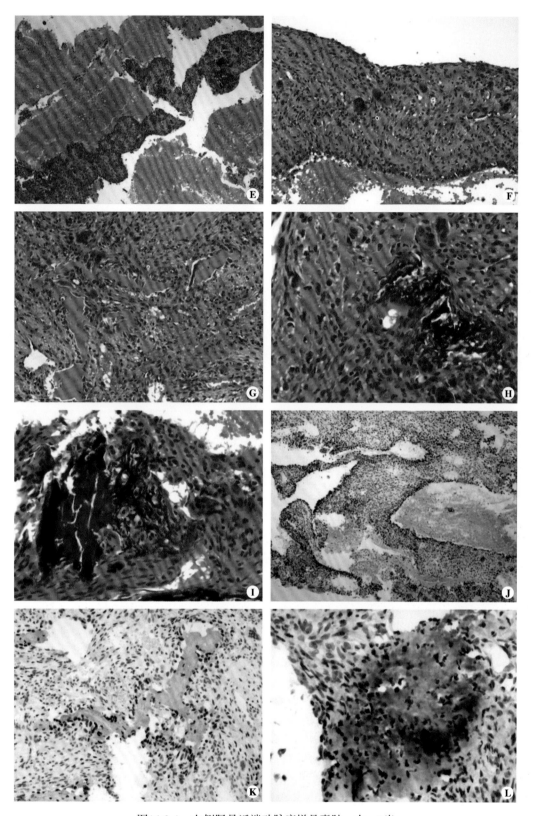

图14-2-1　左侧胫骨近端动脉瘤样骨囊肿；女，2岁

A. DR示左侧胫骨近端可见透亮区（箭头所示）；B. 矢状面MRI示左侧胫骨近端见不规则异常混杂信号，边界清晰，多房囊性，可见多个液-液平，T_1加强像示上层低信号，下层高信号；C. 大体标本示灰褐色囊壁样碎组织，总体积为2.0cm×1.0cm×0.3cm；D. 囊壁呈飘带状；E. 囊腔内充满红细胞；F. 囊壁由梭形成纤维细胞构成，散在多核巨细胞；G. 局灶可见编织骨，周围成骨细胞衬覆；H. 囊壁粉染骨样基质（左侧）和蓝染网状钙化灶（右侧）；I. 钙化程度不等，部分实性钙化（左侧），部分网状钙化（右侧）；J. SATB2示囊壁两侧强阳性；K. 编织骨周围成骨细胞SATB2强阳性；L. "蓝骨"内细胞SATB2阳性

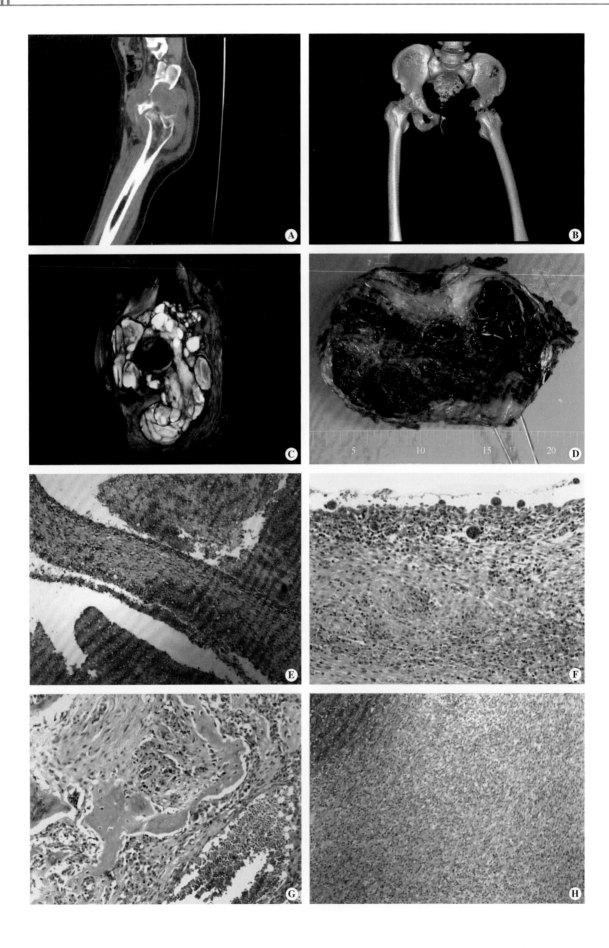

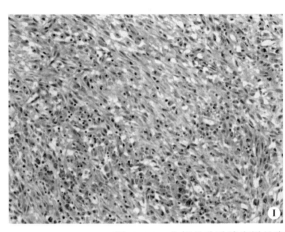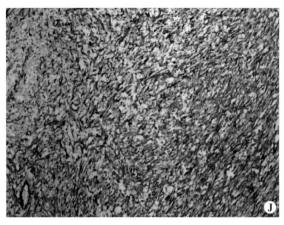

图14-2-2　左侧骨盆动脉瘤样骨囊肿，局部呈实体型改变；男，34岁

A. 矢状面CT示左侧盆腔和大腿近端巨大软组织肿块，边界清，密度不均匀，多发不规则低密度灶和条带状分隔，骶骨、髂骨、坐骨和耻骨形态不规则，骨质破坏区呈鼠咬状改变，边界清楚；B. CT三维重建；C. 矢状面MRI示巨大软组织肿块影，边界清，信号不均匀，多发液-液平及低信号条带状分隔，T2加权像以高信号为主的混杂性信号；D. 大体标本示骨及周围软组织切除标本，总体积为24.0cm×17.0cm×16.0cm，切面可见巨大肿物，最大径15.0cm，多囊性，囊内含血性液体，局灶实性，质地较软，有砂砾感，包绕股骨头；E. 大小不等的充血囊腔由纤维囊壁分隔；F. 囊壁内散在多核巨细胞；G. 囊壁内编织骨和含铁血黄素沉积；H. 实性区围绕出血灶周围（左上角），松散的梭形细胞束状排列；I. 梭形细胞形态温和，散在炎细胞浸润和含铁血黄素沉积；J. 梭形细胞SMA弥漫阳性

三、纤维结构不良

（一）定义

纤维结构不良（fibrous dysplasia）是一种良性的纤维骨性病变，可以累及一块或多块骨。

（二）发病部位

纤维结构不良可分为单骨型（70%～80%）或多骨型（20%～30%）。多骨型常限定于身体的一端或一侧，双侧同时发生少见。没有证据支持单骨型能够转变为多骨型。

本病任何骨均可发生，单骨型最常见的部位包括颅面骨、股骨、肋骨、胫骨和肱骨，是股骨近端和肋骨最常见的良性病变。单骨型少见于髂骨（常与股骨病变同时存在）和指骨。多骨型按发病率由高到低依次为股骨、胫骨、颅面骨、骨盆、肋骨、肱骨、桡骨、尺骨、腰椎、锁骨和颈椎。脊椎和肋骨同时受累时常发生于同一节段。

（三）临床特征

纤维结构不良好发于儿童和成年人（10～30岁）。无性别差异。单骨型病变可隐匿发病直到成年。60%多骨型患者10岁前会出现症状，通常引起严重的骨骼畸形（如双下肢不等长）。多骨型比单骨型常更早被发现。最常见的临床症状是疼痛和病理性骨折。罕见情况下产生过多的FGF-23引起骨软化病。纤维结构不良可发生于McCune-

Albright综合征和Mazabraud综合征。

McCune-Albright综合征好发于女性，典型特征包括内分泌功能紊乱（非促性腺激素释放激素依赖型性早熟、高催乳素血症、生长激素分泌过多、甲状腺功能亢进、库欣综合征、甲状旁腺功能亢进）、多发性骨纤维结构不良和皮肤咖啡牛奶斑。具有上述两项特征即可诊断。三联症、二联症和单症状分别占24%、33%和40%。约50%的McCune-Albright综合征存在纤维结构不良，以多骨型为主。皮肤咖啡牛奶斑呈灰褐色，轮廓不规则（神经纤维瘤病1型的轮廓较平滑），常位于颈后、脊柱底部、躯干和面部，10%的正常人群也可存在咖啡牛奶斑。

Mazabraud综合征罕见，文献报道不足100例。1957年Mazabraud描述并命名。女性多发。患者同时存在纤维结构不良和肌内黏液瘤两种病变。两种病变的数量和部位在不同患者之间有所差异。典型病变纤维组织不良位于股骨内而肌内黏液瘤位于周围的大腿肌肉内。可为单骨型或多骨型。

（四）影像特征

纤维结构不良X线平片经常表现为磨玻璃样改变，透射线的程度取决于矿化的骨基质和纤维成分的相对比例。病变长轴与骨长轴平行。长骨和肋骨呈梭形扩大。长骨的病变存在清晰的硬化性边界（"环状征"）。股骨近端出现"牧羊人手杖征"（指股骨负重出现弯曲畸形）具有诊断意义。软骨样成分存在时（纤维软骨发育不良）出现点状钙化。病变周围骨壳可增厚、变薄或非常薄时伴有小穿孔。由于含有更高比例的较成熟骨，颅面骨病变更加不透射线。通常不会扩展至软组织和无骨膜反应，除非合并骨折。骨显像、CT和MRI可以更好地描述病变特征和病变范围。MRI T_1加权像呈低信号，T_2加权像呈低、中或高信号强度。罕见情况下，同时存在皮质破坏和软组织肿块时称为局部侵袭性纤维结构不良，组织学改变与纤维结构不良相同，易误诊为恶性肿瘤，好发于颅骨和肋骨等扁骨。

（五）大体检查

纤维结构不良受累骨经常膨胀扩大，病变呈灰褐色，质地坚实至砂砾感。可伴囊性变，囊内含淡黄色液体。当存在软骨时，软骨灶非常明显，表现为界清、淡蓝色、半透明样结构。

（六）组织病理学

纤维结构不良由不同比例的纤维组织和骨组织相互混杂构成。纤维组织呈漩涡状或车辐状排列，主要由温和的成纤维细胞组成，核分裂象少见，合并骨折时易见。骨性成分由不规则、弯曲的编织骨骨小梁（罕见板层骨）组成，呈"字母样"或"中国字"样。成骨细胞存在但是不明显且呈梭形。圆形砂砾体或牙骨质样骨偶可见。继发性改变包括动脉瘤样骨囊肿、泡沫细胞、多核破骨巨细胞、广泛黏液样变可见。

纤维结构不良可分为6个亚型。①经典型：纤维组织和骨组织相互混杂构成。②纤维为主型：低密度的丰富纤维组织为主，少见或散在成骨，少量的短编织骨骨小梁；经常存在微囊结构，周围水肿性间质。③骨硬化型：丰富的Paget样成骨，由增厚的"正常化"骨小梁构成，成熟的板层状骨为主，纤维组织内细胞成分稀少，也有人将脂肪硬化性黏液纤维肿瘤包括在该亚型内。④骨软骨型（也称为纤维软骨结构不良）：1985年Bell首先描述，好发于尺骨远端，表现为经典型中存在结节状的透明软骨，周围骨化。⑤牙骨质化型：富于细胞的纤维组织内散在分布类似砂砾体的小球样结构（牙骨质样物不同程度钙化）。⑥动脉瘤样骨囊肿型：明显的出血灶似囊性改变，伴有破骨样多核巨细胞，此亚型诊断必须除外合并骨折。

（七）分子遗传学

纤维结构不良是非遗传性基因突变疾病。纤维结构不良与激活型鸟苷酸结合蛋白α活性刺激肽（GNAS）基因突变有关，纤维结构不良特别是McCune-Albright综合征在胚胎发育早期发生体细胞突变导致基因嵌合现象。突变发生越早，影响范围越大。GNAS基因定位于20q13，能够编码G蛋白受体的α亚单位。研究表明，突变主要发生在GNAS基因的8号外显子R201H（50%～60%）和R201C（30%～40%），R201S、R201L和R201G少见。少见病例发生在9号外显子Q227L、Q227R、Q227K和Q227H。

不同分子检测方法的敏感性有所不同，GNAS的8号外显子激活突变检出率为23.1%～100%，多个大宗病例研究报道，检出率为50%左右。GNAS突变检出率低的原因：①病变内突变和非突变细胞以不同的比例共存（嵌合存在）；②伴随年龄的增长纤维结构不良呈现"正常化"趋势；③标本是否脱钙处理及脱钙方法差异。GNAS突变虽然敏感性较低，但对于纤维结构不良的诊断具有较好的辅助诊断价值。目前已常规应用于纤维结构不良与低级别骨肉瘤的鉴别诊断中。但也应注意，最近有研究报道55%（5/9）骨旁骨肉瘤也同样存在此基因突变。

（八）预后因素

纤维结构不良患者预后极好，可随访观察，随访间隔时间取决于患者年龄、有无症状和发病部位。无症状的儿童患者每年一次临床检查。成年人每隔2～3年检查一次。0.4%～1%的纤维结构不良发生恶性转化；临床表现发生改变如出现疼痛或疼痛加重，影像学检查出现边界不清的透亮区，明显骨破坏或软组织肿块应怀疑恶性转化。恶性成分可为骨肉瘤、软骨肉瘤、纤维肉瘤和未分化肉瘤。

（九）典型病例（图14-3-1、图14-3-2）

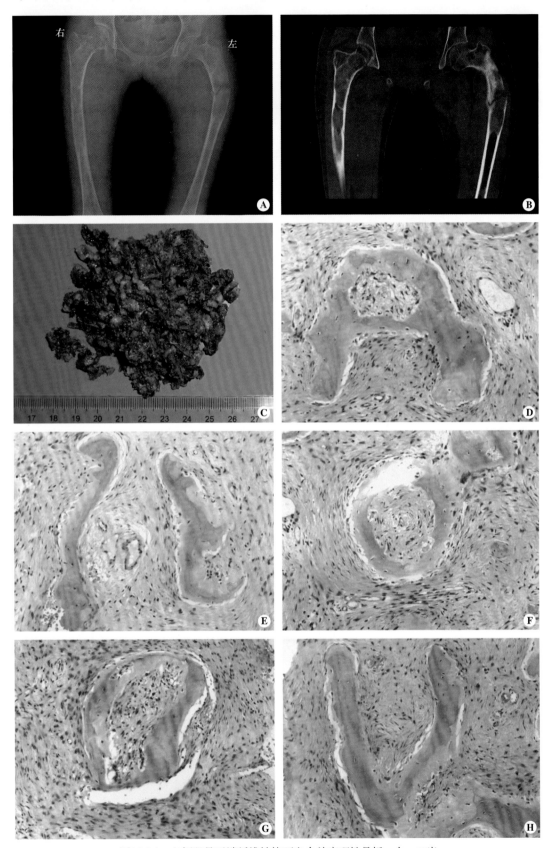

图14-3-1 左侧股骨近端纤维结构不良合并病理性骨折；女，17岁

A. DR示双侧股骨近端呈"牧羊人手杖征"，左侧股骨干病理性骨折；B. 冠状面CT示双侧股骨形态不规则，局部膨胀，皮质变薄，髓腔内可见磨玻璃样影，边界清；C. 左侧股骨近端大体标本示灰褐色碎组织，总体积为9.5cm×6.7cm×3.2cm；HE切片内可见梭形细胞形态温和，编织骨骨小梁呈现英文字母样改变："A"（D）、"I和L"（E）、"O"（F）、"Q"（G）、"V"（H）

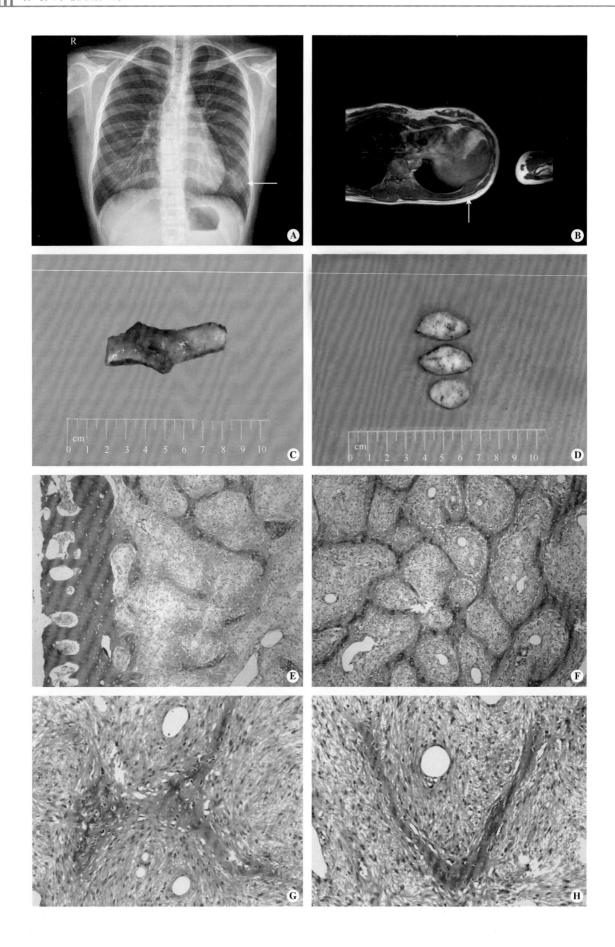

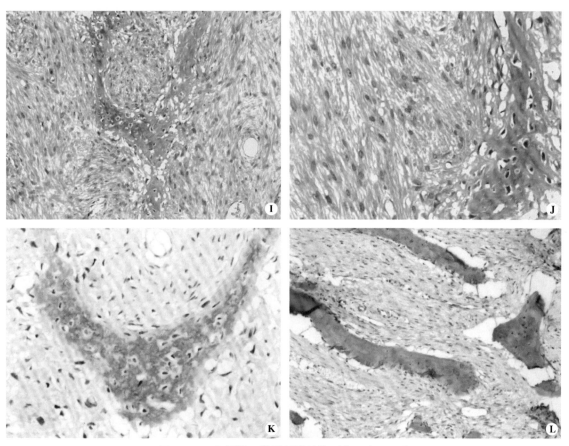

图14-3-2　左侧第10肋骨纤维结构不良；女，17岁

A. DR示左侧第10肋骨膨胀性、溶骨性破坏（箭头所示）；B. MRI横断面T₁加权像呈等信号（箭头所示）；C. 大体标本示肋骨一段，长6.0cm，中间膨胀，最大径2.0cm；D. 大体标本示肿物切面灰白间灰红色，骨皮质不明显，质地较硬；E. 骨皮质膨胀变薄，无骨膜反应，与肿瘤组织分界清；F. 肿瘤组织内细长的编织骨相互吻合，呈拼图样外观；编织骨骨小梁呈英文字母样改变："H"（G）、"V"（H）和"Y"（I）；J. 梭形肿瘤细胞稀疏，异型性不明显；K. 编织骨内及周围梭形细胞SATB2阳性；L. MDM2阴性

四、骨纤维结构不良

（一）定义

1976年Campanacci首先描述，骨纤维结构不良（osteofibrous dysplasia）是一种以婴幼儿和儿童胫骨中段前壁的骨皮质受累为特征的良性纤维骨性病变，具有自限性，又称为长骨骨化性纤维瘤。

（二）发病部位

骨纤维结构不良常见于胫骨（75%～80%），其中胫骨近端或中段1/3最常见。病变可以是双侧性伴有同侧或对侧腓骨累及。20%的病例同侧腓骨受累。非常罕见的发病部位包括其他长骨如尺骨、桡骨和肱骨。

（三）临床特征

骨纤维结构不良平均发病年龄为13.5岁（范围0～49岁），常<20岁，也有少量新生儿报道。

可能因大多数病变无症状而低估了实际发病率。骨骼发育成熟后极罕见发病。该病罕见发生于15岁以后，如果发生，临床应该与骨纤维结构不良样成釉细胞瘤进行仔细鉴别。

本病最常见的症状是肿胀和疼痛，部分可发生病理性骨折和胫骨无痛性向前弯曲畸形，假性关节可发生。大多位于骨皮质内，但也可以扩展到髓腔。生长缓慢，一些病例偶尔具有侵袭性，累及整个骨并伴有明显的弯曲畸形。

（四）影像特征

骨纤维结构不良X线平片显示病变常局限于胫骨中段骨干前侧皮质内，40%可出现髓腔扩展，但完全髓腔替代少见。病变边界清，具有硬化边，皮质可变薄、膨胀甚至消失。分隔或融合的卵圆形、扇贝样、锯齿状、空泡分叶状溶骨性病变可见。病变长轴与骨干相平行。典型病变呈溶骨性改变，病灶的密度与周围软组织相比更加不透射线，呈磨玻璃样。骨膜反应和软组织受累罕见。CT扫描典型表现显示皮质内病变，没有突破皮质进入周围软组织，与周围有硬化边。MRI检查显示T_2加权像高信号，T_1加权像呈中等信号强度。病变内存在低信号条带状间隔，呈分叶状结构。成釉细胞瘤能够通过影像学特征与骨纤维结构不良相鉴别。成釉细胞瘤显示病变范围广伴有"虫蚀"样改变，横断面MRI显示完全累及髓腔。

（五）大体检查

骨纤维结构不良刮除标本为破碎骨样组织，实性，灰白、灰黄色，质软或脆，与周围皮质混杂。骨膜完整，皮质变薄或消失。髓腔扩展通常以硬化边分界。

（六）组织病理学

骨纤维结构不良由不同比例的纤维成分和骨混杂组成。纤维成分由温和的梭形细胞和胶原构成，梭形细胞边界不清，细胞质淡染，细胞核呈卵圆形或细长两端变尖，染色质细，核仁不明显，核分裂象罕见。基质可以为黏液样、疏松或致密的胶原。骨性成分为均匀分布的不规则薄层弯曲、分枝或相互吻合的编织骨骨小梁。形态清晰的单层或多层成骨细胞围绕在编织骨的周边。破骨样巨细胞散在。完整切除标本有时可见明显分带状结构，由病变中央至外周有逐渐成熟的趋势。主要表现为病变中央以梭形成分或编织骨为主，而边缘为更加丰富、相互吻合的板层骨，这些板层骨与周围宿主骨相互融合为一体。继发性改变包括硬化、出血和黄色瘤样改变、罕

见囊肿形成和灶性分布的破骨样巨细胞。无软骨组织或簇状分布的上皮细胞。

本病需要与具有相似组织学特征的纤维结构不良和成釉细胞瘤相鉴别。纤维结构不良存在GNAS基因突变和缺乏角蛋白阳性的上皮细胞，其病变中心是髓腔。成釉细胞瘤存在簇状上皮细胞。

（七）免疫表型

本病Vimentin阳性，90%的病例存在CK散在阳性。S100和Leu7偶尔阳性。骨小梁周围成骨细胞的细胞核SATB2强阳性。IMP3阴性表达。如果肿瘤内存在小簇状分布CK阳性细胞（具体数量标准未定），应当考虑为骨纤维结构不良样成釉细胞瘤。如果存在容易发现的簇状上皮组织，应当诊断经典成釉细胞瘤。Podoplanin在骨纤维结构不良和成釉细胞瘤均表达。

（八）预后因素

本病大多数患者不需要治疗，临床随访观察即可。明显畸形、假关节和存在病理性骨折风险、想要明确诊断和症状严重时需要手术刮除治疗。大多数病例的自然病史是10岁以前逐渐生长，约15岁时病变稳定，然后自愈。胫骨弯曲可持续数年。以往认为骨纤维结构不良是成釉细胞瘤的前驱病变，可以演进为经典成釉细胞瘤。最新大宗病例长期（10.3年）随访研究显示，42例骨纤维结构不良没有演进为成釉细胞瘤。

（九）典型病例（图14-4-1、图14-4-2）

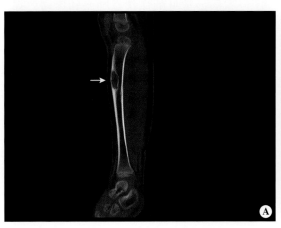
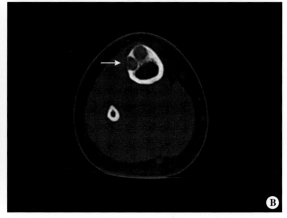

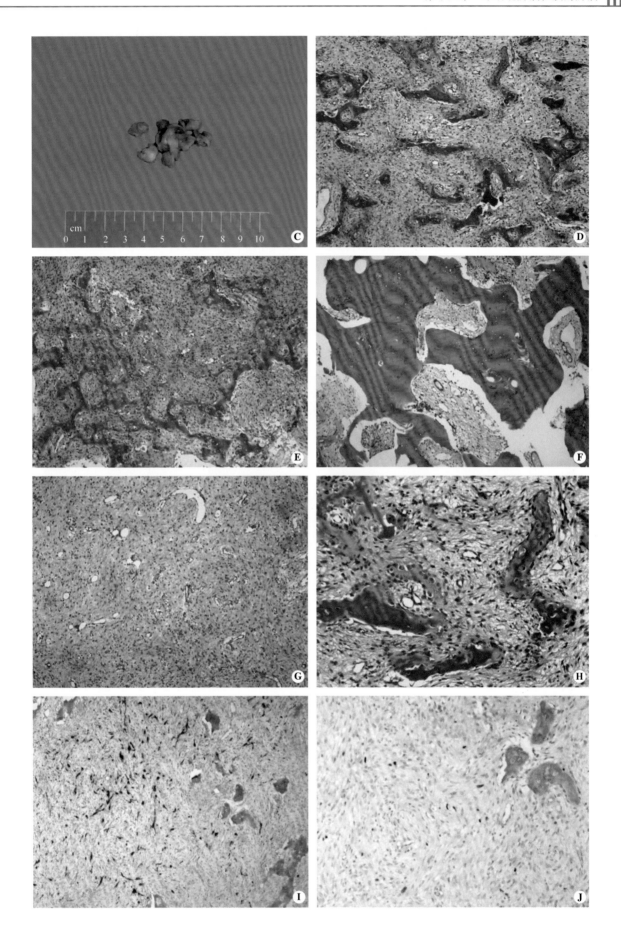

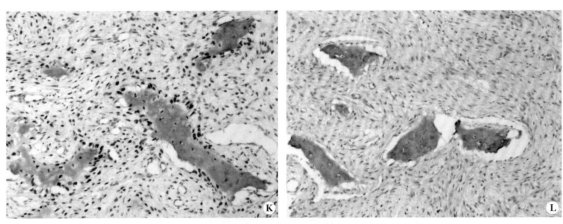

图14-4-1　右侧胫骨骨干前侧骨纤维结构不良；男，4岁

A. 矢状面CT示右侧胫骨骨干前侧皮质内多房性溶骨性破坏，可见硬化缘，密度不均匀（箭头所示）；B. 横断面CT示两个边界清楚的溶骨性破坏灶（箭头所示）；C. 大体标本示灰白色碎组织，总体积为3.0cm×2.5cm×0.5cm；D. 肿瘤由较丰富的梭形细胞和不规则的编织骨构成；E. 编织骨可相互吻合呈网状；F. 肿瘤周围可见粗大的、较成熟的板层骨；G. 病变中央梭形肿瘤细胞呈片状分布，缺乏编织骨；H. 编织骨周围明显的成骨细胞衬覆，少量破骨细胞（左上角）；I. 单个梭形肿瘤细胞CK散在阳性；J. p63散在阳性；K. 编织骨周围成骨细胞SATB2强阳性；L. IMP3阴性

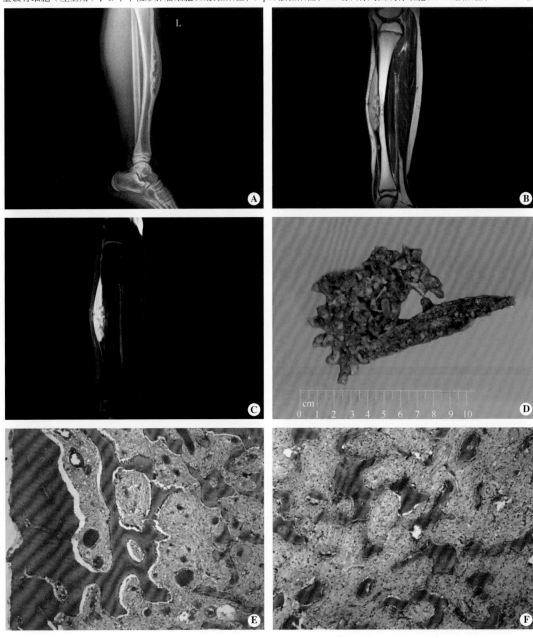

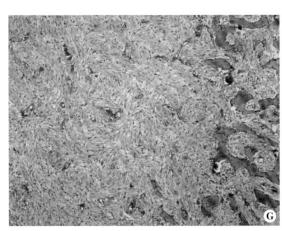
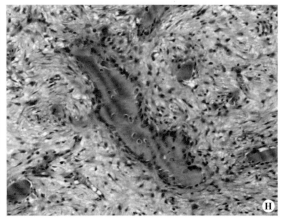

图14-4-2　左侧胫骨骨干骨纤维结构不良；男，10岁

A. DR示左侧胫骨骨干前侧骨皮质增厚，膨胀，边界清楚，可见硬化缘；B. 矢状面MRI示胫骨向前弯曲畸形，膨胀性骨质破坏，T_1加权像呈稍高信号；C. MRI矢状面T_2加权像呈高信号；D. 大体标本示灰白、灰黄色破碎骨组织，总体积为9.0cm×6.0cm×1.3cm；E. 肿瘤周围成熟的骨小梁与骨皮质（左侧）相互融合；F. 肿瘤内不规则编织骨和稀疏的梭形肿瘤细胞；G. 分带状结构，病变中央以梭形肿瘤细胞为主，周围逐渐形成编织骨；H. 骨小梁周围明显的成骨细胞围绕，周围梭形肿瘤细胞形态温和

五、软骨间叶性错构瘤

（一）定义

软骨间叶性错构瘤（chondromesenchymal hamartoma）是一种发生于婴幼儿的、罕见的良性病变，典型发病部位是胸壁和鼻部，由不同比例的间叶成分混杂构成的肿块。以往称为胸壁错构瘤、胸壁间叶性错构瘤和鼻软骨间叶错构瘤等。WHO（2013年）软组织和骨肿瘤分类将其更名为软骨间叶性错构瘤。WHO（2017年）头颈部肿瘤分类将其收录其中，归入鼻腔、鼻窦及颅底肿瘤中。

（二）发病部位

软骨间叶性错构瘤典型发部病位包括胸壁和鼻部，依据文献统计，胸壁约2/3，鼻部约1/3。胸壁常见病变于肋骨表面或髓腔内。双侧对称性或多灶性病变也有报道。病变可进行性增大，并可延伸至胸腔，导致肺部和纵隔变形，甚至可充满大部分胸腔。鼻部肿物为生长缓慢的、膨胀性病变，具有局部破坏性；最常见于鼻腔和鼻窦，肿物常向颅内、颅底和眼眶扩展。其他不常见部位包括脊柱和胸骨。

（三）临床特征

文献报道肋骨病变在原发骨肿瘤中发病率为1/3000。大多数发生在婴幼儿，也可为先天性；年龄范围为出生至16岁；也有报道发生于成年人的罕见病例。男性为主，男女比2∶1。发生于胸壁的患者可以无症状，部分表现为呼吸困难。胸壁常可触及肿块，或偶然检查时发现。

鼻部患者（48例统计）男性多见，男女比为2.2∶1，平均发病年龄为9.6岁（出生至69岁），约1/3的病例<1岁，仅8例为成年人。最常见的症状包括鼻塞、鼻部肿物和眼部症状（眼球突出、眼球内陷和斜视），其他症状包括面部肿胀、头痛、呼吸窘迫等。

（四）影像特征

肋骨病变X线平片和CT扫描通常显示边界清楚、具硬化缘、膨胀性肿瘤，常伴钙化和骨化。MRI显示肿块伴有实性和囊性成分，在T_1和T_2加权像呈混杂信号。

鼻部影像学检查可出现骨侵蚀和颅内扩展，易误诊为恶性肿瘤。X线平片可见鼻腔和（或）邻近鼻窦大片致密影。CT和MRI检查有助于确定肿物的部位、扩展范围、与周围邻近结构关系，有助于确定肿物的结构和制订手术方案。CT扫描显示混杂密度的囊实性软组织肿块，伴或不伴钙化。文献报道67%可显示骨破坏、变薄或侵蚀，53%出现筛窦或通过筛板向颅内扩展，50%表现出病变内钙化，40%具有囊性成分，67%表现为中等或明显增强。MRI平扫显示T_1加权像混杂低信号，T_2加权像混杂高信号。

（五）大体检查

肋骨病变最大径可由数厘米到巨大肿块不等，切面显示不同比例的实性和囊性出血区域。实性区主要由软骨组成。鼻部肿物边界不清，典型病变呈灰白色实性肿块，局部可见软骨组织；部分可囊性变。

（六）组织病理学

本病特征性的组织学改变是存在大小不等分叶状成熟和不成熟的透明软骨。间质为富于细胞性的、形态温和的梭形细胞，核分裂象少见，含有数量不等的胶原纤维。部分区域可发生黏液样变性。软骨化骨和钙化常见，软骨结节周围被骨小梁围绕；常见软骨内骨化。肋骨内病变易见出血性囊腔，与动脉瘤样骨囊肿相似；囊壁和间隔由纤维组织、反应骨和散在破骨样巨细胞组成。鼻内病变微囊易见，偶尔也可表现为动脉瘤样骨囊肿样改变。

（七）免疫表型

本病软骨成分S-100蛋白阳性，梭形间质成分SMA阳性、CK阴性。

（八）分子遗传学

本病常伴有DICER1基因的胚系或体细胞突变，可能与胸膜肺母细胞瘤相关。

（九）预后因素

肋骨病变外科切除通常可治愈，可出现继发性脊柱侧凸。无症状患者可以保守处理，有自愈报道。鼻部病变外科切除后一般复发率低。2013年报道一例鼻部软骨间叶性错构瘤发生恶性转化。

六、磷酸盐尿性间叶性肿瘤

（一）定义

磷酸盐尿性间叶性肿瘤（phosphaturic mesenchymal tumor）是一种可发生于骨和软组织的肿瘤，肿瘤细胞分泌纤维母细胞生长因子23（FGF23），FGF23抑制肾脏对磷的吸收及1，25（OH）$_2$D$_3$的生成，从而导致低血磷性骨软化症的临床表现，是WHO（2013年）软组织和骨肿瘤分类的新增类型，又称为磷酸盐尿性间叶性肿瘤，混合结缔组织型。

（二）发病部位

肿瘤好发于软组织（特别是四肢末端）、骨（股骨、髂骨和椎骨）和鼻窦；腹膜后、内脏和纵隔极其罕见。

（三）临床特征

低血磷性骨软化症：由于肾脏排磷增加、低磷血症和活性维生素D产生不足造成，以骨矿化不良、骨软化或佝偻病为特征的一组疾病。包括三大类：X连锁显性遗传低磷性骨软化症、常染色体显性遗传低磷性骨软化症和肿瘤诱发的低磷性骨软化症（主要为磷酸盐尿性间叶组织肿瘤）。

本病少见，截至2017年英文文献共报道300余例。大多数肿瘤体积小，不易发现，需要仔细的临床检查和核素定位。通常存在长期的骨软化症病史，但也可以不存在。一些肿瘤可以在骨软化症临床表现明显之前被发现。临床和病理医师对于本病不了解，常导致延迟诊断数年后患者出现残疾。

本病好发于成年人，平均年龄50～60岁（范围15～83岁）。男性稍多；临床表现常见骨痛和肌无力。患者多出现低血磷、血碱性磷酸酶升高、尿磷升高和血钙正常。

（四）影像特征

由于病变组织形态多样，本病影像学检查缺乏特异性。X线平片显示骨密度降低，皮质变薄，髓腔扩大，骨小梁稀疏和边缘模糊。CT表现为偏心性溶骨性破坏，边缘无明显硬化边，骨皮质膨胀受压变薄或完全破坏，斑点状钙化。MRI检查T$_1$加权像为低信号，T$_2$加权像抑脂像为高低混杂信号或低信号。定位诊断首选放射性核素奥曲肽显像；对于定位困难的患者可进行PET/CT检查。

（五）大体检查

软骨间叶性错构瘤肿块平均直径约为4.0cm（范围1.4～12cm），边界清，呈棕褐色和灰白色鱼肉样。黏液样变区域有光泽，出血区域呈灰褐色。部分病例局部可呈囊性。

（六）组织病理学

软组织和骨内肿瘤具有相同的组织学特点。软组织肿瘤常边界清，具有包膜，无或仅局灶浸润。而骨内肿瘤常在髓腔内浸润性生长。软组织内病变具有更明显的退行性变，包括钙化和巨细胞反应。

磷酸盐尿性间叶组织肿瘤经典（混合结缔组织型）的组织学改变：温和的卵圆形、梭形细胞或星形细胞，核分裂象罕见；丰富的毛细血管网；鹿角状血管外皮瘤样特征或大的厚壁畸形血管类似于静脉性血管瘤；间质硬化，部分病例出现特征性的絮状或污浊样钙化；黏液样或黏液软骨样基质、多核巨细胞、出血、成熟脂肪组织和微囊改变可以存在；易见浸润性生长，并不提示恶性。此外还可出现骨母细胞瘤样、非骨化性纤维瘤样、软骨黏液纤维瘤样、巨细胞修复性肉芽肿样、血管球瘤样或多个不同的组织学特征混合存在。恶性磷酸盐尿性间叶组织肿瘤可出现明显的肉瘤样特征，包括坏死、高级别核和核分裂象＞5个/10HPF。

（七）免疫表型

本病目前尚未发现特异性的免疫组化抗体。最新研究表明大多数病例具有较为特征性的一组免疫表型，这组免疫表型能够与软组织、骨和鼻窦内大多数相类似的肿瘤进行鉴别，即SATB2+/SSTR2A+/CD56+/ERG+/S100-/DOG1-/STAT6-/β-catenin-。

90%的病例SATB2和ERG阳性表达，其中ERG的阳性强度比小血管内皮细胞弱。100%的病例CD56阳性表达。FGF23（常核旁细胞质内点状阳性）、FGFR1和SSTR2A（正常内皮细胞阳性）在大多数病例中阳性表达，但也并非特异性标志物。研究表明，FGF23和SSTR2A具有高度敏感性，但FGF23常呈局灶性表达，与之相比，SSTR2A表达更加弥漫；FGF23在孤立性纤维性肿瘤、动脉瘤样骨囊肿、软骨黏液纤维瘤和骨肉瘤的部分病例中阳性表达；SSTR2A在动脉瘤样骨囊肿、骨肉瘤、滑膜肉瘤和血管瘤可阳性表达。此外FGFR1在孤立性纤维性肿瘤（40%）、软骨母细胞瘤（40%）和骨巨细胞瘤（38%）中表达。SMA少数病例阳性。

（八）分子遗传学

最近研究显示，磷酸盐尿性间叶组织肿瘤存在两个独特的不相互共存的基因易位，涉及FN1-FGFR1和FN1-FGF1基因位点，检出率分别为42%和6%。最新一个研究显示47%的病例存FN1-FGFR1基因融合。

（九）预后因素

肿瘤完整切除后，生化指标数日或数周内可恢复正常。良性肿瘤可局部复发，再次手术切除后仍可恢复正常。恶性病变可发生转移。

（十）典型病例（图14-6-1）

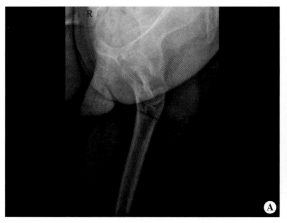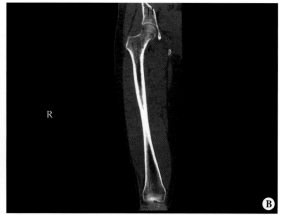

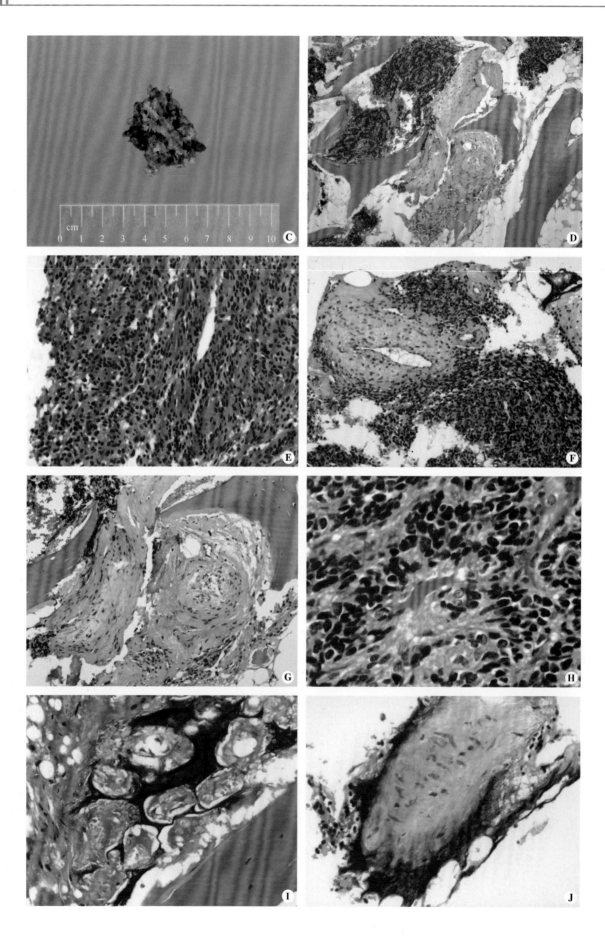

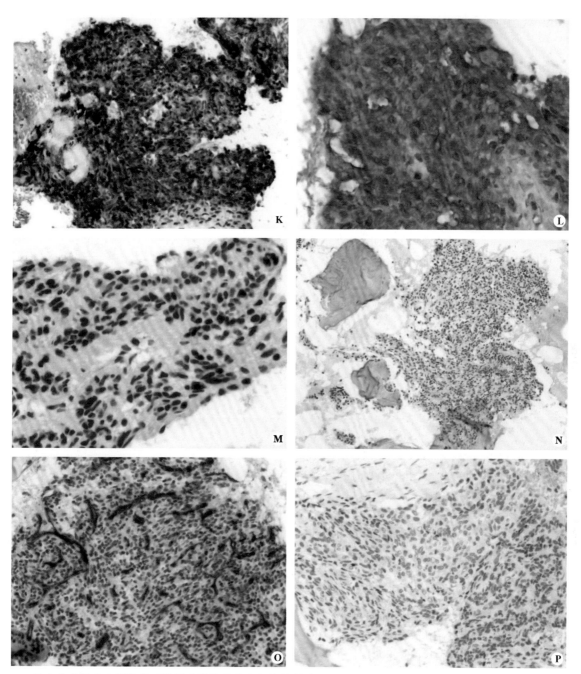

图14-6-1　结合临床符合右侧股骨近端低磷性骨软化症相关的骨磷酸盐尿性间叶组织肿瘤；女，24岁；临床病史：2年前出现腰骶和左大腿近端间断性钝痛，活动时明显，休息后缓解；外院诊断为"低血磷性骨软化症"，给予对症处理，疼痛明显好转。外院PET/CT提示右侧股骨大转子骨囊肿，建议手术治疗；检验结果：24小时尿磷69.85mmol/L（13～42mmol/L）；血磷0.54mmol/L（0.8～1.5mmol/L），血钙2.17mmol/L（2.1～2.65mmol/L）

DR（A）和CT（B）均未见明显囊性低密度灶；C. 大体标本示灰白、灰红色碎骨组织，总体积为3.5cm×3.5cm×1.0cm；D. 肿瘤组织于骨小梁间浸润性生长；E. 肿瘤细胞呈短梭形，体积小，血管丰富，类似于尤因肉瘤；F. 大小不等厚壁血管；G. 硬化性间质；H. 肿瘤细胞轻度异型性，核仁不明显，核分裂象难见；I，J. 絮状钙化；K. CD56强阳性；L. CD99阳性；M. SATB2少量弱阳性；N. STAT6阴性；O. CD34示瘤组织内丰富的薄壁血管；P. Ki67示个别细胞核阳性＜1%

七、脂肪硬化性黏液纤维肿瘤

（一）定义

1986年Ragsdale和Sweet首先报道，脂肪硬化性黏液纤维肿瘤（liposclerosing myxofibrous tumor）是一种良性纤维骨性病变，具有独特的临床影像特征和多样性的组织学特征。

（二）发病部位

本病好发于股骨近端，80%～90%发生在粗隆区；也可发生于胫骨、肱骨和肋骨。

（三）临床特征

本病常为影像学检查时偶然发现，确切发病率未知。国内文献统计17例报道，约占所在机构骨病变的0.59%。好发年龄为40岁（范围15～80岁），没有性别差异。临床表现为骨痛或病理性骨折。

（四）影像特征

本病X线平片具有特征性，表现为边界清晰的地图样溶骨性破坏，伴硬化缘。病变可表现为膨胀性改变和混杂性矿化。MRI显示异质性信号，与脂肪相比具有更高的信号强度。

（五）大体检查

本病碎块组织呈灰红、灰黄色，切面有砂砾感。

（六）组织病理学

本病具有多样性的组织学特征，包括黏液纤维组织，细胞成分少，不存在明显的细胞非典型性；缺血性骨化；弯曲编织骨骨小梁，编织骨伴有不规则矿化线（假Paget骨），骨小梁周围缺乏成骨细胞和破骨样巨细胞衬覆；脂肪瘤样改变，有时脂肪成分可不明显；偶见软骨成分。其他特征包括纤维组织骨化和纤维组织混杂泡沫样细胞。

肿瘤来源不清，尚存争论。有人认为是骨脂肪病变的退行性变和缺血性改变，同时合并骨增生性改变。另有人提出仅仅为纤维结构不良的创伤亚型。笔者更支持前者。

（七）预后因素

本病刮除治疗，预后好。虽然也有认为具有低风险的恶性转化可能。

（八）典型病例（图14-7-1、图14-7-2）

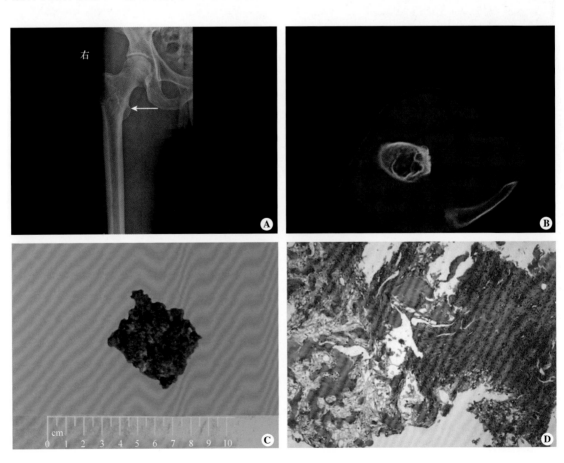

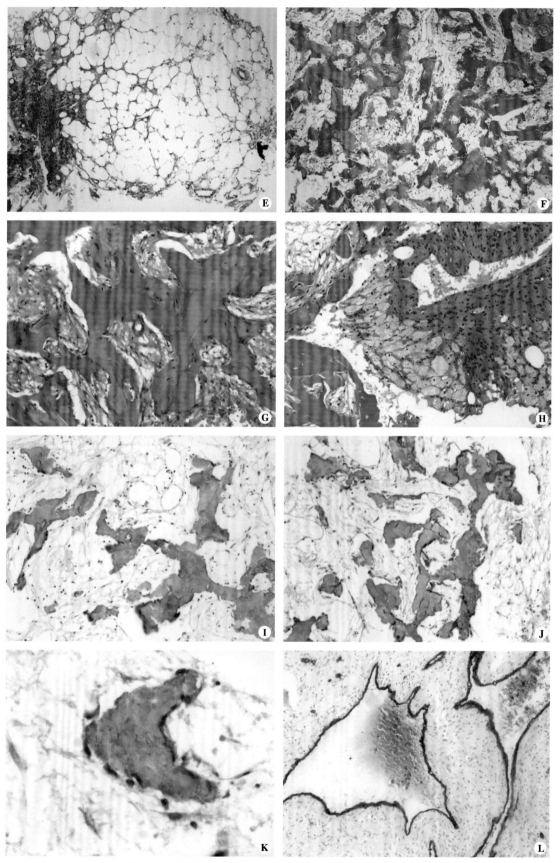

图14-7-1　右侧股骨近端脂肪硬化性黏液纤维肿瘤；男，61岁

A. DR示右侧股骨近端见病灶位于髓腔中央，长轴与股骨长轴平行，呈囊片状异常密度影，骨小梁模糊，磨玻璃样密度和条索状、结节状高密度影（箭头所示）；B.横断面CT示病灶边界清，低密度为主混杂条索状高密度灶，周围有硬化缘；C. 大体标本示灰黄灰褐色碎骨组织，总体积为4.0cm×4.0cm×1.7cm；D.骨化区（左侧）和纤维组织增生区（右侧）；E.脂肪瘤样区；F.骨化区内间质疏松水肿；G.编织骨伴有不规则矿化线；H.畸形血管（右上）和周围泡沫样细胞；I.SATB2阴性；J，K.编织骨周围CK阳性的成纤维细胞围绕；L.畸形扩张的血管衬覆的内皮细胞CD34阳性

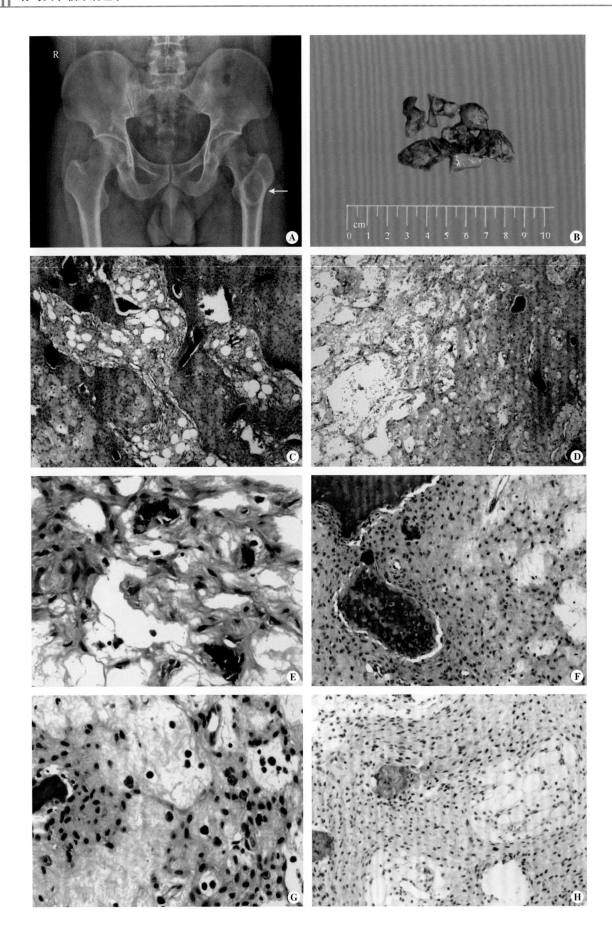

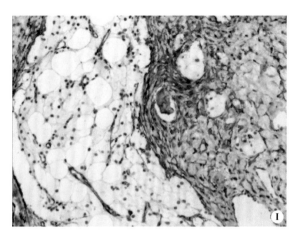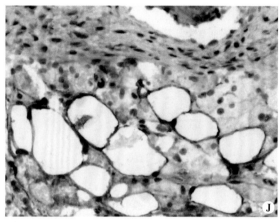

图14-7-2 左侧股骨近端脂肪硬化性黏液纤维肿瘤；男，25岁

A. DR示左侧股骨近端一椭圆形骨质密度减低灶，边界清晰，可见硬化缘（箭头所示）；B. 大体标本示灰白、灰黄色碎块组织，总体积为4.0cm×4.0cm×0.5cm，切面有砂砾感；C. 组织成分多样，片状脂肪组织混杂有大量泡沫样组织细胞，周围纤维组织增生并混杂有编织骨；D. 黏液样变明显，黏液池形成（左侧），逐渐过渡为胶原丰富的纤维组织（右侧）；E. 纤维组织内早期蓝紫色颗粒状钙化；F. 纤维组织化生为编织骨；G. 肥大细胞易见；H. 梭形细胞SATB2阳性；I. 梭形细胞SMA阳性；J. 脂肪细胞S100阳性

八、隆起性纤维骨性病变

（一）定义

隆起性纤维骨性病变（protuberant fibro-osseous lesion）是一种罕见的、生长缓慢的、由温和的纤维间质和圆形或卵圆形较成熟的骨组织组成的良性病变。1999年Selesnick首先描述并命名为颞骨隆起性纤维骨性病变，2010年SIA将其命名为布洛病变（Bullough lesion）。

（二）发病部位

最初认为该病变仅发生于颞骨表面，特别是耳前或耳后，因此命名颞骨隆起性纤维骨性病变。2017年，Sato报道2例枕骨表面隆起性纤维骨性病变，该作者认为该病变不只局限于颞骨，应当扩展为颅骨隆起性纤维骨性病变。1999～2018年共报道9例，笔者所在医院1例，合计10例，其中8例为颞骨，2例为枕骨。

（三）临床特征

隆起性纤维骨性病变发病年龄分布广泛（范围6～71岁），平均年龄37.4岁。女性多见，其中男性3例，女性7例。临床表现为隆起性、生长缓慢、可触及的无痛性肿块。无听力丧失和耳瘘。

（四）影像特征

本病影像学特点为边界清楚、钙化或异质性、宽基底的肿块，位于颅骨外骨板表面，不伴骨内扩展。

（五）大体检查

本病肿块直径平均为3.1cm（范围2.0～5.5cm），灰白色，质硬。

（六）组织病理学

本病组织学特征为温和的纤维间质内分布圆形或卵圆形的较成熟的骨化区。骨化区典型表现呈圆形或卵圆形，由编织骨和粗糙的板层骨构成，周围伴有或不伴有成骨细胞；骨化区也可呈不规则形，周围可伴有软骨，其中存在骨髓组织。骨化区与周围的纤维间质相连续。纤维细胞形态温和，较稀疏，细胞核呈卵圆形，核膜规则，核仁不明显，无非典型性和核分裂象。病变的边界大部分清晰，偶尔轻微不规则，包绕脂肪组织。病因不明，可能是由于反复多次损伤的反应性改变。

（七）预后因素

本病手术切除后罕见复发。

（八）典型病例（图14-8-1）

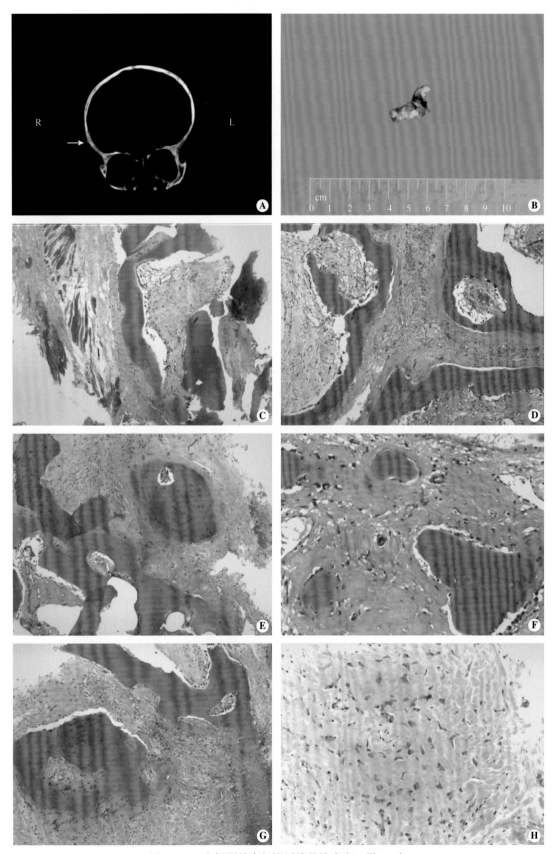

图14-8-1　右侧颞骨隆起性纤维骨性病变；男，6岁

A. 冠状面CT示右侧颞骨与额骨交界表面外生性、骨化性肿物，边界较清（箭头所示）；B. 大体标本示灰白色碎骨组织，总体积为2.0cm×0.7cm×0.3cm；
C. 肿物与周围组织分界清，横纹肌萎缩；D. 纤维组织分隔骨组织呈岛状分布；E，F，G. 经典的圆形或卵圆形骨岛周围包绕胶原丰富的纤维间质，
骨组织较成熟；H. 局部可见幼稚的间叶组织结节状增生，骨样基质不明显

九、纤维软骨间叶瘤

（一）定义

1984年Dahlin首先描述并命名，纤维软骨间叶瘤（fibrocartilaginous mesenchymoma）是一种罕见的骨内病变，组织学特征为轻度非典型性增生的梭形细胞伴有骨小梁和类似于骺板（或称生长板）的软骨结节。

（二）发病部位

本病罕见，目前共报道33例。长骨干骺端（邻近骺板）最多见，其中胫骨7例，肱骨5例，股骨和腓骨各4例。其他部位包括髂骨和耻骨6例、椎骨5例，肋骨和跖骨各1例。

（三）临床特征

本病平均发病年龄为13岁（范围3个月至27岁）。男性为主，男女比为1.8：1。临床表现为疼痛和肿胀，也可无任何临床症状。

（四）影像特征

本病X线表现为边界清楚的溶骨性病变，通常存在环状或点状的软骨钙化，受累骨皮质破坏和软组织肿块易见。具有良性侵袭性或低级别恶性病变的特征。CT扫描经常显示硬化性反应。MRI显示T_1加权像低信号，T_2加权像高信号。骨扫描显示病灶高摄取锝-99m。

（五）大体检查

本病肿块体积大，平均直径为11cm（范围4～17cm）。肿块位于骨内，灰白色，散在具有蓝色光泽的软骨结节。

（六）组织病理学

肿瘤主要包括3种成分：增生的梭形细胞、软骨岛和成骨。梭形细胞呈束状或编织状排列，细胞核轻度非典型性；增殖指数低，核分裂象偶见；梭形细胞经常浸润并包绕骨髓脂肪组织；局部胶原纤维丰富。最突出的组织学特征为病变内散在分布的良性软骨结节；软骨结节类似于骺板或骨软骨瘤的软骨帽，软骨细胞呈平行的长柱状排列。软骨化骨形成的骨小梁周围有成骨细胞衬覆。需要与骨软骨型纤维结构不良（也称为纤维软骨结

构不良）相鉴别，二者临床、影像和组织病理学特征具有相似性，也有人认为二者为同一肿瘤。纤维软骨间叶瘤具有破坏骨皮质伴软组织肿块、无多骨性、纤维细胞轻度非典型性、骺板样软骨结节、骨小梁周围成骨细胞衬覆和高复发率的特点，可与之鉴别。更为重要的是纤维软骨间叶瘤不存在纤维结构不良特征性的GNAS突变。

（七）预后因素

复发率较高，可能与病变内切除有关。无转移和死亡的相关报道。

十、骨外黏液样软骨肉瘤

（一）定义

骨外黏液样软骨肉瘤（extraskeletal myxoid chondrosarcoma）是一种可发生于骨内、骨外的来源未定的恶性间叶肿瘤；丰富的黏液样基质和均一性的肿瘤细胞为其组织学特征；具有独特的EWSR1-NR4A3融合基因。

（二）发病部位

骨外黏液样软骨肉瘤大部分发生于骨外，仅3%（4/128）原发于骨内。病变并非真正意义上的软骨性肿瘤，具有独特的分子特征和更高的转移风险，不应与软骨肉瘤相混淆。有学者提出使用"黏液软骨样肉瘤"取代现在使用的"骨外黏液样软骨肉瘤"，进一步分为骨黏液软骨样肉瘤或骨外黏液软骨样肉瘤。这一术语有助于强调未确定的组织起源，强调此病变骨内、外均可发生，有助于与骨内伴有黏液样特征的软骨肉瘤相区别。骨外病变最常见于四肢和肢带深部软组织，特别是大腿。截至2017年共有19例骨原发性骨外黏液样软骨肉瘤的报道。骨盆最多见（6例），其次为股骨4例，肱骨3例，跟骨2例，肋骨、胸骨、肩胛骨、指骨各1例。

（三）临床特征

骨内和骨外病变均好发于中老年人，男性多发。骨内患者的平均发病年龄为57.5岁（范围9～77岁），男性较多，男女比1.7：1。主要临床症状为疼痛，少数表现为持续数年的无痛性肿块，可伴有病理性骨折。

（四）影像特征

本病骨外病变CT呈低密度或等密度。MRI T_2 加权像表现为高信号，大多数病灶内可见低信号的间隔。骨内病变影像学表现为侵袭性溶骨性病变，伴有皮质破坏和软组织肿块。

（五）大体检查

本病骨内病变肿块平均大小15cm（范围2～22cm）。大体呈分叶状，黄褐色至灰白色，胶冻样，灶性出血，可见肿瘤侵犯周围软组织。

（六）组织病理学

骨外黏液样软骨肉瘤可分为经典型和富于细胞型。经典型呈结节状或分叶状结构，纤维组织分隔；均一性的圆形、短梭形细胞排列呈条索状、簇状、花边样和精致的网格状；肿瘤细胞体积较小，胞质少，空泡状或嗜酸性，细胞核呈卵圆形，不存在明显多形性，核分裂象少见；肿瘤细胞包埋于丰富的黏液样间质中；间质血管不丰富。富于细胞型表现为肿瘤细胞丰富，呈实性片状生长，黏液间质少或不明显；没有明确软骨分化的证据。肿瘤常破坏和浸润骨皮质和骨小梁。

软组织来源的骨外黏液样软骨肉瘤最常见的转移部位是肺，5%～10%可发生骨转移。诊断骨原发性病变时应首先除外转移可能。此外还应与肌上皮瘤、脊索瘤相鉴别。

（七）分子遗传学

本病骨内、外肿瘤存在相同的遗传学改变。具有特定的染色体易位t（9；22）EWSR1-NR4A3。

（八）免疫表型

骨外黏液样软骨肉瘤细胞不表达CK、GFAP、brachyury、CD99和desmin；部分病例表达Syn、S100、p63、EMA和SMA；SOX9和ERG细胞核阳性表达。

（九）预后因素

本病骨外病变具有较高的复发率（37%～48%）和转移率（26%～46%），5年和10年生存率分别为82%～91%和65%～78%。骨内13例患者有随访资料，61%出现远处转移，54%局部复发，23%患者死亡。有限的资料表明骨原发性肿瘤具有更高的侵袭性。

（十）典型病例（图14-10-1）

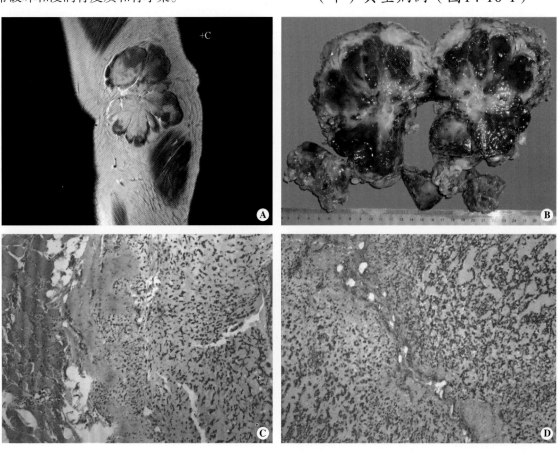

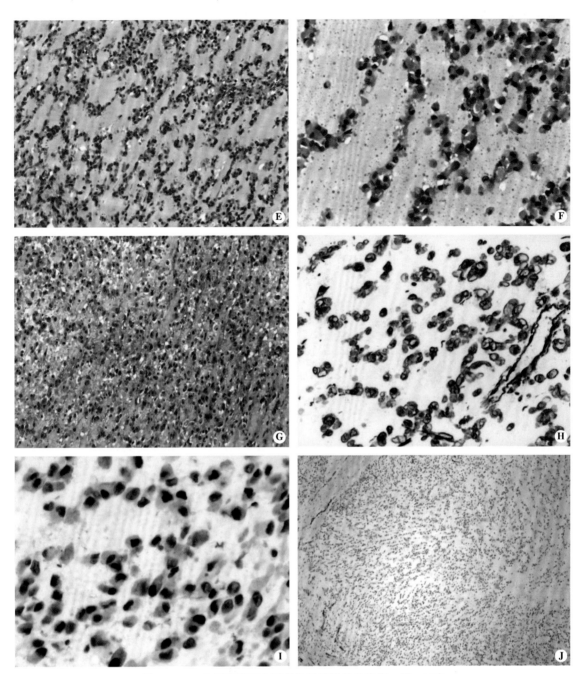

图14-10-1　右侧臀部经典型骨外黏液样软骨肉瘤；男，39岁

A. 矢状面MRI示右侧臀部皮下脂肪内和右侧臀肌内可见分叶状肿物，边界清晰，内可见低信号条索状间隔，T_1加权像与肌肉相比呈低或等信号；
B. 大体标本示灰黄色分叶状肿物，体积为16.2cm×10.9cm×4.1cm，黏液丰富；C. 肿瘤组织侵犯横纹肌；D. 纤维血管分隔的分叶状结构；E. 黏液样基质丰富，肿瘤细胞呈条索状或相互吻合呈网状；F. 肿瘤细胞体积小，胞质嗜酸性，细胞核深染；G. 片状含铁血黄素沉积；H. vimentin阳性；I. S100部分阳性；J. CD34示小叶内缺乏血管

参考文献

李晓琴, 何欣, 宋丽娟, 2016. Mazabraud综合征1例. 中华病理学杂志, 32(3): 331-333.

秦雪艳, 陆文丽, 王俊祺, 等, 2016. 41例McCune-Albright综合征女童及基因分析. 中华内分泌代谢杂志, 32(12): 995-998.

孙屏, 蔡颖, 吕慧, 等, 2017. 成人胸壁软骨间叶性错构瘤2例临床病理观察. 诊断病理学杂志, 24(10): 742-746.

徐加利, 余卫, 王华, 等, 2017. 肿瘤源性骨软化症责任肿瘤的CT和MRI表现. 临床放射学杂志, 36(8): 1165-1169.

于宝华, 李诗敏, 王坚, 2013. 婴儿鼻软骨间叶性错构瘤2例临床病理学分析. 临床与实验病理学杂志, 29(6): 649-655.

周隽, 胡丁君, 蒋智铭, 等, 2016. 骨脂肪硬化性黏液纤维性肿瘤临床病理特征分析. 中华病理学杂志, 45(1): 21-24.

Agaimy A, Michal M, Chiosea S, et al, 2017. Phosphaturic mesenchymal tumors: Clinicopathologic, immunohistochemical and molecular analysis of 22 cases expanding their morphologic and immunophenotypic spectrum. Am J Surg Pathol, 41: 1371-1380.

Agaram NP, LeLoarer FV, Zhang L, et al, 2014. USP6 gene rearrangements occur preferentially in giant cell reparative granulomas of the hands and feet but not in gnathic location. Hum Pathol, 45: 1147-1152.

Agopiantz M, Journeau P, Lebon-Labich B, et al, 2016. McCune-Albright syndrome, natural history and multidisciplinary management in a series of 14 pediatric cases. Ann Endocrinol-Paris, 77: 7-13.

Alfaraidi M, Alaradati H, Mamoun I, et al, 2017. Bilateral mesenchymal hamartoma of the chest wall in a 3-month-old boy: A case report and review of the literature. Case Rep Pathol, 2017: 2876342.

Bahk W-J, Mirra JM, 2015. Differential diagnostic value of "blue reticulated chondroid-like material" in aneurysmal bone cysts: a classic histopathologic analysis of 215 cases. Am J Clin Pathol, 143: 823-829.

Baumhoer D, Smida J, Nathrath M, et al, 2011. The nature of the characteristic cementum-like matrix deposits in the walls of simple bone cysts. Histopathology, 59: 390-396.

Bertoni F, Bacchini P, Capanna R, et al, 1993. Solid variant of aneurysmal bone cyst. Cancer-Am Cancer Soc, 71: 729-734.

Bethapudi S, Ritchie DA, Macduff E, et al, 2014. Imaging in osteofibrous dysplasia, osteofibrous dysplasia-like adamantinoma, and classic adamantinoma. Clin Radiol, 69: 200-208.

Carter JM, Caron BL, Dogan A, et al, 2015. A novel chromogenic in situ hybridization assay for FGF23 mRNA in phosphaturic mesenchymal tumors. Am J Surg Pathol, 39: 75-83.

Carter JM, Inwards CY, Jin L, et al, 2014. Activating GNAS mutations in parosteal osteosarcoma. Am J Surg Pathol, 38: 402-409.

Cox JL, Cushman-Vokoun AM, McGarry SV, et al, 2017. Two cases of Mazabraud syndrome and identification of a GNAS R201H mutation by next-generation sequencing. Virchows Archiv, 470: 589-593.

Creytens D, Van Dorpe J, 2016. DOG1 expression in phosphaturic mesenchymal tumour. J Clin Pathol, 69: 1037-1038.

Deel C, Hassell L, 2016. Liposclerosing myxofibrous tumor: A review. Arch Pathol Lab Med, 140: 473-476.

Demicco EG, Wang WL, Madewell JE, et al, 2013. Osseous myxochondroid sarcoma: A detailed study of 5 cases of extraskeletal myxoid chondrosarcoma of the bone. Am J Surg Pathol, 37: 752-762.

El-Naggar AK, Chan JKC, Grandis JR, et al, 2017. WHO classification of head and neck umours. Lyon: IARC, 51-52.

Fletcher CDM, Bridge JA, Hogendoorn P, et al, 2013. World Health Organization classification of tumors of soft tissue and bone. Lyon: IARC Press, 211-212, 273-274, 348-355, 360-361.

Gambarotti M, Righi A, Vanel D, et al, 2017. Fibrocartilaginous mesenchymoma of bone: A single-institution experience with molecular investigations and a review of the literature. Histopathology, 71: 134-142.

Gilkey FW, 1993. Liposclerosing myxofibrous tumor of bone. Hum Pathol, 24: 1264.

Gleason BC, Liegl-Atzwanger B, Kozakewich HP, et al, 2008. Osteofibrous dysplasia and adamantinoma in children and adolescents: A clinicopathologic reappraisal. Am J Surg Pathol, 32: 363-376.

Hameed M, 2015. Clinical applications of molecular markers in bone tumors. Adv Anat Pathol, 22: 337-344.

Hatori M, Watanabe M, Okada K, et al, 2002. Fibrocartilaginous mesenchymoma arising in the femur. Pathology, 34: 199-201.

Houang M, Clarkson A, Sioson L, et al, 2013. Phosphaturic mesenchymal tumors show positive staining for somatostatin receptor 2A(SSTR2A). Hum Pathol, 44: 2711-2718.

Idowu BD, Al-Adnani M, O'Donnell P, et al, 2007. A sensitive mutation-specific screening technique for GNAS1 mutations in cases of fibrous dysplasia: The first report of a codon 227 mutation in bone. Histopathology, 50: 691-704.

Ilaslan H, Sundaram M, Unni KK, 2003. Solid variant of aneurysmal bone cysts in long tubular bones: Giant cell reparative granuloma. Am J Roentgenol, 180: 1681-1687.

Ishida T, Dorfman HD, 1993. Massive chondroid differentiation in Fibrous dysplasia of bone(fibrocartilaginous dysplasia). Am J Surg Pathol, 17: 924-930.

Jiang B, Mushlin H, Zhang L, et al, 2018. Bullough's bump: Unusual protuberant fibro-osseous tumor of the temporal bone: Case report. J Neurosurg Pediatr, 21: 107-111.

Jobke B, Bohndorf K, Vieth V, et al, 2014. Congenital osteofibrous dysplasia Campanacci: Spontaneous postbioptic regression. J Pediatr Hematol Oncol, 36: 249-252.

Jour G, Oultache A, Sadowska J, et al, 2016. GNAS mutations in fibrous dysplasia: A comparative study of standard sequencing and locked nucleic acid PCR sequencing on decalcified and nondecalcified formalin-fixed paraffin-embedded tissues. Appl Immunohistochem Mol Morphol, 24: 660-667.

Kashima TG, Gamage NM, Ye H, et al, 2013. Locally aggressive fibrous dysplasia. Virchows Arch, 463: 79-84.

Lee M, Song JS, Chun SM, et al, 2014. Protuberant fibro-osseous lesions of the temporal bone: Two additional case reports. Am J Surg Pathol, 38: 1510-1515.

Li HR, Tai CF, Huang HY, et al, 2017. USP6 gene rearrangement differentiate primary paranasal sinus solid aneurysmal bone cyst from other giant cell-rich lesions, report of a rare case. Hum Pathol, 76: 117-121.

Li Y, Yang QX, Tian XT, et al, 2013. Malignant transformation of nasal chondromesenchymal hamartoma in adult: a case report and review of the literature. Histol Histopathol, 28: 337-344.

Lin J, Shulman SC, Steelman CK, et al, 2011. Fibrocartilaginous mesenchymoma, a unique osseous lesion: case report with review of the literature. Skeletal Radiol, 40: 1495-1499.

Lopez LV, Rodriguez MG, Siegal GP, et al, 2017. Extraskeletal aneurysmal bone cyst: Report of a case and review of the literature. Pathol Res Pract, 213: 1445-1449.

Mascard E, Gomez-Brouchet A, Lambot K, 2015. Bone cysts: Unicameral and aneurysmal bone cyst. Orthop Traumatol Surg Res, 101: S119-127.

Mason KA, Navaratnam A, Theodorakopoulou E, et al, 2015. Nasal Chondromesenchymal Hamartoma(NCMH): A systematic review of the literature with a new case report. J Otolaryngol Head Neck Surg, 44: 28.

McCaffrey M, Letts M, Carpenter B, et al, 2003. Osteofibrous dysplasia: A review of the literature and presentation of an additional 3 cases. Am J Orthop(Belle Mead NJ), 32: 479-486.

Muthusamy S, Subhawong T, Conway SA, et al, 2015. Locally aggressive fibrous dysplasia mimicking malignancy: A report of four cases and review of the literature. Clin Orthop Relat Res, 473: 742-750.

Nakura A, Kawabata H, Tamura D, et al, 2017. Focal fibrocartilaginous dysplasia in the ulna with the radial head dislocation: A case report and literature review. J Pediatr Orthop B, 26: 41-47.

Oda Y, Tsuneyoshi M, Shinohara N, 1992. "Solid" variant of aneurysmal bone cyst(extragnathic giant cell reparative granuloma)in the axial skeleton and long bones. A study of its morphologic spectrum and distinction from allied giant cell lesions. Cancer-Am Cancer Soc, 70: 2642-2649.

Oliveira AM, Chou MM, 2014. USP6-induced neoplasms: The biologic spectrum of aneurysmal bone cyst and nodular fasciitis. Hum Pathol, 45: 1-11.

Ozolek JA, Carrau R, Barnes EL, et al, 2005. Nasal chondromesenchymal

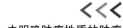
hamartoma in older children and adults: Series and immunohistochemical analysis. Arch Pathol Lab Med, 129: 1444-1450.

Pan Z, Sanger WG, Bridge JA, et al, 2012. A novel t(6; 13)(q15; q34) translocation in a giant cell reparative granuloma(solid aneurysmal bone cyst). Hum Pathol, 43: 952-957.

Patel NR, Chrisinger JSA, Demicco EG, et al, 2016. USP6 activation in nodular fasciitis by promoter-swapping gene fusions. Modern Pathol, 30: 1577-1588.

Puchner SE, Varga R, Hobusch GM, et al, 2006. Long-term outcome following treatment of Adamantinoma and Osteofibrous dysplasia of long bones. Orthop Traumatol Surg Res, 102: 925-932.

Regado ER, Garcia PBL, Caruso AC, et al, 2016. Liposclerosing myxofibrous tumor: A series of 9 cases and review of the literature. J Orthop, 13: 136-139.

Riddle ND, Bui MM, 2013. Fibrous dysplasia. Arch Pathol Lab Med, 137: 134-138.

Sato N, Aoki T, Mukai N, et al, 2017. Protuberant fibro-osseous lesion of the skull: two cases with occipital lesions. Virchows Archiv, 470: 717-720.

Scholfield DW, Sadozai Z, Ghali C, et al, 2017. Does osteofibrous dysplasia progress to adamantinoma and how should they be treated? Bone Joint J, 99-B: 409-416.

Selesnick SH, Desloge RB, Bullough PG, 1999. Protuberant fibro-osseous lesions of the temporal bone: A unique clinicopathologic diagnosis. Am J Otol, 20: 394-396.

Shiba E, Matsuyama A, Shibuya R, et al, 2016. Immunohistochemical and molecular detection of the expression of FGF23 in phosphaturic mesenchymal tumors including the non-phosphaturic variant. Diagn Pathol, 11: 26.

Sia SF, Fung S, Davidson AS, et al, 2010. Protuberant fibro-osseous lesion of the temporal bone: "Bullough lesion". Am J Surg Pathol, 34: 1217-1223.

Singh A, Majeed A, Mallick S, et al, 2017. Solid variant of aneurysmal bone cyst masquerading as malignancy. J Clin Diagn Res, 11: ED35-ED36.

Tabareau-Delalande F, Collin C, Gomez-Brouchet A, et al, 2013. Diagnostic value of investigating GNAS mutations in fibro-osseous lesions: A retrospective study of 91 cases of fibrous dysplasia and 40 other fibro-osseous lesions. Mod Pathol, 26: 911-921.

Tajima S, Fukayama M, 2015. CD56 may be a more useful immunohistochemical marker than somatostatin receptor 2A for the diagnosis of phosphaturic mesenchymal tumors. Int J Clin Exp Pathol, 8: 8159-8164.

Takahashi Y, Oda Y, Yamamoto H, et al, 2013. Fibrocartilaginous mesenchymoma arising in the pubic bone: A case report. Pathol Int, 63: 226-229.

Tariq MU, Din NU, Ahmad Z, et al, 2014. Cementum-like matrix in solitary bone cysts: A unique and characteristic but yet underrecognized feature of promising diagnostic utility. Ann Diagn Pathol, 18: 1-4.

Taylor RM, Kashima TG, Ferguson DJ, et al, 2012. Analysis of stromal cells in osteofibrous dysplasia and adamantinoma of long bones. Mod Pathol, 25: 56-64.

Thompson LDR, Franchi A, 2018. New tumor entities in the 4th edition of the World Health Organization classification of head and neck tumors: Nasal cavity, paranasal sinuses and skull base. Virchows Arch, 472(3): 315-330.

Traub F, Eberhardt O, Fernandez FF, et al, 2016. Solitary bone cyst: a comparison of treatment options with special reference to their long-term outcome. Bmc Musculoskel Dis, 17: 162.

Vargas-Gonzalez R, Sanchez-Sosa S, 2006. Fibrocartilaginous dysplasia(fibrous dysplasia with extensive cartilaginous differentiation). Pathol Oncol Res, 12: 111-114.

Yamada Y, Kinoshita I, Kenichi K, et al, 2018. Histopathological and genetic review of phosphaturic mesenchymal tumours, mixed connective tissue variant. Histopathology, 72(3): 460-471.

Zreik RT, Littrell LA, Jin L, et al, 2017. Malignant transformation of polyostotic fibrous dysplasia with aberrant keratin expression. Hum Pathol, 62: 170-174.

第十五章 未分化高级别多形性肉瘤

（一）定义

未分化高级别多形性肉瘤（undifferentiated high-grade pleomorphic sarcoma）是一种缺乏特定分化的高级别恶性肿瘤，肿瘤细胞以弥漫多形性为特征，可分为原发性和继发性，既往又称骨恶性纤维组织细胞瘤。

（二）发病部位

原发性未分化高级别多形性肉瘤主要发生于下肢长骨的干骺端，骨干也较常见。膝关节为常见发病部位（32%～54%），股骨远端和胫骨近端容易受累及。股骨所占比例最高（30%～45%），其次为胫骨和肱骨。扁平骨以骨盆最常见（10%～12%）。几乎均为孤立性病变。

（三）临床特征

骨未分化高级别多形性肉瘤可以是原发性或继发性。继发性占20%～28%，由之前存在的骨病变发展而来，如Paget病、骨梗死、慢性骨髓炎或骨折，放疗也可诱发。本病罕见，占骨原发恶性肿瘤的2%～5%。诊断时年龄大多数为20～80岁，发病高峰为50～70岁，仅10%～15%的病例<20岁。男性好发。临床表现主要为疼痛，其次为肿胀，持续时间为1周至3年不等（平均7～9个月）。少见情况下首发症状为病理性骨折。

一种常染色体显性易感因素已被发现；40例罕见的骨干髓腔狭窄有13例发生未分化高级别多形性肉瘤。弥漫性骨干髓腔狭窄伴有叠加的骨膜皮质增厚，干骺端条纹状，以整个长骨散在分布的梗死和硬化区为特征。

（四）影像特征

本病X线平片主要表现为溶骨性、侵袭性改变，边界不清，常伴有皮质破坏和软组织肿块。骨膜反应不常见。CT主要表现为溶骨性破坏，肿物密度与肌肉相似。MRI可更清晰地显示软组织肿块，明确髓腔内和软组织侵犯的范围。MRI多表现为混杂信号，T_1加权像信号与邻近肌肉相比呈等信号或轻度增高，T_2加权像呈低或中等信号。继发性未分化高级别多形性肉瘤大多数存在基础的骨病变特征。

（五）大体检查

肿块的大体表现不具特征性，多位于长骨干骺端，可侵犯骨骺和骨干。切面灰白间灰黄色，质地软或坚韧，常伴黄色瘤样、坏死和出血区域。肿块边缘不规则，大多数破坏皮质并侵犯软组织。

（六）组织病理学

骨未分化高级别多形性肉瘤是排除性诊断，必须全面取材，如局部骨样基质沉积应诊断为骨肉瘤。组织学表现具有明显的多样性，大多数情况下主要以梭形细胞为主，少见情况以具有丰富胞质的多角形或上皮样细胞为主。梭形肿瘤细胞可排列成较为特征性的车辐状结构；细胞核明显多形性，存在数量不等的、具有明显非典型性的多核瘤巨细胞。核分裂象和病理性核分裂象易见。由淋巴细胞和组织细胞组成的炎性细胞浸润常见。肿瘤边缘软组织肿块内可见灶性骨样基质或原始骨形成，这种改变代表着骨膜反应骨，不要误诊为骨肉瘤。

（七）免疫表型

本病必须应用免疫组化排除其他类似于未分化高级别多形性肉瘤的恶性肿瘤，如平滑肌肉瘤、转移癌和转移性恶性黑色素瘤。没有特异性诊断标志物，50%的病例SATB2阳性，50%的病例SMA局灶阳性，IMP3常阳性。少数病例可表达CK、desmin、EMA、CD99和CD34，有时可能与转移性肉瘤样癌相混淆。

（八）预后因素

本病为高度恶性肿瘤，5年生存率为34%～53%。肺转移常见（31%～53%），骨转移为7%～15%。治疗方式为术前化疗加广泛外科切除。化疗后切除标本内肿瘤坏死程度是重要的预后因素。继发性比原发性预后差，年轻患者（＜40岁）和足够的外科切缘预示预后好。

（九）典型病例（图15-1-1）

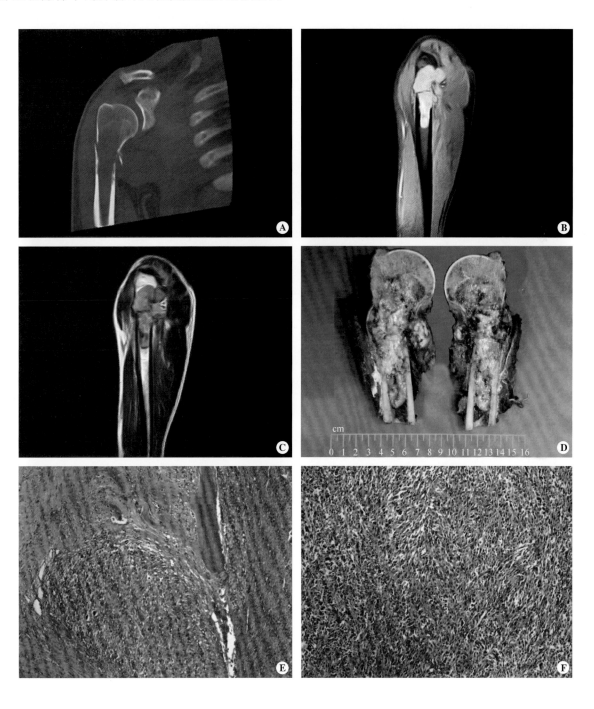

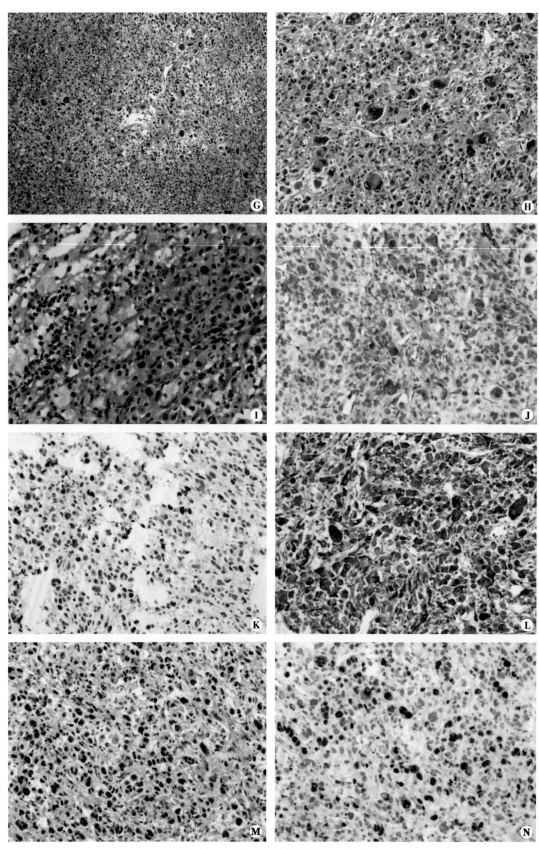

图15-1-1　右侧肱骨近端未分化高级别多形性肉瘤；男，50岁

A. 冠状面CT示右侧肱骨近端溶骨性破坏并软组织肿块形成，骨质破坏，骨皮质变薄、不连续；B. 矢状面MRI示髓腔内可见软组织团块影并软组织肿块，T_1加权像呈等低信号；C. MRI矢状面T_2加权像呈高信号；D. 大体标本示肱骨近端切除标本，长为14.0cm，最大径5.0cm，肱骨头直径为4.5cm，表面光滑，切面可见灰白间灰黄色肿物，体积为10.0cm×4.0cm×4.5cm，质软，软组织肿块形成，主要位于干骺端并向下侵犯骨干髓腔，骨干髓腔内肿物易剥离；E. 肿物突破皮质侵犯周围软组织；F. 高度异型的梭形肿瘤细胞呈编织状排列；G. 肿瘤细胞具有多形性，多核瘤巨细胞易见；H. 细胞核大小不等，形态怪异；I. 局部泡沫样细胞和淋巴细胞浸润；J. SMA灶性阳性；K. SATB2灶性阳性；L. IMP3弥漫强阳性；M. TFE3强阳性；N. Ki67显示高增殖指数

参 考 文 献

方三高, 李艳青, 马强, 等, 2014. 骨未分化高级别多形性肉瘤8例临床病理观察. 临床与实验病理学杂志, 30(2): 171-175.

胡振彬, 陈卫国, 文婵娟, 等, 2016. 骨未分化高级别多形性肉瘤的影像表现及病理特征. 临床放射学杂志, 35(4): 607-610.

Fletcher CDM, Bridge JA, Hogendoom P, et al, 2013. World Health Organization classification of tumors of soft tissue and bone. Lyon: IARC Press, 363-366.

Hemingway F, Kashima TG, Mahendra G, et al, 2012. Smooth muscle actin expression in primary bone tumours. Virchows Arch, 460: 525-534.

Koplas MC, Lefkowitz RA, Bauer TW, et al, 2010. Imaging findings, prevalence and outcome of de novo and secondary malignant fibrous histiocytoma of bone. Skeletal Radiol, 39: 791-798.

Koyama T, Kobayashi T, Maruyama S, et al, 2014. Radiation-induced undifferentiated high-grade pleomorphic sarcoma(malignant fibrous histiocytoma)of the mandible: Report of a case arising in the background of long-standing osteomyelitis with a review of the literature. Pathol Res Pract, 210: 1123-1129.

Mertens F, Romeo S, Bovee JV, et al, 2011. Reclassification and subtyping of so-called malignant fibrous histiocytoma of bone: Comparison with cytogenetic features. Clin Sarcoma Res, 1: 10.

Papagelopoulos PJ, Galanis EC, Sim FH, et al, 2000. Clinicopathologic features, diagnosis, and treatment of malignant fibrous histiocytoma of bone. Orthopedics, 23: 59-65; quiz 66-57.

Romeo S, Bovee JVMG, Kroon HM, et al, 2012. Malignant fibrous histiocytoma and fibrosarcoma of bone: A re-assessment in the light of currently employed morphological, immunohistochemical and molecular approaches. Virchows Archiv, 461: 561-570.

Stacy GS, Lo R, Montag A, 2015. Infarct-associated bone sarcomas: Multimodality imaging findings. Am J Roentgenol, 205: W432-W441.

Ueda T, Araki N, Mano M, et al, 2002. Frequent expression of smooth muscle markers in malignant fibrous histiocytoma of bone. J Clin Pathol, 55: 853-858.

Zhang GB, Li J, Zhang PF, et al, 2014. Radiation-induced malignant fibrous histiocytoma of the occipital: A case report. World J Surg Oncol, 12(1): 1-5.

第十六章　恶性肿瘤骨转移和骨相关疾病

（一）定义

恶性肿瘤骨转移和骨相关疾病（malignant tumor bone metastasis and bone related diseases）是原发于某器官或组织的恶性肿瘤通过血液循环或淋巴系统转移至骨骼产生的继发性肿瘤。骨骼是恶性肿瘤常见的转移部位之一，仅次于肺和肝，据统计，50%以上的恶性肿瘤发生骨转移。

（二）概述

骨转移最常见的恶性肿瘤为肺癌、乳腺癌、前列腺癌、肾癌和甲状腺癌，共占所有恶性肿瘤骨转移的80%。由于恶性肿瘤的治疗方法发展很快，延长了患者的生存时间，导致骨转移的发病率持续上升。不同恶性肿瘤骨转移的临床特点因研究者（肿瘤内科和骨肿瘤外科）、诊断方法（影像或病理）和统计标准的不同而有所差异。Yang统计中国3223例影像学诊断骨转移患者的临床特点，肺癌最常见，占36.2%，乳腺癌30.9%，前列腺癌8.5%、胃肠道癌5.7%、多发性骨髓瘤3.5%和其他14.8%。骨转移最常见的部位是胸椎（56%），其次为腰椎（47.1%），肋骨（32.6%），骨盆（23.3%），股骨（18.2%）和其他部位（15.4%）。国内一项多中心研究583例病理诊断的骨转移临床特征，其中肺癌（31.4%）最多见，其次为肾癌（12.9%），乳腺癌（9.4%），前列腺癌（5.3%），肝癌（4.8%），甲状腺癌（4.5%），胃癌（1.9%），食管癌（1.4%），结直肠癌（1%），来源不明（21.4%）。骨盆、四肢是最常见的转移部位（51.1%），脊柱、躯干占33.8%，上述两部位同时累及占17.3%。

总结笔者所在医院过去5年病理诊断的165例恶性肿瘤骨转移，其中男性93例，女性72例，男女比为1.2：1。平均年龄54.9岁（范围1～85岁）；<20岁共5例，其中4例为神经母细胞瘤骨转移，年龄分别为1岁1例、2岁1例、3岁2例；1例9岁为肝细胞癌骨转移。除外4例神经母细胞瘤，平均年龄为56.3岁（范围9～85岁）。送检标本的部位以椎骨最多见，占47.8%（79/165），其次为髋骨，占21.2%（35/165），股骨占9.7%（16/165），骶骨占7.3%（12/165），其他部位包括肱骨、肩胛骨、颅骨、肋骨、锁骨和跟骨。

（三）临床表现

恶性肿瘤骨转移最主要的临床症状为骨痛，随病情的进展而加剧。常伴发骨相关事件（skeletal-related event，SRE）。骨相关事件是指骨转移伴随的骨并发症，包括病理性骨折、高钙血症、脊髓压迫和需要放疗或手术治疗骨转移，其中最常见的SRE为放疗，其次为病理性骨折。不同研究之间SRE的标准有所差异，最主要的差异是是否包括骨痛。Yang统计3223例骨转移的SRE（不包括疼痛），约23.1%的骨转移患者至少发生一项SRE；其中多发性骨髓瘤发生的SRE的频率最高（36.6%），其次为肺癌（25.9%），乳腺癌（20.2%），前列腺癌（18.2%）和胃肠道癌（17.3%）。

（四）诊断方法

已确诊的恶性肿瘤患者具有以下临床表现，如骨痛、病理性骨折、脊髓或神经受压、高钙血症和碱性磷酸酶升高，需要进一步检查排除骨转移的可能性。对于中晚期乳腺癌、肺癌、鼻咽癌、前列腺癌等高危患者应当定期进行骨转移筛查。

骨转移诊断主要依赖影像学检查，包括放射性核素骨扫描、X线平片、CT、MRI和PET/CT。分为溶骨型、成骨型和混合型，75%的骨转移表现为溶骨型，包括乳腺癌、甲状腺癌、骨髓瘤、肾癌和黑色素瘤等；成骨型为前列腺癌和膀胱癌。放射性核素骨扫描是最常用的骨转移初筛方法；具有灵敏度高、早期发现异常骨代谢灶、全身成像等优点；但也存在特异性较低、不能提示病变为成骨性或溶骨性病变、不能显示骨破坏程度的缺点。X线平片是骨转移最主要的诊断方法；具有操作简便、特异性高、空间分辨率高、费用低的优点，最主要的不足是敏感性低，早期病变难以发现。CT扫描比X线诊断具有更高的敏感性和特异性，可以用于引导穿刺活检，有助于术前评估。MRI扫描诊断骨转移的敏感性和特异性均较高，有助于发现髓腔内的早期骨转移灶；能够确定转移灶的位置、侵犯范围和与周围组织的解剖关系。PET/CT可以在临床早期发现骨转移的异常信号，敏感性和特异性都很高；由于费用高，目前PET/CT在各种骨转移诊疗的专家共识中并不推荐作为常规检查方法。

骨活检病理诊断是诊断恶性肿瘤骨转移的金标准。对于已确诊的恶性肿瘤患者，存在全身多发性骨破坏（特别是椎体、骨盆和长骨），不需要进行穿刺活检。主要适应证：影像学诊断证据不足；孤立性骨内病灶；需要明确骨转移以便确定治疗方案等。

骨代谢生化指标可反映骨转移过程中骨吸收和形成的速度，提示骨破坏和修复程度。具有用于诊断和治疗过程的动态监测疾病进展的潜在价值，除碱性磷酸酶之外，其他指标尚未被推荐常规应用。

（五）诊断标准

放射性核素骨扫描是骨转移的初筛检查，X线、CT或MRI可以进一步确诊。如果具有临床指征，可进行骨活检病理诊断。诊断恶性肿瘤骨转移必须满足以下两个条件之一：①病理活检证实为骨转移；②已确诊的恶性肿瘤，具有典型的骨转移影像学表现。

（六）治疗

骨转移治疗目的是提高生活质量、延长生存期、缓解症状和心理痛苦、预防和治疗SRE。主要治疗方法：①化疗及分子靶向治疗；②放射治疗；③手术治疗；④双膦酸盐治疗；⑤其他支持治疗，如内分泌治疗、心理支持治疗等。

（七）各种恶性肿瘤骨转移的特点

1. 肺癌

肺癌发病率和死亡率居全国各种癌症之首，发病隐匿，50%确诊时为晚期。1/3的患者以骨转移为首发症状而无原发癌表现。肺癌骨转移的发生率为30%～40%。肺癌骨转移患者的中位生存期仅6～10个月，治疗后1年生存率仅为40%～50%。最常见的转移部位为脊柱（占50%），股骨占25%，肋骨和胸骨占12%。约60%的肺癌骨转移患者并发SRE，以放疗和病理性骨折最常见。一旦发生SRE，患者生存期明显缩短。一项407例不同组织学类型肺癌骨转移的研究结果表明，35.3%腺癌发生骨转移，14.7%鳞状细胞癌发生骨转移，31.2%小细胞癌发生骨转移，18.1%大细胞癌发生骨转移；115例肺癌发生骨转移中，腺癌占58.3%（67/115），小细胞癌和鳞状细胞癌均占13.0%。

2. 乳腺癌

乳腺癌是女性最常见的恶性肿瘤。在晚期乳腺癌患者中，骨转移的发生率为65%～75%（来自1970年尸检数据），而首发为骨转移者占17%～37%。最新一篇来自德国的1094例乳腺癌骨转移研究报道，乳腺癌骨转移率为63%，最初就诊时35%发生骨转移，与上述数据相似；平均年龄62.8岁（范围24.8～87.8岁）；激素受体阳性者易发生骨转移，激素受体阳性转移率为36%，而阴性仅为20%；HER-2阳性易发生脑转移（31%）；三阴乳腺癌预后差，经常发生肺（39%）和淋巴结转移。2018年一篇系统回顾以往乳腺癌骨转移和骨相关事件文献报道，结果表明目前乳腺癌骨转移的发生率（4.1%～30%）较1990年之前（70%）明显下降，骨转移无病期（bone metastasis free interval）为0.91～4.2年。最易发生中轴骨转移。初诊时存在骨转移患者的平均生存期为2.1～4.0年。SRE是乳腺癌骨转移常见的并发症，严重影响患者自主活动能力和生活质量。在骨转移开始后平均每隔3～6个月发生一种SRE。

3. 肾癌

肾细胞癌是最常见的肾癌，约占90%。肾透明细胞癌占肾细胞癌的70%，乳头状肾细胞癌占10%。2013年全世界超过35万人确诊为肾细胞癌，每年＞14万人死亡，位于恶性肿瘤的第七位。男性好发，男女比为1.5～2：1。发病高峰为60～70岁，91%＞45岁，48%＞60岁。5年总生存率74%，Ⅲ期患者下降为53%，伴有转移者仅为8%。约1/3的患者发生转移，最常见的转移部位是肺、淋巴结、肝、骨和脑。2017年来自SEER数据库50 815例肾细胞癌统计分析表明，6610例（13%）诊断时发生转移，其中51.2%发生肺转移，41.5%发生区域淋巴结转移，33.5%发生骨转移；单个部位转移患者，肺占16.8%，区域淋巴结占12.1%，骨占11.1%。

4. 甲状腺癌

甲状腺癌是最常见的内分泌系统恶性肿瘤，占全身恶性肿瘤的1.1%。发病率位于恶性肿瘤的前十位。预后较好，5年生存率达95%。甲状腺癌包括分化型和未分化型。分化型包括乳头状癌（占85%）和滤泡癌（12%），未分化型少见（不足3%）。甲状腺癌最常发生肺转移（49%），25%发生骨转移，15%肺和骨同时转移，10%软组织转移。分化型甲状腺癌的骨转移率为2%～13%，其中滤泡癌最常见（63.7%），乳头状癌占36.3%。一项245例分化型甲状腺癌骨转移的研究报道显示，78%的患者至少出现一种SRE；从确诊骨转移至出现第一种SRE的平均时间为5个月；在第一种SRE出现后平均10.7个月，65%的患者发生第二种SRE。39%的患者具有三种以上的SRE。放疗是最常见的SRE（46%），手术治疗占19%，脊髓压迫和病理性骨折均占16%，高钙血症少见（3%）。2017年一项对14篇文献中317个甲状腺癌患者的616个骨转移部位进行回顾性分析，脊柱是最常见的转移部位（34.6%），其次为骨盆（25.5%），胸骨和肋骨（18.3%），四肢（10.2%），肩带骨和颅面骨均占5.4%。甲状腺癌骨转移患者的10年生存率为21%～27%。

5. 神经母细胞瘤

神经母细胞瘤是儿童最常见的颅外实体肿瘤。据估计，在<15岁儿童中的发病率为10.5人/百万，占所有恶性肿瘤死亡率的10%～15%。诊断时平均年龄为19个月，大多<5岁。好发于腹部，肾上腺最常见。目前常用的危险度分级系统包括：COG（children's oncology group）分级系统和INRG（international neuroblastoma risk group）分级系统。可将患者分为低危、中危和高危三组。一半患者出现远处转移，常转移至骨、骨髓和肝。骨髓是最常见的转移部位，是复发的常见部位。骨髓内持续存在神经母细胞瘤的患者预后差。2017年国际神经母细胞瘤治疗反应标准骨髓工作组（International Neuroblastoma Response Criteria

Bone Marrow Working Group）制定骨髓穿刺和活检的采集、分析和报告标准。推荐同时进行双侧髂骨活检，红骨髓的长度必须＞1cm。必须定量评估转移瘤占骨髓总面积的百分率。报告组织学分类：未分化、低分化或分化型。推荐至少检测以下两种免疫组化抗体：Syn、酪氨酸羟化酶（tyrosine hydroxylase）、CgA和PHOX2B（paired-like homeobox 2b）。最新研究表明，PHOX2B是神经母细胞瘤高度敏感和特异的标志物。骨髓活检通过HE染色和免疫组化检测均未检出神经母细胞瘤者为阴性（无骨髓转移）。

（八）恶性肿瘤骨转移病理诊断

1. 大体检查

送检标本常以穿刺活检为主。合并脊髓压迫或病理性骨折时需要手术治疗，此时切除标本多为碎块组织或部分骨组织切除标本，转移灶呈灰白色。

2. 组织病理学

笔者所在医院165例恶性肿瘤骨转移中，原发部位以肺最多见，占33.9%（56/165），组织学类型以腺癌为主（73.2%，41/56），小细胞癌10.7%（6/56），鳞状细胞癌8.9%（5/56），大细胞癌和肉瘤样癌各2例（均占3.6%）。其他部位包括乳腺导管癌，占9.7%（16/165），前列腺腺癌7.3%（12/165），肝癌6.7%（11/165）（肝细胞癌9例和胆管细胞癌2例），结直肠腺癌4.8%（8/165），肾脏透明细胞癌、甲状腺滤泡癌、鼻咽未分化癌、恶性黑色素瘤（皮肤3例，眼1例）、腹部神经母细胞瘤均为4例（均占2.4%），胃低分化腺癌和宫颈癌（腺癌和鳞状细胞癌各1例）均为2例（1.2%），胆管癌、胆囊癌、胰腺癌、腮腺腺样囊性癌、子宫平滑肌肉瘤1例；20%病理诊断未确定原发部位（33/165）。分化较好的骨转移癌易于诊断，而低分化癌、未分化癌、肉瘤样癌、恶性黑色素瘤和神经母细胞瘤诊断存在困难，需要紧密结合临床病史和影像。需要检测一组免疫组化抗体进行诊断和鉴别诊断。胃腺癌常同时表达CK7、CK20和CDX2；宫颈鳞状细胞癌常同时表达CK7、CK5/6和p40；各种恶性肿瘤骨转移的形态学特征和免疫表型见表16-1-1。

表16-1-1 恶性肿瘤骨转移的组织学特征和免疫表型

部位	组织学特征	免疫表型
肺（腺癌最多见）	乳头状、腺样结构，分化差呈实性片状，坏死不明显	CK7、TTF-1、Napsin A阳性、CK5/6、p40阴性
乳腺	巢团状、筛状或腺样结构，细胞界限清	ER、PR、Her-2、GCDFP-15不同程度阳性
前列腺	巢团状、腺样、筛网状，核仁明显	PSA、P504S阳性；CK7阴性
肝（肝细胞癌为主）	巢团状、梁状排列，也可有腺样结构，血窦样腔隙分隔，坏死易见	Hepatocyte、Glypican-3 阳性；CK19阴性
结直肠	不规则腺样、筛网状结构，乳头状结构不明显，大片状坏死	CK20、CDX2、SATB2阳性；CK7阴性
肾脏（透明细胞癌为主）	巢片状结构，纤细的毛细血管间隔，胞界清，胞质透明，核仁不明显或清晰	vimentin、CK、EMA、CAIX、PAX8、CD10阳性；CK7、34βE12、brachyury阴性
甲状腺（滤泡癌为主）	滤泡状，细胞大小形态较一致，核分裂象少见，部分滤泡腔内充满胶质，滤泡间血管丰富	TG、TPO、TTF-1、CD56阳性；Galectin-3和CK19阴性
鼻咽	巢片状，癌细胞体积较小，癌巢之间纤维组织增生明显	CK、CK5/6、p63、p40阳性；原位分子杂交EBER阳性
神经母细胞瘤	巢片状，肿瘤细胞体积小，可见神经毡样结构	PHOB2B、Syn、CgA、CD56阳性；CD99阴性

（九）典型病例（图16-1-1～图16-1-8）

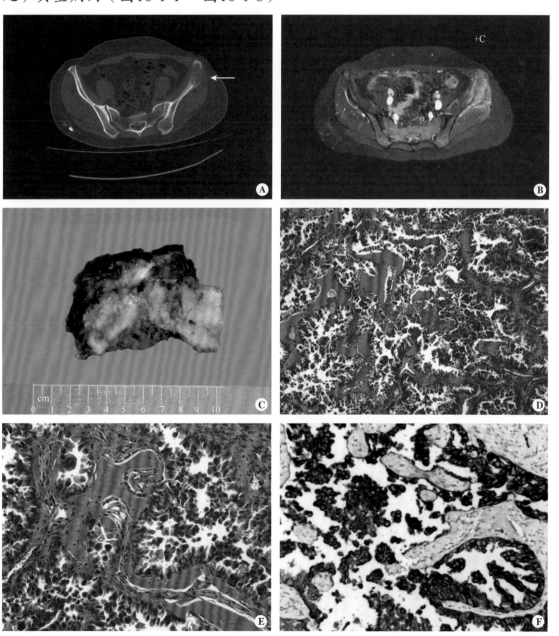

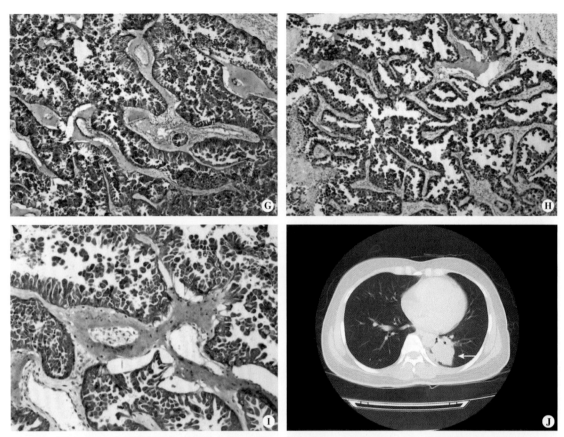

图16-1-1　左侧髂骨肺腺癌转移；女，42岁；临床病史：反复咳嗽一年，左髋部疼痛3个月

A. 横断面CT示左侧髂骨溶骨性骨质破坏（箭头所示）；B. 横断面MRI示左侧髂骨骨质破坏，并软组织肿块，T_1加权像呈稍低信号，增强扫描呈不均匀强化；C. 大体标本示一侧为灰红色软组织（左侧），体积为7.5cm×5.5cm×3.0cm，另一侧为扁骨（右侧），体积为5.0cm×3.5cm×0.3cm，切面见灰白色肿物，体积为4.5cm×3.5cm×2.0cm，破坏骨组织；D、E. 骨内可见腺癌组织浸润，癌组织具有乳头状结构提示肺来源；免疫组化示CK7（F）、TTF-1（G）、Napsin A（H）和IMP3（I）阳性，与肺腺癌具有相同的免疫表型；J. 胸部CT平扫示左肺下叶背段块状占位性病变（箭头所示）

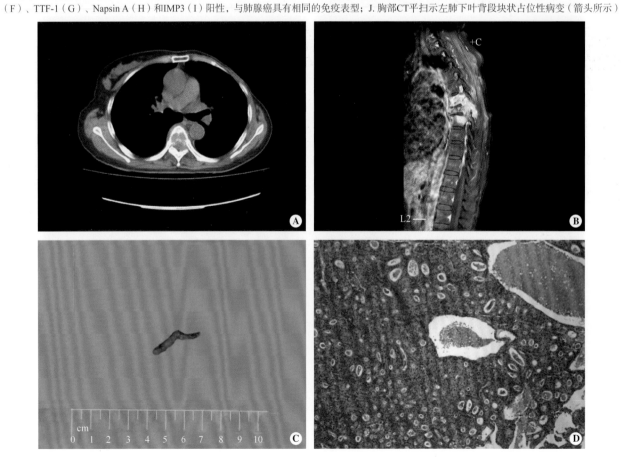

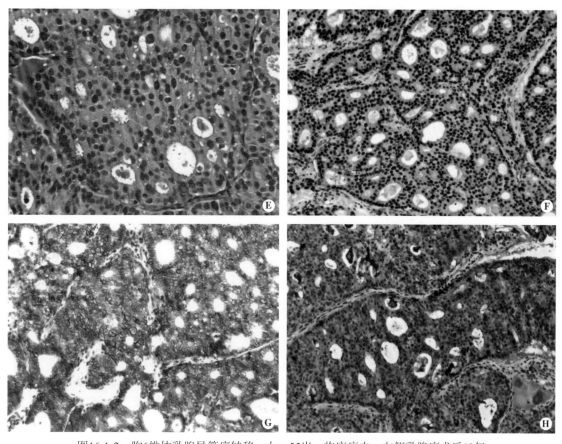

图16-1-2 胸6椎体乳腺导管癌转移；女，55岁；临床病史：左侧乳腺癌术后12年

A. 横断面CT示胸6椎体及椎弓根溶骨性骨质破坏；B. 矢状面MRI示胸7椎体压缩变扁，胸6、胸7、胸8椎体及附件溶骨性破坏，T_1加权像呈低信号，增强扫描不均匀强化；C. 大体标本示胸6椎体穿刺标本灰白色骨组织一块，长1.5cm，直径0.2cm；D. 癌组织呈筛状结构；E. 癌细胞界清，核仁清晰；免疫组化示ER（F）、Her-2（G）、GCDFP-15（H）阳性，形态及免疫组化均支持乳腺癌转移

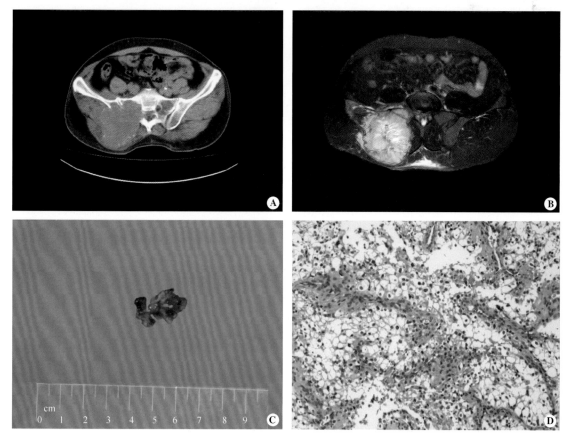

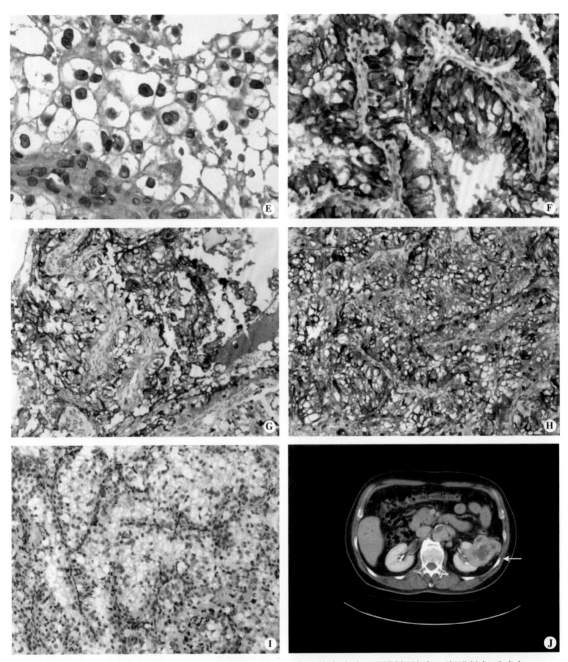

图16-1-3　右侧髂骨肾脏透明细胞癌转移；男，58岁；临床病史：腰骶部肿痛，渐进性加重半年

A.横断面CT示右侧髂骨骨质破坏伴巨大软组织肿块；B.横断面MRI示肿块T$_2$加权像呈稍高混杂信号；C.大体标本示右侧髂骨肿物穿刺灰褐色碎组织，总体积为1.5cm×1.0cm×0.2cm；D.癌组织呈片状，纤细的血管分隔；E.癌细胞界清，胞质透亮，核仁清晰；免疫组织化示CAIX（F）、EMA（G）、CD10（H）阳性，brachyury（I）阴性；J.横断面CT示左侧肾脏中上极肾实质内可见占位性病变（箭头所示）

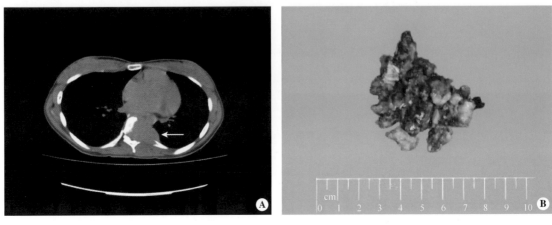

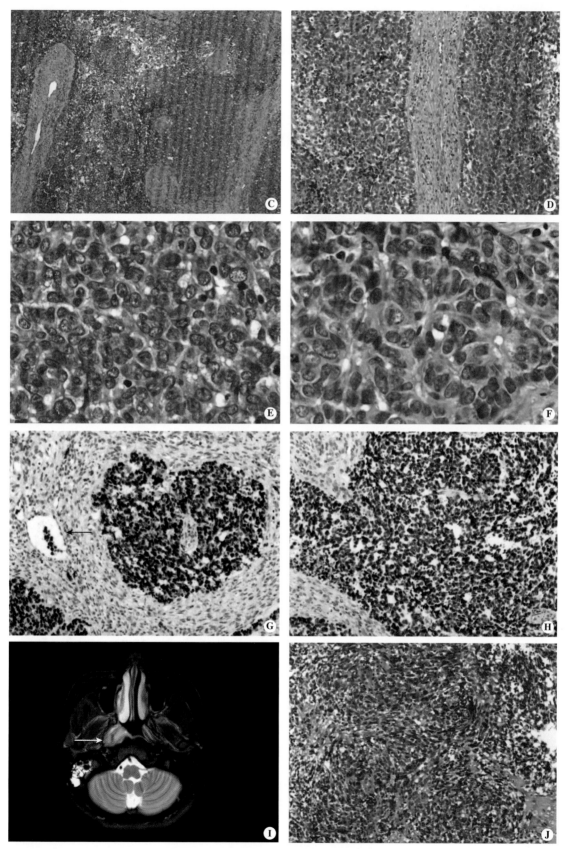

图16-1-4　胸椎鼻咽未分化型非角化性癌转移；女，20岁；临床病史：胸背部疼痛3个月；病理诊断后行MRI和PET/CT检查发现右侧咽隐窝鼻咽癌伴多发转移

A. 横断面CT示胸7～胸9椎体及附件骨质破坏（箭头所示）；B. 大体标本示灰白色碎组织，总体积为5.0cm×4.0cm×2.0cm；C. 癌组织呈巢片状，增生的纤维组织分隔；D. 癌巢周围可见栅栏样结构；E. 癌细胞体积小，分化差；F. 存在菊形团样结构，容易误诊为尤因肉瘤或神经内分泌癌转移（本例Syn阴性）；G. 癌组织p40阳性，脉管内癌栓也呈阳性（箭头所示）；H. 原位分子杂交EBER阳性；I. MRI横断面T₂加权像示右侧咽隐窝肿物（箭头所示）；J. 鼻咽内癌细胞呈卵圆形或短梭形

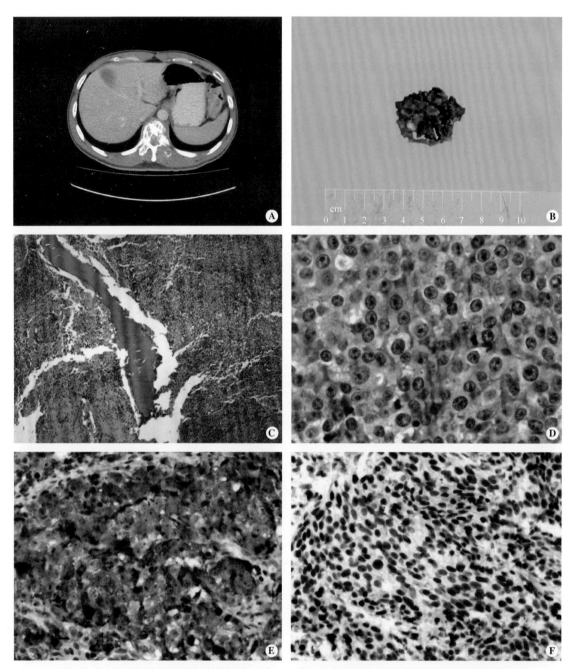

图16-1-5 胸11椎骨恶性黑色素瘤转移；男，41岁；临床病史：左足外侧恶性黑色素瘤术后

A. 横断面CT示胸11椎体及双侧椎弓根骨质破坏，密度不均匀；B. 大体标本示灰白、灰红色碎骨组织，总体积为3.0cm×3.0cm×1.0cm；C. 肿瘤细胞破坏骨组织，弥漫分布；D. 肿瘤细胞形态较一致，胞质丰富，清晰核仁，易误诊为弥漫大B细胞淋巴瘤或低分化癌；E. HMB45阳性；F. SOX10弥漫强阳性

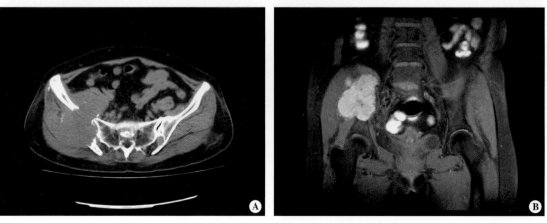

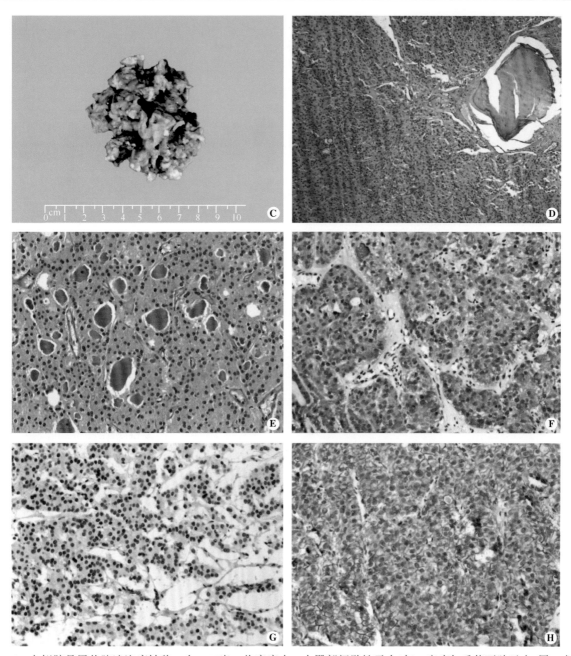

图16-1-6 右侧髂骨甲状腺滤泡癌转移；女，56岁；临床病史：右臀部间歇性无力1年，疼痛加重伴下肢无力1周；术前穿刺活检和术后病理证实为甲状腺滤泡癌转移，行PET/CT检查左叶结节糖代谢未增高，未诊断甲状腺癌；笔者所在医院超声检查左侧叶低回声实性结节，边界不清，考虑为恶性病变

A. 横断面CT示右侧髂骨骨质破坏，内见团块状软组织密度影；B. MRI冠状面T$_1$加权像示肿块呈高信号；C. 大体标本示灰白色碎组织，总体积为6.5cm×6.0cm×3.5cm；D. 癌组织于骨内浸润；E. 滤泡状结构，腔内粉染胶质，癌细胞形态较温和；F. TG阳性；G. TTF-1阳性；H. CD56阳性

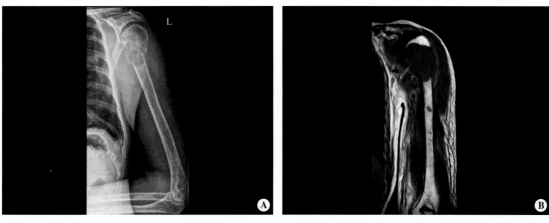

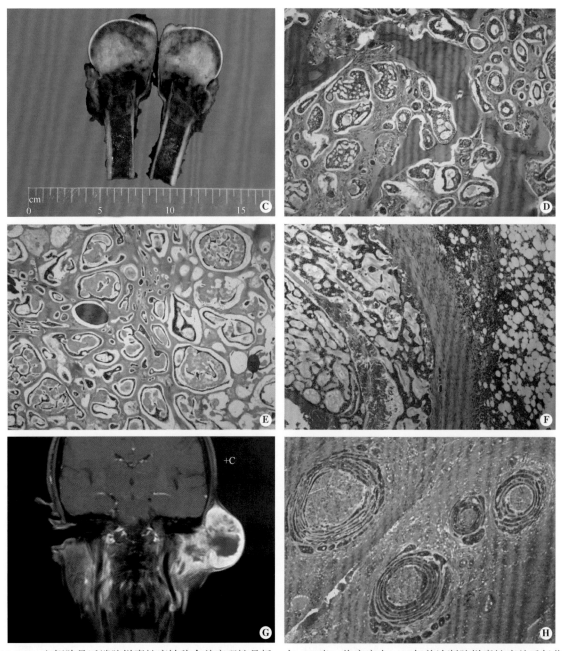

图16-1-7　左侧肱骨近端腺样囊性癌转移合并病理性骨折；女，53岁；临床病史：10年前诊断腺样囊性癌并反复化疗

A. DR左侧肱骨转移瘤伴病理性骨折；B. MRI冠状面T₁加权像呈等信号；C. 大体标本示肱骨近端切除标本，肱骨头下方解剖颈处骨折，距骨干切缘4.0cm处肱骨头及干骺端可见灰白色肿物，长径5.7cm，横径4cm，质硬，骨折处肿物呈灰红色，质较软，肿物侵及周围软组织；D. 骨组织内可见癌组织呈筛状或囊状结构；E. 局部间质硬化明显；F. 癌组织与骨干骨髓之间存在厚的纤维组织间隔；G. 冠状面MRI示左侧腮腺区团块状异常信号，中央囊性变，T₁加权像显示实性部分为等信号，增强扫描实性部分明显强化；H. 腮腺区内癌组织环绕神经束

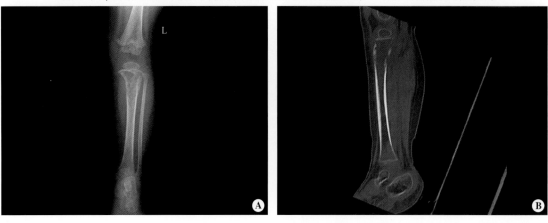

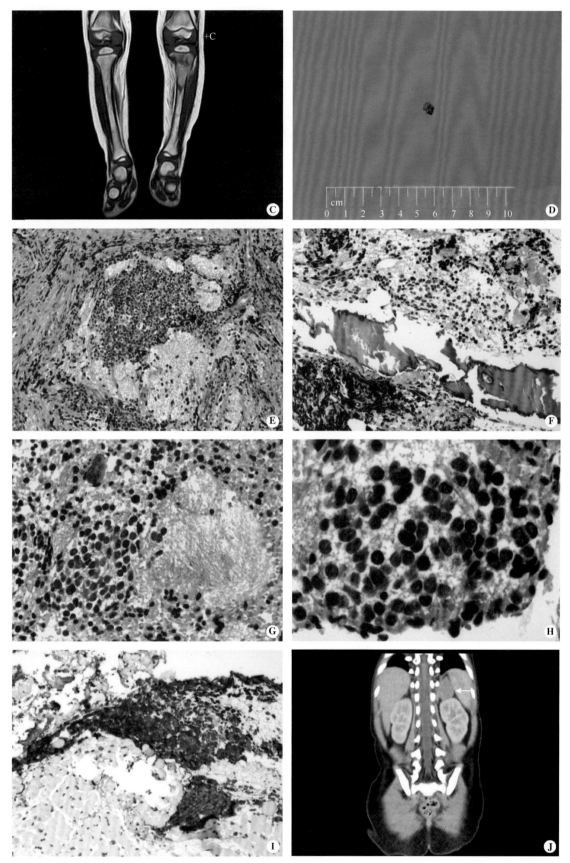

图16-1-8　左侧胫骨近端左侧肾上腺低分化神经母细胞瘤转移；女，2岁；临床病史：左下肢步态异常1个月

A. DR示左侧胫骨近端干骺端骨质结构模糊，虫蚀样改变，骨皮质部分中断，条状骨膜增厚；B. 矢状面CT示左侧胫骨近侧干骺端和下段骨质破坏；
C. MRI冠状面示双侧胫骨多发异常信号影，T₁加权像呈低信号，增强扫描明显强化；D. 左侧胫骨近端穿刺活检大体标本示灰红色组织2块，总体积
为0.6cm×0.5cm×0.3cm；E. 肿瘤组织呈团片状，周围可见明显的神经毡；F. 肿瘤浸润骨皮质；G. 肿瘤细胞体积小，（右侧）簇状神经毡；H. 菊形
团结构；I. Syn弥漫强阳性；J. CT示左侧肾上腺区椭圆形软组织密度影，边界清晰（箭头所示）

参 考 文 献

恶性肿瘤骨转移及骨相关疾病临床诊疗专家共识专家组, 2010. 前列腺癌骨转移临床诊疗专家共识(2008版). 中华肿瘤杂志, 32(5): 396-398.

恶性肿瘤骨转移及骨相关疾病临床诊疗专家共识专家组, 2010. 肾癌骨转移临床诊疗专家共识(2008版). 中华肿瘤杂志, 32(4): 317-319.

江泽飞, 陈佳艺, 牛晓辉, 等, 2015. 乳腺癌骨转移和骨相关疾病临床诊疗专家共识(2014版). 中华医学杂志, 95(4): 241-247.

中华医学会骨科学分会骨肿瘤学组, 2010. 骨转移瘤外科治疗专家共识. 中国医学前沿杂志, 2(2): 66-73.

中华医学会核医学分会, 2014. ^{131}I治疗分化型甲状腺癌指南(2014年). 中华核医学与分子影像杂志, 34(4): 264-275.

Ahmed AA, Zhang L, Reddivalla N, et al, 2017. Neuroblastoma in children: Update on clinicopathologic and genetic prognostic factors. Pediatr Hemat Oncol, 34: 165-185.

Capitanio U, Montorsi F, 2016. Renal cancer. Lancet, 387: 894-906.

Chandrasekar T, Klaassen Z, Goldberg H, et al, 2017. Metastatic renal cell carcinoma: Patterns and predictors of metastases-A contemporary population-based series. Urol Oncol-Semin Ori, 35.

Choueiri TK, Motzer RJ, 2017. Systemic therapy for metastatic renal-cell carcinoma. New Engl J Med, 376: 354-366.

Coughlin TR, Romero-Moreno R, Mason DE, et al, 2017. Bone: A fertile soil for cancer metastasis. Curr Drug Targets, 18: 1281-1295.

Dabestani S, Marconi L, Bex A, 2016. Metastasis therapies for renal cancer. Curr Opin Urol, 26: 566-572.

Farooki A, Leung V, Tala H, et al, 2012. Skeletal-related events due to bone metastases from differentiated thyroid cancer. J Clin Endocrinol Metab, 97: 2433-2439.

Gramza A, Kebebew E, 2012. Cancer: Thyroid cancer bone metastases and high morbidity rates. Nat Rev Endocrinol, 8: 454, 455.

Harvie P, Whitwell D, 2013. Metastatic bone disease: Have we improved after a decade of guidelines? Bone Joint Res, 2: 96-101.

Hung YP, Lee JP, Bellizzi AM, et al, 2017. PHOX2B reliably distinguishes neuroblastoma among small round blue cell tumours. Histopathology, 71: 786-794.

Jehn CF, Diel IJ, Overkamp F, et al, 2016. Management of metastatic bone disease algorithms for diagnostics and treatment. Anticancer Res, 36: 2631-2637.

Oliveira MBDR, Mello FCdQ, Paschoal MEM, 2016. The relationship between lung cancer histology and the clinicopathological characteristics of bone metastases. Lung cancer (Amsterdam, Netherlands), 96: 19-24.

Osorio M, Moubayed SP, Su H, et al, 2017. Systematic review of site distribution of bone metastases in differentiated thyroid cancer. Head Neck, 39: 812-818.

Park SJ, Park CJ, Kim S, et al, 2010. Detection of bone marrow metastases of neuroblastoma with immunohistochemical staining of CD56, chromogranin A, and synaptophysin. Appl Immunohisto M M, 18: 348-352.

Schroder J, Fietz T, Kohler A, et al, 2017. Treatment and pattern of bone metastases in 1094 patients with advanced breast cancer - Results from the prospective German Tumour Registry Breast Cancer cohort study. European journal of cancer(Oxford, England: 1990), 79: 139-148.

Whittle SB, Smith V, Doherty E, et al, 2017. Overview and recent advances in the treatment of neuroblastoma. Expert Rev Anticanc, 17: 369-386.

Yang Y, Ma Y, Sheng J, et al, 2016. A multicenter, retrospective epidemiologic survey of the clinical features and management of bone metastatic disease in China. Chin J Cancer, 35: 40.

Zhang H, Zhu W, Biskup E, et al, 2018. Incidence, risk factors and prognostic characteristics of bone metastases and skeletal-related events(SREs)in breast cancer patients: A systematic review of the real world data. J Bone Oncol, 11: 38-50.

Zhiyu W, Rui Z, Shuai W, et al, 2016. Surgical treatment of patients with lung cancer and bone metastases: A prospective, observational study. Lancet, 388 (Suppl 1): S42.

第十七章　关节滑膜肿瘤和瘤样病变

一、局限型腱鞘滑膜巨细胞瘤

（一）定义

腱鞘巨细胞瘤涵盖一家族性病变，最常来源于关节滑膜、滑囊和腱鞘。按照部位可分为关节内或关节外，按照生长方式分为局限型或弥漫型。它们虽然具有不同的临床特征和生物学行为，但发病机制相同。这一家族性病变包括局限型腱鞘滑膜巨细胞瘤（tenosynovial giant cell tumor, localized type）和更具弥漫和破坏性的亚型，称为弥漫型腱鞘滑膜巨细胞瘤/色素绒毛结节性滑膜炎。局限型腱鞘滑膜巨细胞瘤是最常见的一种良性肿瘤，由良性滑膜样单核细胞组成，伴有不同数量的破骨样多核巨细胞、泡沫细胞、噬含铁血黄素细胞和炎症细胞，常发生于指（趾），又称为腱鞘巨细胞瘤和结节性腱鞘滑膜炎。

（二）发病部位

本病主要发病部位为手，约85%的肿瘤发生于手指，是仅次于腱鞘囊肿的手部第二常见的软组织肿瘤。紧邻腱鞘滑膜或指关节内。病变少见情况下可以侵蚀邻近骨或累及皮肤。其他部位包括腕、踝、足和膝，罕见情况下发生于肘和髋关节。关节内病变最常发生于膝，诊断时应当与弥漫型相鉴别。

（三）临床特征

本病任何年龄均可发病，发病高峰为30～40岁。女性稍多，男女比为1∶2。通常表现为无痛性、缓慢生长的肿块，至术前可持续数年。部分病例有创伤史。

（四）影像特征

边界清楚的软组织肿块，邻近关节偶尔可见退行性变或挤压、侵蚀邻近骨。

（五）大体检查

大多数病变体积较小（范围0.5～4.0cm），大关节病变体积可以更大，灰黄色，边界清楚，具有包膜，切面呈分叶状，灰黄灰白色，部分区域呈褐色。

（六）组织病理学

肿瘤呈分叶状，边界清楚，至少部分覆盖纤维包膜。镜下表现多样，取决于单核细胞、多核巨细胞、泡沫细胞、噬含铁血黄素细胞所占的比例和间质数量。破骨样巨细胞含有数量不等的细胞核，可从3～4个至＞50个，通常容易识别。当肿瘤内单核细胞成分丰富时，破骨样巨细胞形态不清，较难辨认。大多数单核细胞体积小，圆形或短梭形。具有特征性的淡染胞质，圆形或肾形的细胞核，具有核沟。同时伴有体积大的上皮样细胞，透亮胞质，空泡状圆形核。泡沫样细胞常见，在邻近结节边缘的区域呈灶性聚集，可见胆固醇结晶裂隙。几乎所有病变均存在含铁血黄素沉积。间质不同程度胶原化，偶尔呈骨样基质样外观。裂隙样腔隙不如弥漫型常见。核分裂象平均3～5个/10HPF，最多可＞20个/10HPF。局灶坏死少见。

（七）免疫表型

单核细胞表达clusterin和D2-40，40%～80%的病例部分细胞desmin阳性。小的组织细胞样细胞表达CD68、CD163和CD45。多核巨细胞表达CD68和CD45。

（八）预后因素

本病为良性病变，4%～30%病变可局部复发。复发病变通常无破坏性，手术切除可治愈。

（九）典型病例（图17-1-1、图17-1-2）

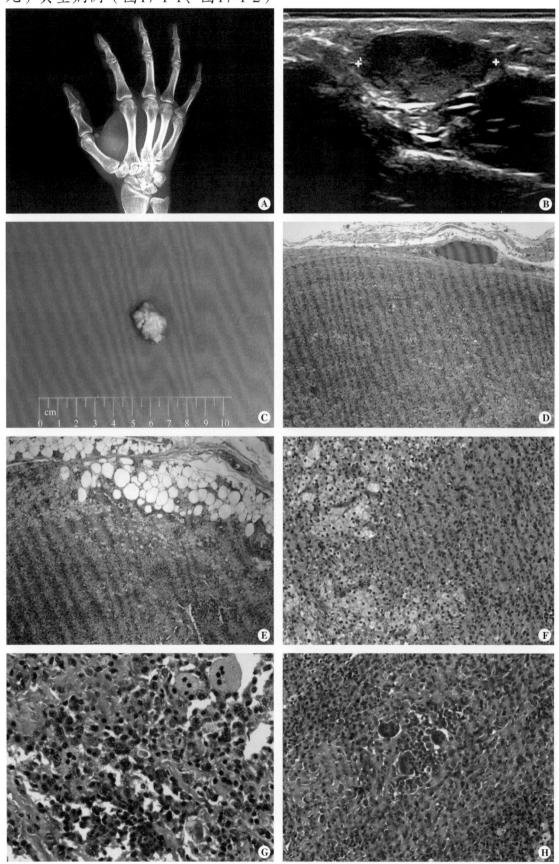

图17-1-1　右侧手掌局限性腱鞘巨细胞瘤；男，27岁

A. DR示骨质未见异常；B. 超声示右侧手掌侧皮下椭圆形低回声结节；C. 大体标本示灰黄色结节状肿物，体积为2.4cm×1.5cm×1.0cm，具包膜，切面灰白、灰黄色，质地中等；D. 肿物边界清楚，具纤维包膜；E. 局部肿瘤组织浸润脂肪组织，周围带状泡沫样细胞浸润；F. 泡沫样细胞和单核细胞；G. 噬含铁血黄素细胞；H. 散在多核巨细胞

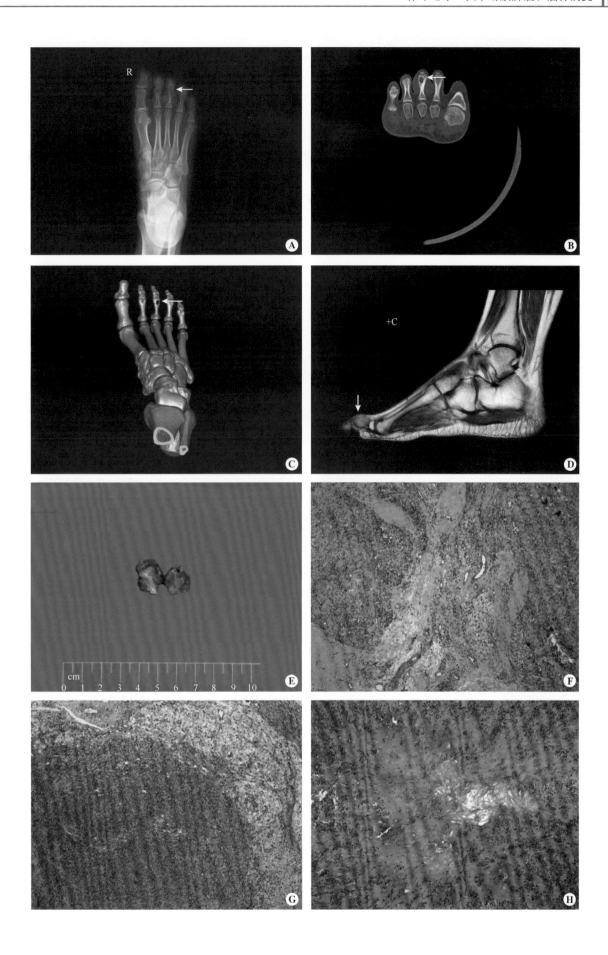

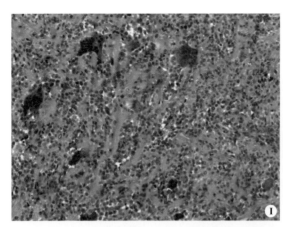
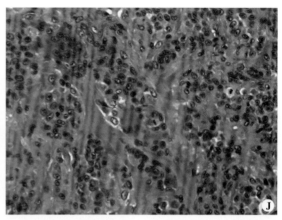

图17-1-2　右足第3趾腱鞘局限型腱鞘巨细胞瘤并侵蚀趾骨；女，19岁

A. DR示右足第3趾近节趾骨远端类圆形低密度灶，边界清楚，密度均匀（箭头所示）；B. CT示第3趾骨近节趾骨远端类圆形低密度影，边界清楚（箭头所示）；C. CT三维重建（箭头所示）；D. MRI矢状面T_1加权像呈等信号（箭头所示）；E. 大体标本示灰白、灰黄色组织2块，总体积为3.0cm×1.5cm×1.0cm；F. 增生的胶原分隔肿瘤呈分叶状；G. 周围带状泡沫样细胞浸润；H. 肿瘤中央放射状胶原增生；I. 多核巨细胞和单核细胞；J. 增生的胶原似骨样基质

二、弥漫型腱鞘滑膜巨细胞瘤

（一）定义

弥漫型腱鞘滑膜巨细胞瘤（tenosynovial giant cell tumor，diffuse type）是一种位于关节内或关节外的局部侵袭性肿瘤，由滑膜样单核细胞混杂多核巨细胞、泡沫细胞、噬含铁血黄素细胞和炎症细胞组成，又称为弥漫型巨细胞肿瘤、色素绒毛结节性滑膜炎和色素绒毛结节性滑囊炎。罕见的恶性腱鞘滑膜巨细胞瘤由良性腱鞘巨细胞瘤与明显恶性区域共存或典型良性腱鞘巨细胞瘤复发为肉瘤。

（二）发病部位

本病通常发生于大关节。关节内病变主要位于膝关节（约占75%），其次为髋关节（15%），踝关节、肘关节和肩关节少见。罕见病变发生在颞下颌关节和椎骨关节突关节。关节外主要发生于膝关节周围区域、大腿和足。少见部位包括手指、腕、腹股沟、肘和趾。大多数关节外肿瘤位于关节旁软组织，也可存在于肌内或以皮下为主。

（三）临床特征

弥漫型腱鞘滑膜巨细胞瘤较少见，发病年龄通常低于局限型。发病年龄广，好发于年轻成年人，平均年龄35岁。女性稍多。临床表现为持续性疼痛性肿块，伴有肿胀和运动受限。关节内血性积液常见。

（四）影像特征

本病X线平片主要表现为边界不清的关节旁肿块，常伴骨皮质侵蚀、退行性关节病变和软骨下囊肿。CT能够更好地显示病变的范围、肿块内部分密度和骨质受累情况。由于含铁血黄素具有顺磁性效应，病变内大量含铁血黄素沉积导致MRI的T_1和T_2加权像呈低信号。

（五）大体检查

本病病变通常体积较大（>5cm），实性或海绵样。所谓的色素绒毛结节性滑膜炎的典型特征是绒毛结节状生长特征，而关节外肿瘤常缺乏。关节外肿瘤通常呈灰黄色多结节状，切面色彩斑驳，白色、黄色和褐色交替存在。

（六）组织病理学

肿瘤无包膜，裂隙样腔隙常见，类似于人为撕裂的假象或滑膜样腔隙。肿瘤组织弥漫片状分布，浸润性生长。肿瘤细胞丰富程度不等，密集区与淡染、松散、黏附差的区域交替存在。与局限型相比，破骨样巨细胞较少，20%的病例可完全缺乏或罕见。破骨样巨细胞无规律分布在病变内，出血灶周围更易见。单核细胞成分由两型细胞组成：小组织细胞样细胞和体积较大的单核细胞。小组织细胞样细胞为主要的细胞成分，卵圆形或梭形，淡染嗜酸性胞质；细胞核小，卵圆形或多角型，染色质细，小核仁，纵行核沟。体积较大的单核细胞呈圆形，有时显示树突状细胞突起；细胞质丰富，淡染或强嗜酸性，含铁血黄素颗粒经常存在于细胞质的周边，偶尔存在核旁嗜酸性细丝样包含体；细胞核呈特征性的肾形或分叶状，偏位，核膜厚，空泡状和嗜酸性核仁。当这些大细胞为主时可以掩盖肿瘤的典型特征，易误诊为肉瘤。片状泡沫样细胞常见，通常存在于病变的周边。大多数病例可见数量不等的含铁血黄素。肿瘤也含有明显的淋巴细胞浸润。间质显示程度不等的纤维化和硬化，与局限型相比纤维化程度较低。核分裂象易见，核分裂象＞5个/10HPF常见。10%的病例存在充血囊腔。

恶性腱鞘滑膜巨细胞瘤罕见，目前报道约35例，包括18例原发性和17例继发性。原发性为典型的弥漫型腱鞘巨细胞瘤与明确的恶性区域共存，继发性为典型的良性腱鞘滑膜巨细胞瘤复发后肿瘤具有恶性肿瘤形态学特征。具体诊断标准未定，恶性肿瘤具有单核细胞，呈梭形、胞界清晰的组织细胞样细胞具有丰富嗜酸性胞质、核分裂象易见（＞20个/10HPF）、坏死、细胞核增大、明显核仁和间质黏液样变等特征。最新一例报道恶性肿瘤具有CDKN2A基因缺失、MDM2表达和p16失表达的特征。

（七）免疫表型

本病具有与局限型相同的免疫表型。

（八）分子遗传学

本病大多数病例存在t（1；2）染色体异位

导致集落刺激因子（colony stimulating factor 1，CSF1）过度表达。CSF1通过旁分泌吸引表达CSF1受体的非肿瘤炎症细胞，包括巨噬细胞，从而导致具有破骨样表型的多核巨细胞形成。

（九）预后因素

开放性或关节镜下肿瘤切除是治疗本病的首选。最新研究表明，开放性滑膜切除并不能降低复发率，推荐关节镜下滑膜切除。复发常见，经常多次，可严重损害关节功能，导致生活质量下降。关节内复发率18%～46%，关节外为33%～50%。复发的风险与阳性外科切缘有关。弥漫型应当视为局限侵袭性但非转移性肿瘤，广泛切除是治疗的首选。截至2017年仅报道6例弥漫型腱鞘巨细胞瘤发生转移（肺和淋巴结），其中一例有致死性多发肺转移。35例恶性腱鞘滑膜巨细胞瘤中的7例发生淋巴结转移、1例发生胸膜转移、4例快速进展死亡。最新研究针对CSF1/CSF1R轴的靶向治疗药（包括伊马替尼、尼洛替尼、emactuzumab和PLX3397）和更加特异性的CSF1R抑制剂能够明显改善患者的临床症状，未来可以治疗无法手术治疗的患者。

（十）典型病例（图17-2-1、图17-2-2）

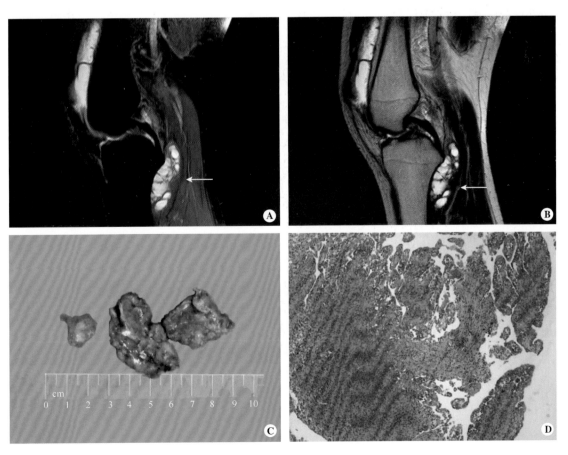

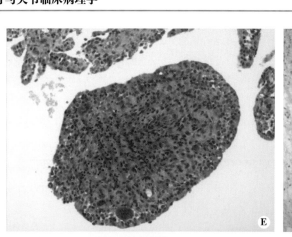
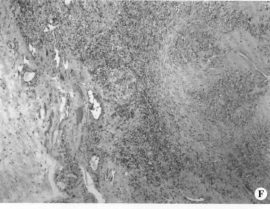
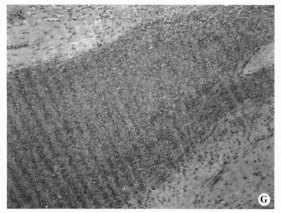
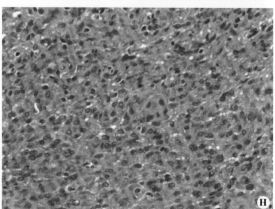

图17-2-1 右侧胫骨近端后缘弥漫型腱鞘滑膜巨细胞瘤，肿瘤组织浸润周围横纹肌；女，33岁

A. 矢状面MRI示右侧胫骨近端后缘可见多发椭圆形囊样病灶，大小不一，T_1加权像呈高信号（箭头所示）；B. MRI矢状面T_2加权像呈高信号（箭头所示）；C. 大体标本示（右膝关节滑膜）灰黄色组织一块，体积为1.3cm×1.0cm×0.3cm，（右腘窝肿物）灰褐色组织2块，总体积为4.0cm×3.2cm×1.0cm，切面灰黄色；D. 肿物呈绒毛状结节状结构；E. 滑膜绒毛中央可见单核细胞、多核巨细胞和含铁血黄素沉积；F. 肿物边界不清，浸润周围横纹肌（左侧）；G. 肿物内胶原增生明显，局部弥漫片状的单核细胞增生，多核巨细胞难见；H. 单核细胞，部分胞质内吞噬含铁血黄素

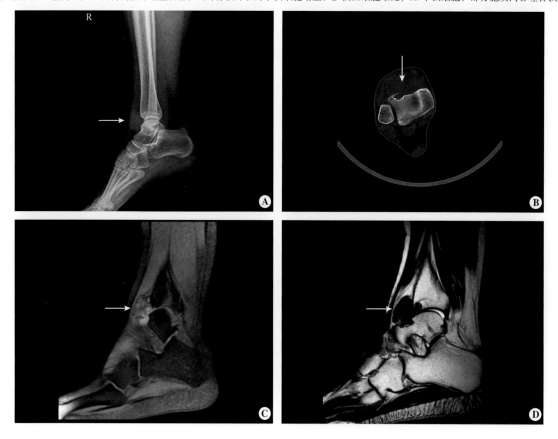

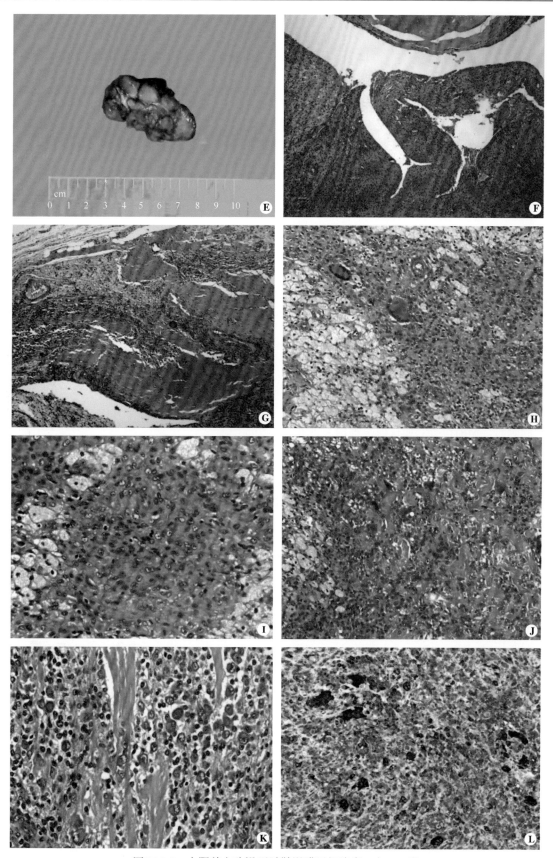

图17-2-2　右踝前方弥漫型腱鞘滑膜巨细胞瘤；女，23岁

A. DR示右踝前方软组织肿块（箭头所示）；B. 横断面CT示病灶形态不规则，密度尚均匀，未见明显钙化，突入右侧胫骨（箭头所示）；C. 矢状面MRI示右侧胫距关节前方见不规则团块影，突出右侧胫骨前下端、距骨胫距关节面前方骨面，T$_1$加权像呈稍高信号（箭头所示）；D. MRI矢状面T$_2$加权像呈低信号（箭头所示）；E. 大体标本示灰红、灰黄色结节状肿物，体积为5.5cm×2.7cm×1.6cm，灰黄灰褐色；F. 肿物边缘的滑膜样腔隙结构；G. 肿物边界不清，弥漫浸润并分隔周围肌腱；H，I. 单核细胞和泡沫样细胞，偶见多核巨细胞；J. 胶原纤维增生；K. 体积较大的单核细胞，含铁血黄素分布于细胞质周边，细胞核偏位，肾形；L. CD68弥漫阳性

三、滑膜血管瘤

（一）定义

滑膜血管瘤（synovial haemangioma）是一种发生于关节滑膜或滑囊内的良性血管源性肿瘤。

（二）发病部位

本病任何关节均可受累，膝关节最常见。

（三）临床特征

滑膜血管瘤少见，大多数为个案报道。一篇20例报道显示平均发病年龄为25岁（范围9～49岁）。男性为主，男女比为1.9∶1。最常见的临床表现为疼痛和（或）肿胀。1/3的患者无临床症状，表现为无痛性肿块。

（四）影像特征

本病X线平片常无特征性改变，大部分表现正常。CT平扫可显示软组织肿块，与肌肉密度相似，部分显示静脉石。MRI检查T_1加权像呈等信号或稍高信号，T_2加权像呈均匀或不均匀的高信号。

（五）大体检查

滑膜切除标本呈灰红灰黄色组织，肿物切面灰白、灰红色，边界不清，浸润周围脂肪组织，可见大小不等的管腔。

（六）组织病理学

本病与其他部位血管瘤具有相同的组织学特征，表现为滑膜下结缔组织内大小不等、扩张的血管腔，可伴有血栓形成。组织学类型包括海绵状血管瘤（50%）、毛细血管瘤（25%）、动静脉型血管瘤（20%）和静脉型血管瘤（5%）。常伴有含铁血黄素沉积。滑膜炎引起的血管增生并扩张充血不应诊断为血管瘤。

（七）预后因素

本病治疗应手术切除，不完整切除易复发。

（八）典型病例

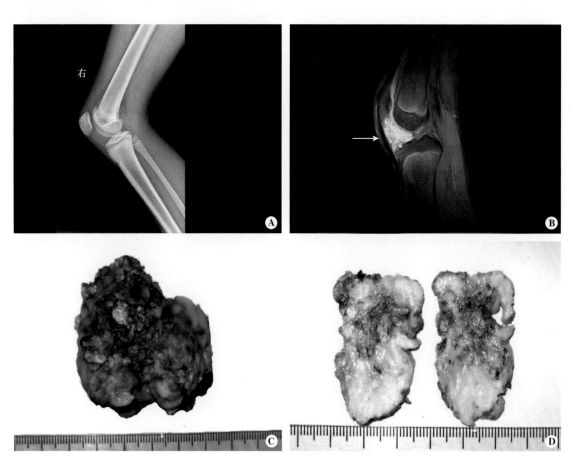

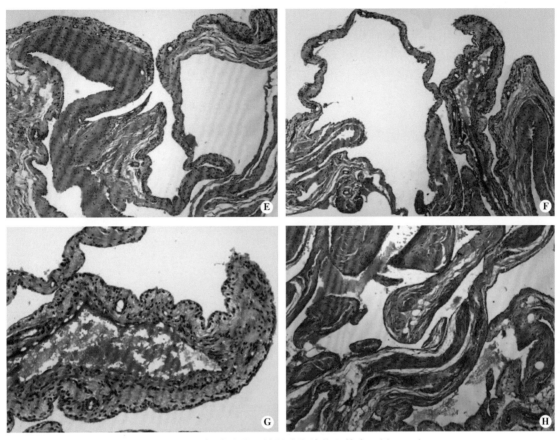

图17-3-1　右侧膝关节髌前滑膜海绵状血管瘤；男，14岁

A. DR示骨质未见异常；B. 矢状面MRI示右侧膝关节髌下脂肪垫消失，填充以片状不均匀信号影，周围滑膜结构消失，T₂加权像呈高信号（箭头所示）；C. 大体标本示灰红、灰黄色组织，体积为4.5cm×4.0cm×2.5cm；D. 大体标本切面可见肿物灰白、灰红色，体积为2.5cm×2.0cm×2.5cm，边界不清，肿物内可见大小不等管腔；E ~ H. 滑膜下结缔组织内可见管腔大小不等、管壁厚薄不一、形状不规则、内衬单层扁平上皮的血管腔

四、滑膜脂肪瘤病

（一）定义

滑膜脂肪瘤病（synovial lipomatosis）是一种罕见的滑膜增生性病变，组织学特征为滑膜下结缔组织内弥漫性脂肪浸润，又称为滑膜绒毛状脂肪瘤样增生（villous lipomatous proliferation of the synovial membrane）或树枝样脂肪瘤（lipoma arborescens）。

（二）发病部位

本病任何滑膜衬覆的关节均可受累，膝关节最常见。2013年39例45个关节大宗病例研究报道，77.8%位于膝关节（35/45），其他部位包括肩关节、肘关节、踝关节、腕关节和肱二头肌桡骨囊。膝关节病变均为单灶性，而膝关节以外部位的患者28%为多灶性。此报道大部分为MRI诊断，仅小部分病例手术切除。

（三）临床特征

本病好发于成年男性，平均发病年龄55岁（范围15 ~ 90岁）；没有明显性别差异，男女比为1∶1.1。临床表现为长期存在、缓慢进展的肿胀，常伴有关节积液、疼痛和运动受限。

（四）影像特征

本病MRI具有较为特征性改变，包括关节积液；滑膜弥漫多发绒毛状或棕榈叶样突起；T₁加权像呈高信号，T₂加权像呈稍高信号；脂肪抑制序列为低信号；常伴有关节退行性改变。

（五）大体检查

滑膜切除标本呈灰黄色，表面呈粗大的绒毛状或结节状，切面灰黄色，质软。

（六）组织病理学

滑膜弥漫性绒毛状和结节状增生，表面滑膜呈反应性改变，滑膜细胞呈上皮样。滑膜下结缔组织内弥漫性成熟的脂肪组织浸润，核分裂象缺乏。常伴轻至中度慢性炎细胞浸润。滑膜下少量脂肪组织是正常滑膜的一部分，不应诊断为滑膜脂肪瘤病。滑膜脂肪瘤病是肿瘤性病变还是反应性病变尚存在争议。由于该病变常伴退行性关节炎和滑膜炎，一般认为是非肿瘤性改变，仅为滑膜下脂肪组织过度累积。最新研究发现17例滑膜脂肪瘤病HMGA2阴性表达，不存在扩增，进一步支持该病变为非肿瘤性反应性改变。

（七）预后因素

滑膜切除后罕见复发。

（八）典型病例（图17-4-1）

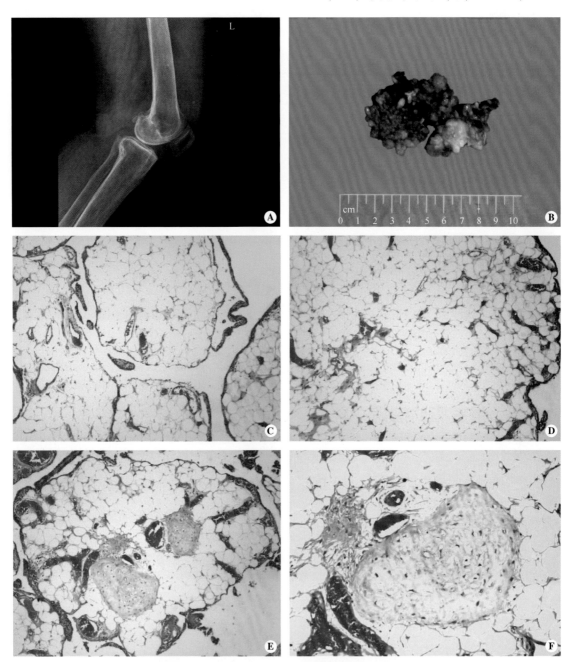

图17-4-1 左侧膝关节滑膜脂肪瘤病；女，66岁

A. DR示退行性骨关节炎改变，关节间隙明显狭窄，骨质硬化；B. 大体标本示灰黄色菜花状组织2块，体积为5.0cm×5.0cm×2.5cm，切面灰黄色，质软；C，D. 滑膜下结缔组织内弥漫成熟分化脂肪组织浸润；E. 少量滑膜内同时存在软骨结节；F. 软骨结节边界清，软骨细胞无异型性

五、腘窝囊肿

（一）定义

腘窝囊肿（popliteal cyst）是腘窝内之前存在的滑囊膨胀形成的一个充满液体的肿块，又称贝克囊肿（Baker cyst）。

（二）发病部位

腘窝囊肿是膝关节周围最常见的囊肿。主要由腓肠肌-半膜肌滑囊膨胀形成；位于腘窝的内侧面，腓肠肌和半膜肌肌腱之间。通过股骨内侧髁水平关节囊后部的横向开口，滑囊与膝关节囊相通，此开口为4～24mm。儿童期滑囊与关节囊之间不相通，随着年龄的增长此开口逐渐增大；滑液可以在两个囊之间流动。

（三）临床特征

不同研究之间，腘窝囊肿的发生率不同。成年人无症状膝关节腘窝囊肿的检出率为4.7%～37%。腘窝囊肿很少单独出现，常伴随其他关节病变，常见半月板撕裂、前十字韧带撕裂、骨性关节炎和风湿性关节炎等。儿童腘窝囊肿常在身体检查时偶然发现，很少伴发关节内病变。如果出现临床症状如肿胀和疼痛，常伴发膝关节炎和过度活动综合征。成人常见临床表现为膝关节后部隐痛，局部肿胀或存在肿块。通常呈圆形、光滑和波动感。体积大的腘窝囊肿可影响膝关节的屈伸活动。如果挤压周围血管和神经可导致缺血、血栓或周围神经病变。

（四）影像特征

各种影像技术可应用于腘窝囊肿的诊断和评估。超声和MRI检查对于腘窝囊肿诊断的准确性和一致性最高。MRI是诊断的金标准，T_1加权像表现为低信号肿块，质子密度图像呈中等信号强度，质子密度-加权脂肪饱和图像呈高信号。

（五）大体检查

囊性肿物，界限清楚，表面常附有脂肪组织，切面呈多房性，内含液体，囊壁厚薄不一，内壁光滑或有突起。

（六）组织病理学

囊壁由纤维组织构成，纤维细胞数量少，胶原丰富，部分囊壁可发生玻璃样变。炎细胞浸润不明显或少量淋巴细胞和浆细胞浸润。囊内壁常被覆滑膜细胞或附有纤维素样渗出物。

（七）预后因素

关节镜下手术切除可治愈，罕见复发。

（八）典型病例（图17-5-1）

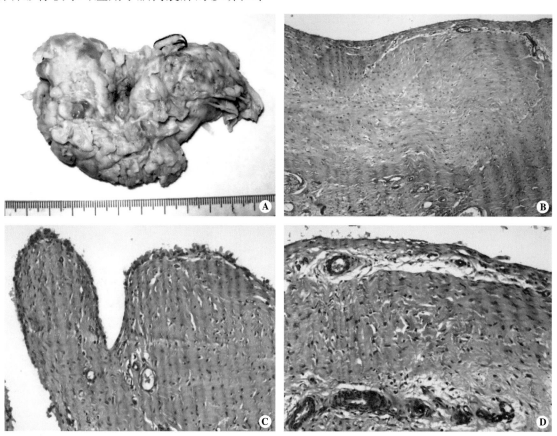

图17-5-1　右侧膝关节腘窝囊肿；女，55岁

A. 大体标本示已剖开的灰白色囊性肿物，体积为9.0cm×5.5cm×2.2cm，表面附脂肪组织，切面呈多房性，内含黏液，囊内壁光滑，囊壁厚0.1～0.5cm；B. 纤维囊壁组织，囊内壁光滑；C.囊壁局部呈绒毛状突起，表面被覆滑膜细胞；D.囊壁内厚壁小血管

六、腱鞘囊肿

（一）定义

腱鞘囊肿（ganglion）是一种发生于关节或肌腱周围、充满液体的囊性肿物。

（二）发病部位

本病好发于腕背侧、手掌、手指和足背外侧。

（三）临床特征

本病任何年龄均可发生，多发于20～40岁。女性多见，男女比为1：3。腱鞘囊肿可以长时间缓慢增大或突然出现，大小可以有所变化，可能变小甚至消失，一段时间后又出现。大多数无症状，约20%的患者可有一定程度的疼痛，通常发生在急性或反复损伤后。约4%的患者发生的腕管综合征由于腱鞘囊肿挤压尺神经引起。病因不清，可能与创伤有关。

（四）大体检查

囊肿常单发，偶可多个；灰白色，圆形或椭圆形，直径1～3cm，大者可达8cm，有弹性，边界清楚；切面呈单房或多房性，内壁光滑，囊内含胶冻样黏液；通常含有与关节腔相通的蒂。

（五）组织病理学

囊肿呈单房或多房，纤维结缔组织构成，胶原纤维较丰富，纤维细胞数量较少，无非典型性。常无明显炎细胞浸润。有时囊壁内存在小神经，可能与疼痛有关。

（六）预后因素

单纯手术切除可治愈，罕见复发。儿童复发率高于成年人，复发率为5.2%～35%，无症状患者可随访观察，存在疼痛或影响关节活动需手术治疗，手术前抽吸治疗者复发率高。

（七）典型病例（图17-6-1）

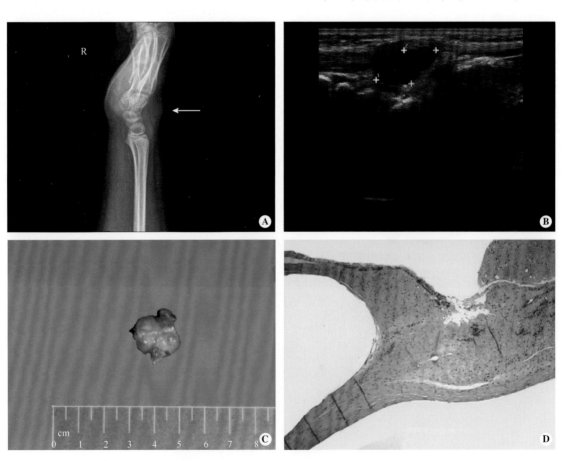

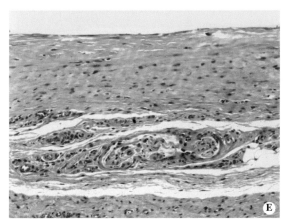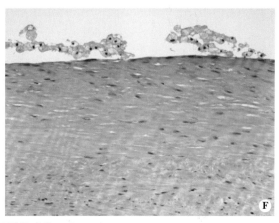

图17-6-1 右侧腕背部腱鞘囊肿；女，7岁

A. DR示右侧腕背部软组织内见一类圆形软组织密度影，边界较清（箭头所示）；B. 超声示右侧腕部背侧指伸肌腱鞘旁见一椭圆形囊性暗区，包膜完整，壁较厚；C. 大体标本示灰白色囊肿，体积为1.5cm×1.5cm×1.8cm，切面多囊性，内含黏液，内壁光滑；D. 多囊性；E. 纤维囊壁组织内可见小神经束；F. 囊壁内侧可见少量泡沫样细胞

七、黄 色 瘤

（一）定义

黄色瘤（xanthoma）是一种吞噬脂质的组织细胞局部聚集而形成的病变，并非真性肿瘤，而是一种反应性组织细胞增生，与原发性或继发性高脂血症有关。

（二）发病部位

通常发生于皮肤和皮下，偶尔可累及肌腱、滑膜和骨。眼睑黄色瘤（黄斑瘤）常见，约占所在眼睑肿瘤的6%。

（三）临床特征

黄色瘤分为5种不同的临床类型：皮疹型、结节性、腱黄色瘤、黄斑瘤和平坦型。其中腱黄色瘤属于深在性黄色瘤，好发于关节伸肌腱处，以跟腱（最多见）、髌腱、指间关节和肘关节最常见。临床表现为缓慢生长的无痛性质硬结节，边界清楚。可发生于任何年龄，好发年龄＞50岁。无明显性别差异。播散性黄色瘤罕见，好发于男性青年，以广泛分布的皮肤黄色瘤（特别是皱褶部位）、黏膜黄色瘤和尿崩症为特征。

（四）影像特征

MRI典型病变为长梭形，病变长轴与肌腱长轴平行。跟腱病灶T_1和T_2加权像均呈低信号，散在斑点状或网格状高信号，呈毛刷样改变，增强扫描边缘环状强化。肌腱和皮下病灶T_1和T_2加权像以高信号为主，散在细条状低信号，增强扫描明显强化。

（五）大体检查

腱黄色瘤为灰黄色结节状肿物，体积常＜5cm；包膜完整或不完整；切面灰黄色，质较硬。

（六）组织病理学

病变内片状泡沫样组织细胞浸润，细胞核体积小，固缩。明显的胆固醇结晶裂隙和周围多核巨细胞反应。可出现灶性坏死。伴有纤维化和散在炎细胞浸润。

（七）预后因素

本病手术切除后易复发。

（八）典型病例（图17-7-1）

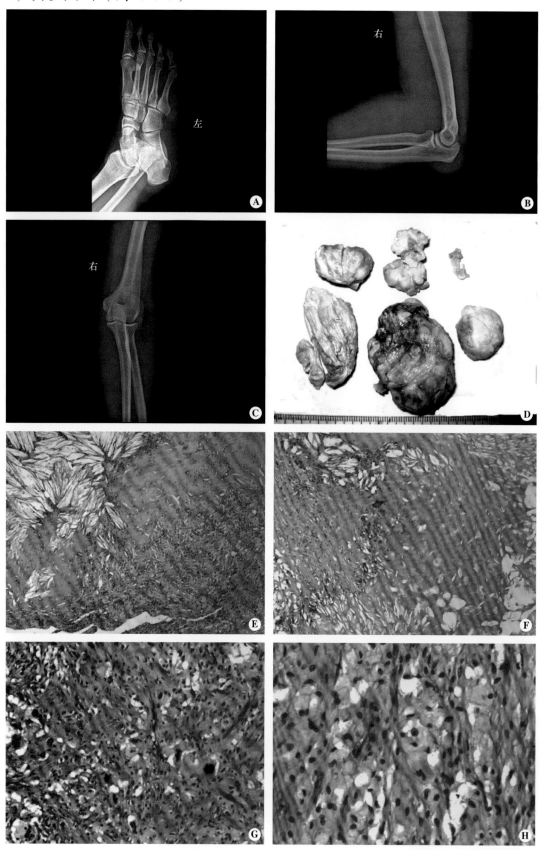

图17-7-1　（左外踝、左足背、双侧外踝骨质、左足跟腱部、右肘部、右外踝）多发性结节性黄色瘤；男，42岁
DR示左侧外踝（A）、右侧尺骨前方（B，C）可见软组织密度灶，边缘光滑，未见骨质破坏；D. 大体标本示（左外踝、左足背、双侧外踝骨质、左足跟腱部、右肘部、右外踝）灰黄色多结节状肿物，最大径为1.5～6.5cm，切面灰黄色，质地中等；E. 肌腱内（右上角为肌腱）可见片状的胆固醇结晶裂隙和泡沫样细胞浸润；F. 片状坏死；G. 多核巨细胞易见，细胞核固缩；H. 泡沫样组织细胞

参 考 文 献

蒋丽雅, 张嘉, 2016. 腕背部腱鞘囊肿的治疗: 历史与进展. 中华骨与关节外科杂志, 9(6): 526-529.

孙英彩, 崔建岭, 2011. 滑膜血管瘤影像学研究进展. 国际医学放射学杂志, 34(5): 461-463.

赵奋华, 徐雷鸣, 陈英, 等, 2018. 腱黄色瘤: 临床和MRI特征分析. 临床放射学杂志. 37(1): 103-107.

Alexiev BA, Tumer Y, Yang GY, 2017. Malignant tenosynovial giant cell tumor with CDKN2A/B genomic alteration: A histological, immunohistochemical, and molecular study. Hum Pathol, 63: 144-148.

Arslan H, Islamoglu N, Akdemir Z, et al, 2015. Synovial hemangioma in the knee: MRI findings. J Clin Imaging Sci, 5: 23.

Asano N, Yoshida A, Kobayashi E, et al, 2014. Multiple metastases from histologically benign intraarticular diffuse-type tenosynovial giant cell tumor: A case report. Hum Pathol, 45: 2355-2358.

Beltrame V, Romanucci G, Zulian F, et al, 2016. Synovial hemangioma of infrapatellar(Hoffa)fat pad: Magnetic resonance imaging and ultrasound features. J Pediatr, 172: 222, 223.

Boland JM, Folpe AL, Hornick JL, et al, 2009. Clusterin is expressed in normal synoviocytes and in tenosynovial giant cell tumors of localized and diffuse types: diagnostic and histogenetic implications. Am J Surg Pathol, 33: 1225-1229.

Brahmi M, Vinceneux A, Cassier PA, 2016. Current systemic treatment options for tenosynovial giant cell tumor/pigmented villonodular synovitis: Targeting the CSF1/CSF1R axis. Curr Treat Option On, 17: 10.

Dash KK, Gavai PV, Wade R, et al, 2016. It's not what it looks like: Challenges in diagnosis of synovial lesions of the knee joint. J Exp Orthop, 3: 5.

de Souza TP, Carneiro JBP, Dos Reis MF, et al, 2017. Primary lipoma arborescens of the knee. Eur J Rheumatol, 4: 219-221.

Devaney K, Vinh TN, Sweet DE, 1993. Synovial hemangioma: A report of 20 cases with differential diagnostic considerations. Hum Pathol, 24: 737-745.

Ding Y, Griffin JE, Raghavan M, et al, 2014. Tenosynovial giant cell tumors lacking giant cells: Report of diagnostic pitfalls. Ann Clin Lab Sci, 44: 222-227.

Fletcher CDM, Bridge JA, Hogendoom P, et al, 2013. World Health Organization classification of tumors of soft tissue and bone. Lyon: IARC Press, 138, 100-103.

Gong HZ, Zheng HY, Li J, 2018. Xanthoma disseminatum. Lancet. 391: 251.

Gounder MM, Thomas DM, Tap WD, 2018. Locally aggressive connective tissue tumors. Journal of Clinical Oncology, 36: 202-209.

Handy JR, 2001. Popliteal cysts in adults: A review. Semin Arthritis Rheu, 31: 108-118.

Herman AM, Marzo JM, 2014. Popliteal cysts: a current review. Orthopedics, 37: e678-684.

Howe BM, Wenger DE, 2013. Lipoma arborescens: Comparison of typical and atypical disease presentations. Clin Radiol, 68: 1220-1226.

Kala J, Mostow EN, 2012. Eruptive xanthoma. New Engl J Med, 366: 835-835.

Kondo R, Akiba J, Hiraoka K, et al, 2012. Malignant diffuse-type tenosynovial giant cell tumor of the buttock. Pathol Int, 62: 559-564.

Labropoulos N, Shifrin DA, Paxinos O, 2004. New insights into the development of popliteal cysts. Br J Surg, 91: 1313-1318.

Li CF, Wang JW, Huang WW, et al, 2008. Malignant diffuse-type tenosynovial giant cell tumors: A series of 7 cases comparing with 24 benign lesions with review of the literature. Am J Surg Pathol, 32: 587-599.

Lopez-Oliva CLL, Wang EHM, Canal JPA, 2015. Synovial haemangioma of the knee: An under recognised condition. Int Orthop, 39: 2037-2040.

Lucas DR, 2012. Tenosynovial giant cell tumor: Case report and review. Arch Pathol Lab Med, 136: 901-906.

Meyerson J, Pan YL, Spaeth M, et al, 2018. Pediatric Ganglion Cysts: A retrospective review. Hand(N Y), 1558944717751195.

Miladore N, Childs MA, Sabesan VJ, 2015. Synovial lipomatosis: A rare cause of knee pain in an adolescent female. World J Orthop, 6: 369-373.

Neubauer H, Morbach H, Schwarz T, et al, 2011. Popliteal cysts in paediatric patients: clinical characteristics and imaging features on ultrasound and MRI. Arthritis, 2011: 751593.

O'Connell JX, 2000. Pathology of the synovium. Am J Clin Pathol, 114: 773-784.

Olson DR, Schowinsky JT, 2015. Immunohistochemical analysis of HMGA2 expression fails to provide evidence of a neoplastic basis for 'primary' synovial lipomatosis. Histopathology, 67: 420-422.

Osanai T, Suzuki H, Hiraga H, et al, 2017. Extra-articular diffuse-type tenosynovial giant cell tumor with benign histological features resulting in fatal pulmonary metastases. J Orthop Surg(Hong Kong), 25: 2309499017690323.

Palmerini E, Staals EL, Maki RG, et al, 2015. Tenosynovial giant cell tumour/pigmented villonodular synovitis: Outcome of 294 patients before the era of kinase inhibitors. European Journal of Cancer(Oxford, England: 1990), 51: 210-217.

Patel KH, Gikas PD, Pollock RC, et al, 2017. Pigmented villonodular synovitis of the knee: A retrospective analysis of 214 cases at a UK tertiary referral centre. The Knee, 24: 808-815.

Rao S, Rajkumar A, Elizabeth MJ, et al, 2011. Pathology of synovial lipomatosis and its clinical significance. J Lab Physicians, 3: 84-88.

Righi A, Gambarotti M, Sbaraglia M, et al, 2015. Metastasizing tenosynovial giant cell tumour, diffuse type/pigmented villonodular synovitis. Clin Sarcoma Res, 5: 15.

Soder S, Sesselmann S, Aigner T, et al, 2016. Tenosynovial giant cell tumour(pigmented villonodular synovitis-)-like changes in periprosthetic interface membranes. Virchows Archiv, 468: 231-238.

Tong J, Xu B, Dong Z, et al, 2017. Cubital tunnel syndrome caused by ganglion cysts: A review of 59 cases. Acta Neurochir, 159: 1265-1271.

Yang B, Wang F, Lou Y, et al, 2017. A comparison of clinical efficacy between different surgical approaches for popliteal cyst. J Orthop Surg Res, 12: 158.

Yang H, Tong A, 2017. Image Gallery: Xanthoma tuberosum. Brit J Dermatol, 176: E34.

Zhou XN, Li B, Wang JS, et al, 2016. Surgical treatment of popliteal cyst: A systematic review and meta-analysis. J Orthop Surg Res, 11: 22.

第十八章 关节滑膜非肿瘤性病变

一、骨关节炎

（一）定义

骨关节炎（osteoarthritis，OA）是一种多态性疾病，伴有各种临床表现，很难严格定义。它是多种因素共同作用下导致关节软骨完整性缺陷、关节软骨下方的骨和关节周围组织发生改变，从而造成关节不稳和功能受限。一般认为是机械、生物化学、细胞、遗传和免疫之间复杂的相互作用的结果。OA是全球50个最常见疾病和创伤后遗症之一，全球超过2.5亿人患病或全球总人口的4%患病。膝关节OA占OA疾病负担的83%。在未来十几年，全膝关节置换术（total knee arthroplasty，TKA）的需求将呈指数级增长。

（二）发病部位

OA最常累及手、膝、髋和脊柱，是非对称、全身多关节受累疾病。

（三）临床特征

OA一般分为原发性（特发性）和继发性两大类。原发性病因大部分未确定，遗传、年龄相关的生理改变、种族和生物化学因素可能发挥重要作用；主要累及膝关节、髋关节、脊柱及指间关节；多发生在50岁以上人群。继发性最常见的病因包括创伤后、发育异常、感染、炎症或生物化学因素；多见于年轻人群，如肩关节、腕关节、踝关节等部位出现退行性改变，则应考虑为继发性OA。

OA最常见的临床表现为关节疼痛，持重关节及双手最常受累；早期为间断性隐痛，活动加重，休息好转，逐渐进展为持续性疼痛及关节活动受限。关节的肿胀和畸形，以膝关节最多见。晨僵，通常<30min（类风湿关节炎常>45min）。关节绞锁或关节不稳。

（四）骨关节炎诊断标准

OA诊断和治疗指南众多，包括欧洲抗风湿病联盟（European League Against Rheumatism，EULAR）指南、欧洲骨质疏松和骨关节炎临床和经济学会（European Society for Clinical and Economic Aspects of Osteoporosis and Osteoarthritis，ESCEO）的管理共识、美国骨科医师学会（American Academy of Orthopaedic Surgeons，AAOS）指南、美国风湿病学会（American College of Rheumatology，ACR）指南、中华医学会风湿科学分会骨关节炎诊断及治疗指南（2010年）和中华医学会骨科学分会骨关节炎诊治指南（2007年版）。

诊断OA主要根据患者的临床症状、体征、影像学及实验室检查。中华医学会风湿科学分会骨关节炎诊断及治疗指南（2010）推荐使用美国风湿病学会1995年修订的诊断标准。具体诊断标准如下：

手OA分类标准（临床标准）

1. 近1个月大多数时间有手关节疼痛、发酸、发僵。
2. 10个指间关节中，有骨性膨大的关节≥2个。
3. 掌指关节肿胀≤2个。
4. 远端指间关节骨性膨大>2个。
5. 10个指间关节中，畸形关节≥1个。

满足1+2+3+4条或1+2+3+5条可诊断手OA。

注：10个指间关节为双侧第二、三远端及近端指间关节，双侧第一腕掌关节

膝OA分类标准

临床标准

1. 近1个月大多数时间有膝关节疼痛。
2. 有骨摩擦音。
3. 晨僵时间≤30min。
4. 年龄≥38岁。
5. 有骨性膨大。

满足1+2+3+4条，或1+2+5条或1+4+5条者可

诊断膝OA。

临床+放射学+实验室标准

1. 近一个月大多数时间有膝关节疼痛。

2. X线示骨赘形成。

3. 关节液检查符合OA。

4. 年龄≥40岁。

5. 晨僵≤30min。

6. 有骨摩擦音。

满足1+2条或1+3+5+6条或1+4+5+6条者可诊断膝OA。

髋OA分类标准

临床标准

1. 近1个月大多数时间有髋痛。

2. 内旋<15°。

3. ESR<45mm/1h。

4. 屈曲<115°。

5. 内旋>15°。

6. 晨僵时间<60min。

7. 年龄>50岁。

8. 内旋时疼痛。

满足1+2+3条或1+2+4条或1+5+6+7+8条者可诊断髋OA。

临床+放射学+实验室标准

1. 近1个月大多数时间有髋痛。

2. ESR≤20mm/1h。

3. X线示骨赘形成。

4. X线髋关节间隙狭窄。

5. 晨僵≤30min。

满足1+2+3条，或1+2+4条或1+3+4条者可诊断髋OA。

（五）影像特征

影像学检查不仅可以帮助确诊OA，而且有助于评估关节损伤的严重程度，评价疾病进展性和治疗反应，及早发现疾病或并发症。

X线平片是目前最常用于诊断和评估骨性关节炎的影像学方法。早期出现包括软骨下骨质硬化、软骨下囊性变及骨赘形成等改变。伴随病变的进展，X线平片常用于评估关节腔宽度，可间接反映关节软骨的完整性。骨关节炎的严重程度经常通过关节间隙变窄和软骨下骨异常（包括囊肿或硬化）进行分类。X线平片诊断骨关节炎最广泛使用的是 Kellgren-Lawrence分级系统，共分为五级：0级，不存在骨关节炎的X线特征；1级，可疑关节

间隙变窄，可能存在骨赘；2级，有明显骨赘，可疑关节间隙变窄；3级，多个骨赘，明确的关节间隙变窄，硬化性改变，可能存在骨畸形；4级，大量骨赘，明显关节间隙变窄，重度硬化和明确骨畸形。X线平片表现的严重程度与临床症状的严重程度和功能状态并没有严格的相关性，许多有明显影像学改变的关节并无典型症状，而有典型症状的关节仅发生轻微的影像学改变。

MRI是重要的影像学检查方法。有助于评估软骨完整性、软骨下骨髓水肿样病变（包括水肿、坏死、纤维化和骨小梁异常）、软骨下囊肿样病变和软骨下骨破坏；同时可以评估关节半月板、滑膜、韧带和周围软组织的改变。

超声有助于检测关节少量渗出、滑膜增殖、骨赘、腘窝囊肿、炎症反应，也有助于鉴别手的侵蚀性和非侵蚀性OA。

（六）大体检查

送检标本内多为碎块骨组织，骨表面覆有关节软骨，关节软骨厚薄不一，变薄处呈灰红色，表面粗糙，可见骨赘。常见灰白、灰黄色滑膜组织。由于送检标本为碎块组织导致病变的取材较困难，了解每块碎骨组织的解剖学关系非常重要。从关节面的一侧边缘至另一侧边缘（范围）、从关节软骨表面到下方的骨组织（深度）必须全面取材。

（七）组织病理学

1971年Mankin提出组织学/组织化学分级系统（histologic/histochemical grading system，HHGS），被广泛应用于评估OA的关节软骨。此系统最初应用于髋关节OA的软骨评估，随后也被应用于评估各种OA动物模型的软骨退变、修复和再生。该系统主要包括四个参数：软骨结构、细胞数量、番红O染色和潮线完整性。每一参数被计分，总分从0分（正常）至14分（最重OA）。详见表18-1-1。

表18-1-1 组织学/组织化学分级系统（histologic/histochemical grading system，HHGS）

结构	
A 正常	0
B 表面不规则	1
C 血管翳和表面不规则	2
D 裂隙至过渡带（中间带）	3
E 裂隙至放射带（深层）	4
F 裂隙至钙化带	5
G 完全破坏	6

续表

Ⅱ 细胞

A 正常（1～2个软骨细胞）	0
B 弥漫性细胞增多	1
C 克隆性增生（簇状）	2
D 细胞数量减少	3

Ⅲ 番红O染色（Safranin O staining）

A 正常（表层不染色）	0
B 轻度减少（浅层不染色）	1
C 中度减少（中层不染色）	2
D 重度减少（软骨全层）	3
E 无染色	4

Ⅳ 潮线完整性

A 完整	0
B 血管穿透	1
总分	
最低分	0
最高分	14

2006年国际骨性关节炎研究学会（osteoarthritis research society international，OARSI）工作组提出OARSI骨关节炎病理评价系统（简称OASRI系统），详见表18-1-2和图18-1-1。该系统包括分级（深度）和分期（广度）两部分。病变累及关节软骨的深度代表OA严重程度，累及关节软骨的深度越深说明病情越重。病变在软骨表面的扩展程度代表OA范围。分级标准：正常软骨为0级，OA严重程度可分为6级，其中1～4级仅涉及关节软骨，5级和6级同时涉及软骨下骨。0级表现为关节软骨表面光滑，软骨存在三层结构，软骨细胞和基质极向正常，软骨细胞没有增生性改变。1级为骨性关节炎的开端，以关节软骨表层保留为特征。存在镜下裂纹深入浅层为特征的轻度磨损（称为表层震裂，superficial fibrillation）；表层震裂由机械性因素直接造成；仅存在表层裂纹不足以诊断1级，还必须存在基质肿胀、软骨细胞死亡、增生等。2级以软骨表层局灶性不连续为特征。由于剪切力的磨蚀作用导致平行于表面的小部分表层基质缺失，这些脱落的碎片在滑液中表现为基质"碎片"或"纤维样"；一个或更多的基质裂纹可贯穿浅层的全层（深在性裂纹）；软骨上1/3层基质染色缺失；由于反应性改变，软骨上1/3层局灶软骨周染色增强；中层软骨细胞显示反应性改变，如簇状、局部肿胀和（或）软骨细胞和基质极性消失。3级，基质裂隙深达中层，垂直裂隙可见；基质结构更加异质性，毗邻区域蛋白多糖缺失；中层胶原纤维凝聚；裂隙周围的软骨细胞坏死，包含多个极性紊乱的软骨细胞簇更易见。4级，以软骨细胞侵蚀为特征，主要包括两种不同的表现形式：脱离式（delamination）和挖掘式（excavation）。脱离式侵蚀指在剪切力作用下软骨浅层碎片缺失，软骨表面相对平滑，下面的组织仍保存中层软骨组织结构；挖掘式侵蚀表现为软骨洞穴样结构形成，局限性软骨基质缺失。5级表现为深达软骨矿化区和（或）骨的完全性透明软骨侵蚀，无论骨表面是否存在纤维软骨修复。典型表现为裸露的骨表面比周围骨组织更加致密，骨板增厚。6级以畸形为特征，关节面的轮廓发生改变；畸形是关节骨板微骨折和周围组织反复修复的结果；表现为裸露的骨表面之上的局灶修复性纤维软骨增生；此外，关节边缘的结缔组织内纤维软骨增生，随后骨化为骨赘。OA分期取决于受累软骨的病变范围占关节软骨总水平范围的百分比，与分级无关。0期，没有OA活动改变；1期，<10%；2期，10%～25%；3期，25%～50%；4期，>50%。计分=分级×分期，最低分为0，最高分为24分。

表18-1-2　OARSI骨关节炎病理评价系统中的软骨组织病理分级标准

分级	相关标准（组织反应）
0级 表面软骨灶，软骨形态完整	基质：正常结构 细胞：完整，极向正常
1级 表面完整	基质：浅层完整，水肿和/或表层震裂（磨损），局灶浅层基质凝结 细胞：死亡，增生（细胞簇），肥大，表层反应不仅只包括浅层裂纹
2级 表面不连续	除上述1级表现之外还包括表层基质不连续（深在性裂纹）±软骨上1/3阳离子染色基质缺失（番红O或甲苯胺蓝染色）±局灶软骨周染色增强（中层）±软骨柱状结构极性消失 细胞：死亡，增生（簇），肥大
3级 垂直裂隙	同上 基质垂直裂隙达中层，分枝状裂隙±软骨下2/3阳离子染色基质缺失（番红O或甲苯胺蓝染色）±新的胶原形成（偏振光显微镜，苦味酸天狼猩红染色） 细胞：死亡，再生（簇），肥大，裂隙周围软骨区域

续表

分级	相关标准（组织反应）
4级　侵蚀（erosion）	软骨基质缺失：浅层脱离，中层囊肿形成 挖掘式（excavation）：表层和中层基质缺失
5级　剥蚀（denudation）	表面：硬化骨或修复性组织包括在裸露的表面内的纤维软骨，局限于骨表面的微骨折修复性改变
6级　畸形（deformation）	骨重建（不仅仅是骨赘形成），包括：微骨折伴有纤维软骨和骨修复超过上述的骨表面

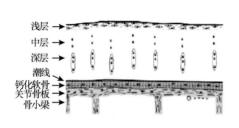
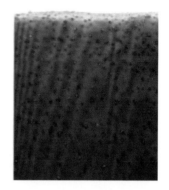

1级 表面完整

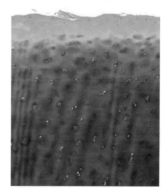

2级 表面不连续

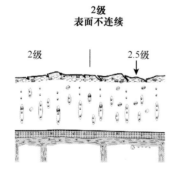
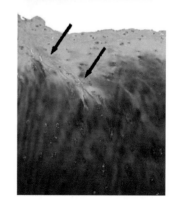

3级 垂直裂隙

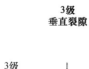
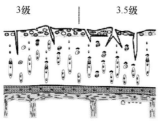
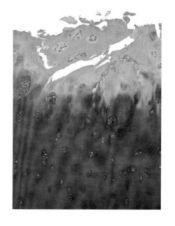

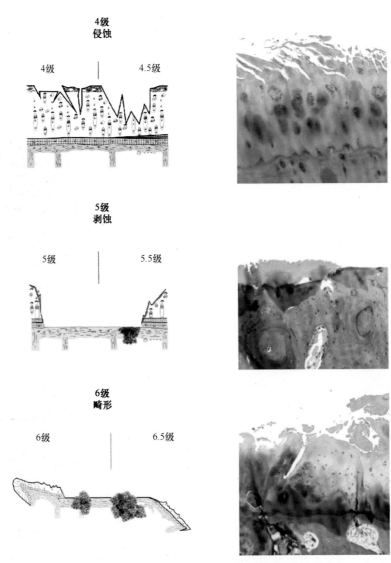

图18-1-1　OA软骨病理，OASRI 1 ～ 6级组织特征；OA软骨病理：1 ～ 6级

1级：表面完整，关节表面不均匀，出现浅层表层震裂；可伴随细胞死亡或增生；中层和深层未受影响。2级：表面不连续，局部震裂通过表层达表层和中层交界处；可伴随中层的细胞增生，增加或降低基质染色和（或）细胞死亡。3级：垂直裂隙达中层，当OA病变范围广泛时，裂隙可分枝和扩展到深层，裂隙周围细胞死亡和增生最明显。4级：侵蚀，早期仅浅层软骨基质缺失。挖掘式（excavation）侵蚀可导致更加广泛的软骨基质缺失。5级：剥蚀，未矿化的透明软骨完全缺失，关节表面被覆矿化的软骨或骨；表面穿过骨板的微骨折可引起修复性纤维软骨填充裂隙。6级：畸形，微骨折、修复和骨重建导致关节表面轮廓发生改变；早期纤维软骨沿着之前侵蚀和裸露的表面水平生长；纤维软骨、边缘和中心骨赘形成导致更加广泛的关节畸形。B为番红O染色。以上图片均引自Pritzker KPH，et al. 2006. Osteoarthr Cartilage，14：13-29

　　滑膜炎和软骨下骨髓替代（软骨下骨髓腔纤维血管替代）与OA临床症状相关，然而HHGS和OASRI系统并未将其纳入其中。2017年Wyatt提出了新的分类标准：包括软骨病变、软骨下骨髓替代和滑膜炎三部分。利用HHGS系统评估软骨病变。软骨下骨髓替代分为0分（无）和1分（存在）。滑膜炎分为0 ～ 3分，0分为正常滑膜，滑膜衬覆<4个细胞厚度，少量或无炎症细胞；1分为轻度炎症，4或5个细胞厚度，炎性细胞数量较多；2分为中度炎症，6或7个细胞厚度，致密的炎症细胞，但无淋巴细胞聚集；3分为重度炎症，>7个细胞厚度，致密的炎症细胞，存在血管周围淋巴细胞聚集。最后可将OA分为轻度OA、重度OA伴有轻度滑膜炎和重度OA伴有中-重度滑膜炎三部分。

（八）典型病例（图18-1-2～图18-1-4）

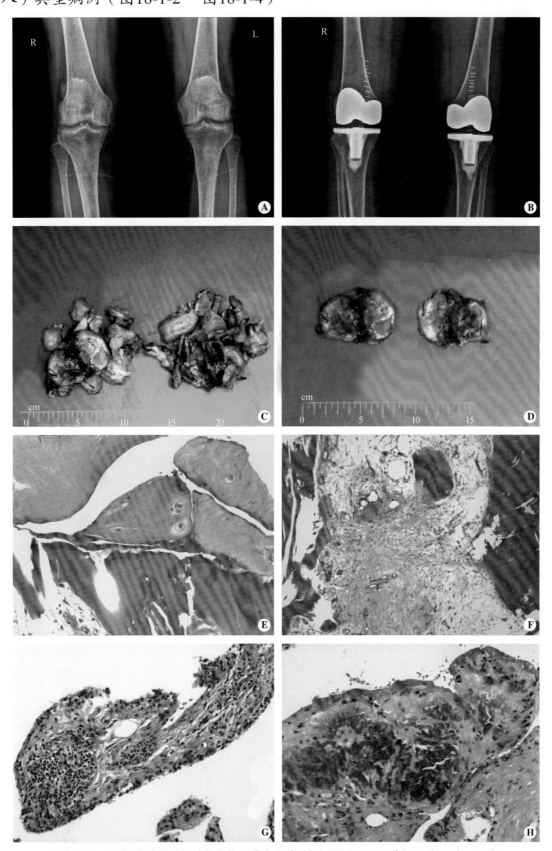

图18-1-2　双侧膝关节骨性关节炎伴滑膜内焦磷酸钙沉积，OASRI分级：4级；女，66岁

A. DR示双侧膝关节缘、髁间嵴骨质增生、变尖，骨质密度减低，骨小梁稀疏，双侧膝关节内侧关节间隙稍窄，关节面下骨质密度稍高；B. DR示
双侧膝关节人工关节置换术后；C. 大体标本示双侧膝关节碎块骨组织；D. 大体标本示双侧胫骨平台表面关节软骨破坏明显，表面粗糙，灰红色；
E. 关节软骨碎裂，裂隙达关节软骨深层；F. 关节软骨下骨组织灶性坏死，纤维化；G. 滑膜组织内小灶性淋巴细胞浸润；H. 滑膜内焦磷酸钙沉积

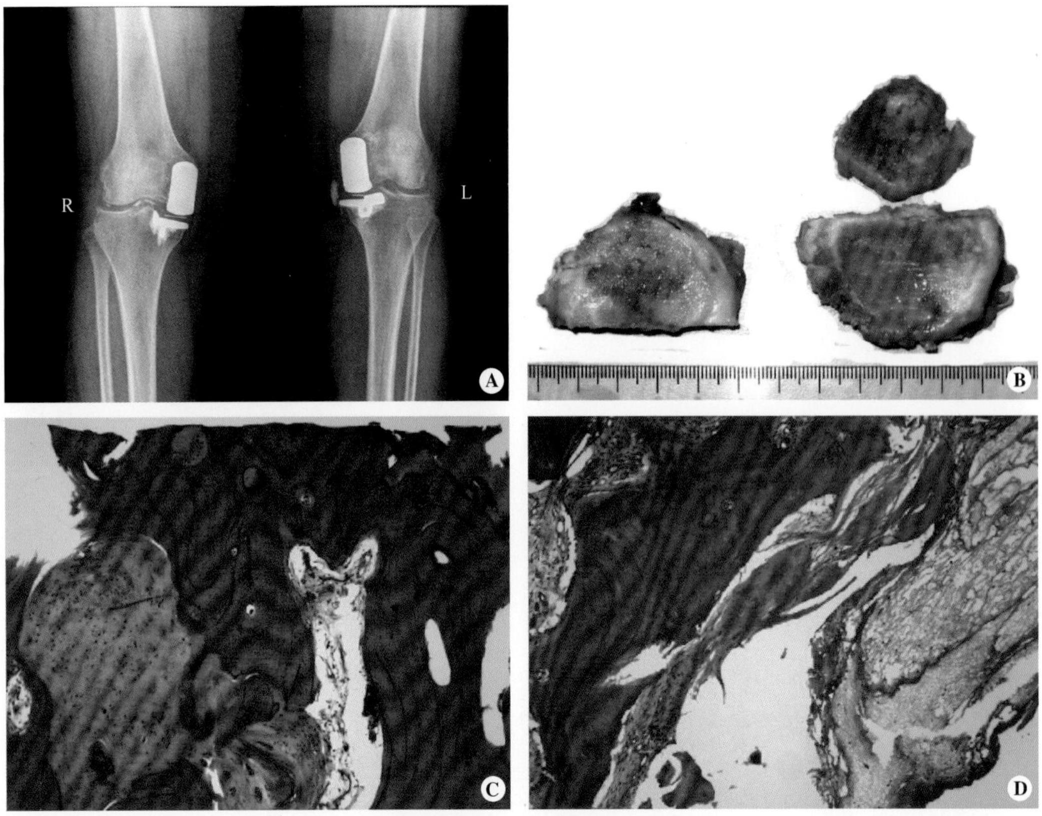

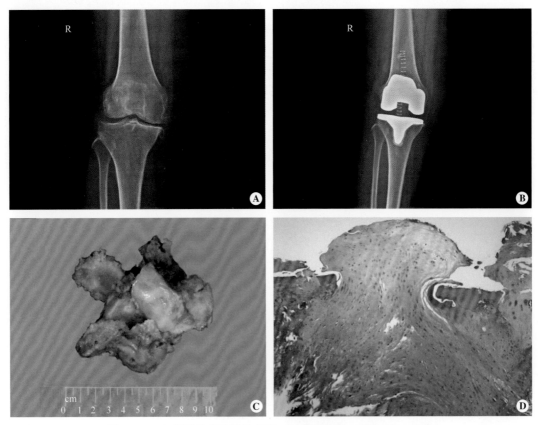

图18-1-3　双侧膝关节骨性关节炎，OASRI分级：5级；女，66岁

A. DR示单间室膝关节置换术后；B. 大体标本示双侧胫骨平台，关节软骨表面粗糙，灰红色，边缘骨赘形成；C. 关节软骨缺失，表面为硬化骨，局部可见微骨折引起的软骨修复性增生（左侧）；D. 骨组织灶性出血坏死，周围纤维组织增生

图18-1-4　右侧膝关节骨性关节炎，OASRI分级：6级；女，66岁

A. DR示右侧膝关节缘毛糙、变尖，关节间隙变窄，关节面下骨质密度增高；B. DR示右侧膝关节人工关节置换术后；C. 大体标本示灰白色碎骨组织，总体积为9.0cm×9.0cm×5.0cm；D. 关节软骨缺失，局部可见微骨折引起的修复性软骨增生，突出于表面并向两侧生长

二、股骨头坏死

（一）定义

股骨头坏死（osteonecrosis of femoral head）是由于各种不同的病因造成股骨头血供下降或中断导致股骨头骨和软骨组织坏死、骨折和塌陷，引起髋关节疼痛及功能障碍的疾病，又称为缺血性坏死（avascular necrosis）和无菌性坏死（aseptic necrosis）。

（二）流行病学

我国股骨头坏死的患病率为平原农民11.76/万，城市居民9.57/万，工人7.92/万，山区农民6.29/万，沿海渔民5.53/万。

（三）高危人群

股骨头坏死可分为创伤性和非创伤性两大类。创伤性的主要致病因素包括股骨头骨折、股骨颈骨折、髋臼骨折、髋关节脱位、髋部严重扭伤或挫伤（无骨折，有关节内血肿）；非创伤性包括长时间大剂量使用糖皮质激素、长期大量饮酒、减压病、血红蛋白病（镰状细胞贫血、镰状细胞血红蛋白C病、地中海贫血、镰状细胞特质等）、自身免疫病和特发性等。吸烟、肥胖等增加了股骨头坏死的发生风险。

（四）临床特征

股骨头坏死可为单侧性或双侧性，其中双侧性常见，>60%。无明显性别差异。早期无明显症状和体征。中晚期出现髋部、臀部或腹股沟区的疼痛，偶尔伴有膝关节疼痛；髋关节活动受限（内旋和外展）；跛行和关节畸形等。

（五）影像特征

正位和蛙式位是诊断股骨头坏死的X线基本体位，出现新月征或坏死灶被硬化骨包绕及节段性塌陷即可诊断。MRI是诊断股骨头坏死的金标准；典型表现为T_1加权像带状低信号包绕脂肪（中、高信号）或坏死骨（中信号），T_2加权像呈"双线征"，T_2加权像抑脂像病灶边缘出现高信号带。CT扫描出现骨硬化带包绕坏死灶或软骨下骨折。放射性核素检查表现为热区中有冷区，即"面包圈样"改变，敏感性高但特异性差。

（六）临床分期

股骨头坏死临床分期较多，最常用的临床分期包括Ficat-Arlet分期、Pennsylvania大学分期（又称Steinberg分期）、国际骨微循环研究协会（Association Research Circulation Osseous，ARCO）分期系统和日本ONFH研究协会分期。我国2015年制订的股骨头坏死临床诊疗规范以Pennsylvania大学分期为基础制订了中国分期（表18-2-1）。2016年成人股骨头坏死诊疗指南（2016）推荐临床工作中中国分期与ARCO分期同时应用。

表18-2-1 股骨头坏死中国分期

分期	临床表现	影像学	病理改变
Ⅰ（临床前期，无塌陷） 依坏死面积 　Ⅰa小<15% 　Ⅰb中15%~30% 　Ⅰc大>30%	无	MRI（＋） 核素（＋） X线片（－） CT（－）	骨髓组织坏死，骨细胞坏死
Ⅱ（早期，无塌陷） 依坏死面积 　Ⅱa小<15% 　Ⅱb中15%~30% 　Ⅱc大>30%	无或轻微	MRI（＋） X线片（±） CT（＋）	坏死灶吸收，组织修复
Ⅲ（中期，塌陷前期） 依新月征占关节面长度 　Ⅲa小<15% 　Ⅲb中15%~30% 　Ⅲc大>30%	疼痛起始，跛行明显，疼痛中重度，内旋活动受限，内旋痛	MRIT_2WI抑脂示骨髓水肿，CT示软骨下骨折，X线片股骨头外轮廓中断，新月征阳性	软骨下骨折或经坏死骨骨折

续表

分期	临床表现	影像学	病理改变
Ⅳ（中晚期，塌陷期） 依股骨头塌陷程度 Ⅳa轻<2mm Ⅳb中2～4mm Ⅳc重4mm	疼痛较重，跛行加重，内旋活动受限，内旋痛加重，外展、内收活动稍受限	X线片示股骨头塌陷，但关节间隙正常	股骨头塌陷
Ⅴ（晚期，骨关节炎）	疼痛重，跛行严重，所有活动（屈曲、外展、内外旋、内收）均受限	X线片示股骨头变扁、关节间隙变窄、髋臼囊性变或硬化	软骨受累，骨关节炎

注：①坏死面积的估计：Ⅰ、Ⅱ期需作坏死面积估计，方法是选用MRI或CT冠状面正中层面评估坏死面积；通过坏死累及的层数评估坏死体积。②Ⅲ期是对即将发生塌陷的危险评估，方法是采用蛙式位或正位X线片显示新月征占关节面长度。③Ⅳ期是对塌陷程度的评估，方法是按正位或蛙式位X线片，按关节塌陷深度测量。④对X线片未显示股骨头塌陷但出现髋部疼痛的患者，需进一步行MRI与CT检查。出现骨髓水肿或软骨下骨板断裂的改变，提示坏死已进展到塌陷前期（Ⅲ期）。⑤已发生塌陷，髋部疼痛已超过6个月，提示关节软骨已发生明显退变（Ⅴ期）。

（七）大体检查

股骨头坏死常见于前外侧区域。切除标本的大体形态与分期相关。Ⅰ和Ⅱ期股骨头无明显异常改变。Ⅲ期股骨头外形正常，关节软骨完整、光滑，切面关节软骨下可见坏死灶，囊性改变。Ⅳ期和Ⅴ期股骨头形态和色泽发生改变，表现扁平、塌陷，关节软骨缺失，表面粗糙，裸露于表面的软骨下骨硬化，质硬；切面坏死灶范围更广，黏液样变、囊性变易见。

（八）组织病理学

骨组织坏死常出现4个特征性的分期：骨髓水肿，骨髓坏死，坏死后纤维化和新骨形成。股骨头坏死常出现重复性的坏死改变。坏死早期首先是髓腔发生改变，造血细胞的细胞核缺乏染色，出现充满脂肪的圆形或卵圆形大的空腔。然后脂肪和骨髓组织消失。缺血后2～3周，骨细胞完全坏死缺失，骨陷窝变空，骨小梁表面无成骨细胞

衬覆。坏死的脂肪组织分解，纤维组织、新生毛细血管和泡沫样细胞出现在坏死灶周围。增生的纤维组织疏松水肿，囊性变易见。破骨细胞吸收部分死骨，新生骨组织替代。新生骨组织也可包绕在死骨的表面，将死骨封存在新生骨组织内，称为"爬行替代"（creeping substitution）。坏死灶周围骨组织硬化，坏死灶内纤维组织玻璃样变性，钙盐沉积。新生血管穿入关节软骨，当血管达到软骨外层时，软骨结构紊乱，关节软骨坏死脱落。

（九）预后因素

本病可采取非手术治疗和手术治疗。非手术治疗包括保护性负重、药物治疗、中医药治疗、物理治疗和制动与牵引。手术方式包括保留患者自身股骨头为主的修复重建术（包括髓芯减压术、截骨术、带或不带血运的骨移植术）和人工髋关节置换术两大类。

（十）典型病例（图18-2-1～图18-2-3）

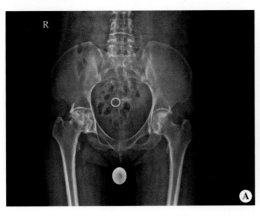
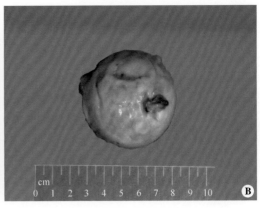

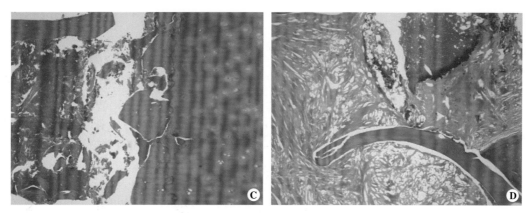

图18-2-1　左侧股骨头坏死；男，46岁

A. DR示双侧股骨头变扁，关节面毛糙、硬化，双侧股骨头密度欠均匀，骨小梁排列紊乱，内见多发小斑片状低密度区和不规则硬化带；B. 左侧股骨头，体积为5.0cm×5.0cm×4.5cm，股骨头形状不规则，表面关节软骨厚薄不一，粗糙；C.关节软骨（右侧）下骨组织坏死（左侧）；D.骨组织大片坏死伴钙化

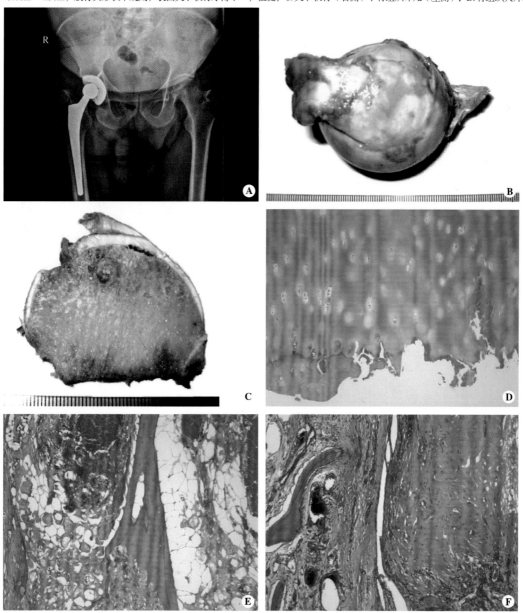

图18-2-2　右侧股骨头坏死；男，60岁

A. DR示右侧髋关节人工关节置换术后；B. 大体标本示股骨头体积为5.0cm×5.0cm×5.0cm，表面关节软骨厚薄不一；C. 股骨头切面灰黄色，关节软骨完整，关节软骨下骨组织灶性坏死，呈灰红色，局部囊性变；D. 股骨头坏死累及表面关节软骨，关节软骨深层局部坏死（右侧）；E. 脂肪组织坏死；F.骨组织坏死后纤维化、玻璃样变性

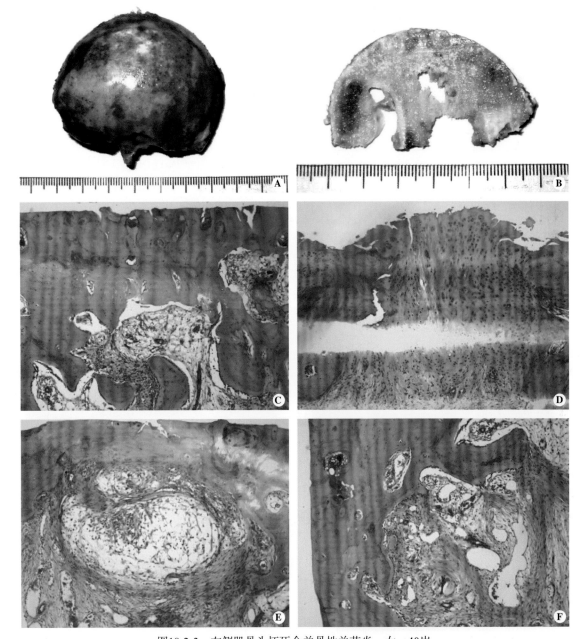

图18-2-3　左侧股骨头坏死合并骨性关节炎；女，40岁

A. 大体标本示股骨头切除标本，大小为6.5cm×5.5cm×3.5cm，关节软骨明显变薄，部分区域缺失；B. 股骨头切面示关节软骨部分区域完全缺失，表面坏死区范围较大，灰白、灰红色，局部黏液样改变；C. 关节软骨缺失，表面为硬化骨；D. 局部微骨折，纤维软骨修复性改变（中间）；E. 骨组织坏死，黏液变；F. 骨组织坏死，纤维组织和血管增生

三、关节植入物失败相关病理

骨科植入物主要包括三部分：创伤植入物、脊柱植入物及关节植入物。关节植入物主要包括髋关节及膝关节置换植入物。髋膝关节置换术是治疗终末期骨性关节炎、股骨头无菌性坏死、某些股骨头骨折、类风湿关节炎和创伤性关节炎的最佳方法。据报道2016年中国骨关节内植入物初次手术数量为486 088例，翻修手术数量为28 836

例。北美和欧洲10年后植入物存活率（survival rate）达到97%。部分人工髋膝置换术后出现植入物松动和功能失效，需要进行翻修，评估植入物周围组织的病理学特征有助于解释失败的原因，具有重要的临床意义。

（一）植入物失败的组织病理学诊断和分类

评估关节植入物引起的继发性改变主要包括

两方面：第一为新生滑膜（neo-synovium），关节腔内衬覆滑膜，假体植入时需要将滑膜部分或完全切除；术后或者新生滑膜形成或者形成的新的组织层，这些新形成的组织称为新生滑膜。第二为假体周围界膜（periprosthetic membrane），在植入物和骨的交界面之间的薄层结缔组织层，称为假体周围界膜。翻新手术前关节镜检查能够获取新生滑膜，而假体周围组织仅能够在翻新手术过程中获取。因此新生滑膜在翻修前的诊断中发挥重要作用。

主要分为四个组织学类型（Ⅰ～Ⅳ型）。

Ⅰ型：磨损诱导型新生滑膜/假体周围界膜

植入物内的金属、聚合物和骨水泥等成分形成的磨损颗粒可引起炎性介质释放导致巨噬细胞活化。在新生滑膜和假体周围界膜内巨噬细胞和多核巨细胞聚集，可导致假体周围骨质溶解症（periprosthetic osteolysis）。在缺乏感染的情况下，这个过程最终导致无菌性松动。Ⅰ型特征性改变为巨噬细胞（经常伴有泡沫样特征）和多核巨细胞浸润，胞质内发现植入物磨损颗粒。$>5\mu m$ 的颗粒更有可能在多核巨细胞中检出，而小颗粒（主要为直径 $1\mu m$）被巨噬细胞吞噬。这两种细胞合计能够占据膜表面的20%以上。偶尔或散在小淋巴细胞浸润。假体周围界膜表面存在更大比例的多核巨细胞。磨损颗粒的种类、数量、大小与材料、植入物的摩擦学种类和机械应力强度有关。

植入物周围组织内颗粒诱导的异物巨细胞反应、免疫和毒性反应受以下因素的影响：颗粒的质量（材料、大小和表面）和数量、颗粒材料相关的组织和细胞类型、对异物颗粒免疫反应的遗传学因素。假体周围组织内磨损颗粒可以通过以下三个方面进行分析：①光镜形态学特征，包括形状、大小和染色特征；②偏振光显微镜下光学性质；③酶组织化学特点（油红O染色和普鲁士蓝染色）。聚甲基丙烯酸甲酯（polymethyl methacrylate）骨水泥颗粒在偏振光显微镜下呈嗜碱性簇状葡萄状特征或轻微双折光；在HE制片过程中聚甲基丙烯酸甲酯能够被溶解，从而留下大的空腔。为了使影像学显示聚甲基丙烯酸甲酯骨水泥，在其中增添二氧化锆和硫酸钡；溶解后的空腔内残存二氧化锆和硫酸钡，光镜下为灰白色或黄褐色、球形或卵圆形的细小颗粒；偏振光显微镜下轻微白色双折光。聚乙烯颗粒在多核巨细胞内呈针状

碎片，这些碎片小，光镜下难以观察；大颗粒HE染色黄绿色；聚乙烯颗粒偏振光下高度双折光，也可通过油红O染色或电镜下观察。金属磨损颗粒呈细小黑色颗粒，圆形或不规则形，界清。磨损颗粒需要与非磨损颗粒如含铁血黄素、二水焦磷酸钙结晶、尿酸盐和磷酸钙相鉴别。

磨损颗粒经常出现在坏死区内，说明磨损颗粒能够引起不同程度的坏死。由于它们有时非常小，偏振光显微镜仅仅能够在有限的范围内检测到。油红O染色有助于检测。然而，其他免疫因素也可能导致坏死形成。病理诊断时，应当报告坏死的范围，采取半定量的方法报告坏死占总面积的百分率。Ⅰ型假体周围组织伴有坏死（$>30\%$）可以诊断为坏死亚型。坏死亚型必须与分枝杆菌感染的肉芽肿伴有中央性干酪样坏死相鉴别。

Ⅱ型：感染型新生滑膜/假体周围界膜

手术过程中污染或继发性血行播散是植入物周围感染最可能的原因。需要进行多学科联合诊断和治疗。临床表现取决于感染细菌的数量和种类，包括急性感染或隐匿性低级别感染。2011年肌骨感染学会制定了假体周围关节感染的诊断标准，包括2个主要标准和5个次要标准；如果存在一个主要标准或三个次要标准可诊断为假体周围关节感染。主要标准：①两个阳性假体周围组织培养并且分离出相同的病原体；②存在与假体相通的窦道。次要标准：①血清红细胞沉降率或血清C-反应蛋白升高；②滑液白细胞计数升高或白细胞酯酶试纸+++；③滑液中性粒细胞百分比升高；④假体周围组织病理诊断阳性；⑤单个组织培养阳性。

基于假体周围组织的组织学改变可将感染可分为低级别和高级别。低级别感染的组织学特征为肉芽组织形成，肉芽组织由成纤维细胞、反应性增生的毛细血管和炎症细胞组成。炎症细胞包括中性粒细胞、浆细胞和小淋巴细胞。检测和定量中性粒细胞是病理诊断低级别感染的核心。不同研究之间定义低级别感染的中性粒细胞的最低数值有所不同。目前推荐诊断假体周围组织低级别感染的中性粒细胞数量应≥23个/10HPF。

高级别感染组织内中性粒细胞数量相当高，然而具体数量标准未定。有时术中需要进行冷冻切片检测以确定是否存在感染，外科医生相应调整手术计划。然而冷冻切片中准确定量中性粒细

胞存在困难，部分需要进一步石蜡切片检测。同时冷冻切片存在抽样误差，也可能诊断错误。因此大部分冷冻报告中应注明"可疑感染"或"感染不能排除"，明确诊断需要进一步石蜡切片分析。

Ⅲ型：复合型新生滑膜/假体周围界膜

诊断标准为同时存在Ⅰ和Ⅱ型组织学改变。磨损颗粒诱导反应和细胞感染同时存在于组织内，并且二者的分布范围应当相同。

Ⅳ型：纤维型新生滑膜/假体周围界膜

假体周围组织内不存在磨损颗粒或细菌感染的证据。组织内细胞成分少，胶原丰富，表面具有特征性的、类似于滑膜内衬细胞的细胞层。磨损颗粒检测不到或仅存在少量。中性粒细胞散在分布于纤维蛋白沉积或渗出的区域，数量<23个/10HPF。少量淋巴细胞浸润。

（二）典型病例（图18-3-1～图18-3-3）

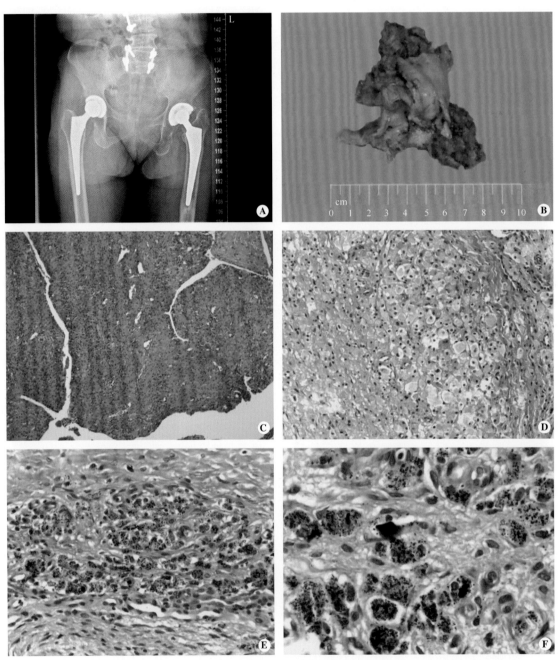

图18-3-1　左侧髋关节磨损诱导型的新生滑膜；女，71岁；临床病史：7年前因股骨头坏死在外院行左侧髋关节人工关节置换术，出现疼痛和活动受限2年

A. DR示双侧膝关节人工髋关节置换术后改变，其中左侧人工髋关节松动表现；B. 大体标本示灰白色碎组织，总体积为7.8cm×7.5cm×4.0cm；C. 滑膜内组织细胞片状增生，呈色素绒毛结节性滑膜炎样改变，不要误诊为色素绒毛结节性滑膜炎；D. 片状分布组织细胞；E、F. 部分组织细胞的胞质内可见明显的黑色金属磨损颗粒

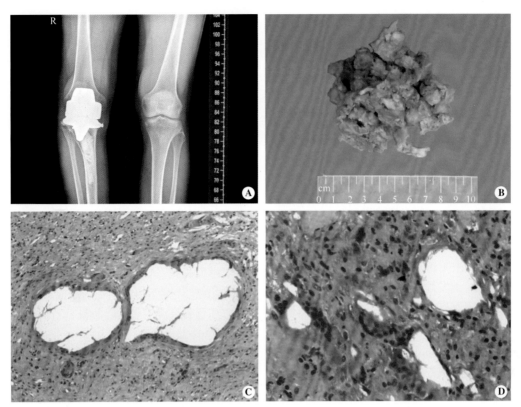

图18-3-2　右侧膝关节磨损诱导型滑膜；男，38岁；临床病史：外院行右侧膝关节人工关节置换术后8年，出现疼痛和活动
受限1年

A. DR示右侧膝关节人工关节置换术后假体松动；B. 大体标本示灰白、灰黄色碎组织，总体积为9.0cm×9.0cm×5.0cm；C，D. 聚甲基丙烯酸甲酯骨
水泥磨屑在HE染色过程中被溶解，留下大的空腔，周围多核巨细胞围绕

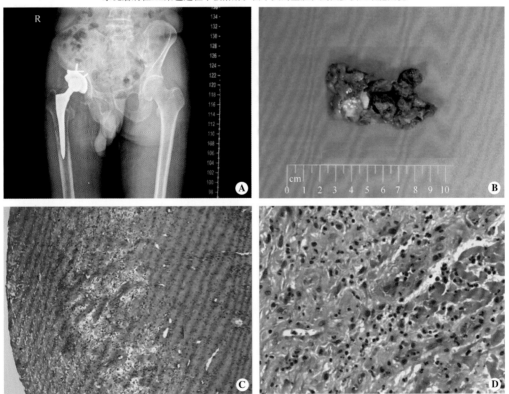

图18-3-3　右侧髋关节感染型新生滑膜；男，55岁；临床病史：7年前因髋臼骨折在外院行右侧髋关节人工关节置换术，反
复出现疼痛和活动受限

A. DR示右侧髋关节人工关节置换术后，骨质密度不均匀减低，感染待排；B. 大体标本示灰红色碎组织，总体积为6.5cm×3.5cm×1.5cm；C. 滑膜
表面覆盖纤维样渗出物，其下为炎性肉芽组织；D. 较多中性粒细胞浸润

四、甲状旁腺功能亢进症骨病

（一）定义

甲状旁腺功能亢进症分为原发性、继发性和三发性3类。原发性甲状旁腺功能亢进症（简称原发性甲旁亢），由于甲状旁腺组织原发病变导致甲状旁腺激素（parathyroid hormone，PTH）分泌过多，PTH与骨和肾脏的受体结合引起一组临床综合征，包括高钙血症、肾钙重吸收和尿磷排泄增加、肾结石、肾钙质沉着症和以骨皮质为主骨吸收增加等。甲状旁腺腺瘤（80%～85%）最常见，少数为甲状旁腺增生（10%～15%）或甲状旁腺癌（<1%～5%）。继发性甲状旁腺功能亢进常为各种原因导致的低钙血症刺激甲状旁腺增生肥大、分泌过多甲状旁腺激素所致，常见于慢性肾病、骨软化症、肠吸收不良综合征、维生素D缺乏和羟化障碍等疾病。三发性甲状旁腺功能亢进是在继发性甲状旁腺功能亢进的基础上，由于腺体受到持久刺激发展为功能自主的增生或肿瘤，自主分泌过多的甲状旁腺激素所致，常见于慢性肾病和肾移植后。

（二）临床特征

原发性甲旁亢是一种相对常见的内分泌疾病，是高钙血症最常见的原因。95%的病例为散发性，5%伴有遗传性综合征，包括多发性内分泌肿瘤综合征、甲状旁腺功能亢进-颌骨肿瘤综合征、家族性低尿钙高钙血症、新生儿严重甲状旁腺功能亢进和孤立性家族性甲状旁腺功能亢进。散发性原发性甲旁亢可发生在任何年龄，大多数患者为绝经后女性，发病多在绝经后前10年，男女比为1∶3。临床表现多样，取决于甲状旁腺激素过分泌及产生高钙血症的程度和持续时间。具体临床表现包括乏力、易疲劳、体重减轻和食欲缺乏；全身性弥漫性、逐渐加重的骨骼关节疼痛，易发性病理性骨折；多饮、多尿，多发泌尿系统结石；食欲缺乏、恶心、呕吐和消化不良的症状；高血压；淡漠、消沉、烦躁和记忆力减退等。以往对于临床表现经典的描述为"stones"（即肾结石）、"bones"（即纤维囊性骨炎）和"groans"（即便秘和肠梗阻）。由于常规实验室检查的普及，最新诊断的大多数病例（70%～80%）无临床症状，疾病晚期出现的纤维囊性骨炎（osteitis fibrosa cystica）又称为棕色瘤（brown tumor）已经非常少见（<5%）。

实验室检查：血钙持续性增高或波动性增高、低磷血症、血清碱性磷酸酶增加、尿钙排泄增加、血甲状旁腺素增高。当患者存在高钙血症伴有血甲状旁腺素高于正常水平时，则需考虑原发性甲旁亢的诊断。

（三）影像特征

本病>40%的患者X线平片可见骨骼异常改变。主要表现为骨质疏松、骨质软化、骨膜下骨吸收、骨质硬化（少见）和骨骼囊性变等。骨质疏松征象表现为广泛性骨密度减低，骨小梁稀少，骨皮质变薄，并可继发骨折。骨膜下骨吸收X线特征为骨皮质外侧边缘粗糙、模糊不清或不规则缺损，常见于双手指骨，并以指骨骨外膜下骨质吸收最具有特异性。

骨骼囊性改变为纤维囊性骨炎（或棕色瘤）所致，多见于四肢管状骨，皮质和髓质均可累及。X线表现为边界清晰、偏心性、膨胀性、溶骨性破坏，伴或不伴分隔。CT平扫呈等密度，其中可见点状或条状骨化影。MRI检查显示实性部分T_1和T_2加权像均呈低信号，囊性部分T_2加权像呈高信号。由于常规实验室检查能够早期诊断甲状旁腺功能亢进，导致纤维囊性骨炎已经非常少见，影像学检查易误诊为原发恶性骨肿瘤或转移癌。

（四）大体检查

纤维囊性骨炎（或棕色瘤）边界清楚，红褐色，出血性肿块，囊腔易见。

（五）组织病理学

纤维囊性骨炎不是真性肿瘤，而是一种继发性反应性改变。病变呈分叶状结构，由存在反应性编织骨的纤维组织分隔。小叶由肥胖的成纤维细胞、增生的小血管、外渗的红细胞、吞噬含铁血黄素的巨噬细胞和散在破骨样巨细胞组成。破骨样巨细胞体积小，常围绕出血区域分布。骨皮质膨胀变薄，骨膜反应性骨形成。病变未累及区域的骨组织显示破骨巨细胞的活性增加，表现为夹层性骨炎（破骨巨细胞"穿凿"进入骨小梁中心）、皮质切割呈圆锥形（一群破骨巨细胞"穿凿"进入哈弗斯管后破坏并膨胀哈弗斯管）和骨膜下挖凿。在激素水平恢复正常后，病变能够快速硬化、形成新骨并愈合（病变内存在囊肿除外）。

（六）典型病例（图18-4-1）

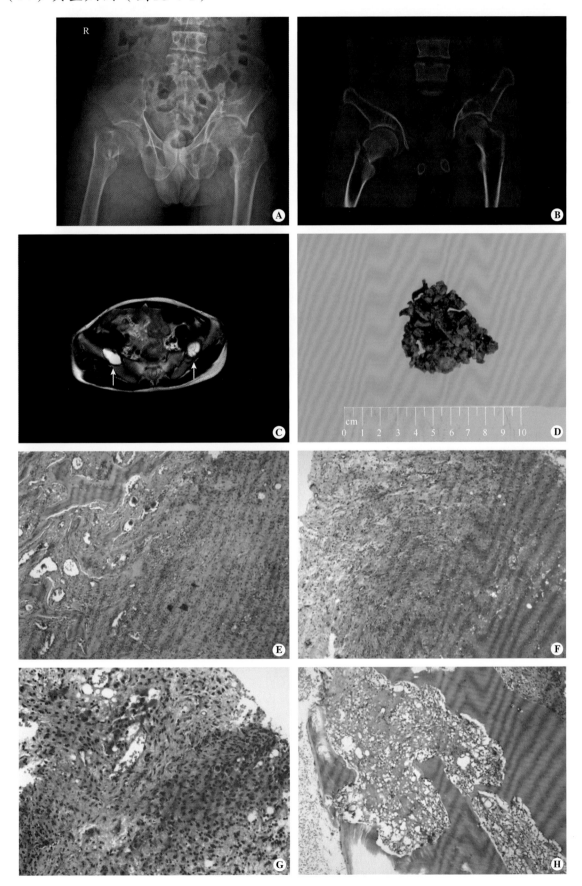

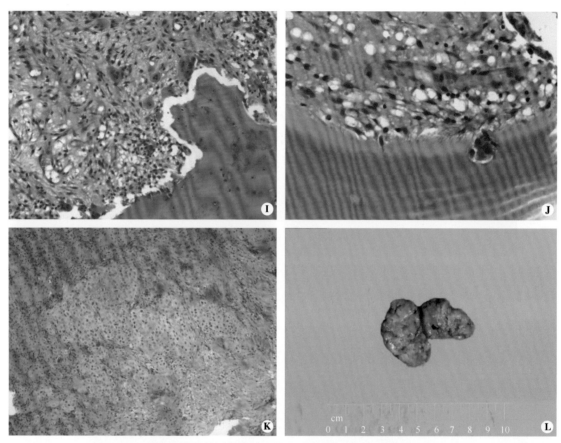

图18-4-1 右侧股骨近端甲状旁腺功能亢进症骨病伴软骨性骨痂；男，31岁

A. DR示骨盆多发性骨质破坏，右侧股骨粗隆间骨折；B. 冠状面CT示双侧髂骨、股骨近端多发片状密度减低影，边界清晰，无硬化边，右侧股骨粗隆间病理性骨折；C. MRI横断面T_2加权像显示双侧髂骨高信号病灶（箭头所示）；D. 大体标本示灰褐色骨样碎组织，总体积为5.0cm×5.0cm×2.0cm；E. 纤维组织增生（左侧）伴周围反应性编织骨（右侧）形成；F. 片状出血伴纤维组织增生；G. 纤维血管增生，散在多核巨细胞；H，I. 骨皮质被广泛吸收破坏，骨皮质周围破骨细胞围绕；J. 破骨巨细胞穿凿进入骨皮质；K. 软骨性骨痂形成；L. 大体标本示右侧甲状旁腺腺瘤，体积为3.5cm×2.4cm×1.5cm

五、痛 风

（一）定义

痛风（gout）是一种单钠尿酸盐晶体（monosodium urate crystal，MSU）沉积所致的晶体相关性关节病；与嘌呤代谢紊乱和（或）尿酸排泄减少所致的高尿酸血症直接相关，属代谢性风湿病范畴。首次发作多侵犯单关节，常见第一跖趾关节受累，表现为关节红肿灼热、触痛、功能受限。典型发作表现：疼痛发作在24小时内达到高峰并在14天内缓解，急性关节炎缓解后一般无明显后遗症状。痛风可并发肾脏病变，严重者可出现关节破坏、肾功能损害，常伴发高脂血症、高血压病、糖尿病、动脉硬化及冠心病等。

（二）临床特征

不同国家的痛风患病率不同，美国为3.9%，法国为0.9%，英国1.4%～2.5%，德国1.4%，新西兰3.2%（欧裔）和6.1%（毛利人裔）。我国痛风的患病率为1%～3%，并呈逐年上升趋势。国家风湿病数据中心（Chinese Rheumatism Data Center，CRDC）数据显示，截至2016年2月我国痛风患者平均年龄为48.3岁（男性48.0岁，女性53.1岁），具有逐步年轻化的趋势。男性明显多发，男女比为15：1。超过50%的患者超重或肥胖。最主要的就诊原因是关节痛，其次为乏力和发热。发病诱因包括饮酒、高嘌呤饮食、突然受冷和剧烈运动。

滑液或组织内检出尿酸盐晶体是痛风诊断的金标准。但由于关节穿刺术和滑膜分析是有创检查，需要有经验的临床医生操作，检测也需要准确使用偏振光显微镜，临床应用受到限制，特别是在基层医疗部门。结果导致大部分痛风患者无法早期、及时、明确诊断。自1977年美国风湿病学会（American College of Rheumatology，ACR）

提出了痛风的分类标准以来，荷兰、日本、欧盟、亚太地区等也先后发布了多项痛风诊治相关共识和指南，这些分类都存在特异性较低和适用于诊断急性发作期，但不适用于间歇期和慢性期的局限性。2016年中华医学会风湿病学分会（Chinese Rheumatology Association，CRA）制定了中国痛风诊疗指南。该指南推荐使用2015年ACR和欧洲抗风湿病联盟（European League Against Rheumatism，EULAR）制定的痛风分类标准（表18-5-1）。2015年痛风分类标准与其他标准相比具有更高的敏感度和特异度。该标准适用于至少发作过1次外周关节肿胀、疼痛或压痛的疑似痛风患者。对已在发作的关节液、滑囊或痛风石中找到尿酸盐结晶者，可直接诊断痛风。超声能较敏感地发现尿酸盐沉积征象，可作为影像学筛查手段之一，尤其是超声检查关节肿胀患者有双轨征时，可有效辅助诊断痛风。对临床表现不典型的疑似痛风患者，可考虑使用超声检查受累关节及周围肌腱与软组织以辅助诊断。双源CT能特异性识别尿酸盐结晶，可作为影像学筛查手段之一，尤其是双源CT表现有尿酸盐结晶时，可有效辅助诊断痛风。对血尿酸正常的疑似痛风患者，可考虑使用双源CT进行辅助诊断。

表18-5-1　ACR/EULAR 2015年痛风分类标准

	分类	评分
第一步：纳入标准（仅符合纳入标准者才进入第二步）	外周关节和滑囊至少出现一次肿胀、疼痛或压痛发作	
第二步：确诊标准（如果满足，直接诊断痛风而无须应用第三步）	出现症状的关节或滑囊（即滑液）或痛风石中检出MSU结晶	
第三步：标准（如不满足确诊标准，则应用此标准）		
临床表现		
既往症状发作时关节/滑囊受累的特征	踝关节或足中部（作为单关节或寡关节发作的一部分，但不包括第一跖趾关节受累）	1
	第一跖趾关节受累（作为单关节或寡关节发作的一部分）	2
既往症状发作的特点		
受累关节表面红斑（患者自述或医师观察）	1个特点	1
受累关节不能耐受触碰或按压	2个特点	2
受累关节难以行走或关节活动受限	3个特点	3
既往症状性发作的时程（无论是否无抗炎治疗，既往发作符合下列标准≥2条）		
达到最痛的时间<24小时	一次典型发作	1
症状缓解时间≤14天	反复典型发作	2
在二次症状发作的间歇期完全缓解（基线水平）		
痛风石的临床证据		
菲薄的皮肤下方皮下组织内粉笔样结节或皮肤破溃排出粉笔样物，典型部位：关节、耳朵、鹰嘴滑囊、指垫、肌腱(如跟腱)	存在	4
实验室检查		
血清尿酸：采用尿酸酶法检测		-4
理想状态是患者未进行降尿酸治疗之前且在症状发作后>4周检测（即在临界期）；如有可能，在上述条件下重测。取检测的最高值评分	<4 mg/dl（<0.24 mmol/L）	2
	6～<8mg/dl（0.36～<0.48mmol/L）	3
	8～<10mg/dl（0.48～<0.60 mmol/L）	4
	≥10 mg/dl（≥0.60 mmol/L）	
滑液分析：（既往）或有症状的关节或滑囊（应由受过专业培训的观察者评估）	MSU阴性	-2
影像学特征		
（既往）或有症状的关节或滑囊有尿酸盐沉积的影像学证据：超声双轨征或双能CT显示尿酸盐沉积	有（任一形式）	4
痛风相关的关节破坏影像学证据：传统X线显示手和（或）足至少存在一个关节侵蚀	有	4

注：①网络版本可参考http://goutclassificationcalculator.auckland.ac.nz并通过ACR/EULAR官网浏览。②症状性发作指在症状发作期间外周关节或滑囊存在肿胀、疼痛和（或）压痛中的任何一项。③如果血尿酸水平<4 mg/dl（<0.24mmol/L），减4分；如果血尿酸水平≥4～<6mg/dl（≥0.24～0.36mmol/L），计0分。④如果专业观察者偏振光显微镜下未检测到滑液中的尿酸盐结晶，减2分；若此项未做，计0分。⑤如果影像学未检查或无相关特征，计0分。⑥该标准最高得分为23分，如果评分≥8分可诊断痛风，其敏感性为0.92，特异性为0.89。

高尿酸血症是痛风最重要的生化基础，5%～18.8%高尿酸血症患者发展为痛风。根据痛风的临床表现可分为四个阶段：①无症状高尿酸血症期；②急性痛风性关节炎期；③痛风发作间歇期；④慢性期。慢性期在关节滑膜、软骨下、鹰嘴滑膜、髌下囊、跟腱和耳垂等处形成痛风石，需要外科手术治疗。

（三）大体检查

尿酸盐结晶沉积在滑膜内导致滑膜乳头状增厚和浑浊。痛风石边界较清，乳白色，通常质软。体积大的痛风石由于混杂有丰富的纤维组织而呈棕褐色，质地硬。可伴有关节软骨和骨破坏。

（四）组织病理学

由于尿酸盐结晶是水溶性，甲醛溶液固定和传统制片过程通常可导致晶体溶解消失。如果用刀刮取新鲜标本中的白色沉积物涂在玻片上能够识别长的针状晶体，偏振光显微镜下呈强双折光。由于晶体可溶于水，采取冷冻切片后无水乙醇固定，HE染色过程中可保留大部分晶体。此时尿酸盐结晶表现为黄褐色无定形颗粒状物聚集，被包埋在纤维组织内，通常周围伴有明显的组织细胞和异物巨细胞反应。如果标本按常规制片过程处理，尿酸盐晶体通常全部溶解，尿酸盐结晶沉积处仅存在片状的淡染的嗜酸性无定形物，这些嗜酸性无定形物为围绕晶体周围的基质蛋白。这些基质排列经常带有晶体排列的印记，呈线性簇状排列，常可见纤丝样或线性羽毛状特征。体积大的痛风石周围可存在钙化和骨化。急性痛风性关节炎时，滑膜内可见大量中性粒细胞浸润。

（五）典型病例（图18-5-1～图18-5-2）

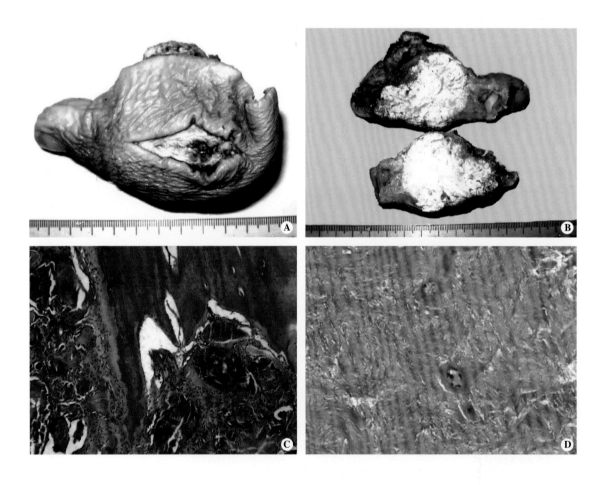

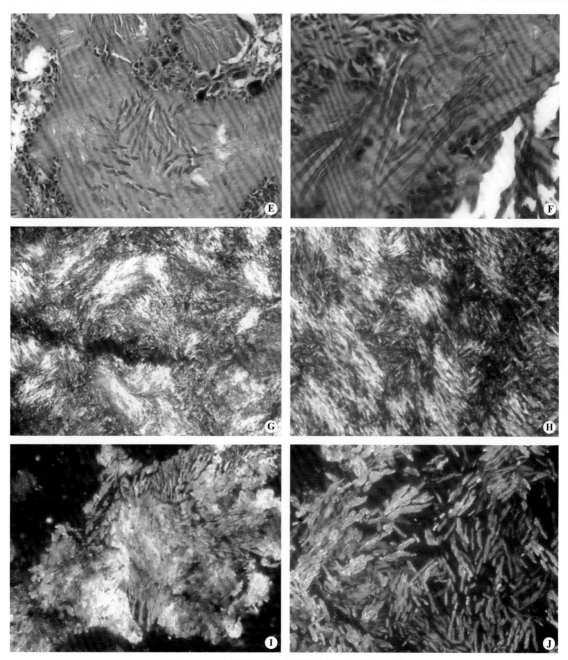

图18-5-1　左侧第一跖趾关节痛风石；男，71岁

A. 大体标本示第一足趾及部分跖骨切除标本，大小为6.5cm×6.0cm×4.5cm；B. 大体标本切面可见灰白、灰黄色结节，体积为6.0cm×5.0cm×4.0cm，质硬，第一跖骨、趾跖关节和近节趾骨被破坏；C. 痛风石呈大小不等的结节状结构，破坏骨组织；D. 软骨组织完全破坏，其中残存少量软骨细胞；E. 结节周围大量异物巨细胞反应，结节内存在未被溶解的尿酸盐结晶；F. 未被溶解的尿酸盐结晶呈黄褐色，圆柱状平行排列；G，H. 偏振光显微镜下尿酸盐结晶呈针状，强双折光；I，J. 偏振光显微镜下部分尿酸盐结晶密集成片或呈粗大的圆柱形

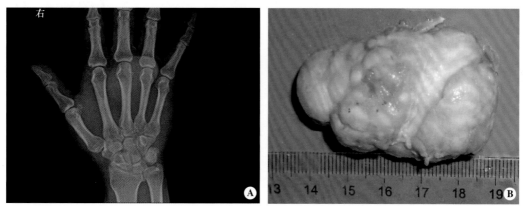

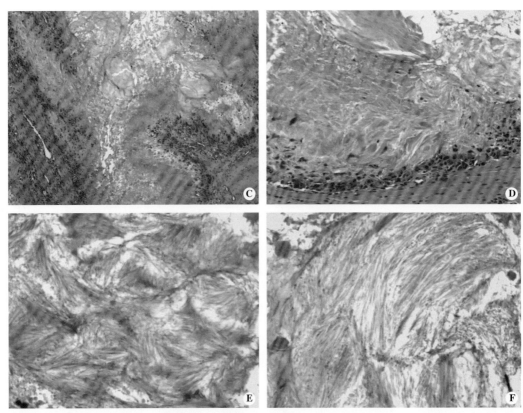

图18-5-2　右侧手背痛风石；女，52岁

A. DR示右掌部类圆形高密度影，边界清晰，密度均匀；B. 大体标本示灰黄色结节状肿物，体积为4.5cm×3.8cm×1.3cm，包膜完整，切面灰白色，质硬；C. 痛风石内大的结节状结构；D. 周围异物巨细胞反应；E. 尿酸盐结晶完全被溶解，仅残存纤维细丝状结构，呈绒毛状；F. 弱嗜酸性的长的纤维丝状结构平行排列

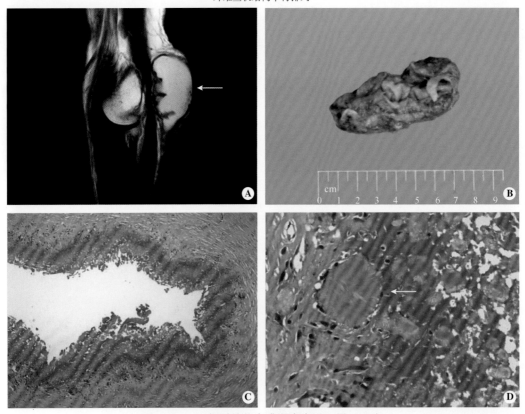

图18-5-3　左侧肘关节鹰嘴滑囊痛风；男，52岁

A. 矢状面MRI示左侧肘关节后方皮下可见边界清楚的囊性病变，T$_2$加权像呈高信号（箭头所示）；B. 大体标本示灰褐色囊壁样组织一块，体积为6.5cm×3.0cm×1.5cm；C. 纤维囊壁样组织内大量均质红染的无结构物；D. 高倍镜下可见尿酸盐结晶沉积形成的小结节结构（箭头所示），易漏诊

六、焦磷酸钙沉积病

(一) 定义

由于焦磷酸钙晶体沉积于关节和周围组织引起关节炎，导致关节软骨破坏，又称为假性痛风（pseudogout）或二水焦磷酸钙晶体沉积（calcium pyrophosphate dihydrate crystal deposition）。2011年欧洲抗风湿病联盟（European League Against Rheumatism，EULAR）推荐采用简化的术语"焦磷酸钙晶体"替代"二水焦磷酸钙晶体"，"二水焦磷酸钙晶体沉积"简化为"焦磷酸钙晶体沉积"（CPPD）。

(二) 发病部位

焦磷酸钙沉积病（calcium pyrophosphate deposition disease）主要好发于膝关节，也可发生于其他部位，如桡腕关节和肘关节等。除滑膜和关节旁沉积之外，也沉积在透明软骨、纤维软骨半月板和椎间盘（软骨钙化症）。社区现况研究表明软骨钙化症最常见于膝关节（检出率为8%），然后为腕关节（5%），其次为手（1.7%）。

(三) 临床特征

本病发病年龄常＞50岁，范围为45～85岁，每隔十年发病风险倍增。如果发病年龄＜45岁，应当考虑家族性或代谢病易感可能性。按照EULAR标准可分为四种不同的临床表现：①无症状性，65～75岁为普通人群中的10%～15%存在无症状性焦磷酸钙沉积病，＞80岁则达40%。②骨性关节炎伴有焦磷酸钙沉积病，通过影像学检查或关节组织学检查显示同时存在骨性关节炎和焦磷酸钙沉积病的改变；尤其好发于膝关节，伴有晶体相关炎症的慢性症状和（或）急性发作。与骨性关节炎不伴焦磷酸钙沉积病相比，它具有更重的炎性症状和体征、不典型分布（即桡腕骨、腕骨间、肩关节、足后部和足中部）和X线平片上具有明显的囊肿和骨赘的特点。③急性焦磷酸钙晶体关节炎，患者常因急性关节炎而就医，快速进展的关节痛、肿胀和触痛在6～24小时达到顶峰，特别是皮肤表面红斑，高度提示急性焦磷酸钙晶体关节炎，但并非其特异性改变。疼痛具有自限性，持续时间为7～10天。＞65岁和膝关节、腕关节及肩关节存在提示晶体相关炎症的特征时，有可能为急性焦磷酸钙晶体关节炎。影像显示软骨钙化症（chondrocalcinosis）和高龄进一步增加

这种可能性，但明确诊断需要检测晶体证实。④慢性焦磷酸钙炎症性晶体关节炎，表现为慢性寡关节炎或多关节炎，伴有炎性症状和体征，偶尔全身不适（伴有C-反应蛋白和红细胞沉降率升高）；伴有晶体炎症的重复发作支持这一诊断。应当与发生在老年人的风湿性关节炎和其他慢性关节炎相鉴别。X线平片有助于诊断，但需要晶体检查诊断。

本病明确诊断需要在滑液中检出焦磷酸钙晶体，偶尔也可在活检组织中检出，特征是表现为大小不等、菱形或杆状、无或弱的双折光，75%伴有炎症细胞。未明确诊断的炎症性关节炎特别是老年患者的膝或腕关节需要常规进行滑液晶体检查。一项33 000例滑液分析报道中，晶体检出率为21.2%（6983/33 000），其中单钠尿酸盐晶体占53%（3685/6983），焦磷酸钙晶体占44.5%（3127/6983），二者共存占2.5%（171/6983）。

本病X线平片存在软骨钙化症支持焦磷酸钙沉积病诊断，但缺乏时也不能排除。超声能够显示外周关节的焦磷酸钙沉积病，典型表现为在透明软骨内存在薄的高回声带和纤维软骨内存在高回声亮斑；敏感性和特异性高，可能比传统X线平片检查更好。

(四) 大体检查

滑膜表面可见灰白色粉笔样物呈斑点状沉积。类似的沉积还存在于关节软骨和纤维软骨半月板。像痛风石样的体积大的沉积少见，称为肿瘤样或巨大焦磷酸钙沉积，直径为2～4cm，边界清，灰白色粉笔样外观。肿瘤样或巨大焦磷酸钙沉积1/3发生于颞下颌关节，其次为手指和脚趾，腕、髋、颈椎、肩关节、肘关节、膝关节和手也可发生。

(五) 组织病理学

焦磷酸钙晶体在HE染色呈深蓝色或粉红色，颗粒状外观；染色后的玻片偏振光显微镜仅能发现少量菱形晶体，未染色玻片晶体数量多。滑膜内沉积常见组织细胞反应，小灶性软骨化生。软骨内晶体沉积不存在组织细胞或异物巨细胞反应。沉积灶附近软骨细胞呈现"退行性变"特征，包括肿胀和软骨基质嗜碱性变。这些退变的软骨细胞被认为是焦磷酸盐的来源。脱钙经常导致晶体完全消除，遗留下嗜碱性物构成的圆形或卵圆形结节状区域。与痛风晶体溶解后的改变相似，呈现纤丝样或羽毛样表现，然而条纹要短。

（六）典型病例（图18-6-1）

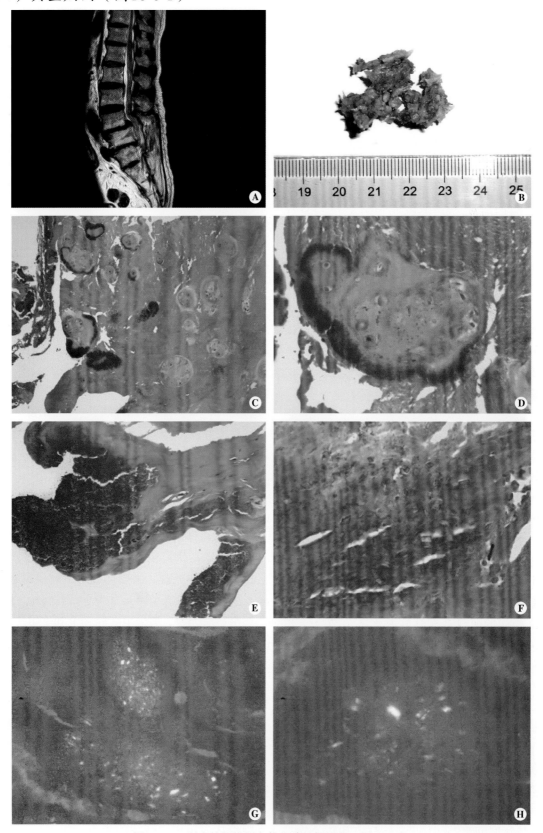

图18-6-1　退变的腰椎间盘伴焦磷酸钙沉积；男，66岁

A. MRI矢状面T₂加权像示腰2～骶1椎间盘突出；B. 大体标本示灰白色碎组织，总体积为3.0cm×2.0cm×1.0cm；C. 椎间盘内软骨细胞呈退行性改变，结节状增生（右侧）；D. 部分结节周围深蓝色细丝状物沉积，结节内软骨细胞退变、坏死；E. 蓝紫色焦磷酸钙晶体呈灶性分布，周围无组织细胞反应；F. 焦磷酸钙晶体呈菱形，半透明；G. 偏振光显微镜下焦磷酸钙晶体呈结节状沉积，其中可见弱的双折光晶体；H. 偏振光显微镜下可见晶体大小不等，呈杆状或菱形，弱双折光

七、碱性磷酸钙晶体沉积病

（一）定义

碱性磷酸钙（basic calcium phosphate，BCP）是由碳酸羟基磷灰石、磷酸钙和磷酸三钙组成的磷酸钙晶体。BCP晶体与组成牙和骨正常成分的磷酸钙矿物相似。在病理条件下，BCP晶体能够沉积于组织内产生各种明显的炎性反应，破坏正常组织的结构，即碱性磷酸钙晶体沉积病（basic calcium phosphate crystal deposition disease）。

（二）临床特征

骨关节内主要产生两种临床表现：钙化性关节周围炎（calcific periarthritis）和BCP相关关节炎。以往使用钙化肌腱炎（calcific tendinitis），但BCP沉积不仅局限于肌腱，滑膜和其他关节周围软组织也可发生，因此最近有学者提出使用更准确的术语即钙化性关节周围炎（calcific periarthritis）。钙化性关节周围炎由BCP晶体沉积于肌腱、滑膜和其他关节周围软组织所致。能够发生在许多部位，最常见于肩关节，特别是右侧。好发于冈上肌肌腱，其次为冈下肌肌腱，肩胛下肌和小圆肌少见。发病率为2.7%～20%，10%～20%的患者双侧肩关节同时受累。女性多发；平均发病年龄30～50岁。临床分期：急性期、亚急性期和慢性期。主要的临床表现为疼痛，伴或不伴急性或逐渐发展的运动受限。20%可以无症状。

最近也有发生于髋关节的30例报道，女性好发（73%），平均年龄51岁（范围28～78岁），最常累及臀中肌肌腱，其中有三个患者发生于关节囊。大多数患者可采取保守治疗，非甾体抗炎药（NSAID）和曲马多能够快速缓解症状，症状持续平均时间为4.4个月（范围0.1～18个月）。钙沉积的密度和大小与临床过程和疼痛严重程度相关。此外手和足也可发病。复发性或多发性钙化性关节周围炎应当考虑是否存在代谢性异常的可能，如终末肾病和低磷酸酯酶症等。

BCP相关关节炎产生临床表现从典型的骨性关节炎至快速进行性破坏性关节病（又称为密尔沃基肩综合征，milwaukee shoulder syndrome）。

（三）影像特征

本病X线平片能够显示沉积的部位，评估沉积的大小和形态。超声是诊断的重要方法，能够显示是否存在沉积，明确沉积的部位、大小和质地。MRI检查在所有系列中均表现为低信号，有时病变周围水肿时表现为T_2加权像信号增高。

（四）大体检查

滑膜呈乳头状或纤维性增厚。晶体沉积表现为乳白色或粉笔样豆渣样物或黏稠如牙膏状，偶尔产生小囊。

（五）组织病理学

单个BCP结晶极小，直径为75～250nm，光镜下无法识别。在晶体聚集成块时可以观察到，有时呈砂砾体样。未脱钙前HE染色呈蓝紫色，脱钙后呈弱嗜酸性或嗜碱性。未脱钙的晶体团块折光性差，无双折光现象。晶体团块周围常伴有不同程度的组织细胞和异物巨细胞反应，中性粒细胞少见。如果沉积发生于邻近骨的肌腱，可以破坏骨皮质，临床易误诊为恶性骨肿瘤。组织病理改变可分为三期：钙化前期、钙化期和钙化后期。①钙化前期表现为肌腱的纤维软骨化生，此期无临床症状。②钙化期又可分为形成期、静止期和重新吸收期，此期出现多灶性晶体沉积，周围纤维组织增生和组织细胞反应；重新吸收期患者伴有临床症状。③钙化后期是愈合期，沉积物被重新吸收、消失，胶原纤维重新排列。

（六）预后因素

本病首选保守治疗，包括非甾体抗炎药、物理治疗、中医疗法和体外冲击波治疗，大多数患者能够缓解症状。如果>6个月非手术治疗后（其中包括>3个月规范的非手术治疗）症状持续，可采取手术治疗，包括开放清理术和关节镜下清理术。

（七）典型病例（图18-7-1）

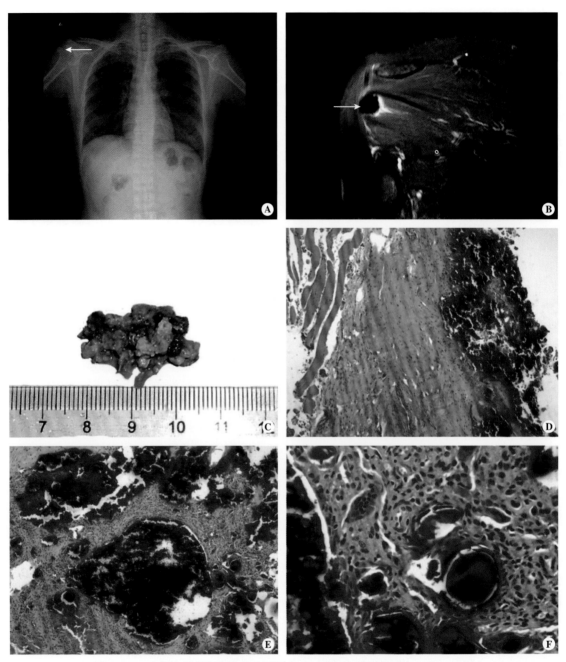

图18-7-1　右侧肩关节钙化性关节周围炎（又称钙化性肌腱炎）；女，50岁

A. DR示肱骨头外侧可见圆形致密影（箭头所示）；B. 冠状面MRI示肱骨头外侧边缘可见小块状类圆形不规则低信号影，边缘清晰，为骨块样影，T_1加权像呈低信号（箭头所示）；C. 大体标本示灰白色豆渣样物，总体积为3.0cm×1.4cm×1.0cm；D. 肌腱内片状钙盐沉积（右侧），横纹肌内未见钙盐沉积；E. 大小不等、界限清楚结节状钙盐沉积，周围纤维组织增生；F. 砂砾体和异物巨细胞反应

参考文献

马小梅, 刘惠敏, 夏春燕, 等, 2015. 人工髋膝关节置换术后假体翻修原因及周围组织病理学特征. 中华病理学杂志, 44(3): 195-198.

中国医师协会骨科医师分会显微修复工作委员会, 中国修复重建外科专业委员会骨缺损及骨坏死学组中华医学会骨科分会显微修复学组, 2016. 成人股骨头坏死诊疗指南(2016). 中华骨科杂志, 36(15): 945-954.

中华老年骨科与康复电子杂志编辑委员会, 2016. 股骨头坏死保髋治疗指南(2016版). 中华老年骨科与康复电子杂志, 2(2): 65-70.

中华医学会风湿病学分会, 2010. 骨关节炎诊断及治疗指南. 中华风湿病学杂志, 14(6): 416-419.

中华医学会风湿病学分会, 2017. 2016中国痛风诊疗指南. 浙江医学, 39(21): 1823-1832.

中华医学会骨科学分会关节外科学组, 《中国骨与关节外科》编辑部, 《中华关节外科杂志(电子版)》编辑部, 2015. 股骨头坏死临床诊疗指南(2015年版). 中华关节外科杂志(电子版), 9(1): 133-138.

中华医学会骨质疏松和骨矿盐疾病分会, 中华医学会内分泌分会代谢性骨病学组, 2014. 原发性甲状旁腺功能亢进症诊疗指南. 中国骨质疏松和骨矿盐疾病杂志, 7(3): 187-198.

Aigner T, 2012. Osteoarthritis histopathology grading criteria - a never ending story? Osteoarthr Cartilage, 20: 469, 470.

Ando W, Yamamoto K, Koyama T, et al, 2017. Radiologic and clinical features of misdiagnosed idiopathic osteonecrosis of the femoral head. Orthopedics, 40: e117-e123.

Bandeira F, Cusano NE, Silva BC, et al, 2014. Bone disease in primary hyperparathyroidism. Arq Bras Endocrinol Metabol, 58: 553-561.

Bilezikian JP, Bandeira L, Khan A, et al, 2018. Hyperparathyroidism. Lancet, 391: 168-178.

Braun HJ, Gold GE, 2012. Diagnosis of osteoarthritis: Imaging, Bone, 51: 278-288.

Custers RJH, Creemers LB, Verbout AJ, et al, 2007. Reliability, reproducibility and variability of the traditional Histologic/Histochemical Grading System vs the new OARSI Osteoarthritis Cartilage Histopathology Assessment System. Osteoarthr Cartilage, 15: 1241-1248.

DeLellis RA, Mazzaglia P, Mangray S, 2008. Primary hyperparathyroidism: A current perspective. Arch Pathol Lab Med, 132: 1251-1262.

Di Benedetto P, Niccoli G, Beltrame A, et al, 2016. Histopathological aspects and staging systems in non-traumatic femoral head osteonecrosis: An overview of the literature. Acta Biomed, 87 Suppl 1: 15-24.

Dieppe P, Swan A, 1999. Identification of crystals in synovial fluid. Ann Rheum Dis, 58: 261-263.

Duan K, Gomez Hernandez K, Mete O, 2015. Clinicopathological correlates of hyperparathyroidism. J Clin Pathol, 68: 771-787.

ElShewy MT, 2016. Calcific tendinitis of the rotator cuff. World J Orthop, 7: 55-60.

Hauzeur JP, Malaise M, de Maertelaer V, 2016. A prospective cohort study of the clinical presentation of non-traumatic osteonecrosis of the femoral head: Spine and knee symptoms as clinical presentation of hip osteonecrosis. Int Orthop, 40: 1347-1351.

Heselden EL, Freemont AJ, 2016. Synovial fluid findings and demographic analysis of patients with coexistent intra-articular monosodium urate and calcium pyrophosphate crystals. J Clin Rheumatol, 22: 68-70.

Ishida T, Dorfman HD, Bullough PG, 1995. Tophaceous pseudogout(tumoral calcium pyrophosphate dihydrate crystal deposition disease). Hum Pathol, 26: 587-593.

Kohn MD, Sassoon AA, Fernando ND, 2016. Classifications in brief: Kellgren-Lawrence classification of osteoarthritis. Clin Orthop Relat R, 474: 1886-1893.

Krenn V, Morawietz L, Perino G, et al, 2014. Revised histopathological consensus classification of joint implant related pathology. Pathol Res Pract, 210: 779-786.

Makras P, Anastasilakis AD, 2017. Bone disease in primary hyperparathyroidism. Metabolism.

Mankin HJ, Dorfman H, Lippiello L, et al, 1971. Biochemical and metabolic abnormalities in articular cartilage from osteoarthritic human hips. II. Correlation of morphology with biochemical and metabolic data. J Bone Joint Surg, 53A(3): 523-537.

Merolla G, Singh S, Paladini P, et al, 2016. Calcific tendinitis of the rotator cuff: state of the art in diagnosis and treatment. J Orthop Traumatol, 17: 7-14.

Microsurgery Department of the Orthopedics Branch of the Chinese Medical Doctor A, Group from the O, Bone Defect Branch of the Chinese Association of R, et al, 2017. Chinese Guideline for the Diagnosis and Treatment of Osteonecrosis of the Femoral Head in Adults. Orthop Surg, 9: 3-12.

Misiorowski W, Czajka-Oraniec I, Kochman M, et al, 2017. Osteitis fibrosa cystica-a forgotten radiological feature of primary hyperparathyroidism.

Endocrine, 58: 380-385.

Mont MA, Cherian JJ, Sierra RJ, et al, 2015. Nontraumatic osteonecrosis of the femoral head: Where do we stand today? A ten-year update. The Journal of Bone and Joint Surgery American volume, 97: 1604-1627.

Moya-Angeler J, Gianakos AL, Villa JC, et al, 2015. Current concepts on osteonecrosis of the femoral head. World J Orthop, 6: 590-601.

Neogi T, Jansen TLTA, Dalbeth N, et al, 2015 Gout Classification Criteria: An American College of Rheumatology/European League Against Rheumatism collaborative initiative. Arthritis & rheumatology, 67: 2557-2568.

Newberry SJ, FitzGerald JD, Motala A, et al, 2017. Diagnosis of gout: A systematic review in support of an American college of physicians clinical practice guideline. Ann Intern Med, 166: 27-36.

O'Connell JX, 2000. Pathology of the synovium. Am J Clin Pathol, 114: 773-784.

Pauli C, Whiteside R, Heras FL, et al, 2012. Comparison of cartilage histopathology assessment systems on human knee joints at all stages of osteoarthritis development. Osteoarthr Cartilage, 20: 476-485.

Pavlou K, Taliadoros A, Sampaziotis D, et al, 2017. Tumoural calcium pyrophosphate dehydrate crystal deposition disease of temporomandibular joint: A pitfall in the diagnosis of chondrosarcoma. Virchows Arch, 471: S343.

Pearson RG, Kurien T, Shu KSS, et al, 2011. Histopathology grading systems for characterisation of human knee osteoarthritis—reproducibility, variability, reliability, correlation, and validity. Osteoarthr Cartilage, 19: 324-331.

Pritzker KPH, Aigner T, 2010. Terminology of osteoarthritis cartilage and bone histopathology - a proposal for a consensus. Osteoarthr Cartilage, 18 Suppl 3: S7-9.

Pritzker KPH, Gay S, Jimenez SA, et al, 2006. Osteoarthritis cartilage histopathology: Grading and staging. Osteoarthr Cartilage, 14: 13-29.

Pivec R, Johnson AJ, Harwin SF, et al, 2013. Differentiation, diagnosis, and treatment of osteoarthritis, osteonecrosis, and rapidly progressive osteoarthritis. Orthopedics, 36: 118-125.

Rosenberg AE, Nielsen GP, 2001. Giant cell containing lesions of bone and their differential diagnosis. Current Diagnostic Pathology, 7(4): 235-246.

Rosenthal AK, 2018. Basic calcium phosphate crystal-associated musculoskeletal syndromes: An update. Curr Opin Rheumatol, 30: 168-172.

Rosenthal AK, Ryan LM, 2016. Calcium pyrophosphate deposition disease. New Engl J Med, 374: 2575-2584.

Soder S, Sesselmann S, Aigner T, et al, 2016. Tenosynovial giant cell tumour(pigmented villonodular synovitis-)-like changes in periprosthetic interface membranes. Virchows Archiv, 468: 231-238.

van der Jagt D, Mokete L, Pietrzak J, et al, 2015. Osteonecrosis of the femoral head: Evaluation and treatment. J Am Acad Orthop Surg, 23: 69, 70.

Vargas-Santos AB, Taylor WJ, Neogi T, 2016. Gout classification criteria: Update and implications. Curr Rheumatol Rep, 18: 46.

Waldstein W, Perino G, Gilbert SL, et al, 2016. OARSI osteoarthritis cartilage histopathology assessment system: A biomechanical evaluation in the human knee. Journal of Orthopaedic Research, 34: 135-140.

Wyatt LA, Moreton BJ, Mapp PI, et al, 2017. Histopathological subgroups in knee osteoarthritis. Osteoarthr Cartilage, 25: 14-22.

Zhang W, Doherty M, Bardin T, et al, 2011. European League Against Rheumatism recommendations for calcium pyrophosphate deposition. Part I: terminology and diagnosis. Ann Rheum Dis, 70: 563-570.

Zhang W, Doherty M, Pascual E, et al, 2011. EULAR recommendations for calcium pyrophosphate deposition. Part II: Management. Ann Rheum Dis, 70: 571-575.

第十九章 骨和关节感染

一、骨和关节结核分枝杆菌感染

（一）流行病学

骨和关节感染少见，但经常破坏性大。细菌是最常见的病原体，主要以革兰阳性球菌为主，其次是革兰阴性杆菌和厌氧菌。结核和真菌感染少见。骨关节结核占所有结核病的2.2%～4.7%，占所有肺外结核的10%～15%，发展中国家比例稍高，为15%～20%。危险因素包括年龄＞65岁、女性、创伤和贯通伤病史及免疫功能低下等。结核分枝杆菌（mycobacterium tuberculosis，MTB）是结核性骨髓炎和关节炎最常见的病因。通常由于原发灶结核形成菌血症播散至骨内所导致。结核杆菌从肺播散至脊柱的途径主要为通过Batson椎旁静脉丛或者淋巴系统播散至主动脉旁淋巴结。长骨骺板血供丰富，是长骨感染最常见的部位。结核性关节炎是由于骨内病变穿透骨骺或干骺端后在关节内扩散所致。

（二）发病部位

骨关节结核最常见的部位是脊柱（约占50%），其次为负重关节（髋关节和膝关节）。脊柱结核最常见于下胸椎和上腰椎区域，上胸椎和颈椎很少受累。儿童和年轻人胸椎常见，而成年人腰椎常见。大多数骨关节病局限于某一区域。

（三）临床表现

本病没有特异性的临床症状，一般进展缓慢，导致明显延迟诊断，引起骨和关节破坏。约50%的患者胸部X线平片提示结核感染。疼痛或局部肿胀是最常见的临床表现，仅少数患者存在发热和体重下降。皮肤窦道、脓肿和明显的关节畸形也可存在。脊柱结核可引起神经功能障碍，胸椎病变发生截瘫的风险最高。免疫功能正常的个体发生的非典型性的结核性骨髓炎和关节炎经常继发或

直接来自于创伤或手术。

（四）实验室检查

1. 结核菌素试验

结核菌素试验也称为芒图试验，是一种结核菌素皮肤试验。将结核菌素进行皮内注射。并在2～3天后观察皮肤局部反应（硬结）情况。硬结直径≥5mm，则认为结核菌素试验阳性，存在MTB感染。

2. γ-干扰素释放试验分析技术（γ-interferon gamma release assays，IGRA）

该技术检测外周血单核细胞对于MTB的抗原反应，可用于诊断潜伏性TB（也可作为结核菌素皮肤试验的替代或补充）。最新研究表明该技术在骨关节结核诊断的敏感性为81.4%。

3. 利福平耐药实时荧光定量核酸扩增检测技术（Xpert MTB/RIF）

利福平耐药实时荧光定量核酸扩增检测技术是一种全新的快速诊断结核病和检测MTB耐药性的系统，为全自动一体化半定量巢式实时聚合酶链反应（polymerase chain reaction，PCR）系统；针对MTB的81 bp利福平耐药核心区间（RRDR）设定引物、探针并进行扩增检测，据其是否发生基因突变来检测样本中是否含有MTB及其是否对利福平耐药，可以全自动地对样本进行核酸提取、纯化及浓缩，2小时内出结果。Xpert MTB/RIF 不仅能诊断结核分枝杆菌复合群（MTB 复合群）DNA，还可通过 rpoB 基因突变确认利福平耐药。2010年WHO推荐Xpert MTB/ RIF系统用于结核病的快速诊断和利福平耐药性检测。WHO推荐对疑似多耐结核或HIV相关结核患者的最初诊断应采用Xpert MTB/RIF试验，而不是传统的显微镜检查、培养和药敏试验。2013年7月美国食品药品监督管

理局（FDA）允许Xpert MTB/RIF分析上市。最新研究表明，该技术在骨关节结核诊断的敏感性为70.9%；同时联合IGRA敏感性可达91.9%。

4. 结核杆菌液体和固体培养基培养

结核杆菌液体和固体培养基培养是诊断结核的金标准；然而存在费时（数周）和敏感性低的缺点，可导致治疗延迟和误诊。

（五）影像学检查

1. 脊柱结核

X线平片是诊断骨关节结核首选的影像学检查。早期表现不明显。伴随病变的进展可出现脊柱生理弧度的改变、椎体骨质破坏、椎间隙变窄或消失和椎体周围脓肿（Pott脓肿）等。CT检查可发现细微的骨质破坏、死骨和小脓肿。能够明确脓肿的位置、大小、范围、与周围神经血管的关系等。MRI检查与X线平片和CT检查相比，具有灵敏度高、特异性强的特点。主要表现：①椎体及附件破坏，T_1加权像显示混杂或均匀低信号，T_2加权像呈混杂或均匀高信号；②椎间盘破坏（变扁、楔形或不规则形），椎间隙狭窄；③椎旁脓肿，T_1加权像显示低或等信号，T_2加权像呈现混杂或均匀高信号。

2. 关节结核

关节结核可分为骨型（骨骺或干骺端结核蔓延至关节）和滑膜型（滑膜结核进一步发展破坏关节软骨和骨）。X线平片显示关节周围骨质疏松、周围性骨质破坏和关节间隙变窄（Phemister三要素），高度提示关节结核。CT检查有助于评估骨破坏的严重程度、死骨形成、软组织肿胀、关节腔积液和关节周围冷脓肿。MRI检查，滑膜增生在T_2加权像呈低信号；关节腔内积液T_1加权像呈均匀低信号，T_2加权像呈均匀高信号；骨质破坏区T_1加权像信号强度不一，T_2加权像呈低至中等信号；干酪样坏死在T_2加权像呈高信号；关节周围脓肿T_1加权像呈低信号；T_2加权像呈高信号。

（六）组织病理学

总结笔者所在医院近5年病理诊断的129例骨关节结核，其中男性63例，女性66例，无明显性别差异。平均年龄45.0岁（范围1～77岁）。送检标本部位以脊柱为主，占61.2%（79/129），膝关节占14%（18/129），髋关节占11.6%（15/129），腕关节4.7%（6/129），肘关节3.1%（4/129），肩关节和指关节均占2.3%（均为3例），胸锁关节占0.8%（1/129）。脊柱以腰椎为主，占53.2%（42/79），胸椎35.4%（28/79），腰5/骶1占5.1%（4/79），骶骨3.8%（3/79），颈椎2.5%（2/79）。

骨关节结核的组织病理学改变与其他部位结核相似。骨和滑膜组织内可见大片状干酪样坏死，类上皮细胞围绕，散在朗格汉斯巨细胞。间质纤维组织增生，大量淋巴细胞和浆细胞浸润。骨结核以骨大片状坏死为主，骨内结核结节少，主要存在于周围软组织内。滑膜结核常见较多结核结节，滑膜表面覆纤维素样渗出物或坏死物，结核结节内干酪样坏死有时不明显。

所有存在骨组织坏死或肉芽肿性炎时应常规进行抗酸染色。抗酸染色虽然敏感性偏低，但简便易行，如果检出抗酸杆菌有助于病理诊断。笔者所在医院123例骨关节结核行抗酸染色，阳性率为35.0%（43/123）。阳性率低的原因较多，包括部分患者术前临床诊断结核或考虑为结核，已进行较长时间的抗结核药物治疗；部分为穿刺活检标本，组织少；骨关节结核标本内阳性的结核杆菌数量非常少，可能存在漏检。确诊阳性时必须仔细观察，除外外源性细菌污染玻片的可能。

结核分枝杆菌感染必须与非结核性分枝杆菌（nontuberculous mycobacteria，NTM）病相鉴别。NTM是分枝杆菌属内除MTB复合群和麻风分枝杆菌以外的其他分枝杆菌。迄今为止，共发现154种NTM和13个亚种。NTM可侵犯肺、淋巴结、骨、关节、皮肤和软组织等，在过去几年呈快速增长趋势。骨破坏和症状出现相对缓慢是MTB和NTM的共同特点，组织学特征相似，并且抗酸染色均阳性。病理诊断很难鉴别。NTM毒力相对较弱，干酪样坏死较少，机体反应较弱。然而二者在流行病学和治疗方面存在差异。NTM病的诊断应通过临床表现、影像学表现、细菌学及病理检查结果进行综合判断。

（七）典型病例（图19-1-1、图19-1-2）

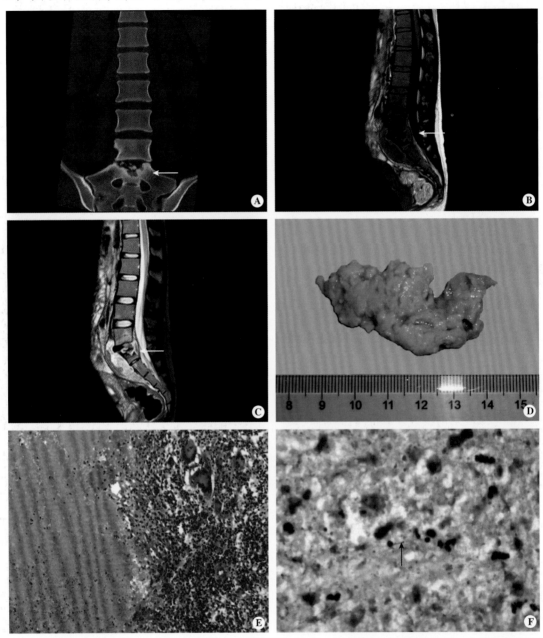

图19-1-1　脊柱腰骶段结核；女，22岁；临床病史：反复腰痛15个月，加重伴右下肢酸胀3个月，外院曾行抗结核治疗

A. 冠状面CT示腰5/骶1结核（箭头所示）；B. 矢状面MRI示腰4～骶2椎体结核并腰大肌、髂肌和髂腰肌脓肿形成，T_1加权像呈等信号（箭头所示）；C. MRI矢状面T_2加权像呈高信号（箭头所示）；D. 大体标本示灰白色干酪样坏死组织一块，体积为5.0cm×2.0cm×1.0cm；E. 大片状干酪样坏死（左侧），周围大量炎细胞浸润（右侧），散在朗格汉斯巨细胞（右上角）；F. 抗酸染色阳性（箭头所示）

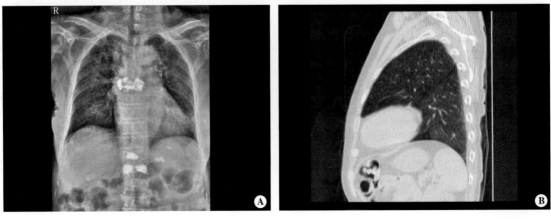

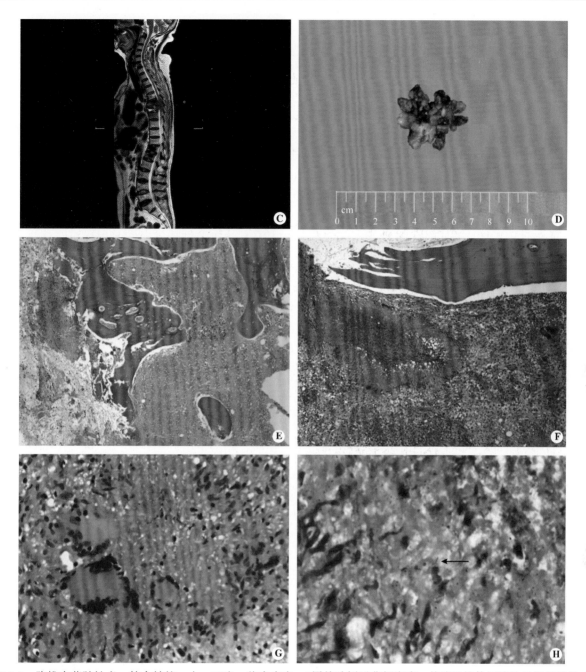

图19-1-2　胸椎肉芽肿性炎，符合结核；女，77岁；临床病史：2周前跌倒后背部疼痛，外院以椎体压缩性骨折行椎体成形术后突发截瘫6天

A. DR示双肺透光度减低，弥漫分布粟粒状小结节影；B.矢状面CT示双肺弥漫分布粟粒状小结节影；C. MRI矢状面示颈6、胸5、胸6和胸7椎体信号改变，胸5和胸6节段病灶突入髓腔并压迫脊髓，T2加权像呈低信号；D. 大体标本示灰白、灰红色碎组织，总体积为3.5cm×3.2cm×1.0cm；E. 骨组织广泛坏死，小梁间为干酪样坏死物，肉芽肿结构不明显；F. 结核结节；G. 朗格汉斯巨细胞；H. 抗酸染色阳性（箭头所示）

二、骨和关节真菌感染

（一）真菌分类

　　骨和关节真菌感染（fungal infection of bone and joint）主要致病性真菌种类包括三大类：①酵母菌，包括念珠菌（假丝酵母菌）和非念珠菌（隐球菌属、毛孢子菌属和酵母属）；②霉菌，包括曲霉菌和非曲霉菌（青霉菌属如马内菲青霉菌、接合菌如毛霉菌等）；③双相型真菌，包括球孢子菌、副球孢子菌、组织胞浆菌、芽生菌和地霉菌。骨和关节真菌感染可引起真菌性骨髓炎、真菌性关节炎和真菌性假体关节感染（prosthetic joint infection，PJI）。

（二）念珠菌感染

　　念珠菌性骨髓炎男性好发，男女比为2：1。患者大多不存在中性粒细胞减少或免疫功能低下。对于念珠菌败血症的患者应高度怀疑随后发生局限性骨关节真菌病。同样对于存在骨关节真菌感染的患者也应进一步检查是否存在念珠菌败血症。血液播散最常见，但是直接感染也可发生。常累及2个以上的部位。在发现单个病灶时，应继续检查是否存在其他部位感染。对于成年人，中轴骨是最常见的感染部位；儿童长骨好发。起病隐匿，大多数患者仅存在局部症状。白念珠菌约占65%，热带假丝念珠菌占16%，光滑念珠菌占8%，近平滑念珠菌占7%。非白念珠菌的发病率明显上升，并且常同时存在金黄色葡萄球菌感染。

真菌性关节炎少见，以念珠菌感染最为常见。34%患者免疫功能低下，但大多数没有基础性免疫功能障碍，常既往或同时伴有念珠菌败血症或侵袭性念珠菌病。约26%的患者先前不存在念珠菌病。白念珠菌、热带念珠菌和近平滑念珠菌最常见。临床症状包括局部疼痛、触痛、水肿和局部红斑。发热少见。1/3的患者存在活动受限。窦道少见。

真菌引起的PJI非常少见，约占所占PJI的1%。1966～2012年仅156例报道。主要为白念珠菌和近平滑念珠菌感染。2017年一篇文献回顾性分析了以往76例念珠菌PJI，大多数患者存在免疫功能低下；女性40例（52.6%），平均年龄为65.7岁（范围35～93岁）；膝关节占50%，髋关节占47.3%，肩关节占2.7%。临床症状主要为疼痛（57.8%）和肿胀（31.5%），其他症状相对少见，包括活动受限、红斑、发热和窦道等，白念珠菌为主（47.3%），近平滑念珠菌占22.3%，光滑念珠菌占15.7%，热带假丝念珠菌占10.5%。从假体植入手术后至诊断真菌性PJI平均持续时间为27个月（2周至22年）。

（三）曲霉菌感染

曲霉菌性骨髓炎是侵袭性曲霉菌病的一种严重类型。约80%的曲霉菌性骨髓炎是侵袭性曲霉病的首发表现。其中烟曲霉（A.fumigatus）最常见（占55%），黄曲霉（A.flavus）占12%，黑曲霉（A.nidulans）占7%。最常见的感染部位为脊柱（46%），其次为颅骨，占23%，肋骨和长骨分别占16%和13%。

曲霉菌性关节炎少见，以髋关节最多见，其次为膝关节、腕关节和踝关节。烟曲霉最常见。

曲霉菌PJI罕见。一篇45例膝关节真菌性PJI，曲霉菌感染占8.8%。2016年8例真菌性PJI研究报道中，仅1例为曲霉菌。

（四）新型隐球菌感染

新型隐球菌感染（Cryptococcus neoformans infections）最常累及中枢神经系统和肺，但也可同时感染皮肤、肾、淋巴结、脾、肝、肾上腺和骨。易感因素包括器官移植、服用免疫抑制药物、糖尿病和HIV。约5%的隐球菌感染累及骨组织，最常见的部位是腰椎和下肢。隐球菌性骨髓炎通常由原发灶血源性播散所致，但也有直接接种感染导致的孤立性骨髓炎的报道。

（五）组织病理学

真菌病的病理诊断有赖于在病变组织中找到真菌病原体，如果真菌体积小或病变内坏死明显且数量少容易漏诊。提示可能有真菌感染的组织学特征：肉芽肿形成；组织出血坏死；较多中性粒细胞浸润伴有微脓肿形成。常规进行PAS染色和六胺银染色有助于诊断。

念珠菌常引起组织坏死，数量不等的炎性细胞浸润，可形成微脓肿，肉芽肿改变少见。念珠菌为圆形或椭圆形生芽的酵母样菌，壁薄，直径2～5μm。由芽管延长而形成的假菌丝长而直，有分隔，有时有少数分支。细长的假菌丝常侵入组织的深层，并可侵入血管。在组织切片内同时见到芽生孢子和假菌丝可诊断为念珠菌病。HE染色孢子和菌丝呈淡蓝色，PAS或六胺银染色可以更清楚地显示。

曲霉菌常侵犯血管导致血栓形成。曲霉菌常在组织空腔内大量繁殖呈团块，称为曲霉菌球。菌丝呈放射状或珊瑚状排列，菌丝呈丝状，两侧壁相互平行，粗细均匀，有横隔，45°锐角分支，可见圆形孢子。HE染色菌丝呈淡紫色，菌丝壁呈淡紫蓝色。PAS呈品红色，六胺银呈棕黑色。应与毛霉菌相鉴别。

毛霉菌常见于免疫力低下的患者如糖尿病、免疫抑制剂治疗、器官移植等。主要侵犯肺、脑和其他器官。常侵犯血管引起血栓形成和血道播散。HE染色时在坏死的背景上可见粗大的菌丝，菌丝粗细不均，两侧壁不对称，杂乱排列，偶有分支且不规则，多呈钝角或直角；一般无孢子。PAS染色不佳，六胺银可清晰显示菌丝。

隐球菌感染为典型的肉芽肿性病变，无干酪

样坏死。肉芽肿由隐球菌、组织细胞、多核巨细胞和淋巴细胞构成。组织细胞和多核巨细胞的胞质内及周围间质可见单个散在或簇状分布的隐球菌，圆形或卵圆形，体积较大，大小不一，HE染色呈无色或淡红色，菌体周围透亮的空晕为荚膜。

PAS染色和六胺银可很好地显示菌体。黏液胭脂红染色和阿尔辛蓝pH 2.5（Alcian blue）能够分别将荚膜染成玫瑰红色和蓝色。

（六）典型病例（图19-2-1、图19-2-2）

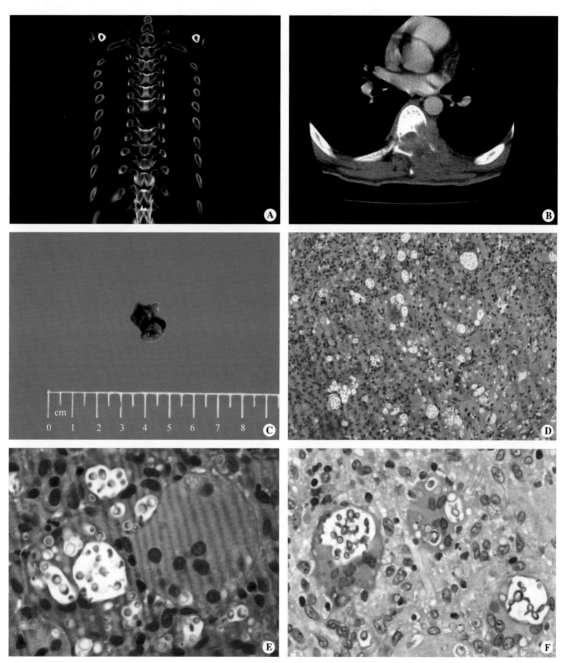

图19-2-1　胸7新型隐球菌感染；男，26岁；临床病史：腰背部疼痛1个月伴排便困难2周，未发现其他病灶；抗真菌治疗后疼痛消失

A，B. 分别为冠状面和横断面CT，显示胸7椎体及附件骨质破坏并软组织肿块；C. 大体标本示灰白色碎组织，总体积为1.5cm×1.0cm×0.6cm；D，E. 弥漫片状组织细胞和多核巨细胞浸润，胞质内可见大量淡红色的隐球菌菌体，周围可见空晕；F. PAS染色菌体呈红色

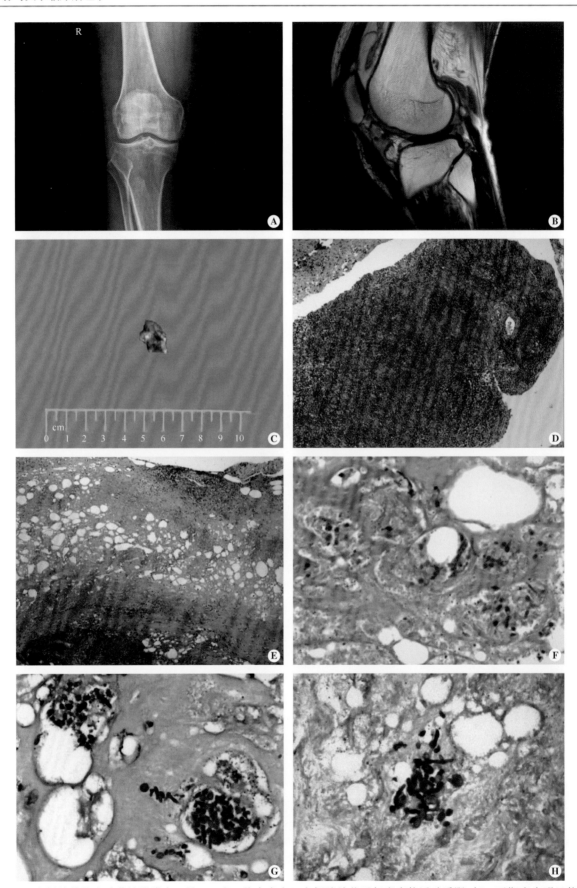

图19-2-2 右侧膝关节念珠菌性滑膜炎；男，56岁；临床病史：右侧膝关节反复疼痛伴活动受限1年，近期疼痛明显伴皮肤
肿胀和发热；病理诊断后行关节液微生物检查，为近平滑假丝酵母菌感染

A. DR示右侧膝关节间隙稍窄，呈退行性变；B. 矢状面MRI示滑膜增生，关节腔积液；C. 大体标本示灰白色组织一块，体积为1.8cm×1.3cm×0.5cm；
D. 滑膜组织内大量炎细胞浸润；E. 滑膜组织片状坏死；F. 坏死物内可见真菌孢子和假菌丝；G，H. PAS染色阳性

参 考 文 献

侯代伦, 朱艳艳, 张旭, 等, 2016. 骨关节结核影像学诊断的现状及展望. 诊断学理论与实践, 15(1): 80-85.

凌启波, 梁英杰, 2003. 常见真菌的形态学特征和常用染色方法. 临床与实验病理学杂志, 19(5): 554-557.

中华医学会呼吸病学分会感染学组, 2007. 肺真菌病诊断和治疗专家共识. 中华结核与呼吸杂志, 30(11): 221-238.

中华医学会结核病学分会, 《中华结核和呼吸杂志》编辑委员会, 2012. 非结核分枝杆菌病诊断与治疗专家共识. 中华结核和呼吸杂志, 35(8): 572-580.

Ahn JH, Park C, Lee CW, et al, 2017. Cryptococcal osteomyelitis of the first metatarsal head in an immunocompetent patient. J Am Podiat Med Assn, 107: 248-252.

Benesova P, Buchta V, Cerman J, et al, 2007. Cryptococcosis--a review of 13 autopsy cases from a 54-year period in a large hospital. APMIS, 115: 177-183.

Castillo CG, Kauffman CA, Miceli MH, 2016. Blastomycosis. Infect Dis Clin N Am, 30: 247-264.

Chen ST, Zhao LP, Dong WJ, et al, 2015. The clinical features and bacteriological characterizations of bone and joint tuberculosis in China. Sci Rep-Uk, 2015: 5.

Cobo F, Rodriguez-Granger J, Lopez EM, et al, 2017. Candida-induced prosthetic joint infection. A literature review including 72 cases and a case report. Infect Dis(Lond), 49: 81-94.

Cobo F, Rodriguez-Granger J, Sampedro A, et al, 2017. Candida prosthetic joint infection. A review of treatment methods. J Bone Jt Infect, 2: 114-121.

Geng L, Xu M, Yu LG, et al, 2016. Risk factors and the clinical and surgical features of fungal prosthetic joint infections: A retrospective analysis of eight cases. Exp Ther Med, 12: 991-999.

Hogan JI, Hurtado RM, Nelson SB, 2017. Mycobacterial musculoskeletal infections. Infect Dis Clin N Am, 31: 369-382.

Klatte TO, Kendoff D, Kamath AF, et al, 2014. Single-stage revision for fungal peri-prosthetic joint infection. Bone Joint J, 96B: 492-496.

Koehler P, Tacke D, Cornely OA, 2016. Bone and joint infections by Mucorales, Scedosporium, Fusarium and even rarer fungi. Crit Rev Microbiol, 42: 158-171.

Pigrau-Serrallach C, Rodriguez-Pardo D, 2013. Bone and joint tuberculosis. Eur Spine J, 22: 556-566.

Poenaru SM, Rofaiel R, Hosseini-Moghaddam SM, 2017. Cryptococcus neoformans osteomyelitis and intramuscular abscess in a liver transplant patient. BMJ Case Rep, 2017.

Shi T, Zhang ZH, Dai F, et al, 2016. Retrospective study of 967 patients with spinal tuberculosis. Orthopedics, 39: E838-E843.

Tang YH, Yin LL, Tang SF, et al, 2018. Application of molecular, microbiological, and immunological tests for the diagnosis of bone and joint tuberculosis. J Clin Lab Anal, 32(1).

Yombi JC, Seyler L, Cornu O, et al, 2017. Difficult to treat osteoarticulars infections: Focus on mycobacterial and fungal infection. Acta Orthop Belg, 83: 110-123.

第二十章　软组织软骨和骨肿瘤

一、颈软骨皮肤腮残余

（一）定义

颈软骨皮肤腮残余（cervical chondrocutaneous branchial remnant）是一种少见的、先天性、良性颈部肿物。肿物中心为软骨，包绕皮下脂肪组织和具有皮肤附属器的皮肤，又称为副耳屏（accessory tragus）、颈皮肤皮赘、垂肉（wattle）和颈耳屏（cervical tragus）。1997年Atlan命名为颈软骨皮肤腮残余。

（二）发病部位

本病好发生于颈前中下部，可为单侧或双侧。

（三）临床特征

颈软骨皮肤腮残余是遗传异常肿瘤（迷芽瘤），来源于异常定位的组织。与耳前耳屏畸形（preauricular tragus）相比，颈软骨皮肤腮残余少见。据统计，截至2016年共报道51例，其中74.5%（38/51）为双侧性，25.5%（13/51）为单侧性。约占所有儿童先天性头颈部病变的20%。诊断时平均年龄32个月（范围2个月至15岁）。男性稍多，男女比为1.4∶1。临床表现为出生时单侧或双侧颈前皮赘。婴儿期常伴有反复发作的浆液性中耳炎。11%～76%的病例存在其他腮器异常和伴随心脏或泌尿生殖系统畸形。仅一例报道具有家族史（父亲和儿子均患病）。一例患儿伴有Melinick-Fraser综合征[又称鳃耳肾（BOR）综合征]。

（四）影像特征

超声检查显示肿物中心为低回声的管状软骨，周围包绕高回声的皮下脂肪组织和皮肤。CT检查为中等信号强度的软骨，底部可深达胸锁乳突肌。

（五）大体检查

肿物呈息肉样，表面覆皮肤，具正常皮肤颜色，无毛发，质地较硬。

（六）组织病理学

病变的中心为棒状的弹性软骨和透明软骨，围绕正常皮肤和附属器及皮下脂肪组织。弹性软骨多见，表明残余来源于耳廓（第一或第二鳃弓）；透明软骨则来源于颈部（第二或下方的腮弓）。

（七）预后因素

早期完整外科切除，长期随访不复发。必须进一步评估潜在的相关畸形，如其他鳃器畸形、心脏畸形和泌尿生殖系统畸形。

（八）典型病例（图20-1-1）

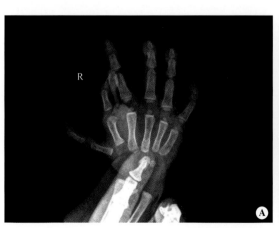
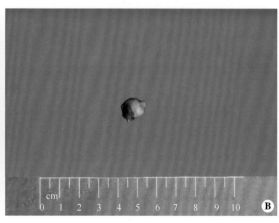

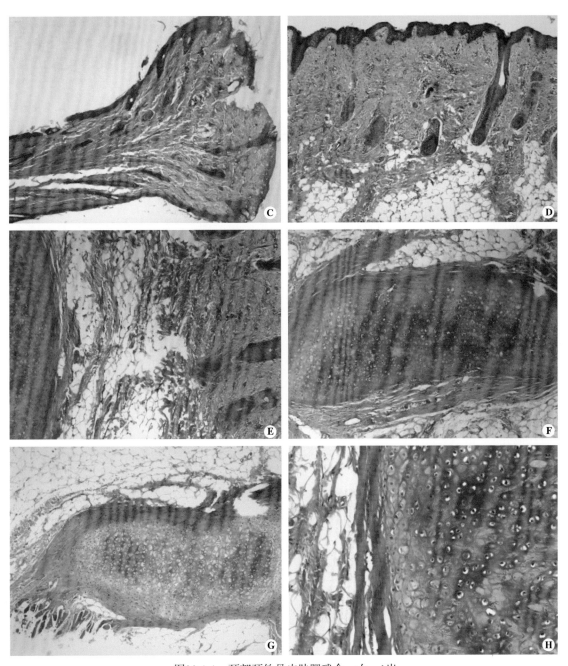

图20-1-1　颈部颈软骨皮肤腮残余；女，1岁

A. X线平片示患儿存在多指畸形；B. 大体标本示灰白色结节，体积为1.0cm×0.8cm×0.5cm；C. 皮肤息肉样病变顶部存在细长蒂状突起；D. 病变表面的正常皮肤和附属器及皮下脂肪组织；E. 病变中心的软骨（左侧）位于皮下脂肪组织内；F. 病变中心为棒状的弹性软骨；G. 软骨底部的软骨膜与横纹肌（左下角）相连；H. 弹性软骨

二、软组织软骨瘤

（一）定义

软组织软骨瘤（soft-tissue chondroma）是来源于骨外和滑膜外的一种分泌软骨基质的、具有软骨表型的细胞组成的良性间叶肿瘤，又称为骨外软骨瘤。

（二）发病部位

大多数病变位于四肢末端，特别是手指（80%）和足趾，其他部位罕见。

（三）临床特征

肿瘤发生年龄广，平均年龄34.5岁，多发于30～60岁。无明显性别差异。临床表现为孤立性、缓慢生长的无痛性质硬肿物，常与肌腱、腱鞘关系密切，与骨和滑膜无关。

（四）影像特征

本病X线平片显示界清，分叶状，＞1/3的病例出现中央和外周钙化，钙化可表现为弧形、点状、针状或斑片状。MRI T_1加权像呈中等信号，T_2加权像呈高信号。

（五）大体检查

大多数肿瘤直径为1～3cm，灰白色实性、结节状肿物，边界清，质地较硬，有时局灶黏液样。

（六）组织病理学

典型病变由分叶状、成熟分化的透明软骨组成。软骨小叶被纤维结缔组织分隔，细胞较丰富，软骨细胞位于软骨陷窝内。软骨细胞的细胞核小，圆形，浓染或体积大的细胞核伴有细腻或粗糙的染色质，小核仁，轻或中度多形性。常伴继发性改变，包括钙化、纤维化、软骨内骨化和黏液样变，易误诊为其他肿瘤。软骨钙化或软骨内骨化常见。钙化区的软骨细胞可发生坏死，弥漫钙化时易误诊为钙盐沉积。10%的病例存在组织细胞和多核巨细胞浸润，易误诊为局限性腱鞘滑膜巨细胞瘤。少数病例软骨黏液样变，星形软骨细胞漂浮在黏液间质内，不要误诊为骨外黏液样软骨肉瘤。

成软骨细胞样亚型由具有中度数量嗜酸性胞质和存在核沟或沟裂的软骨细胞组成。基质内散在破骨样巨细胞，单个软骨细胞周围基质细小的钙化。组织学改变类似于软骨母细胞瘤。核分裂象少见，不存在病理性核分裂象。

软组织软骨瘤伴有骨化时需要与软组织骨软骨瘤相鉴别。软组织骨软骨瘤好发于膝关节，其次为足和踝周围的软组织内，与软组织软骨瘤好发于四肢末端不同。＞50%的患者伴有疼痛，发病年龄较大，平均为46岁（范围13～75岁）。组织学特点为表面覆盖软骨帽，其下为明显的软骨化骨和骨小梁。最突出的特点是骨化更加明显。

（七）预后因素

单纯手术切除，预后佳。以往研究复发率为20%。成软骨细胞样亚型与普通软骨瘤预后相似。

（八）典型病例（图20-2-1）

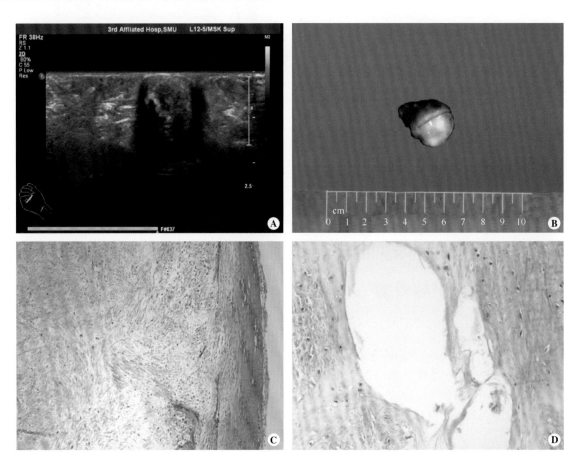

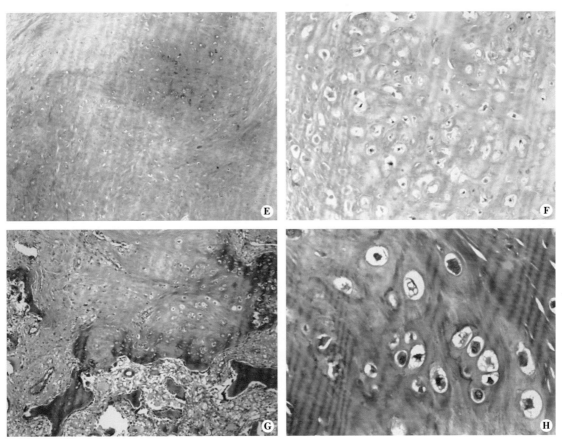

图20-2-1 右手环指掌指关节软组织纤维软骨瘤；男，24岁

A. 超声示边界尚清的低回团块，内部回声不均，可见多个小斑片状无回声和团状强回声，团块内及周边未见明显血流信号，包块与周围指屈肌腱及深部骨皮质分界清，骨皮质光滑连续；B. 大体标本示灰白色结节状肿物，体积为2.2cm×2.0cm×2.0cm，表面光滑，切面灰白色，质硬，局部骨化；C. 肿物表面光滑，外周区主要为疏松的纤维结缔组织；D. 局部囊性变；E、F. 中间区软骨细胞和纤维间质混杂；G. 中央区软骨内骨化；H. 软骨细胞位于软骨陷窝内，周围为红染的纤维间质

三、指（趾）纤维骨性假瘤

（一）定义

1986年Dupree和Enzinger命名该病为指（趾）纤维骨性假瘤（fibro-osseous pseudotumor of digits），是一种发生于指（趾），由增生的成纤维细胞和骨组织组成的良性病变。既往称为旺炽性反应性骨膜炎、骨化性骨膜炎、骨化性筋膜炎和骨旁筋膜炎。

（二）发病部位

本病好发于手指近节指骨的真皮或同时伴有皮下组织受累，足趾少见。4篇大宗病例报道合计95例，87.4%（83/95）发生于手指，10.5%发生于足趾，腕部和前额各1例。发生指（趾）以外的病变时，诊断为旺炽性反应性骨膜炎可能较为合适。2017年有一篇7例发生于长骨旺炽性反应性骨膜炎的报道，虽然具有与指（趾）纤维骨性假瘤相似的组织学特点，但临床影像特点明显不同；所有病例均可自发消退为残余外生骨疣，皮质侵蚀、骨膜反应和骨髓水肿常见，这些特点均与指（趾）纤维骨性假瘤不同。

（三）临床特征

本病平均发病年龄为36.6岁（范围5～75岁）。女性稍多，男女比为1∶1.4。临床表现主要为疼痛和肿胀。大部分患者无外伤病史。

（四）影像特征

本病X线平片显示钙化性软组织肿块或肿块邻近骨，大部分病例不附着于骨；肿物与骨之间常存在透亮带；缺乏骨膜反应。

（五）大体检查

肿物体积较小，平均直径1～1.5cm。边界清，灰白色，质地较硬或砂砾感。

（六）组织病理学

指（趾）纤维骨性假瘤与骨化性肌炎的组织学表现相似，由增生的成纤维细胞和成熟程度不等的骨组织组成。分带样结构不明显，部分病例局部可呈现骨化性肌炎的分带状结构，骨组织常随机杂乱地分布在病变中。病变位于真皮内，部分累及皮下组织。骨组织的成熟程度与病变的分期相关。早期，病变的中心存在相互吻合的不成熟编织骨或骨样组织。后期，病变的周边存在更加成熟的、矿化的、岛状分布的编织骨，周围成骨细胞衬覆编织骨周围。

（七）免疫表型

局灶SMA阳性，S100、desmin和CK阴性。

（八）预后因素

单纯手术切除可治愈，复发率约为7.4%（7/95）。

（九）典型病例（图20-3-1）

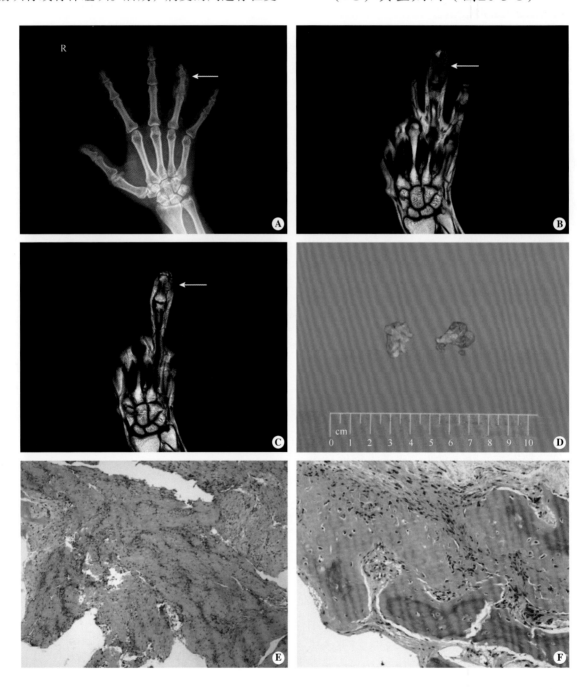

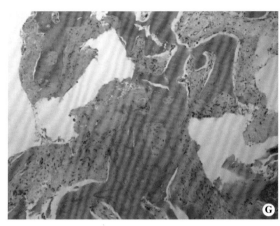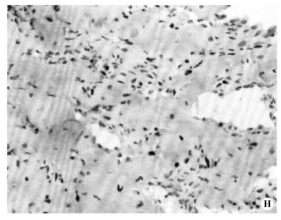

图20-3-1 右侧环指指纤维骨性假瘤；女，35岁

A. DR示右侧环指中节指骨周围软组织肿块（箭头所示）；B. MRI示指骨周围软组织肿胀，内见不均匀信号灶，边界不清，T₁加权像呈低信号（箭头所示）；C. MRI T₂加权像呈稍高信号混杂低信号（箭头所示）；D. 大体标本示灰白色碎组织两块，总体积分别为1.5cm×1.5cm×0.8cm和2.0cm×1.5cm×0.2cm；E. 增生的纤维组织内存在丰富的相互吻合的骨样基质；F. 骨样基质部分钙化呈编织骨；G. 部分区域为较成熟的编织骨，周围纤维组织围绕；H. 骨样基质周围SATB2阳性

四、骨化性肌炎

（一）定义

骨化性肌炎（myositis ossificans）是一种良性、自限性、骨化性软组织肿块；能够发生在任何类型的软组织内，包括皮下脂肪、肌腱和神经，最常见于骨骼肌内，又称为软组织假恶性骨肿瘤、局限性骨化性肌炎和创伤性骨化性肌炎。

（二）发病部位

本病身体任何部位均可发病，包括肢体、躯干和头颈。最常见于易受损伤的部位，如肘、大腿、臀部和肩膀。骨化性肌炎样病变也有发生在肠系膜的报道。最常发生于骨骼肌内，发生在皮下肌腱或筋膜者分别称为骨化性脂膜炎和骨化性筋膜炎。临床分类较多，可分为创伤性、非创伤性和神经源性（中枢神经系统损伤）；也可分为进行性、局限性创伤性和局限性非创伤性。

（三）临床特征

部分患者常具有明确的损伤或重复性轻微伤的病史。典型的临床表现为软组织挫伤后出现疼痛和关节僵直。重复性轻微伤可见于骑手和射手。疼痛持续时间高于单纯肌肉拉伤或挫伤。疼痛是由病变对周围滑囊、肌腱或关节的机械性刺激引起的。也可伴有感觉异常、无力、水肿和静脉血栓。症状经常随着病变的成熟而减轻。后期症状可消失。20%的患者可出现邻近关节活动受限。任何年

龄均可发病，好动的青年男性最常受累。如果没有明显外伤史、发病部位不典型和非特异性影像学改变时容易误诊为恶性肿瘤。强调多学科诊疗对于避免误诊、误治非常重要。

临床和影像学特征与骨化性肌炎的分期相关。早期（1～2周），受累部位肿胀、疼痛和水肿。中期（3～6周），边界清晰的软组织肿块伴有关节僵直。晚期，症状逐渐消失，可触及肿块。实验室检查血清碱性磷酸酶在初期正常，3周后伴随骨的形成可迅速升高，10周达到峰值（正常水平的1.3～13.4倍），18周之后恢复正常。发病机制不完全清楚，一般认为可能由成纤维细胞异常分化为成骨细胞，也可能与内皮-间质转化有关。

（四）影像特征

影像学能够诊断骨化性肌炎，特别是在成熟期。早期，X线平片常表现正常，偶有骨膜反应。3～4周时，软组织肿块开始出现钙化，钙化表现为模糊不清、絮状。成熟期病变与肌肉长轴平行，周围高密度钙化边缘和中心低密度，表现为蛋壳样特征。肿块与邻近骨之间经常可见一透明带，有助于与骨旁骨肉瘤相鉴别。CT早期显示软组织肿胀和水肿，成熟期可显示明显的分带状结构，外周出现钙化，病变中心与周围肌肉密度相等。如果分带状特征不明显，诊断困难。MRI早期T₁加权像表现为混杂性信号；T₂加权像高信号区域代表存在肉芽组织、出血和水肿，低信号区域与含铁血黄素沉积和钙化相关。伴随病变的进展，成熟的板层骨在各系列均呈低信号，周围水肿消失。

（五）大体检查

肿物直径平均为5.5cm（范围2～12.5cm）。边界清楚，卵圆形，中心质软，灰褐色，有光泽；病变周边质地坚硬，灰白色，砂砾感。

（六）组织病理学

骨化性骨炎具有特征性的分带状结构，包括中心区（成纤维细胞增生区）、过渡区（骨样基质区）和外周带（成熟板层骨区）；其中27%可见完整分带状结构，58%为不完整分带，9%主要由编织层和板层骨构成，7%主要由梭形细胞构成，散在骨样基质。成纤维细胞增生和成骨贯穿于病变发展的整个过程。病变的中心细胞丰富，类似于结节性筋膜炎，增生的成纤维细胞杂乱或短束状排列。成纤维细胞具有嗜酸性胞质，细胞核空泡状，染色质细颗粒状，小核仁，核分裂象易见。间质血管丰富，含有纤维蛋白原、外渗的红细胞、散在的淋巴细胞和破骨样巨细胞、受损的横纹肌。在病变的周围，成纤维细胞与轮廓不清的骨小梁和片状分布的编织骨相融合，编织骨周围突出的成骨细胞衬覆，编织骨内包埋体积大的骨细胞。骨化性肌炎的最外侧由形态良好的骨小梁和皮质样

骨组成，由最初的编织骨反复重建最终成为板层骨。当病变的中心发生骨化时，肿块完全由骨皮质和骨松质构成，骨松质内存在脂肪组织和骨髓。约50%病变的外周存在富于细胞的透明软骨，细胞核体积增大。核分裂象平均为2个/10HPF（0～15个/10HPF），无病理性核分裂象。部分病例可边界不清，扩展到周围横纹肌内。

（七）免疫表型

成纤维细胞和肌成纤维细胞可表达actin、SMA和desmin。

（八）预后因素

非手术治疗缓解症状或恢复关节功能。病变具自限性和自愈性，非手术治疗可获得较好的效果。如果保守治疗无效，疼痛无法耐受、压迫周围血管神经和活动受限时可采取手术治疗。一般认为手术治疗不能改变成熟的进程，手术干预应在损伤后6～18周（成熟期）进行。非成熟期手术是复发的重要因素。恶性转化非常罕见，也有个别演进为骨肉瘤的报道。

（九）典型病例（图20-4-1、图20-4-2）

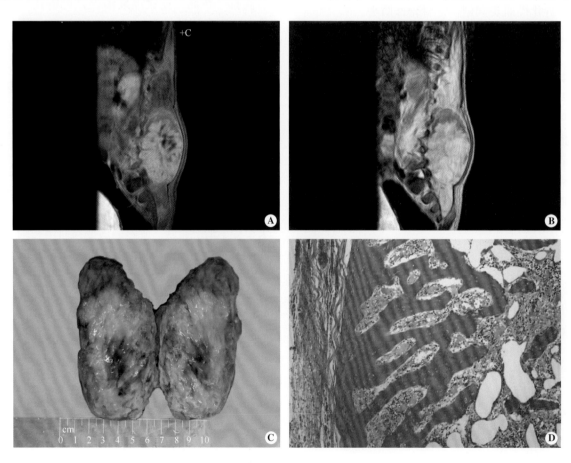

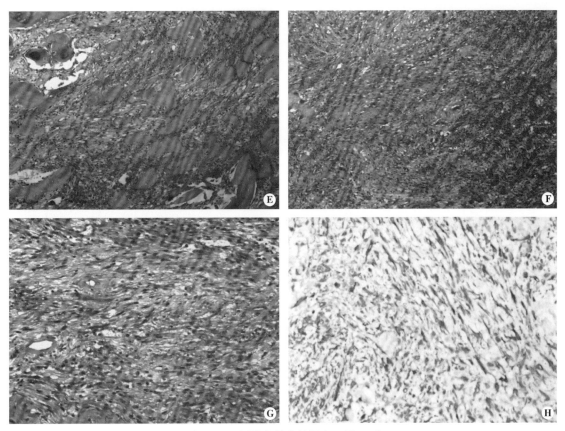

图20-4-1　腰椎旁骨化性肌炎；男，6岁

A. 矢状面MRI示腰骶部左后方软组织肿块，T₁加权像呈等信号，增强扫描呈明显不均匀强化；B. MRI矢状面T₂加权像呈高信号；C. 大体标本示灰白色肿物，体积为11.0cm×5.5cm×5.5cm，切面灰白色，周围质地较硬，砂砾样，中央质软，黏液样，局部出血；D. 肿物边界清，外周为板层骨构成的"蛋壳样"结构；E. 过渡区内杂乱分布的骨样基质与梭形细胞相互混杂存在；F. 病变的中心呈结节性筋膜样改变，梭形细胞丰富；G. 梭形成纤维细胞形态较温和，间质水肿，小血管壁玻璃样变性；H. 梭形细胞SMA阳性

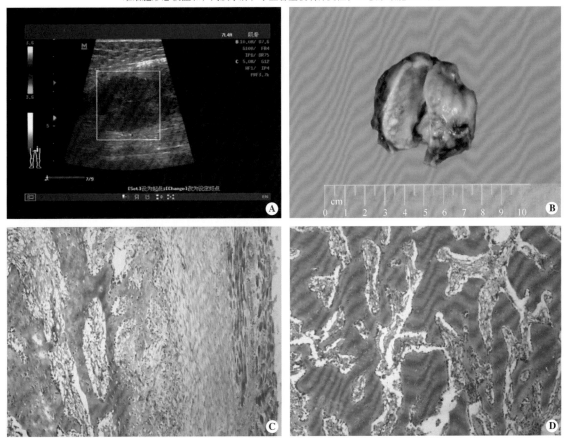

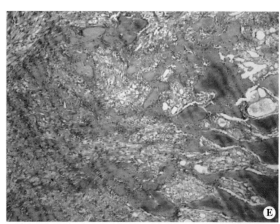 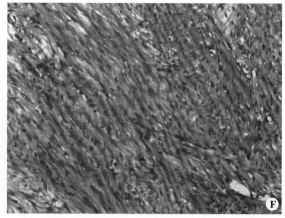

图20-4-2　右大腿骨化性肌炎；女，15岁

A. 超声示右侧半腱肌内可见一低回声肿物，类圆形，边界清；B. 大体标本示灰白色结节状肿物，体积为5.0cm×4.5cm×4.0cm，肿物表面光滑，切面灰白色，砂砾感；C. 肿物（右侧）周围可见萎缩的横纹肌（左侧），中间由挤压的纤维组织分隔；D. 外周板层骨；E. 骨样基质与梭形细胞混杂的过渡区；F. 中心区内增生的梭形细胞

五、骨外骨肉瘤

（一）定义

1941年Wilson首先报道，骨外骨肉瘤（extraskeletal osteosarcoma）是由分泌骨样基质的肿瘤细胞组成的恶性肿瘤，肿瘤细胞也可向成软骨细胞和成纤维细胞分化，又称为软组织骨肉瘤。

（二）发病部位

2017年来自欧洲肌骨肿瘤学会的266例最大宗研究报道显示，最常发生于四肢（83%），其次为胸壁（9.4%），其他常见部位包括腹腔（3%）、内脏（2.3%）和乳腺（2.3%）。四肢以大腿最常见。大多数肿瘤发生于深部软组织，<10%的病例位置表浅，来自真皮或皮下。

（三）临床特征

本病罕见，占所有软组织肉瘤的1%～2%，所有骨肉瘤的2%～5%。好发于中老年人，平均年龄57岁（范围12～91岁），大多数患者诊断时年龄为50～70岁。男性多见，男女比为1.5∶1。临床表现为缓慢增大的肿块，可伴有疼痛。从出现症状到诊断的间隔时间平均为5个月（范围0～130个月）。18.7%诊断时发生转移，其中肺部转移最常见（84%），其次为骨和淋巴结，腹腔、肝和脑转移也可见。大多数为原发性，5%～10%具有放疗史，通常发生在放疗后2年。12%～13%的患者有创伤史。

（四）影像特征

X线平片显示体积大的软组织肿块，伴有点状或斑片状钙化或骨化。CT显示边界较清楚的软组织肿块，内有不同程度的矿化。MRI T_1加权像呈等信号，T_2加权像呈等或稍高信号，肿瘤呈不均匀强化，取决于肿瘤出血、坏死和囊性变程度。骨外骨肉瘤必须发生于软组织内，不能附着于骨或骨膜上。

（五）大体检查

肿瘤直径不等（范围2～50cm），平均为10cm。边界较清，可存在假包膜，灰白色或黄褐色，常伴有出血和坏死，砂砾样。瘤骨通常存在于病变的中心。

（六）组织病理学

肿瘤必须为单纯骨肉瘤组织学特点，不能同时混有其他恶性间叶源性肿瘤。诊断时必须除外去分化脂肪肉瘤和恶性外周神经鞘瘤伴骨肉瘤分化。所有发生于骨的主要骨肉瘤亚型都在骨外骨肉瘤中存在。最常见的是成骨细胞亚型，其次为成纤维细胞、成软骨细胞、动脉瘤样、小细胞和高分化型。肿瘤细胞呈梭形或多角形，不同程度的多形性，核分裂象活跃，病理性核分裂象易见。所有亚型共同的特点是存在肿瘤性骨，与肿瘤细胞关系密切，呈花边样、小梁状或片状。瘤骨主要位于病变的中央，周围细胞更加丰富密集，与骨化性肌炎的组织学特征相反。骨外骨肉瘤的组织学分级标准未定。一般多采用FNCLCC软组织肿瘤分级系统进行分级，主要依据肿瘤分化、核分裂象数和肿瘤坏死进行计分，根据总分的不同分为1～3级；低级别（1级）非常少见，绝大多数为高级别。由于许多大宗病例研究没有翔实分级数据，据不完全统计，有不足15例的低级别病例报道。

成骨细胞亚型，肿瘤细胞类似于恶性成骨细胞，骨基质丰富。梭形肿瘤细胞排列呈鲱鱼骨样或编织状为成纤维细胞亚型的特征。软骨细胞亚型以恶性软骨为主。动脉瘤样亚型存在丰富的、大的充血囊腔，周围恶性细胞衬覆。小圆细胞亚型由片状分布的体积小的圆形细胞组成，类似于尤因肉瘤或淋巴瘤。高分化亚型罕见，存在大量形态良好的肿瘤性骨小梁，周围轻度非典型的梭形细胞成分围绕，类似于骨旁骨肉瘤。

（七）预后因素

软组织骨肉瘤比骨内骨肉瘤预后差，5年总生存率为47%；诊断时发生转移者5年生存率仅为27%，未转移者为51.4%。患者的年龄大、肿瘤体积大和切缘阳性预后差。术前进行骨肉瘤型化疗方案（包括阿霉素、异环磷酰胺和顺铂）的患者具有更高的生存率。

参考文献

刘志, 安晓静, 石群立, 等, 2009. 指(趾)纤维骨性假瘤临床病理分析. 临床与实验病理学杂志, 25(4): 374-378.

Becker OE, Avelar RL, Rivero ERC, et al, 2016. Myositis ossificans of the temporalis muscle. Head Neck Pathol, 10: 340-344.

Begovic N, Simic R, Vlahovic A, et al, 2014. Cervical chondrocutaneous branchial remnants--report of 17 cases. Int J Pediatr Otorhinolaryngol, 78: 1961-1964.

Cates JM, Rosenberg AE, O'Connell JX, et al, 2001. Chondroblastoma-like chondroma of soft tissue: An underrecognized variant and its differential diagnosis. Am J Surg Pathol, 25: 661-666.

Chaudhry IH, Kazakov DV, Michal M, et al, 2010. Fibro-osseous pseudotumor of the digit: A clinicopathological study of 17 cases. J Cutan Pathol, 37: 323-329.

Choi K-H, You JS, Huh JW, et al, 2016. Fibro-osseous pseudotumor of the digit: A diagnostic pitfall of extraskeletal osteosarcoma. Ann Dermatol, 28: 495-496.

Cho YS, Park SY, Choi YW, et al, 2017. Fibro-osseous pseudotumor of the digit presenting as an enlarging erythematous subungual nodule. Ann Dermatol, 29: 497-499.

Christoforou D, Strauss EJ, Abramovici L, et al, 2012. Benign extraosseous cartilage tumours of the hand and wrist. J Hand Surg Eur Vol, 37: 8-13.

de Silva MVC, Reid R, 2003. Myositis ossificans and fibrosseous pseudotumor of digits: A clinicopathological review of 64 cases with emphasis on diagnostic pitfalls. Int J Surg Pathol, 11: 187-195.

Feito J, Ramos-Garcia JL, Gago A, et al, 2016. Pacinian corpuscles in a cervical chondrocutaneous remnant: A case report and update of pacinian corpuscles. Am J Dermatopathol, 38: 231-235.

Gentles C, Perin J, Berrey H, et al, 2007. Radiologic case study. Soft-tissue chondroma. Orthopedics, 30: 180, 241-183.

Ginat DT, Johnson DN, Shogan A, et al, 2017. Cervical chondrocutaneous branchial remnants. Head Neck Pathol, 1-3.

Gomez-Zubiaur A, Pericet-Fernandez L, Velez-Velazquez MD, et al, 2017. Fibro-osseous pseudotumor of the digits mimicking pyogenic granuloma. Pediatr Dermatol, 34: e126-e127.

Humphreys S, Pambakian H, McKee PH, et al, 1986. Soft tissue chondroma--a study of 15 tumours. Histopathology, 10: 147-159.

Jamshidi K, Givehchian B, Mirzaei A, 2017. Florid reactive periostitis of the long bone: A case series of seven patients. J Orthop Sci, 22: 560-565.

Klockars T, Kajosaari L, 2017. Cervical chondrocutaneous branchial remnants. Cleft Palate Craniofac J, 54: 223-226.

Lacout A, Jarraya M, Marcy PY, et al, 2012. Myositis ossificans imaging: Keys to successful diagnosis. Indian J Radiol Imaging, 22: 35-39.

Longhi A, Bielack SS, Grimer R, et al, 2017. Extraskeletal osteosarcoma: A European Musculoskeletal Oncology Society study on 266 patients. Eur J Cancer, 74: 9-16.

Makise N, Sekimizu M, Kubo T, et al, 2018. Extraskeletal osteosarcoma: MDM2 and H3K27me3 analysis of 19 cases suggest disease heterogeneity. Histopathology. [Epub ahead of print]

Martin DA, Senanayake S, 2011. Images in clinical medicine. Myositis ossificans. N Engl J Med, 364: 758.

Moosavi CA, Al-Nahar LA, Murphey MD, et al, 2008. Fibrosseous pseudotumor of the digit: A clinicopathologic study of 43 new cases. Ann Diagn Pathol, 12: 21-28.

Paludo J, Fritchie K, Haddox CL, et al, 2017. Extraskeletal osteosarcoma: Outcomes and the role of chemotherapy. Am J Clin Oncol, 41: 832-837.

Pham Dang N, Chevaleyre A, Troude B, et al, 2013. Bilateral cervical chondrocutaneous remnants: A familial observation. Br J Oral Maxillofac Surg, 51: e288-e290.

Raparia K, Lin JW, Donovan D, et al, 2013. Chondroblastoma-like chondroma of soft tissue: Report of the first case in the base of skull. Ann Diagn Pathol, 17: 298-301.

Ratcliff JR, Naqvi A, de la Roza G, et al, 2006. Soft tissue osteochondroma: Case report and immunohistochemistry for parathyroid hormone-related protein. Ann Diagn Pathol, 10: 222-229.

Rubin T, Schwartz A, Fornari E, et al, 2015. Novel pathologic finding of digital soft tissue chondroma in a child: A case report and review of literature. Int J Surg Pathol, 23: 589-592.

Savant D, Kenan S, Kenan S, et al, 2017. Extraskeletal osteosarcoma arising in myositis ossificans: A case report and review of the literature. Skeletal Radiol, 46: 1155-1161.

Sferopoulos NK, Kotakidou R, Petropoulos AS, 2017. Myositis ossificans in children: A review. Eur J Orthop Surg Traumatol, 27: 491-502.

Sio TT, Vu CC, Sohawon S, et al, 2016. Extraskeletal osteosarcoma: An international rare cancer network study. Am J Clin Oncol, 39: 32-36.

Walczak BE, Johnson CN, Howe BM, 2015. Myositis ossificans. J Am Acad Orthop Surg, 23: 612-622.

Yamashita K, Kohashi K, Yamada Y, et al, 2017. Primary extraskeletal osteosarcoma: A clinicopathological study of 18 cases focusing on MDM2 amplification status. Hum Pathol, 63: 63-69.

Zamolyi RQ, Souza P, Nascimento AG, et al, 2006. Intraabdominal myositis ossificans: A report of 9 new cases. Int J Surg Pathol, 14: 37-41.